临床全科护理技术与实践

主编◎李　艳　滕厉丽　李赞武
李翠波　孟伟建　赵　丽

黑龙江科学技术出版社

图书在版编目(CIP)数据

临床全科护理技术与实践 / 李艳等主编. -- 哈尔滨：黑龙江科学技术出版社，2022.7

ISBN 978-7-5719-1461-5

Ⅰ. ①临… Ⅱ. ①李… Ⅲ. ①护理学 Ⅳ. ①R47

中国版本图书馆CIP数据核字(2022)第101566号

临床全科护理技术与实践

LINCHUANG QUANKE HULI JISHU YU SHIJIAN

作　　者　李　艳
责任编辑　陈元长
封面设计　刘彦杰
出　　版　黑龙江科学技术出版社
　　　　　地址：哈尔滨市南岗区公安街70-2号　邮编：150007
　　　　　电话：（0451）53642106　传真：（0451）53642143
　　　　　网址：www.lkcbs.cn
发　　行　全国新华书店
印　　刷　哈尔滨双华印刷有限公司
开　　本　787mm × 1092mm　1/16
印　　张　22.5
字　　数　532千字
版　　次　2022年7月第1版
印　　次　2022年7月第1次印刷
书　　号　ISBN 978-7-5719-1461-5
定　　价　65.00元

《临床全科护理技术与实践》编委会

主　编

李　艳　　潍坊市人民医院
滕厉丽　　潍坊市人民医院
李赞武　　潍坊市人民医院
李翠波　　潍坊市人民医院
孟伟建　　潍坊市人民医院
赵　丽　　潍坊市人民医院

副主编

梁晓燕　　潍坊市人民医院
任长慧　　潍坊市人民医院
李发美　　潍坊市人民医院
张春梅　　潍坊市人民医院
王雪娇　　潍坊市人民医院
郭金鑫　　潍坊市人民医院
黄德华　　潍坊市人民医院
史文强　　潍坊市人民医院
张春汝　　潍坊市人民医院
鲍贻川　　潍坊市人民医院
武双双　　潍坊市人民医院
周　怡　　潍坊市人民医院
王　琦　　潍坊市人民医院
崔莉娥　　潍坊市人民医院

前言

随着社会的进步、医学的发展，护理的新理念、新知识、新技术层出不穷，人们的健康意识日益增强。护理的工作内容已由过去的简单操作发展为生活护理、治疗护理、心理护理、社会支持等多个层面，因此对护士的业务素质、工作能力提出了更高的要求。临床护理学是有关认识疾病及其预防和治疗、护理患者、促进康复、增进健康的科学。为了帮助护理人员从患者的整个发病过程及临床护理操作过程中掌握疾病的相关护理知识、经验及要点，达到护理评估到位、操作准确、措施严谨、持续改进的目标，我们编写了本书。

本书结合临床护理实际，对现代常见病的护理进行详细叙述，涵盖内容全面，实用性强，可供临床护理人员阅读。希望通过我们的努力，让更多临床护理人员及患者受益，共同促进医疗护理事业的发展。

本书在编写过程中参考了大量参考文献，并深入思考、斟酌，但由于时间及水平所限，错误和遗漏之处实属难免，希望广大读者不吝批评指正。

编　者

目　录

第一章　临床护理教学的教育理论及指导思想 …………………………… (1)
　第一节　概论 ……………………………………………………………… (1)
　第二节　现代临床护理教学方法 ………………………………………… (1)
　第三节　现代临床护理教学的目标 ……………………………………… (5)
　第四节　现代临床护理教学的准备 ……………………………………… (7)
　第五节　现代临床护理教学策略 ………………………………………… (12)
　第六节　临床护理教学中的伦理与法律问题 …………………………… (16)
第二章　临床护理基本技能操作 …………………………………………… (22)
第三章　重症监护室护理 …………………………………………………… (42)
　第一节　危重患者的基础护理 …………………………………………… (42)
　第二节　危重患者的心理护理 …………………………………………… (46)
　第三节　危重患者的疼痛护理 …………………………………………… (48)
　第四节　危重患者的营养支持 …………………………………………… (53)
　第五节　血管活性药物的使用 …………………………………………… (63)
第四章　呼吸系统疾病重症患者的护理 …………………………………… (69)
　第一节　呼吸衰竭 ………………………………………………………… (69)
　第二节　急性肺损伤和急性呼吸窘迫综合征 …………………………… (73)
　第三节　肺部感染 ………………………………………………………… (77)
　第四节　慢性阻塞性肺疾病急性加重期 ………………………………… (85)
　第五节　心源性肺水肿 …………………………………………………… (89)
　第六节　肺栓塞 …………………………………………………………… (92)
　第七节　重症哮喘 ………………………………………………………… (98)
　第八节　肺部肿瘤 ………………………………………………………… (102)
　第九节　肺移植 …………………………………………………………… (106)
第五章　神经系统疾病重症患者的护理 …………………………………… (112)
　第一节　脑血管性疾病 …………………………………………………… (112)
　第二节　重症肌无力及吉兰-巴雷综合征 ……………………………… (127)
　第三节　ICU 获得性衰弱 ………………………………………………… (132)
　第四节　癫痫持续状态 …………………………………………………… (136)

第五节　肝性脑病……………………………………………………………………（140）
第六节　颅脑损伤……………………………………………………………………（146）
第七节　脑炎…………………………………………………………………………（151）
第八节　脑肿瘤………………………………………………………………………（156）
第六章　消化系统疾病重症患者的护理 ……………………………………………（161）
第一节　消化道大出血………………………………………………………………（161）
第二节　急性肝功能衰竭和肝移植…………………………………………………（165）
第三节　重症胰腺炎…………………………………………………………………（170）
第七章　泌尿系统疾病重症患者的护理 ……………………………………………（176）
第一节　急性肾损伤…………………………………………………………………（176）
第二节　肾移植………………………………………………………………………（180）
第八章　脓毒症及相关并发症护理 …………………………………………………（185）
第一节　脓毒症/败血性休克/多器官功能障碍综合征……………………………（185）
第二节　弥散性血管内凝血(DIC)…………………………………………………（189）
第九章　创伤重症患者的护理………………………………………………………（196）
第一节　概述…………………………………………………………………………（196）
第二节　多发性创伤…………………………………………………………………（201）
第三节　骨盆创伤及挤压伤…………………………………………………………（207）
第十章　心内科护理 …………………………………………………………………（213）
第一节　心绞痛………………………………………………………………………（213）
第二节　急性心肌梗死………………………………………………………………（226）
第三节　风湿性心脏瓣膜病…………………………………………………………（239）
第四节　先天性心脏病………………………………………………………………（245）
第五节　主动脉夹层动脉瘤…………………………………………………………（249）
第六节　慢性肺源性心脏病…………………………………………………………（257）
第十一章　感染科护理 ………………………………………………………………（262）
第一节　感染科一般护理……………………………………………………………（262）
第二节　手足口病……………………………………………………………………（263）
第三节　流行性感冒…………………………………………………………………（267）
第四节　流行性腮腺炎………………………………………………………………（270）
第五节　流行性出血热………………………………………………………………（274）
第六节　流行性乙型脑炎……………………………………………………………（278）
第七节　肺结核………………………………………………………………………（282）
第八节　甲型 H_1N_1 流感……………………………………………………………（290）
第九节　传染性非典型肺炎…………………………………………………………（299）
第十节　细菌性痢疾…………………………………………………………………（303）

第十二章　普外科患者的护理 …………………………………………… (308)
第一节　甲状腺疾病患者的护理…………………………………………… (308)
第二节　肠梗阻患者的护理………………………………………………… (315)
第三节　急性阑尾炎患者的护理…………………………………………… (319)
第四节　直肠肛管良性疾病患者的护理…………………………………… (323)
第五节　小肠破裂患者的护理……………………………………………… (328)
第六节　脾破裂患者的护理………………………………………………… (331)
第七节　大肠癌患者的护理………………………………………………… (333)
第八节　急性化脓性腹膜炎患者的护理…………………………………… (340)
第九节　腹部损伤患者的护理……………………………………………… (345)
参考文献 ………………………………………………………………… (350)

第一章　临床护理教学的教育理论及指导思想

第一节　概　　论

当今，护理专业正面临着巨大的变化。医学模式从传统的生物模式转变成生物-心理-社会医学模式。人们对健康、疾病的认识发生了变化，对护理专业的认识也发生了改变。对患者实施护理时要考虑人的各个方面的需求，注重整体的护理观念。一方面，这要求护士具有广博的人文、社会学科的知识，具备人际沟通、思维分析、管理组织等能力；另一方面，护士的职责范围和护理服务的场所都在不断扩大。护士不仅向患者提供直接的护理，扮演照顾者的角色，还扮演教育者、咨询者、协调者、组织者等多种角色。护理服务的场所不仅限于医院，也包括家庭、社区、养老服务机构等。护士服务的对象不仅仅是患病的人，也包括疾病边缘的人和健康的人。专业的发展对护士的知识、能力、情感及综合素质提出了更新、更高的要求。

第二节　现代临床护理教学方法

临床护理教学是护理教育的重要组成部分，是培养护理人才的关键阶段。临床教学的质量，直接影响着所培养护理人才的素质和护理教育的整体质量。通过临床学习，护生自觉或不自觉地检验、修正和发展牢固的护理专业价值观，甚至人生观、世界观。这种全方位的影响有时是终身性的。与学校教学一样，临床教学也有其教育哲理、教学组织结构、教学计划等。临床教学通过充分的准备，以及有计划、有步骤的合理安排，使护士做到理论与实践相结合，并在锻炼中不断提高自身综合能力。

一、概论

(一)概念

“临床”一词的含义是指对患者进行直接的观察。医学专家将临床教学定义为“为学生提供把基础理论知识转移到以患者为中心的高质量护理所必需的、不同的智力技能和精神运动技能中的媒介”。有医学者提出，“临床教学”帮助学生将既往学到的基础知识与有关诊断、治疗及护理患者的操作技能相结合，并获得进入健康保健系统和继续教育所必需的专业及个人技能、态度和行为。以上定义都具有把基础理论知识转移到实践中去的含义。

值得注意的是，临床指为患者或服务对象提供健康服务的任何场所，并不仅限于文字上“床边”的意思。由于护理实践范围的扩大，临床教学的场所不仅包括医院，也包括家庭、社区各类医疗卫生预防保健康复机构。现代临床护理教学是指以现代教育理念为指导，为达到特定的教育教学目标，在医院及社区等各种卫生保健机构中实施的教育教学活动。

临床教学过程由五个步骤组成:①确立学习目标;②评估学习需求;③计划临床教学活动;④指导学生;⑤评价临床学习。

(二)临床护理教学哲理

哲理对实践起着指导的作用。临床教学需要自己的哲理来指导,临床带教老师对自己角色的理解、教学方法、评估方法示范演示、经验讲授、师生关系等构成哲理的内涵。如果缺乏哲理,特别是先进哲理的指导,临床教学就会盲目、落后。事实上,每位临床带教老师无论意识到与否,都有自己对临床教学的哲理理解。

1.临床教学应能反映护理专业实践的本质

临床实习将护生置于教科书所无法提供的专业实践的现实情境中。绝大多数专业实践的场合是复杂、不稳定和独特的。因此,临床教学活动的安排应将学生融入这些无法用已有的知识和技术来解决的问题中。

2.临床教学具有非常大的重要性

因为护理专业实践性强,动手操作项目多,所以护生的临床实践较他们在课堂中的理论学习更为重要。临床教学为学生提供了真实的生活经历,以及将知识转换到实际情境中去的机会。

3.临床实习使学生得到更多学习的机会

在临床实习中,学生的身份是学习者,而非具备职业资格的护士。在临床实践中,护士通过与患者接触来运用知识、验证理论和学习技能。尽管护生的活动是以护理患者为中心的,但学习并不会自然而然地发生在护理的过程中。因此,护生在临床实践中的主要任务是学习而不是做事。

4.在进行临床评估前,应向学生提供足够的学习时间

在学生被总结性评估之前,需要参与各项学习活动并实践各种技能。技能的获得是一个复杂的过程,包括出现错误,以及学习如何纠正错误并防患未然。在对学生进行总结性评估之前,临床带教老师应向学生提供大量的学习时间和足够的反馈。

5.相互信任、相互尊重的环境

一种相互信任、相互尊重的环境对于学生的学习、成长和发展是非常重要的。临床带教老师和学生应当积极建立此种关系,而且主要责任在于带教老师。

6.临床的教和学应注重必需的知识、技能和态度

护生临床实习的时间是有限的,这有限的时间应该用来学习最重要的内容。带教老师应识别哪些内容对学生来说是要重点掌握的,学生也应该把时间尽量用在对这些内容的学习和实践上。

二、临床护理教学模式

临床护理教学目前存在着多种不同的模式。根据护理院校或实习机构对临床教学管理、实施等过程参与程度的不同,可以分为以学校为主的模式、以实习机构为主的模式和院校协作模式,每一种模式都各具特色,其管理方式和各方带教老师所承担的职责也不尽相同。

(一)以学校为主的模式

以学校为主的模式,也被称为传统模式,在美国、泰国等国家实行的时间比较长。在此种

模式下,临床教学的全过程,如教学计划的制订、临床指导、评价均由学校老师负责。学校的老师几乎都承担临床教学工作,每位老师负责几名护生(一组)的临床教学。这些老师同时也承担着课堂教学、科研等常规工作。在完成常规任务之余,老师要根据学校总的实习教学计划,与每位护生一起制订其临床教学计划并实施。老师要到临床指导护生、观察护生并对其进行实习评价。

这种模式有两个优点。第一,老师给护生提供了将课堂所学的概念和理论等知识应用于患者护理的机会。老师很清楚护生在校所学的课程,因而能选择最能满足护生需求并与学校教学目标一致的临床活动。这样能使护生的理论学习与临床实践紧密结合。第二,学校老师作为教育系统的一员,较临床的老师或院校聘请的专门负责临床教学的老师更能将学校的护理教育理念体现在教学活动中。

但是,这种模式也有明显的缺点。其一,每位老师可能需要同时负责较多数量的护生,当护生需要老师指导时,可能老师没有足够的时间。例如,老师正在指导其他护生或在进行其他教学、科研工作,或者是对某些护理技术、临床技能不够熟悉和熟练。其二,在这种模式下,老师普遍感到压力大。老师想保持临床的称职性,跟上临床医疗护理的最新发展,又缺乏时间去做这些事。每天临床教学工作结束后,老师也感到身心疲惫。在此种临床教学模式中,老师和护生不属于临床护理系统的一部分,他们以"局外人"的身份进入临床。这种协作关系是"施一受"型的,而非专业人员之间的相互合作,学校老师要花大量时间建立并维持这种关系。

(二)以实习机构为主的模式

以实习机构为主的临床教学模式是指学校对实习时间、教学目标、各科轮转时间要求做出大致的安排,而实习机构(如医院)配备有临床教学办公室,设专职老师。在此条件下,制订详细、系统的教学计划,并由临床兼职老师以学校的计划为基础,制订更系统、更详细的临床教学计划,包括教学哲理、教学目标、各级教学人员职责、轮转安排、带教方式、教学活动、评估方法、实习守则等内容并实施。这种临床教学模式一般在具有雄厚的师资力量和丰富的教学经验的实习机构中采用。实习机构负责临床教学的全过程,校方只派老师定期到医疗机构了解、交流教学及护生实习的情况。

在以实习机构为主的临床教学模式下,护生在病房的实习又分为两种形式:带教制形式(一名护士跟随一位老师)和分管病床形式(一名护士固定护理几位患者)。

1.带教制

一名护生在一定的时期内固定跟随一位护理人员实习的形式称为带教制。这位临床带教老师是一位富有临床护理经验的护士,既要从事常规的护理工作,又同时负责对护生进行指导、支持,并作为护生的角色榜样。在这种教学模式中,带教老师对护生提供个体化的指导,并促进其角色的社会化。

护生像老师的影子一样,全程跟随带教老师一起工作。这样,护生有机会全面观察、学习带教老师从事临床护理工作的全部内容和方式,包括各种基础、专科护理操作,对患者的接待与评估,病情的观察记录,与患者及家属间的沟通,护理计划的制订,护理措施的实施,对各班护理任务的安排,与医生、护理同事、护士长等人的沟通,对患者的态度等。在观察的过程中,护生会受到潜移默化的影响。同时,护生对在观察过程中产生的任何疑问都可以向带教老师提问,请带教老师解释,以便获得更清楚、准确的概念。除了护生的观察学习,带教老师要按教学计划,根据护生能力的不同为其安排大量动手实践的机会,并给护生提供反馈,肯定护生做得好或正确的地方,给护生以鼓励,委婉地指出其不足之处及如何改进,使护生逐步在理论、技能、态度三个方面得到发展,能胜任基本护理工作。带教老师除给护生指导外,还可以通过与护生沟通,关心护生的生活、学习、思想等方面的情况,与护生建立朋友似的关系。

带教制对带教老师和护生两方面来说,各有优点和缺点。

(1)对带教老师和实习机构的利弊:带教制对带教老师和实习机构有很多好处。护生在临床的出现可以强化带教老师的专业发展、领导能力和教学技能。当带教老师与护生分享其临床知识和技能的同时,也感受到来自护生对现状疑问和挑战的刺激。护生的兴趣和热情对带教老师来说是一种奖励。护生还可以协助带教老师的科研或教学项目。对于实习机构来讲,让护士承担教学工作,也是提高护士专业素质的一种途径。同时,也给实习机构提供了在招聘新员工时挑选新护士的机会。带教制的最大缺点是时间投入问题。由于病房护理任务繁重,护理人员相对缺乏,有的实习机构不愿意实行带教制。从带教老师方面来讲,对护生进行带教较自己独立完成工作任务要花更多的时间和耐心,增加其工作负担,特别是在护理工作繁忙之时。

(2)对护生的利弊:护生能从带教制中获得多种利益。首先,护生通过一对一的方式向带教老师学习,能够不断提高其工作能力,从而成为称职的护士。其次,护生通过对临床护理实践全过程的护理活动包括夜班、周末工作的参与,从而对一般护理工作的程序能清楚地了解。但是,带教老师的工作程序或方式常常会与书本上的或本工作单位的相矛盾,如带教老师执行护理操作的步骤、手法等。另外,带教老师所护理的患者不一定能满足护生学习的需求。

在带教制中,为了保证高质量的教学,要注重对带教老师的选择。一般由大科护士长负责对带教老师的选拔工作。可根据下列标准来选择:其学历至少与所带护生将要获得的学历同样高,如一名大专实习生的带教老师应由大专毕业或本科毕业的护士来担任;具有从事带教工作的热情和愿望;临床护理技能娴熟、经验丰富;具有领导能力,能与同事进行有效沟通,受同事的信任和尊重;具有教学技能,必须懂得教与学的基本原理,能与护生进行有效沟通,给予他们反馈;具有成熟的专业角色行为和良好的态度。由于带教老师是护生的角色榜样,他们必须展示重要的专业价值观,他们要敢于对自己的行为负责,成熟、自信,对护生没有威胁,有亲和力、开放的心态及幽默感。

2.分管病床的模式

护生在临床实习有时也采用分管病床的方式,即一位护生全方位地负责对若干床位(一般为4～6位)患者的护理工作。每个病房根据床位数目的多少,安置若干名护生的实习,然后病房派一名带教老师负责全部护生的临床教学,带教老师可担任部分临床护理工作。带教老师的职责是根据全院总的教学计划,制定本病房的教学目标、实施计划,对护生的实习给予指导、评估。这种教学模式有一个前提是护生要具备基本的理论知识和操作技能,对护理工作流程有了基本的了解。这种模式的主要目的是运用护理程序对每位患者实施个案护理,即评估患者,找出护理诊断,制订护理计划,同负责此病房的带教老师一起实施护理,并对护理效果进行评估。带教老师对每位护生运用护理程序的每一步骤进行观察、指导,给护生提出建设性的意见，使护生运用护理程序的能力不断提高。一些生活护理可由护生独立进行，但治疗性操作护生需在带教老师的指导下去做。

这种模式的优点是护生有大量的时间与患者沟通，由于护生与患者长时间相处，锻炼并提高了其沟通能力。在护生的眼中，患者是服务对象，而非工作任务，这样就强化了其整体护理意识，能够更多地了解患者的需求，并对他们提供帮助。同时，患者的感激和表扬又可增强其自豪感、对工作的热爱和自信心。通过带教老师的指导，护生分析问题、解决问题及决策能力不断提高。其缺点是，护生有时候觉得没有依靠，无所适从。

这两种方式的教学也可以结合起来应用。例如：对于大专生的临床实习，可以先采用带教制，让学生跟随带教老师全面学习各项技能、各种职责和服务态度；再以分管病床的方式实习，学习运用护理程序，系统地对患者进行评估、诊断、计划实施、评价等护理。

(三)院校协作模式

院校协作模式是指院校各方同等程度或大致同等程度地参与临床教学过程。在这种模式中，综合以上两种模式的优点，舍弃不足，护理院校和实习机构共同协商制订教学计划，安排带教老师，共同对护生进行督导及考评。这种模式的好处是双方对临床教学都有同等程度的控制。在选择教学模式时应考虑下列因素：护理院校的教育哲理；带教老师对于临床教学的哲理感悟；临床教学的课程，教学活动的目标；护生的层次；临床环境的类型；实习机构能进行临床教学的带教老师、资深护士的数量；实习机构管理者参与临床教学的意愿。

第三节　现代临床护理教学的目标

临床教学有明确的目标，即让护生在知识、情感、技能三个领域内得到综合全面的发展，成为称职的护理工作者。但是，在临床教学中，这三个领域的目标侧重点又有所不同。另外，随着社会和专业的不断发展，目标也随之变化，以体现其先进性和时代性。

临床实习教学的目标可分为两个不同层次，即总的实习教学目标和各专科实习具体教学目标。

一、临床护理教学总目标

(一)知识

护生在临床实习中，主要将课堂所学的知识转化到真实的护理场景中，即将理论转化为实践。通过观察、参与临床实践，护生进一步扩展了知识，学到了书本上没有的知识，或是更新了的知识。为了更有效地利用资源，临床教学活动应注意发展护士在课堂或其他场景中无法获得的知识。

作为临床教学的目标之一，知识包括两个方面：关于具体事实、信息的知识，以及关于如何将理论运用于实践的知识。后者包括问题解决、批判性思维和决策制定等认知技能。

1.基本理论知识

护生在校已经学习了大量的理论知识，如护理理论、临床护理、护理伦理等。在实习中，护生将这些知识运用于实践，并在实践中验证和巩固这些知识。同时，在临床学习中，也将接触到大量书本上没有的知识,如各专科治疗和护理理论的新理论、新概念、新方法等。这些知识是护生应该努力去获得的,以充实或更新自己的知识体系。

2.问题解决

临床学习活动,给护生提供了大量有待解决的真实问题。有些问题与患者及其健康需求有关,有些问题由临床环境引起。其中,很多问题都比较复杂、独特、模糊,具有解决这些临床问题的能力是临床教学的一个重要目标。护士和护生一般都具有解决问题的一些经验,但临床问题常常需要新的推理方法和问题解决策略。刚接触临床时,护生尚缺乏有效解决这些问题的能力。为了达到这一教学目标,临床教学活动应将护生置于真实问题的情境中,并采用相应的教学方法。

3.批判性思维

具有批判性思维是护理教育的一个重要目标。对于批判性思维,存在很多不同的定义。带教老师应该选择一个适合临床教学的定义并达成共识,这是因为此定义对批判性思维的教学和教学结果的评价起着指导作用。

尽管绝大多数教育者将批判性思维划分为认知领域的目标,但有些定义认为批判性思维是态度、知识和技能的结合。它包含了个体以开放的心态,自信、成熟和探究的态度对真理的寻求和系统的分析。批判性思维是做出决定的一系列过程,包括收集合适的资料、分析信息的真实性和用来评价多种推理的结果,以及得出有效的结论。当护生在不断增加复杂性、不确定性的健康保健环境中观察、参与和评价护理活动时,临床教学活动就可以帮助护生发展在护理专业领域的批判性思维能力。

4.决策制定

护理专业实践需要护生做出有关患者、护理人员及临床环境的决策。决策制定过程包括收集、分析、权衡、判断资料的价值,以便在若干可行的方案中选出最佳的一种。这种通过权衡其利益和后果然后选择的最佳方法是一个理性的决定。在护理实践中,决策制定通常是双向的过程,需要患者和其他工作人员的参与,这样的决定容易被人接受。临床教学应促使护生参与到真实决策制定的过程中来,以达成该教学目标。

(二)技能

具备技能是临床教学另一个重要的目标。为了在复杂的医疗卫生环境中有效开展护理工作,提供优质的护理服务,护生不仅要熟练操作技能,还要具备一定的人际关系能力和组织能力。

1.操作技能

操作技能虽然不再被认为是护理技能的全部,但却是护理实践非常重要的一部分。它包括基础护理操作技能和专科护理操作技能。操作技能是指在不同的条件下,以恰当速度熟练、平稳、持续进行某种操作的能力。临床教学应向护生提供大量的实践机会并给予其有效反馈。对于某些涉及服务对象,甚至对服务对象有侵害性的操作,如静脉穿刺,最好让护生在示教室练习至较熟练的程度再进行操作。

2.人际关系能力

在实施护理程序的整个过程中都需要人际关系能力。人际关系涉及对人的行为和社会系统的知识,但也包括言语行为,比如说、写和肢体语言行为(如面部表情、身体姿势、触摸等)。临床教学应提供机会让护生与患者建立治疗性关系,与其他专业人员建立相互协作关系。

3.组织能力

为了在复杂的环境中有效、称职地完成护理工作,护生必须认真统筹,具备组织能力和时间管理能力。在临床实践中,护生每天面对大量的工作任务并要在一定的时间内完成。如何排列这些任务的优先顺序并井井有条地完成任务,需要护生借鉴个案管理护理。不同学历层次的护生,需要发展不同的能力,如领导能力、执行能力和管理能力。

(三)态度和价值观

临床教学的另一个重要目标是情感领域,包括信念、价值观、态度和气质,这些均是护理专业实践必要的组成部分。情感领域的目标体现了护理专业人道主义和伦理方面的问题。专业护士应该形成护理患者的价值观,如尊重患者的权益、保护患者的隐私、体现对患者的关怀。职业的社会化是护生形成作为专业人士的自我价值感,以及将护理道德和价值观融入其行为的一个过程。事实上,护生在校学习的过程中,就形成了一些关于护理专业、护士角色等的价值观和认识。到了临床以后,护生就有机会检验他们已存的价值观,并修正、巩固、发展新的价值观。临床教学应让护生多接触具有理想态度和价值观的角色榜样。护生也同样需要具备忠于职守、勇于承担责任、乐于奉献的精神。在科技迅速发展、知识激增的年代,护生还要形成终身学习的思想。

二、专科护理教学目标

实习的具体教学目标是学生在各专科实习时,带教老师根据总的教学目标和各专科的特点而制定的,它是总目标的具体体现。实习具体教学是目标专科教学的指南及评价的依据。以“药物疗法与变态反应试验法”为例,其护理教学目标有如下两方面。

1.知识目标

(1)能叙述给药基本知识。

(2)正确阐述安全给药原则和注射原则。

(3)学会正确进行注射前的准备。

(4)学会各种注射方法。

(5)正确叙述反应的原因及临床表现。

(6)正确叙述药物皮试液配制方法及试验结果判定方法。

(7)正确叙述破伤风抗毒素脱敏注射的原理和方法。

2.技能目标

技能目标包括口服给药技术,超声雾化吸入技术,药液抽吸技术,皮内、皮下注射技术,肌内注射技术,静脉注射技术,各种皮试液配制应用,局部给药技术应用。

第四节　现代临床护理教学的准备

临床教学同学校课堂教学一样,需要精心设计和充分准备。实习机构和学校应从多方面进行准备:临床环境的准备、带教老师的准备、学生的准备、实习教学计划的制订。

一、临床环境的准备

临床实习环境包括物理环境和社会环境。

(一)物理环境的准备

1.实习机构的选择

实习准备的第一项任务是选择合适的实习机构。这是学校分管实习带教老师的职责。

2.学习资源的提供

在护生进入临床实习前,要准备实施临床教学的设施,提供临床学习的资源,如护生进行讨论会、练习、查房等活动的场地。准备必要的教学媒体,例如:医学和护理类期刊、参考资料、挂图、表格;模型、实物;视听教学媒体,如视频、幻灯片、投影仪、计算机设备。必要时,添置一些更为先进的设施,并使它们处于功能状态。

3.护生专用设施的准备

临床对护生来说是一个全新的陌生环境,护生因与病房护士及患者不熟悉而紧张。专用设施包括存放物品的橱柜、会议室、更衣室和休息室等。

(二)社会环境的准备

临床护理人员的准备:人是环境里最重要的因素。在护生进入病房前,医院护理部主任要向全体护士做动员,详细介绍学校制订的实习计划、带教要求及其他有关注意事项,同时制定教学奖励制度,形成一个护理部重视、病房护士长支持、带教老师投入的良好局面,基本保证病房中的护士人人都有带教意识,人人具有必备的师德。护生在一个没有威胁、少有压力而且充满友爱的环境里学习,可以最大限度地调动护生的主观能动性和创造性。

1.教学意识

在临床中,病房每天有大量的医疗护理实践活动,如果每一个护士都有良好的教学意识,并愿意用行动表现出来,那么护生将有很多的学习机会,如观看护理操作、参加查房、查阅病历记录等,能尽可能地多了解和见识一些基础的或先进的观念和技术。任何一个护理人员可以随时指导护生的实习,告诉他们做得不对的地方,并告诉他们哪些事情可以做,哪些事情不能做,这是很重要的。其中,护士长是主要的因素,因为其了解、控制整个病房的运转情况,并且可以随时随地指导护生的行动。

2.树立优秀的角色典范

临床护理人员给护生树立优秀角色典范是很重要和关键的,根据社会学习理论,他们的言行对护生起着潜移默化的作用。带教老师经常担心护生会学习一些有经验的护士在做护理时图方便、走捷径所养成的坏习惯。因此,带教老师应明确告诉其他护士应该规范护理操作规程,同时也要考虑一下那些走捷径的护士在操作中什么时候、哪些地方从程序中减少步骤,并和护生一同讨论其合理性,以发展护生的批判性思维。

3.关怀性的护理实践

临床护理人员对护生起着榜样的作用,如果带教老师及其他护理人员在各项护理实践中能充分认识到人的生命价值,以患者的安全、安乐为第一需要,对患者的每一个操作实践都充满了关怀性,那么护生将从护理人员那里领略到护理专业的深刻内涵。

4.求知进取的学习氛围

临床护理人员积极钻研专业知识，业余时间勤于自修，表现出很高的护理专业理论修养和丰富的人文精神。在这种气氛良好的环境里实习，可以促进护生积极主动地学习。

5.团队精神

临床护理人员组成一个工作小组，他们之间相互团结、相互支持及相互合作可以营造出一个温馨的病房气氛。这种团结向上的气氛有利于发展护生的集体主义精神，使护生感到自己是集体里的一员，而不是被排斥在外，这种宽松、良性的环境有利于护生向带教老师提问、与带教老师讨论及其他求援活动的开展。

6.换位思考

护生刚进入临床实习，就像带教老师当初在护生时代实习一样，不免显得有些笨拙和迟钝。这时如果护理人员粗暴地加以斥责，认为他们是累赘，护生就会感到有压力，甚至痛苦。带教老师应该多用正面强化因子，即微笑、激励、赞赏，促进护生自尊、自信地发展。当然，目前的现实是带教老师既担负着繁重的日常护理工作，又要兼顾完成好带教任务，为此每一位带教老师必须付出额外的时间、精力和热情。换位思考，带教老师就能理解护生的处境，就能心平气和地完成好带教工作。

二、临床带教老师的准备

一位临床带教老师的素质要求包括知识、临床工作能力、教学技能、人际关系及个人特征等几个方面。

(一)知识

临床带教老师首先应该拥有所在专科丰富的专业知识。专业知识不仅仅是书本上的，更包括该学科的最新理论和知识，如关于疾病诊断与治疗的最新观点和方法，护理新理论、新技术、新设备及其在护理中的作用。临床带教老师应该是本专科的一位护理专家，不仅懂得疾病的概念和护理理念，而且还要指导护生运用这些概念和理论，更好地了解患者存在的问题，从而进行针对性护理，同时还要使护生了解护理措施的最新发展，以及在对患者的护理过程中如何运用，并且运用这些知识帮助护生做出护理患者的最佳决策。

(二)临床工作能力

临床带教老师必须能出色地胜任临床工作，否则他们就无法指导护生的实习工作。胜任临床工作被认为是有效临床教学的一个重要特征。有的研究结果表明，从护生的角度来讲，临床带教老师的称职，以及能在真实场景中示范对患者的护理是优秀带教老师的最重要特征。优秀的临床带教老师能够展示出专家般的临床技能和临床判断，他们知道如何称职地进行临床护理，并且能够指导护生如何变得称职。这个素质要求对从事以课堂教学为主的带教老师来说有一定的困难，因此带教老师要采取办法来保持这种称职性，或选取以实习机构为主的临床教学模式。

(三)临床教学技能

临床带教老师应具备一定的临床教学技能。教学技能包括：对护生学习需求的评估；制订对护生的指导计划，以满足其学习需求并达到教学目标；指导护生的学习，以便护生获得必要的临床知识和技能并变得称职；公正地评价护生的实习。

1.评估护生的学习需求

临床带教老师的教学是建立在对学生学习需求和能力的评估基础上的。对每一名学生，带教老师应准确评估其学习的需求，认可并接受学生的个体差异。

2.制订临床教学计划

临床带教老师要根据学生的学习需求设计教学活动。设计的教学活动要能促进学生解决问题、形成批判性思维和制定决策，并能使带教老师将教学目标及自己对学生的期望清楚地与学生交流。

3.实施临床教学活动

带教老师要能够清楚地对护生讲解有关患者护理的概念和理论，准确地示范临床技能、操作程序和护理技术，并为护生提供练习临床技能、操作、护理技术的机会，同时意识到不同的护生需要不同量的练习时间。在教学中，要多提高层次的问题，刺激护生对复杂的临床问题进行思考，鼓励护生提出创造性的护理方法。不断变换教学方法，以激发护生的兴趣，满足护生个体的需要。在整个教学过程中，要自觉成为学生的角色榜样，为护生提供学习的资源。

4.评价临床教学

带教老师对学生的进步应给予及时、具体、有益的反馈，鼓励护生进行自我评价，指出并更正护生的错误而不挖苦护生。在对护生进行评价时，要做到公平公正，要注意维护护生的自尊，给予反馈的目的是促进护生进一步的学习和发展。

(四)与护生的人际关系

与护生建立良好人际关系的能力是临床带教老师另一个重要的素质要求。只有在良好的师生关系氛围里，教学活动才可能顺利展开，从而有效地达到教学目标。临床带教老师要与护生建立良好的人际关系，应做到对护生充满信心、尊重护生、认可护生的个体差异、对护生的期待符合实际、诚实并真诚地面对护生、对护生表达关怀性的行为、为护生提供支持和鼓励。护理本身是一门关怀的专业，护士要对患者实施关怀，促进患者的康复。如果护生在临床实习中感受到来自带教老师的关怀，他们就会将这种积极的情感和态度带到实习和今后的工作中，并对其人生观和职业观产生正面的影响。

(五)创新精神

要想创新就需要具有打破传统的勇气。临床带教老师要敢于对现存的护理实践、护理教学方法等大胆提出质疑，提出自己独特的见解，勇于尝试、探索新的方法，这样才能改革旧的方法，使临床教学不断进步与发展。在临床教学中，带教老师也需要有不断努力提高其教学水平的毅力。带教老师要不断审视自己的教学及评估方法，尝试新的、更好的教学和评估方法。好的临床带教老师就是要努力追求达到完美境界，避免教条主义。

三、护生的准备

发挥带教老师的专长，在教学中互动，从掌握学生心理、降低师生心理差距、介绍环境减轻压力开始，调动护生自身的潜能。护生要调整好心态，在进入科室前做好相关疾病护理知识的准备，有备而来，避免手忙脚乱。

(一)心理

很多护生都对临床实习有一种焦虑感。中等或少许的焦虑通常会促使护生积极学习，但过度紧张则会分散学习的注意力。在教学活动的准备过程中,临床带教老师可以想一些方法来确定护生的紧张程度及焦虑感,并通过某种活动或学习使之达到可以控制的水平。带教老师应在学生进入临床之前召开一个关于"焦虑"的会议,以减少护生的焦虑。资料证明,参加过关于临床实习"焦虑"会议的护生,在第一天到临床实习时的焦虑程度比那些没有参加会议的护生要低得多。

(二)师生心理差距

笔者根据对广州某大学护理学院某年级140名本科实习学生和48名临床带教老师问卷调查及访谈,发现几种影响实习教与学的心理差距:优越心理与带教厌烦心理的心理差距;重理论轻实践与期望值过高的心理差距;不敢提问太多与不用提问太多的心理差距;失落心理与无奈心理的心理差距;后期应付心理与听之任之的心理差距。

(三)导向教育

护生在新的临床教学活动的第一天通常是有压力的,尤其是对那些第一次到临床的学生来说,压力会更大。

1.参观医院

可通过播放录像或实地参观的方式,了解医院门诊部的工作情形、急诊条件,了解医院的工作部门、药房功能,了解医院的地理位置。

2.病房环境介绍

护生进入病房后,带教老师先简要介绍一下病房的护士长、主要带教老师、负责医生等人员,然后向护生介绍病房的物理环境,如护士办公室、治疗室、换药室、库房、储藏室、医护值班室、男女洗手间等,介绍完毕发放一份调查表,及时评估学生是否能有效参与活动,了解本次行为的意义。

3.仪容仪表

作为医院的护生,洁白整齐的仪表、略施淡妆的面容会给患者带来一种美的享受,有利于实习工作的顺利开展,有利于拉近与对方的人际关系,为自己加分。院方应为护生配齐统一的服装,包括胸牌(与正式护士有所区别)、护士帽、袜子和护士鞋。

4.初步的护理技术在集中见习中强化

在学校,护生的操作练习可能是在模型上进行,或同学们之间进行角色扮演,但是到了临床,需先进行为期两个月的集中见习。护生在真实的患者身上直接实施护理前,先要有足够的时间在示教室里把护理技术强化训练一下,这样学生也会增强操作自信,不至于让他们第一次演示就在一个要求快速而又正确的氛围中进行。

5.沟通交流技巧

交流是人与人之间沟通思想及获得信息、取得信任不可缺少的一种手段。护生在一个开放的病房环境里实习,要与各类护理人员、医生、患者及其他相关人员接触,因此护生在学校里要有意识地锻炼自己的人际沟通能力,提高语言和非语言交流技巧,特别是在全面开展整体护理的实习机构,人际沟通能力是护生应该具备的一项重要护理技能,具备沟通技巧,确保沟通有效,才能实现护理工作的高效性和实效性。

6.挫折教育经历

在学校，老师可以为护生模拟设置挫折情景，训练护生对待挫折的心理承受能力。无论临床带教老师如何友善，护生挨批评是不可避免的。护生要具备一定的挫折教育经历，遇到挫折，要积极调节、化解，善于保持心理平衡，以保证工作、学习不被不良情绪干扰。

7.合作与竞争意识

在当今社会，人们为了取得成功，合作与竞争是常常采取的一种有效的生存法则。护生在与同伴的实习过程中，相互之间也存在着合作与竞争。例如：为准备一次教学查房活动，他们共同努力查找资料，完善查房内容，这时同学之间表现为合作；一切准备就绪之后，带教老师选谁做查房主持人对护生来讲是一种竞争。在合作中竞争，在竞争中合作，将贯穿护生整个实习过程。因此，学校老师要有意识地开展合作与竞争的活动与讨论，以培养护士健康的心理和行为，以积极的心态迎接一切未知的挑战。

四、教学计划的制订

在对以上方面进行充分准备的基础上，在学生正式实习前，首要的工作就是制订临床实习教学计划。计划既要符合护理专业大纲、学校的要求，又要符合教学医院的实际情况。教学计划一般由下列项目组成：封面、目录、教学哲理、教学目标、教学人员组织结构及各级教学人员职责、护生人数及轮转安排、教学内容（教学查房、专题讲座、讨论会、书面作业等）和教学方式、各科实习具体教学目标、实习评估内容和方法、护生实习守则等。教学计划应打印并装订成册，分发到相关教学人员（教学管理人员和带教老师）手上，使每位教学人员对整个教学安排有明确的了解。在学生进入临床实习的第一天，带教老师应详细向他们介绍教学计划的有关内容，让他们清楚地知道实习的目标、实习的内容和方式、评估的方式，以及对他们的期望和要求。

第五节　现代临床护理教学策略

一、临床讨论会

临床讨论会是一种重要的临床教学活动。通过这种形式的活动，护生可以分享观点和经历，发展解决问题和批判性思维的技能，学会与他人合作。为了有效开展临床讨论会这一活动，必须了解其目的、讨论中问题的类型，以及带教老师和护生各自的角色。

（一）临床讨论会的目的

依据讨论的目的与结构的不同，临床讨论会可以促进护生多方面的学习：发展问题解决、决策制定和批判性思维技能；获得临床经验；发展小组合作学习的技能；评估自己的学习；锻炼并提高口头表达能力；等等。虽然并非每一次讨论都能达到上述所有的目标，但带教老师应该清楚每次讨论会的意图，使其达到特定的目标。

1.发展认知技能

讨论会的一个重要目的是促进护生问题解决、决策制定和批判性思维的发展。带教老师可以通过讨论、对问题的精心设计及讨论中策略性的提问，使问题导向各种技能。不是每一次讨论都能促进这些技能的发展，其关键在于，带教老师所问的问题或护生所讨论的问题能否鼓励护生对某特定情形中的事件提出不同观点，并提出其决策和理论依据及所持的立场。

认知技能发展讨论会策略：要求护生识别在真实或虚构的临床情形中存在的问题；识别另外可能存在的问题；进一步评估这些问题；区分与所讨论问题相关和不相关的信息；讨论自己的观点及其他同学的观点、审视自己的推断及其他同学的推断；确定不同的解决方案或措施及各方案或措施的后果；考虑正反两方面的后果；比较各种不同的方案或措施，说明为何采取某种方案或措施而不是另外一种；阐明对某一观点的立场，提出支持或反对这一立场的两方面依据；识别影响自己思考的偏见；排除对价值观、信念及解决问题所存在的障碍；评价措施或方案的有效性。

2.获取临床经验

在临床讨论会中，一方面，护生汇报自己的临床学习活动，描述并分析对患者、家庭、社区实施的护理，分享相关临床经历的感受和观点；另一方面，护生也可以从同学或带教老师那里获取反馈，了解其他可能的措施或方法。护生在一个宽松的环境中分享经历和观点，这也是发展护生支持系统的一种重要手段。与患者、工作人员、其他人员有关的任何问题都可以被小组成员审视、评论。这种经验一般都是在实习后讨论会中获得的。

3.发展合作学习技能

临床讨论会是促进合作学习技能的有效方法。合作学习是一种交互性的教学策略，可以促进批判性思维的发展，增强个人的责任感。小组的护生共同协作为达到预定的目标而努力。

用以发展护生合作学习技能的讨论会先由带教老师对讨论做出计划，告诉小组成员要完成的任务或要解决的问题，创造一个开放式的讨论环境，促进讨论的实施。其中，带教老师可以运用不同的技术来促进合作学习目标的达成，可以让每位护生独自完成任务，然后将其结果向小组汇报；或者护生成对合作，然后与小组其他成员分享其思想；或者将护生分为由4～6人组成的小组，以促进讨论和问题解决。无论用上述哪种方法，带教老师的职责是监测讨论的进展，在护生做完汇报后，澄清护生所报告的有关信息，再次强调要掌握的重点内容，并且协助护生评价其小组过程技术。

4.评估自己的学习

在临床讨论会中，护生可以评估自己的学习，了解自己在理解和认识上的差距，在一个无威胁的环境中向他人学习，允许提出问题并将同伴和带教老师作为学习的资源。如果带教老师非常善于创造一个开放式讨论的宽松环境，那么护生反过来也会无拘束地分享感受及关注的问题，并以此作为其不断发展与进步的良好开端。

5.提高口头表达能力

护生对其思想的口头表达能力是临床教学要达到的一个重要目标。参加讨论会时，每个护生都要形成自己的观点，然后向小组表达其观点，清楚地对概念进行解释，回答其他人提出的问题。通过不断实践，护生获得了口头表达方面的丰富经历，并不断改进，提高口头表达能力。

(二)讨论中问题的层次

讨论中所问问题的层次是能否达到预定学习目标的关键。在临床讨论会中，要避免被低质量的问题所主宰，要注重提高层次的问题。如前所述，布卢姆(Bloom)认知领域的目标分类可作为问题层次的依据。

布卢姆的目标分类包括从低到高6个层次：知识、理解、运用、分析、合成、评价。按照这6个层次的目标，可以设计不同层次的问题。在讨论会中，带教老师可以先问护生一些关于事实的简单基础的问题，然后逐步过渡到需要对事实的理解才能回答的问题，再问一些关于概念和理论的运用、分析，对不同来源材料的合成及评价等高层次的问题。

(三)临床讨论会的形式

临床讨论会根据讨论内容或主题的不同具有多种不同的形式，即实习前讨论会、实习后讨论会、议题讨论会、重要事件讨论会。

(四)临床讨论会的实施指导

要想使临床讨论会能有效实施，必须注意一些关键环节，如组的大小、讨论的准备及实施、讨论场所的安排、讨论前的准备、师生双方的角色、讨论进行中的注意事项等。

二、个案法和个案研究法

个案法和个案研究法是围绕一个真实或虚构的病例来描述的一个临床情形，供护生回顾、分析、讨论和评判。个案法和个案研究法的不同之处是前者的案例较短小、具体，而后者的案例更为复杂、全面。无论哪一种方法，护生都可以将概念和理论运用到具体情形中，识别患者、家属、社区现有或潜在的健康问题，提出解决问题的方法，权衡各种可能的方案，并选择一种最适合情形的方案。如此，个案法、个案研究法通过不同的临床情形为护生提供了大量思考的经历和经验，为他们在未来的护理实践中能够为患者解决问题打下了基础。

1.个案法

个案法的个案可围绕一个真实或虚构的病例来编写。根据个案编写方式的不同，个案法分别达到使护生将概念和理论运用于实践、促进问题解决、决策制定和批判性思维能力发展的目的。个案法帮助护生学习如何分析个案，如何找出问题和解决方案，根据不同的方案，做出有关患者护理不同方面的有效策略。

2.个案研究法

个案研究法提供了有关患者、家族史及其他情况更完整、全面的背景资料。护生可以对个案做更深刻的分析，并对其分析提出更详细的依据。护生在对个案进行研究时，可以描述用于指导其分析的概念和理论，如何运用这些概念和理论来理解个案及所回顾的文献。

三、床边查房

床边查房是对一位患者或若干患者在床边进行观察、交谈，了解患者的情况，并通过对病史和其他资料的回顾，讨论治疗护理方案及其效果，并在此基础上调整治疗方案。床边查房是一种常规、有效的治疗/护理工作方式。临床教学中运用床边查房，可以促进护生护理患者综合能力的发展。

在临床教学中，让护生有跟随、观察带教老师床边查房、主持查房的经验，然后再实践主持。整个查房过程由带教老师陪同。开始查房时，主持者应将患者介绍给同学，并感谢患者的配合。主持查房者在床边介绍有关患者的下列情况：回顾相关的病理生理、患者的背景资料、病史(住院原因、过去史、相关检查结果、家族史)；说明护理诊断和护理措施、相关研究及护理效果。在查房过程中,护生可以与患者交谈,对患者进行体检或示范有关的操作,可以回答问题,也可以提出问题。对以上内容展开讨论,提出疑问,陈述自己的观点,分享自己护理同类患者的经验。主持查房的护生要回答其他同学的问题,不能回答的问题,可以请教带教老师。也可以让患者和家属参与查房,提出问题。患者有权拒绝参与查房,也有权在任何时候提出停止查房。带教老师作为顾问,应澄清查房中的某些观点,协助护生使查房围绕预定的目标进行,控制查房的节奏。带教老师也可以就关键问题进行提问或强调。对于某些敏感问题,带教老师和护生应在床边查房结束后到其他地方进行讨论。无论何种方式,均应该在患者充分知情、自愿配合的条件下进行,还应该不影响患者病情、不影响同病室其他患者、执行保护性医疗制度。

通过床边查房,可以给护生提供下列机会。

(1)识别患者的问题。

(2)评价护理及其他措施的效果。

(3)与同伴分享临床知识,找出自己的差距。

(4)对患者的护理形成新的观点。

(5)明确满足患者需求的其他方法。

(6)批判性地思考自己及同伴对患者所提供的护理。

(7)与一同查房的带教老师、同学交流有关患者护理及护理实践变革的看法。

护生所主持查房过程中的同伴评议也是一种促进批判性思维的临床教学策略。在每天实习结束的时候,每3～4位护生为一组到患者床边进行查房,每位护生都要主持自己所护理患者的查房。护生首先简要描述患者生理、心理、社会需要的评估资料和已确立的护理诊断、措施及护理效果,然后把患者介绍给同组同学,同组同学观察患者,提出问题,注意同学对患者护理做得好的方面,以及需要补充的地方。

为了更好地介绍患者并展开讨论以促进批判性思维,主持查房的护生可按下列步骤进行。

(1)陈述选择该患者查房的理由,如可能是因为患者护理的复杂性、护理中的创新性等。

(2)回顾关键的资料。

(3)分析可能的护理问题及潜在问题。

(4)识别影响达到护理目标的因素。

(5)讨论护理措施、相关的文献和研究,以及可能影响所建议的护理措施的因素。

(6)探讨所获得的见解,将此患者与其他类似患者进行比较,找出不同的解决问题的方法。

四、书面作业

书面作业是临床学习活动的一种重要形式。临床带教老师要给护生有计划地安排一定数量、各种形式的书面作业,以有效达到教学目标。

1.促进护生对有关概念和理论的理解

在书面作业中,护生可以描述与患者护理有关的概念和理论,并解释这些概念和理论如何指导其实践。为达到此目的,书面作业应该有一个明确的焦点,避免让护生仅仅去概括和报告他们所读到的东西。短小的书面作业比长篇幅的作业更有价值。例如:可以让护生选择护理慢性疼痛患者的一项措施并描述应用该措施的依据;阅读一篇与护生所护理的一位患者相关的研究文章,评论这篇文章,并指出这篇文章对患者的护理是否有价值。

2.促进问题解决和批判性思维能力的发展

书面作业为护生提供了分析他们在临床实习中所遇到的患者的问题和其他方面问题的机会,审视干预措施,并提出新的解决问题的方法。通过书面作业,护生可以分析资料和临床情形,识别需要作出决定的另外一些资料,找出问题,提出不同的解决方案,对措施进行比较,评价护理效果。书面作业也可以让护生对某些争论进行评论,阐明自己的立场并提出支持立场的依据等。

3.审视感受、信念和价值观

书面作业帮助护生审视自己在护理患者的过程中产生的感受,反思其信念和价值观。日记这种书面作业,就可以让护生记录其对患者或临床实习活动的感受,临床带教老师要对护生的这种感受给予反馈,以设计书面作业的形式让护生识别自己的专业信念和价值观,并分析它们是如何影响其与患者交往的,也可以在书面作业中给出一些与信念、价值观有关的陈述,让护生选择自己的立场。

4.提高写作技巧

写作是一项技能,因而也需要实践。书面作业就可以为护生提供实践的机会,并帮助他们提高写作技巧。通过书面作业,护生学习如何组织自己的思想并用书面的形式清楚地表达这种思想。对于写作技能的训练,也要做到由简单到复杂,循序渐进。

护生提高写作技巧的关键是带教老师对作业的反馈,带教老师对护生的书面作业要从内容的准确性、观念的创新性、材料组织的逻辑性、意思表达的清楚性、写作技巧(句子结构、语法、标点)等方面进行评价,并将评价的结果反馈给护生。除此之外,临床带教老师还应将规范的写作格式,如参考文献引用的格式等传授给护生。

第六节　临床护理教学中的伦理与法律问题

一、临床护理教学中的伦理问题

伦理学原意为风俗、习惯、行为及品性,是一门关于道德的学问。西方国家认为,伦理学是研究人类行为的科学,并且特别注重何种行为为是、何种行为为非、何者为善及何者为恶,即规定人们应该怎么做才合乎道德含义的学问。韦尔曼(Wellman)于1975年对伦理定义如下:“伦理是运用一些原则去确认及证实人在特殊情况下所做的正当行为的一种科学。”如护士在单独值班时严格按照操作规程执行各项治疗及工作护理,就是遵循护理伦理的一种体现。伦理规则包括对人的尊严、自主性、隐私和自由的尊重,公正、正直、忠诚等。护理学家柯廷(Curtin)认为,伦理规则是护理专业的重要特性。南丁格尔(Nightingale)的誓言“我将终身纯洁,忠实执行护理专业,不做有害或作恶之事,或故意给有害之药”,是现代护理最早、最朴素的一份伦理准则。很多国家的护理学校把它当作教学之用,并作为各护士加冠典礼的宣誓之言。随着社会的变迁、科技的发展、价值观及时空的不同,以及护理逐渐演变成更专业化、人性化及整体化的学科的要求,伦理的问题由简单变得更为复杂。

(一)学习者在服务场景中的问题

如果“临床”代表对患者的直接观察之意,那么绝大部分临床教学活动都发生在有患者存在的地方。这些场所不仅包括传统的医疗机构,如医院、康复中心等,也包括在家庭、社区、学校等场所对服务对象进行的预防保健等服务。无论在哪个场所,患者需要接受医疗护理服务,医护人员的责任就是为患者提供这种服务,而实习生以学习者的身份存在于此。但是,服务场所作为教学活动机构而导致的伦理问题早已引起人们的关注。一方面,在服务机构中,护生是较正式护士缺乏临床经验、技能生疏的学习者,尽管他们的学习活动是在带教老师的观察和指导下进行的,但护生并不被期望提供高质量的服务。另一方面,患者求医,期望得到高质量的服务,而对提供机会给护生学习则被置于次要的地位。这里涉及的伦理准则是“有益性”,即护生具有帮助患者的职责,达到有益的结果,或至少不对患者造成伤害。当护生在服务场所的主要目的是学习而非提供护理时,这项规则就有可能被违反了。患者在有实习生的场所,可能会感觉受到剥削或害怕隐私被侵犯。与正式护士相比,在护生对患者进行护理时,带教老师可能需要花费大量的时间和精力来指导护生,如向护生提问、给护生示范操作。这样的教学活动也占去了带教老师对患者直接进行护理的时间和精力,干扰了其护理工作的顺利进行,甚至可能影响患者对工作的满意度。但是由于专业的特点,护生必须在真实的临床环境中学习,才能达到教学目标。因此,带教老师在计划教学活动时,必须充分考虑学生、患者、工作人员的权利和需求。临床带教老师有责任使各方人员清楚了解学习目标,并保障学习活动不影响护理质量。患者在决定是否参与临床教学活动前,应该充分了解实习者存在的情况。临床带教老师应确保护生对实习已做好充分的准备(如护理操作),应确保在场并履行作为带教老师的职责。

(二)师生关系

1.对人的尊重

如前所述,带教老师和护生之间的一种有效的互惠关系是建立在相互信任和尊重的基础之上的。尽管师生双方对维持这种关系都负有责任,但临床带教老师应该首先表达对护生的信任和尊重,主动建立这种关系。与护生的这种相互信任和尊重的关系,展示了带教老师对尊重人的尊严、自主性等伦理准则的承诺。在临床教学中,护生常常会感到“不伦理教学行为”的存在,其行为发生频率还可能高于课堂“不伦理教学行为”。临床教学中,常有违反对人的尊重这一准则的事例,如在公众场合带教老师对护生提问并批评护生、当着患者的面谈论该患者,以及未经患者允许就让护生观看胸腔穿刺操作等。这些事例说明,带教老师不去有意识地教护生如何尊重患者,这种做法可能被认为是不符合伦理准则的教学行为。如果带教老师当着护生的面征得患者同意,并向护生强调这样做的意义时,就可以避免误解,并强化护生尊重患者的伦理价值观。

2.公平与公正

这里所说的公正伦理准则是指公正地对待事物,即用同样的标准评价每个人的行为。临床带教老师必须用同一标准对护生进行评价。当一位带教老师对部分学生进行表扬、支持、提供较其他护生更好的学习机会时,护生会觉得带教老师的行为是不公平的。如果带教老师与某些护生建立某种社交关系的话,则更容易被其他护生认为是不公平的。因此,带教老师与护生的关系应该是同事性的、协作性的,而不过分地私人化和社交化。

3.实习生的隐私权

护生在不同科室的实习过程中，要接受不同带教老师的指导，了解某护生前一阶段的表现有助于新带教老师明确护生学习需要、学习特点，并为其设计相应的教学方法。尽管护生经常从带教老师之间的这种相互交流中受益，但是护生认为自己的个人资料不应被披露。另外，当介绍护生的情况时，带教老师应重点对护生所表现的客观实际情况进行描述，而不是更多依靠对学生的主观判断，如某某很聪明、很迟钝等。给护生贴标签或特征化，对下一个带教老师来讲很少有帮助，且这种行为违背保护隐私权、对学生尊重等伦理准则。

如前所述，临床教学的称职性体现在临床带教老师必须具备丰富的知识和娴熟的技能。涉及临床带教老师称职性方面的伦理问题包括：不对护生进行指导或示范、在指导护生执行操作时违反无菌技术原则或其他操作规范等。

4.学术方面的不诚实行为

学术不诚实是指有意参与个人或他人学业有关的欺骗性活动。这些活动包括撒谎、欺骗、抄袭、篡改或虚构记录，不真实地展示自己的身份，以及协助他人实施不诚实行为。临床教学中存在着大量关于这些行为的例子。剽窃的例子：护生在写论文时，借用了他人的观点而未注明出处。协助他人实施不诚实行为的例子：护生甲因为有些私事要办，让护生乙帮忙照顾一下他所负责的患者，当带教老师问起时，护生乙告诉带教老师说，护生甲陪患者做检查去了。

以上的这些例子中，有的看起来似乎并没有多大害处，但临床带教老师应该严肃对待不诚实的行为，因为这些行为可能会对患者、学习者、师生关系及教育机构产生不良影响。如果护生不向带教老师及时报告自己的错误，临床不诚实行为首先会威胁患者的安全。师生间的相互信任构成有效师生关系的基础，学术不诚实行为会影响带教老师对护生的信任。对护生的害处表现在：如果带教老师忽视护生的不诚实学术行为，则会让护生形成这样一种印象，即这些行为是可以被接受的，同时也导致那些诚实的护生对带教老师不闻不问的行为产生愤恨。这样做也可能影响临床教育机构的声誉。当临床工作人员发现护生隐瞒这些行为而带教老师又不指出来时，医院可能会决定取消护生在此机构实习的资格。

护生择业面临着激烈的竞争，成绩是用人单位择优录取的重要标准之一，护生在学习期间不遗余力地努力学习，以期获得理想的成绩。有的护生甚至冒险采用舞弊的手段来达到此目的。护生在学习新知识、技能的过程中自然会出现一些错误，隐瞒错误往往是因为对惩罚的恐惧，当这些行为没被人注意、没上报或未被惩罚时，临床带教老师可以采取多种方法来控制学术不诚实行为。带教老师应该承认在学习过程中出现错误是正常的事，但带教老师不会允许他们犯伤害患者的错误。非常重要的是，每一个教育机构都应该制定何谓学术不诚实行为，以及如何对这些行为进行惩罚的具体条例或规定，应将这些条例或规定告知所有护生，反复对护生强调，并以此作为准绳，持续、公正地处理违反条例的每一件事。

二、临床护理教学中的法律问题

“法”字含有公平、正义及常规的意思，“律”字含有整齐划一并带有强制的性质。法律与命令有连带关系，法律必须以命令的形式公布，而命令必须在法律许可的范围内才有效力。法规泛指法律与命令，是人民生活行为的准则或规范，为社会科学重要的一环。随着我国社会的发展及法律法规的健全，人民群众的法律意识普遍提高，自我保护意识、维权意识也不断增强，医疗纠纷呈上升趋势。法律与护理专业的关系越来越受到人们的关注，因此护理人员除具有高度的责任心及较高的业务水平以外，还应学法、知法并守法，这是防范医疗护理差错、事故、纠纷的需要，也是保护医务人员自身权益和维护患者权益的需要。

一名带教老师，不仅自己应有很强的法律意识，还应教育护生，让其明确自己的权利及合法身份。带教老师及护生对患者的基本权利也要有一定的了解，更应明白在实际工作中与法律有关的潜在性问题。

(一)护生的权利

实习生的权利问题是法律方面比较隐蔽的一个问题。护生理所当然地被要求认真学习达到目标，但是护生在学习中应有的权利则是很少被考虑的问题。护生交费进校学习，即与校方达成了协议，因此对于护生的权利，临床带教老师不能忽视。

护生在临床实习时的权利表现在下列三个方面。

1.知悉对实习的安排

教育机构规定了护生实习应达到的学习目标，那么护生就有权利知道达到目标的实习过程的安排，有权利期望带教老师引导他们达到目标。带教老师应该向护生解释实习单位的政策、实习轮转的程序、临床教学方法及评价方法。

2.良好的学习环境

护生临床学习的场所一般是由校方和实习单位共同决定的，但同时实习单位必须满足下列条件：①能提供有助于护生达到实习目标的经历；②提供必要的学习材料与学习活动；③创造一个有利于护生学习的环境。因此，护生有权利得到一个具有充分学习机会的环境。对于实习环境中没有的内容，则不应对护生进行相关的评价。

3.有合格的带教老师

护生有权获得合格的带教老师。合格的带教老师必须达到两个标准：①在带教领域中具有丰富的专业知识、熟练的技能和较好的教学能力；②应了解并传授护生有关护理患者的法律知识。

(二)护生的法律身份

1993年3月26日颁布的《中华人民共和国护士管理办法》“第四章执业”第19条规定，护理专业在校生或毕业生进行专业实习，必须按照卫生部(现中华人民共和国国家卫生健康委员会，简称“卫健委”)的有关规定在护士的指导下进行。这里就明确指出了护生的法律身份，即在带教老师的严格指导下认真执行操作规程。但是，对于自己实习中未曾学习过的技能或认为尚不成熟的技能，如果带教老师要他去执行，护生有权拒绝。如果护生在带教老师的指导下对患者进行护理，出了差错，护生无须负法律责任。如果带教老师安排的任务超过了护生所学内容，或没有适当地指导护生，带教老师就应该为护生的过失负责。因此，为最大限度地保护服务对象、实习生及带教老师的自身利益，带教老师不仅要具备这方面的法律知识，而且在初次与护生接触时就应向护生讲明、强调。带教老师应保持对护生适度的指导和监督。指导和监督的程度取决于带教老师对护生能力、悟性的了解及操作的性质。因为过分的监督会增加护生的压力，或者是使护生产生带教老师对自己不信任的感觉，从而使师生关系紧张。监督不够，则容易导致差错事故的机会增加。

(三)患者的基本权利

权利是指一个人在某个时间内及某个社会内被认为是合法的期望,是一种能力或许可。从法律上而言,法律给予人一些权利去控制情景,如患者有权利在医院治病,但也有义务在接受治疗时表现适当的行为,以及为住院治疗付款。

三、潜在性的法律问题

每个实习护生不仅应该了解国家有关医疗护理法律的条文,而且更应明白自己在实际工作中与法律有关的潜在性问题,以便自觉地防范和避免。

1.侵权行为与犯罪

侵权行为一般指对人的人身权利不应有的侵犯,犯罪则指一切触犯国家刑法的行为。分清犯罪与侵权行为的关键是对护理行为的目的和后果的正确鉴定。如护生在病房随意高声谈论癌症患者的病情,在病房及其探视者中造成扩散,则应视为侵犯了患者的隐私权;如果导致患者内心巨大痛苦而自杀身亡,就构成犯罪。

2.疏忽大意与渎职罪

疏忽大意是指不专心致志地履行职责,因一时粗心或遗忘而造成客观上的过失行为。就护理而言,过失可导致两种后果:仅损害患者的心理满足、生活利益或恢复健康的进程;患者因护生失职而致残、致死。前者可构成侵权行为,而后者可构成犯罪,属渎职罪。如护生因核对错误而给一位未做过青霉素变态反应试验的患者注射了青霉素,若该患者幸好对青霉素无变态反应,那么只是犯了失职过错;但如果该患者对青霉素有变态反应,引起变应性休克而死亡,其带教老师因此被起诉,就需追究其渎职罪。

3.执行医嘱的合法性

医嘱是护士对患者施行诊断和治疗措施的依据,具有法律效应。在一般情况下,护士对医生下达的医嘱应不折不扣地执行,随意篡改医嘱或无故不执行医嘱应被认为是违法行为。但是护士若发现医嘱有明显的错误,则有权拒绝执行。如果在护士提出明确申辩后,医师仍执意强制要求其执行,那么护士将不对由此产生的一切不良后果负任何法律责任。反之,若明知该医嘱可能会造成对患者的损害,却听之任之,倘若酿成严重后果,护士将与医师共同承担由此引起的法律责任。护生虽然不具有单独执行医嘱的权利,但当他与带教老师一起值班时,仍然要仔细做好“三查七对”工作,防止差错事故的发生。

4.临床护理记录的法律意义

临床护理记录是严肃的法律性文件。护理专业记录包括体温单、医嘱、重危患者护理记录单、护理病历等。不认真记录或漏记、错记等可造成差错事故或渎职罪。如护生对甲状腺功能亢进术前患者脉搏记录的失真,可影响医师对心率(HR)控制的正确判断而提前或延误手术时机。

5.麻醉药品管理及其他物品管理

防止借工作之便挪用、犯盗窃药品及器材或渎职罪。对于麻醉药品的保管应引起高度重视,防止个别护士利用工作之便自己使用麻醉药成瘾,或贩卖麻醉药(如哌替啶)而犯非法提供麻醉药品罪、贩卖毒品罪。

四、预防与处理

1.对带教老师进行法律法规的教育

在每年暑期对带教老师的岗前培训中，应将护理相关的法律法规作为一项重要内容。教学的内容包括：《护士条例》《中华人民共和国民法典》中有关公民或法人的权利、侵权行为及民事责任的内容，《中华人民共和国刑法》中有关医疗责任事故罪的内容，《医疗事故处理条例》《医疗纠纷和处理条例》及国外的护理法等。教学方法采用案例分析的形式，提供国内外医疗纠纷经法律途径处理的典型案例及以往护生导致的差错事例，提出问题，组织带教老师讨论，然后由专职教师将以上内容结合案例进行讲授。

2.对护生进行法律法规的教育

在护生进病房实习前，对其进行护理相关法律法规的教育，教学内容和方法与对带教老师的基本相同，特别强调护生的法律身份。带教老师、病房护士长对护生进行宣讲，使护生明确自己的身份与责任。

3.对违规情况的密切观察与处理

带教老师定期或不定期到病房观察、指导教学情况。了解护生执行治疗性操作时是否经带教老师核对、有无带教老师跟随。如果发现护生在做治疗性操作时没有带教老师的指导，要查明原因，将情况与病房的带教老师、护士长进行交流，讨论改正的措施。避免带教空白，即带教老师休息而护生在班的情况，一旦出现这种情况则由护士长安排其他老师带教。

4.因材施教，因阶段施教

差错有时比较容易发生在一些特别主动的护生或那些性格内向、埋头做事的护生身上。专职教师通过观察、与病房带教老师交流，对这些护生做到心中有数。对过于主动的护生，带教老师既肯定其学习的积极性，亦提醒护生保持冷静的头脑，加强对自己行为的约束；鼓励内向、埋头做事的护生与其带教老师相互间多进行沟通。每当护生转至新的病房时，告诉病房的带教老师这些护生的特点，进行重点带教。利用每轮护生转科集中的时间，对护生进行强调；在实习中后期，当护生操作比较熟练后，经常提醒他们注意约束自己的行为。

5.参加职业保险

参加职业保险是护生一旦遇到突然的责任事故而要向受害者支付大额赔偿时的一种补救措施，被认为是对护生自身利益的一种保护。它虽然并不能使护士在护理纠纷或事故中免于法律责任，但实际上却可在一定程度上抵消其为该责任所要付出的代价，并能减轻护士的愧疚心理。目前，世界上大多数国家的护士几乎都参加了这种职业责任保险。

第二章 临床护理基本技能操作

一、手卫生(一般洗手)操作评分标准

(一)素质要求(5分)

服装、鞋帽整洁,修剪指甲;仪表大方,举止端庄。

(二)操作前准备(10分)

备齐洗手液、擦手纸或小毛巾,去除手上及腕部饰物;解开袖口,挽起衣袖。

(三)操作中

1.洗手前(10分)

打开水龙头,湿润双手,取适量洗手液。

2.六步洗手法(30分)

(1)掌心相对,手指并拢互相搓擦。

(2)手心对手背,沿指缝相互搓擦。

(3)掌心相对,手指交错,沿指缝相互搓擦。

(4)弯曲手指关节,两手互握互搓指背。

(5)一手握另一手拇指,在掌中转动搓擦,交换进行。

(6)一手指尖在另一手掌心中旋转摩擦,交换进行。

3.洗手后(10分)

(1)双手在流动水下彻底清洗。

(2)关闭水龙头(用避免手部再污染的方式)。

(四)操作后(5分)

用一次性纸巾/小毛巾彻底擦干。

(五)评价

1.注意事项(15分)

(1)认真清洗指甲、指尖、指缝和指关节等易污染部位。

(2)衣物不被浸湿。

(3)手部不佩戴饰物。

(4)小毛巾应一用一消毒。

2.熟练程度(15分)

(1)动作轻巧、稳重、准确。

(2)动作顺序正确。

(3)操作时间为30～60秒。

二、无菌技术操作考核评分标准

(一)仪表(5分)

仪表端庄,服装整洁规范。

(二)评估(4分)

(1)评估操作环境符合要求。

(2)评估各种无菌物品的有效期、消毒效果、完整程度、有无潮湿。

(三)操作前准备(5分)

(1)环境清洁、干燥,光线充足,有宽阔的操作台。

(2)备齐用物,并按节力及无菌操作要求放置用物。

(3)无长指甲,洗手,戴口罩。

(四)操作过程

1.无菌钳(镊)使用(18分)

(1)核对正确,签署时间正确。

(2)操作程序正确,操作过程遵循无菌原则,拿持物钳(镊)方法正确,用物符合无菌标准。

(3)使用(取、放、用)方法正确,无污染。

2.无菌包使用(12分)

(1)包布、无菌物品消毒时间符合要求。

(2)开包方法正确,无污染(揭外、左、右、内角)。

(3)取无菌物品不跨越无菌区。

(4)用毕按原折痕包内、右、左、外角,无污染。

(5)系带横向"一"字形绕好,注明开包时间并签名。

3.无菌容器使用(12分)

(1)核对正确,签署时间正确。

(2)操作程序正确,容器开盖方法正确,无污染。

(3)取、放物品时方法正确,不跨越无菌区。

(4)取、放物品不接触无菌容器边缘。

(5)物品取出后未使用,不可再放回。

(6)容器盖子用毕要盖严,方法正确,无污染。

(7)注明开启时间并签名。操作过程遵循无菌原则。

4.无菌溶液使用(10分)

(1)核对正确,签署时间正确。

(2)操作程序正确,核对瓶签及有效期,检查药液质量(讲明内容)。

(3)开瓶盖方法正确,无污染。

(4)倒液方法正确,无污染;盖瓶口方法正确,无污染。

(5)标注开瓶时间并签名。操作过程遵循无菌原则。

5.铺无菌盘(12分)

(1)核对正确,签署时间正确。

(2)操作程序正确,治疗盘清洁、干燥。

(3)取、用、铺治疗巾方法正确,无污染。

(4)扇形折叠,无菌面向上,无污染;无菌物品放置合理,不跨越无菌区。

(5)边缘折叠整齐,无污染。操作过程遵循无菌原则。

6.无菌手套使用(12分)

(1)核对正确,签署时间正确。

(2)操作程序正确,摘手表,洗手,检查外包装是否符合要求,检查手套号码及灭菌日期。

(3)取、戴手套方法正确,无污染。

(4)脱手套方法正确,用后处理正确。

(5)操作过程遵循无菌原则。

(五)评价(10分)

(1)动作准确、熟练、节力。

(2)操作过程无污染,无菌观念强。

(3)操作时间为8分钟。

三、生命体征[体温(T)、脉搏(P)、呼吸(R)、血压(BP)]测量技术操作考核评分标准

(一)仪表(5分)

仪表端庄,服装整洁。

(二)评估患者(5分)

(1)了解患者情况、自理程度及心理状况。

(2)与患者交流时语言规范,态度和蔼。

(三)操作前准备(5分)

(1)洗手,戴口罩。

(2)备齐物品,放置合理。

(3)清点、检查并擦干体温计,甩至35 ℃以下。

(四)操作过程

1.安全与舒适(10分)

(1)核对并向患者做好解释工作,取得患者配合。

(2)患者体位舒适、安全,注意保暖。

(3)注意用物在检查时的使用安全。

2.测体温(15分)

根据患者病情、年龄选择合适的测温方法,以腋温为例。

(1)擦净腋下。

(2)体温计放置方法、部位正确(腋表)。

(3)体温测量时间正确。

(4)读表方法正确。

(5)体温表用后消毒、保存方法正确。

3.测脉搏(15分)

(1)测量方法、部位正确。

(2)测量时间正确。

(3)测量结果正确(误差小于4次/分)。

4.测呼吸(10分)

(1)测量方法、部位正确。

(2)测量时间正确(测30秒)。

(3)测量结果正确(误差小于2次/分)。

5.测血压(18分)

(1)血压计放置合理。

(2)打开血压计水银开关,汞柱至“0”。

(3)清除袖带内气体,系袖带位置正确。

(4)听诊器使用方法正确。

(5)注气过程平稳,放气过程均匀。

(6)测量结果正确。

(五)操作后(7分)

(1)整理床单位,患者安置妥当。

(2)正确处理物品(体温计清点、消毒等)。

(3)洗手并记录。

(六)评价(10分)

(1)动作轻稳,观察准确。

(2)患者安全、舒适,沟通及时,操作熟练,语言温和。

(3)操作时间为10分钟。

四、口腔护理技术操作考核评分标准

(一)仪表(5分)

仪表端庄,服装整洁。

(二)评估患者(10分)

(1)评估患者病情、意识状态及合作程度,评估患者口腔及口腔黏膜情况、有无义齿等。

(2)向患者解释操作方法、目的。

(3)与患者沟通时语言规范、态度和蔼。

(三)操作前准备(10分)

(1)洗手,戴口罩。

(2)备齐用物,清点棉球数量。

(3)做好患者解释工作,询问两遍。

(四)操作过程

1.安全与舒适(10分)

(1)核对正确,使用棉球数量前后必须吻合。

(2)协助患者取正确体位(侧卧或头偏向一侧)。

(3)患者接受操作的环境舒适。

2.操作过程(50 分)

(1)颌下铺巾,放置弯盘位置适当。

(2)漱口方法正确。

(3)擦口唇,漱口,评估口腔情况。

(4)正确使用压舌板、开口器等。

(5)夹取棉球方法正确。

(6)棉球湿度适宜。

(7)口腔护理擦拭顺序、方法正确。

(8)口腔疾患处理正确。

(9)擦洗过程随时询问患者的感受。

(10)帮助患者擦净面部。

(11)操作中无污染床单及患者服装。

(12)口腔护理操作时,避免清洁、污染交叉混淆。

(13)擦拭后再次清点棉球。

(五)操作后(5 分)

(1)整理、处理用物方法正确。

(2)洗手,记录,签字。

(六)评价(10 分)

(1)操作轻柔,避免金属钳端碰到牙齿、损伤黏膜及牙龈,棉球干湿适宜。

(2)患者口腔清洁,无异味,有舒适感,沟通良好,关爱患者。

(3)操作时间为 5 分钟。

五、鼻饲护理技术操作考核评分标准

(一)仪表(5 分)

仪表端庄,服装整洁。

(二)评估患者(10 分)

(1)了解患者情况、意识状态、插管经历及合作程度。

(2)评估患者鼻腔情况。

(3)倾听患者的需要。

(4)向患者解释方法及配合指导,语言规范。

(三)操作前准备(5 分)

(1)按需要备齐用物,并按顺序放置。

(2)洗手,戴口罩。

(四)操作过程

1.安全与舒适(10 分)

(1)核对正确。

(2)环境安静、清洁。

(3)患者体位舒适。

(4)正确测量胃管放置长度。

(5)检查有无安全隐患(查对、插管、喂食全过程)。

2.插胃管(28分)

(1)颌下铺巾,放置弯盘。

(2)清洁并检查鼻腔。

(3)润滑导管并检查是否通畅。

(4)插管方法正确,深度适宜(清醒者、昏迷者、呼吸困难者等)。

(5)正确处理插管中出现的情况(恶心、呕吐、咳嗽、呼吸困难等)。

(6)判断胃管的位置方法正确;胃管固定牢固、美观。

3.鼻饲(28分)

(1)喂食步骤正确,速度适宜(先抽试,再冲水、灌食)。

(2)食量、温度适宜。

(3)操作时注意观察患者反应。

(4)喂毕,用适量温水冲洗、清洁管腔。

(5)正确处理管端(管子末端反折,纱布包好固定)。

(五)操作后(4分)

(1)拔出胃管。

(2)妥善安置患者,整理床单位。

(3)分类处理污物、用物正确并做记录。

(六)评价(10分)

(1)患者舒适,无不良反应。

(2)步骤正确,动作轻、稳、节力。

(3)正确指导患者配合的方法。

(4)操作时间为10分钟。

六、氧气吸入技术操作考核评分标准

(一)仪表(5分)

仪表端庄,服装整洁。

(二)评估患者(10分)

(1)了解病情、意识,以及患者缺氧程度、鼻腔内状况。

(2)观察患者合作程度及心理反应。

(3)解释吸氧目的、配合方法,与患者沟通时语言规范、态度和蔼。

(三)操作前准备(10分)

(1)洗手,戴口罩。

(2)按需要备齐物品,顺序放置合理,检查湿化瓶与导管的连接是否通畅。

(四)操作过程

1.安全与舒适(10分)

(1)检查用氧安全(有无漏气、明火、污染)。

(2)患者体位舒适,环境清洁。

2.吸氧(32分)

(1)核对正确。

(2)操作程序正确,清洁鼻腔,连接鼻塞并试通畅。

(3)按需要正确调节氧流量。

(4)插鼻塞方法正确;鼻塞插入深度合适。

(5)导管固定牢固、美观;记录用氧时间。

(6)操作步骤正确(包括打开开关时的操作顺序);湿化瓶内水量正确。

3.停止吸氧(19分)

(1)停止吸氧时操作顺序正确,取下鼻塞方法正确。

(2)关闭氧气顺序正确。

(3)保证患者安全舒适,帮助患者清洁面部。

(4)注意观察患者缺氧改善情况,并及时告知医师,记录停氧时间。

(5)操作步骤正确(先拔管,后关氧气表)。

(五)操作后(4分)

(1)妥善安置患者、床单位。

(2)整理用物,洗手并执行签字。

(六)评价(10分)

(1)操作方法正确、熟练。

(2)正确指导患者吸氧,患者无不适感,沟通恰当、态度和蔼。

(3)操作时间为3分钟。

七、密闭式静脉输液技术操作考核评分标准

(一)仪表(5分)

仪表端庄,服装整洁。

(二)评估患者(10分)

(1)评估患者病情及合作程度。

(2)评估患者血管情况。

(3)了解医嘱及药物对血管的影响程度。

(4)与患者解释输液方法,告知输液中可能发生的问题。

(5)与患者交流时语言文明、态度和蔼。

(三)操作前准备(5分)

(1)无长指甲,洗手。

(2)戴口罩。

(3)备齐用物,放置合理,环境清洁,光线充足。

(四)操作过程

1.安全与舒适(10分)

(1)核对正确。

(2)患者体位摆放正确。

(3)环境安静、清洁,询问患者大小便情况。

2.准备药液(15分)

(1)操作程序正确。

(2)操作过程遵循无菌原则,一针见血,检查输液器、药液。

(3)取用输液器、注射器,针头无污染。

(4)药瓶(安瓿)处理、消毒方法正确,无污染;抽药、加药剂量准确。

(5)连接输液器方法正确,无污染。

3.输液(40分)

(1)再次核对并向患者解释操作目的。

(2)选择血管方法正确,尊重患者意愿。

(3)消毒皮肤范围、方法正确;一次排气成功。

(4)药液无浪费,液面高度适宜。

(5)进针稳、准,一针见血(退针一次扣2分)。

(6)穿刺后及时"三松"(止血带、调节器、拳)。

(7)正确固定针头(牢固、美观),合理调节滴速,计算输液时间。

(8)告知患者注意事项,再次核对。

(9)患者安全舒适。

(10)及时巡视病房,注意观察患者病情变化,并及时告知医师。

(五)操作后(5分)

(1)整理床单位,将患者安置妥当。

(2)输液毕,核对并向患者解释操作目的,正确拔针,处理物品(针头、输液管等),垃圾分类。

(3)洗手、摘口罩,并做记录。

(六)评价(10分)

(1)无菌观念强,操作精准。

(2)动作轻稳,及时观察。

(3)患者安全、舒适,沟通到位。

(4)操作时间为8分钟。

八、输液泵使用技术操作考核评分标准

(一)仪表(5分)

仪表端庄,服装整洁。

(二)评估患者(10分)

(1)观察患者病情,对输液目的及药物作用的了解情况。

(2)输液处局部皮肤及血管情况。

(3)与患者交流时语言规范、态度和蔼。

(三)操作前准备(5分)

(1)备齐用物,按使用顺序放置。

(2)洗手,戴口罩。

(四)操作过程

1.安全与舒适(10分)

(1)认真查对医嘱单。

(2)患者体位舒适、安全。

(3)环境整洁、舒适。

2.输液泵使用(52分)

(1)再次核对医嘱及输液治疗计划。

(2)与患者做好沟通工作。

(3)置输液泵方法正确。

(4)连接电源。

(5)输液泵与输液器接装正确。

(6)按照医嘱设定输液速度和输液量,以及其他需要设置的参数。

(7)输液管气体排尽;静脉穿刺方法正确。

(8)认真观察患者对输液的整体反应。

(五)操作后(8分)

(1)协助患者取舒适体位,整理床单位。

(2)处理使用过用物的方法正确。

(3)洗手,记录,执行签字。

(六)评价(10分)

(1)动作熟练、节力。

(2)患者无不适反应。

(3)操作时间为5分钟。

九、经鼻/口腔吸痰操作考核评分标准

(一)仪表(5分)

仪表端庄,服装整洁。

(二)评估患者(10分)

(1)了解患者生命体征及病情变化情况。

(2)了解患者口腔、鼻腔情况,以及合作程度和心理反应。

(3)评估患者痰液分泌情况。

(4)评估患者吸氧情况。

(三)操作前准备(10分)

(1)在用中心负压吸引或电动吸引器吸痰前,要检查吸引器性能及吸痰管连接是否正确。

(2)洗手,戴口罩。

(3)备齐用物,对清醒患者应做好解释工作,语言规范,态度和蔼。

(四)操作过程

1.安全与舒适(10分)

(1)环境安静、舒适、整洁。

(2)帮助患者选择合理、舒适的床位。

(3)向患者做好操作前的解释工作。

2.吸痰(45分)

(1)调节负压适宜。

(2)连接吸痰管的方法正确。

(3)吸痰操作的方法规范(先插管后吸引,从深部左右旋转,上提吸引),时间适度(每次少于15秒)。

(4)吸痰时无菌与有菌概念明确。

(5)密切观察病情变化及痰液情况,痰液不易吸出时正确处理。

(6)吸引结束后协助患者擦净面部。

(五)操作后(10分)

(1)吸痰结束后,将氧流量调至原来水平。

(2)吸痰管处理方法正确。

(3)及时清理患者面部的污物。

(4)吸痰后肺部听诊,记录吸痰效果及痰液性状、量等。

(5)洗手,记录观察情况,执行签字。

(6)按要求处理用物。

(六)评价(10分)

(1)患者体征及痰液清理情况良好。

(2)患者无特殊不适主诉,判断准确,操作柔和、节力、无菌。

(3)操作时间为6分钟。

十、心肺复苏基本生命支持技术操作考核评分标准

(一)仪表(5分)

仪表端庄,服装整洁。

(二)评估患者(10分)

(1)判断患者有无意识和呼吸,方法正确。

(2)触摸颈动脉搏动,方法正确(5～10秒)。

(3)呼救时间记录正确。

(三)操作过程

1.开放气道(20分)

(1)立即松解患者衣领、腰带,检查并取下义齿。

(2)清除口、鼻腔分泌物;复苏体位正确(背部垫木板或平卧于地上)。

(3)开放气道,方法正确(仰头抬颌法)。

2.口对口吹气(20分)

(1)一手将口腔打开,一手捏鼻,方法正确。

(2)操作前深吸气,张口吹气(方法正确,无漏气,连续两次)。

(3)吹气有效(胸部起伏,指示灯亮)。

(4)转头观察胸部,方法正确。

3.胸外按压(35分)

(1)操作者体位正确。

(2)定位方法正确(一手沿肋缘上移至胸骨切迹处定位)。

(3)按压部位正确(两乳头连线中点部位,胸骨中下段)。

(4)按压方法正确(掌根重叠,手指不触及胸壁,手臂与胸骨水平垂直)。

(5)按压幅度适度(胸骨下陷5～6 cm);复苏,按压频率为100～120次/分。

(6)按压有效,能触到大动脉搏动。

(7)按压与放松时间相等。

(四)评价(10分)

(1)动作迅速、准确、有效。

(2)建立人工气道前,人工呼吸与胸外按压比例正确(2∶30)。

(3)操作时间为5分钟。

十一、手卫生(外科手消毒)操作评分标准

(一)素质要求(5分)

(1)服装、鞋帽整洁。

(2)仪表大方,举止端庄。

(二)操作前准备(7分)

(1)换手术室衣、裤、鞋。

(2)衣袖卷至肘上20 cm。

(3)戴好口罩、帽子(头发、鼻、内衣领不外露)。

(4)修剪指甲。

(三)操作中(50分)

(1)用流动水冲洗双手、前臂和上臂下1/3。

(2)取适量皂液或其他洗手液。

(3)按六步洗手法清洗双手、前臂和上臂下1/3。

(4)双手在流动水下彻底清洗,用无菌巾擦干。

(5)取适量手消毒剂按六步洗手法揉搓双手、前臂和上臂下1/3。

(6)手臂待干(双手曲肘悬空举起,不接触任何未消毒物品)。

(四)评价

1.注意事项(24分)

(1)认真清洗指甲、指尖、指缝和指关节等易污染部位。

(2)手部不佩戴饰物。

(3)使用后的海绵、刷子等应放在指定容器中,一用一消毒。

(4)冲洗双手时,避免水溅湿衣裤。

(5)保持手指朝上,双手悬空举在胸前,避免水由肘部流向指尖,避免倒流。

(6)手部皮肤无破损。

2.熟练程度(14分)

(1)动作轻巧、稳重、准确。

(2)顺序正确。

(3)符合无菌原则。

(4)操作时间为6分钟。

十二、胃肠减压技术考核评分标准

(一)仪表(5分)

仪表端庄,服装整洁,洗手。

(二)评估(10分)

患者病情、意识状态、鼻腔情况,是否有人工气道,食道、胃肠梗阻或术后情况。

(三)操作前准备(6分)

(1)按需要备齐用物,并按顺序放置。

(2)洗手,戴口罩。

(四)操作过程

1.安全与舒适(10分)

正确核对。

2.插胃管(34分)

(1)颌下铺巾。

(2)清洁并检查鼻腔。

(3)润滑导管并检查是否通畅。

(4)插管方法正确,深度适宜(清醒者、昏迷者)。

(5)正确处理插管中出现的情况(恶心、咳嗽等)。

(6)判断胃管的位置,方法正确。

(7)胃管固定牢固、美观。

3.连接胃肠减压(10分)

(1)使胃肠减压器形成负压,连接胃管。

(2)注意观察胃肠引流液的颜色、性质、量。

(五)操作后(15分)

(1)协助患者取舒适体位,整理床单位。

(2)向患者告知注意事项。

(3)整理用物,脱手套,洗手,记录。

(4)用后物品处置符合消毒技术规范。

(六)评价(10分)

(1)终末质量:全过程稳、准、轻、快,符合操作原则,患者无不良反应。

(2)操作时间为5分钟。

十三、雾化吸入技术操作考核评分标准

(一)仪表(5分)

仪表端庄,服装整洁。

(二)评估患者(10分)

(1)评估患者病情及合作程度。

(2)与患者解释操作方法及配合指导。

(3)与患者沟通时语言规范、态度和蔼。

(三)操作前准备(7分)

(1)洗手,戴口罩。

(2)备齐用物,根据医嘱正确配药。

(3)按顺序放置。

(四)操作过程

1.安全与舒适(10分)

(1)环境安静、清洁。

(2)患者体位舒适。

(3)核对正确,注意安全,认真查对(讲明查对内容)。

2.雾化过程(48分)

(1)正确配制药物。

(2)操作程序正确,检查机器各部位,连接正确。

(3)水槽内加水适量(浸没雾化罐底的透声膜)。

(4)再次核对,加药液方法正确。

(5)接通电源,正确开启各部开关。

(6)面罩或口含嘴放置部位适当。

(7)调节雾量准确。

(8)指导患者学会用口吸气、鼻呼气。

(9)吸入时间适宜(15～20 分钟)。

(10)注意观察患者病情变化,并及时告知医师。

(11)停止吸入后,帮助患者擦净面部。

(五)操作后(10 分)

(1)帮助患者取舒适卧位,整理床单位,协助患者拍背、咳痰。

(2)用物处理正确(各部件消毒处理方法正确),操作结束洗手,执行签字。

(六)评价(10 分)

(1)动作轻巧、准确,操作规范,正确指导患者雾化吸入。

(2)患者感觉舒适,湿化效果好。

(3)操作时间为 5 分钟。

十四、肌内注射技术操作考核评分标准

(一)仪表(5 分)

仪表端庄,服装整洁。

(二)评估患者(10 分)

(1)了解患者病情、合作程度及注射部位状况。

(2)向患者讲解操作方法和如何配合。

(3)与患者沟通时语言规范、态度和蔼。

(三)操作前准备(4 分)

(1)备齐用物,放置合理,操作者无长指甲。

(2)洗手。

(3)戴口罩。

(四)操作过程

1.安全与舒适(10 分)

(1)环境清洁、舒适。

(2)患者卧位正确。

(3)注意保暖。

2.抽吸药液(25 分)

(1)核对医嘱、注射卡。

(2)检查药物及灭菌物品。

(3)安瓿、药瓶使用正确(锯、消毒、打开方法)。

(4)取注射器时方法正确,无污染,剂量准确。

(5)无菌注射盘的使用正确,无污染。

3.注射(35 分)

(1)注射前向患者解释,再次核对。

(2)正确选择注射部位,定位准确;消毒皮肤范围,方法正确。

(3)排气手法正确,无污染,无药液浪费。

(4)进针稳、准,角度、深度适宜。

(5)注射前回抽无回血,注药速度适宜。

(6)关心患者,密切观察并询问患者反应。

(7)拔针方法正确;再次核对。

(五)操作后(4分)

(1)整理治疗车,使用过的物品处理正确。

(2)协助患者恢复卧位,洗手,执行签字。

(六)评价(7分)

(1)动作轻巧、准确,操作方法规范。

(2)患者舒适,痛感较小,沟通有效。

(3)操作时间为3分钟。

十五、密闭式静脉输血技术操作考核评分标准

(一)仪表(5分)

仪表端庄,服装整洁。

(二)评估(10分)

(1)评估患者病情,即将选用血管的状况和患者自理、合作程度。

(2)了解医嘱及患者血型、输血史。

(3)与患者解释输血方法,告知输血中可能发生的问题。

(4)与患者交流时语言文明、态度和蔼。

(三)操作前准备(5分)

(1)无长指甲,洗手,戴口罩。

(2)备齐用物,放置合理。

(3)核对医嘱,根据医嘱采血样,送血库,做交叉配血试验。

(四)操作过程

1.安全与舒适(6分)

(1)环境整洁、安静。

(2)患者理解、合作,排尿,体位舒适。

2.准备血液(10分)

(1)输血前再次双人核对医嘱,“三查八对”。

(2)血液温度适宜。

3.穿刺冲管(12分)

(1)患者体位摆放正确。

(2)操作顺序正确,按照无菌技术原则穿刺,再次核对,解释。

(3)排气一次成功,穿刺一次见血。

(4)按密闭式静脉输液法输入少量生理盐水。

4.输血(26分)

(1)两人再次“三查八对”(与考官核对无误)。

(2)轻轻旋转血袋,将血液摇匀。

(3)打开血袋封口,常规消毒。

(4)将输血器针头插入血袋塑料管内(平放)。

(5)合理调节输血速度,调节滴速,观察(15分钟内滴速小于等于20滴/分钟)。

(6)患者安全舒适。

(7)核对,签名,做针对性指导。

(8)注意观察患者有无输血反应,并及时告知医师,正确处理输血故障。

5.输血毕冲管(8分)

(1)滴入少量生理盐水(至输血器内血液全部输入)。

(2)拔针、按压,方法正确。

(五)操作后(8分)

(1)患者卧位舒适,询问其感受。

(2)整理床单位,正确处理用物。

(3)输血袋用后需低温保存24小时,洗手,进行记录。

(六)评价(10分)

(1)输血顺利,患者安全。

(2)动作熟练、轻稳、准确,严格查对,关心、爱护患者。

(3)无菌观念强、治疗性沟通有效。

(4)操作时间为8分钟。

十六、静脉采血技术操作考核评分标准

(一)仪表(5分)

仪表端庄,服装整洁。

(二)评估患者(10分)

(1)了解病情,认真观察局部皮肤、血管状况。

(2)与患者沟通时语言规范、态度和蔼。

(3)解释采血目的、方法,配合指导正确。

(三)操作前准备(5分)

(1)洗手,戴口罩。

(2)备齐用物(标本容器),按顺序放置。

(四)操作过程

1.安全与舒适(10分)

(1)环境清洁、舒适,光线明亮。

(2)认真核对医嘱、检验单及患者。

(3)患者体位摆放正确,患者舒适。

(4)注意保暖。

2.采血(55 分)

(1)操作程序正确。

(2)核对患者、检验项目、容器与标签。

(3)皮肤消毒方法正确。

(4)扎血带部位适宜。

(5)穿刺进针角度、深度适宜。

(6)穿刺一针见血(退针一次扣 2 分),有回血后固定注射器。

(7)针头适宜,采血量正确。

(8)松止血带、拔针方法正确。

(9)指导患者按压穿刺部位。

(10)血标本注入标本瓶方法正确。

(五)操作后(5 分)

(1)协助患者取舒适体位。

(2)物品用后处理正确并洗手。

(3)核对医嘱,执行签字。

(六)评价(10 分)

(1)操作准确、无菌,符合"一人、一针、一管、一带、一消毒"。

(2)血标本处理正确,及时送检,患者痛感较小,无不适反应。

(3)操作时间为 5 分钟。

十七、女性患者一次性导尿技术操作考核评分标准

(一)仪表(5 分)

仪表端庄,服装整洁。

(二)评估患者(10 分)

(1)了解患者病情,膀胱充盈度,会阴部皮肤、黏膜情况。

(2)了解患者自理、合作程度,耐受力及心理反应。

(3)与患者解释导尿目的、方法,语言规范,态度和蔼。

(三)操作前准备(4 分)

(1)无长指甲,洗手,戴口罩。

(2)备齐用物,按顺序放置。

(四)操作过程

1.安全与舒适(10 分)

(1)环境安静、清洁(关门窗、围屏风)。

(2)核对医嘱,保护患者隐私,注意其心理反应。

(3)患者体位舒适,注意保暖。

2.导尿(53分)

(1)术者体位正确,符合力学原理。

(2)核对后在患者臀下铺一次性治疗巾。

(3)协助患者清洁会阴,方法正确,正确进行初步消毒(阴阜—大阴唇—小阴唇—尿道口),再次清洁双手。

(4)打开无菌导尿包,无污染,放置合理。

(5)使用无菌钳,物品无污染。

(6)戴无菌手套,方法正确,无污染。

(7)铺无菌洞布,方法正确,无污染。

(8)润滑导尿管前端,无污染。

(9)再次消毒尿道口、两侧小阴唇,方法正确(一手分开固定,一手消毒)。

(10)更换血管钳后插管,嘱患者张口呼吸,方法正确。

(11)观察插管深度、尿液及引流情况。

(12)拔管方法正确,并擦净外阴。

(五)操作后(8分)

(1)协助患者整理衣裤、床单位,恢复舒适卧位。

(2)用物处理适当,洗手后记录,并执行签字。

(六)评价(10分)

(1)关心患者,动作熟练,步骤正确,患者无不适。

(2)无菌区与非无菌区概念明确(如严重污染为不及格,立即停止操作)。

(3)操作时间为10分钟。

十八、经气管插管/气管切开吸痰法操作考核评分标准

(一)仪表(5分)

仪表端庄,服装整洁。

(二)评估患者(10分)

(1)了解患者生命体征及病情变化情况。

(2)评估患者痰液分泌情况。

(3)呼吸机参数设定情况。

(三)操作前准备(10分)

(1)在用中心负压吸引或电动吸引器吸痰前要检查设备性能及管道连接是否正确。

(2)洗手,戴口罩。

(3)备齐用物,放置合理。

(4)对清醒患者应做好解释工作,语言规范,态度和蔼。

(四)操作过程

1.安全与舒适(10分)

(1)向患者充分解释吸痰时的注意事项。

(2)协助患者采取舒适卧位。

(3)环境安静、舒适、整洁。

2.气管内吸痰(40分)

(1)协助患者取仰卧位,头偏向一侧。

(2)调节负压适宜。

(3)连接吸痰管的方法正确。

(4)松解呼吸机与气管插管/(气管切开)管道连接方法正确。

(5)吸痰操作的方法规范,一次吸痰时间小于15秒。

(6)用后以盐水冲洗吸痰管,泡入消毒液内。

(7)关闭吸引器,盘绕皮管放置不凌乱。

(8)气管套管口盖湿纱布。

(9)吸痰时无菌与有菌概念明确。

(10)密切观察病情变化及痰液情况。

(五)操作后(10分)

(1)吸痰结束后将氧流量调至原来水平。

(2)呼吸机连接管和气管插管处理的方法正确,及时清理患者面部的污物。

(3)洗手,记录观察情况,执行签字。

(六)评价(15分)

(1)操作方法正确、节力、有效。

(2)患者体征及痰液清理情况良好。

(3)判断准确,操作柔和、节力,无菌处理用物正确,患者感觉无特殊不适。

(4)操作时间为10分钟。

十九、除颤技术操作考核评分标准

(一)仪表(5分)

仪表端庄,服装整洁。

(二)评估(10分)

了解患者病情状况,评估患者意识、心电图(ECG)状态,以及是否有室颤波。

(三)操作前准备(24分)

(1)除颤机处于完好备用状态,准备抢救物品及药物相关物品(导电胶),摆放有序。

(2)迅速熟悉操作,检查除颤仪后报"设备完好"。

(3)电量充足,连线正常。

(4)电极板完好。

(5)正确开启除颤仪,调至监护位置。

(6)报告心律情况"需紧急除颤"。

(7)迅速擦干患者皮肤。

(8)准备时间不超过30秒钟。

(四)操作过程(45分)

(1)患者处于复苏体位,充分暴露除颤部位。

(2)在电极板上涂以适量导电胶,混匀。

(3)电极板位置安放正确。

(4)电极板与皮肤紧密接触。

(5)能量选择正确。

(6)充电"请旁人离开"。

(7)电极板压力适当。

(8)观察心电示波。

(9)除颤前确定周围人员无直接或间接与患者接触。

(10)操作者身体不能与患者接触。

(11)除颤仪充电并显示可以除颤时,双手拇指同时按压放电按钮电击除颤。

(12)从启用手控除颤电极板至第一次除颤完毕,全过程不超过20秒钟。

(13)除颤结束后,报告"除颤成功,恢复窦性心律"。

(14)移开电极板,旋钮回位至监护。

(15)清洁除颤电极板;电极板正确回位,关机。

(五)操作后(6分)

(1)密切观察并及时记录生命体征变化及治疗情况。

(2)整理用物。

(六)评价(10分)

(1)动作沉着、迅速,手法熟练。

(2)操作方法正确、安全。

(3)急救意识强,爱护患者。

(4)操作时间为3分钟。

第三章　重症监护室护理

第一节　危重患者的基础护理

一、危重患者基础护理要求

凡入重症监护室(ICU)的患者至少为一级护理。为危重患者做好基础护理是防止各种并发症,决定总体治疗效果的基本条件。ICU护士一律在患者床头交接班,因仪器使用条件及治疗用药繁杂多变,交班必须详细、完整。

二、各种危重症监护患者的基础护理技术

(一)重症卧床患者床单位的清洁整理

1.目的

使病床平整无皱折,患者睡卧舒适,保持病室整齐划一。

2.操作准备

(1)患者准备:病情稳定,允许整理或更换床单且能主动配合。

(2)用物准备。①卧床患者床整理用物:床刷、扫床巾,必要时备便器。②卧床患者床更换床单用物:清洁的大单、中单、被套、枕套、床刷、扫床巾、污物袋,需要时备衣裤。

3.操作要点

(1)卧床患者床整理法。

核对解释:携用物至床旁,向患者解释,以取得合作。

移开桌椅:若病情许可,放平床头及床尾支架,移开床旁桌椅。

清扫床单。①松开床尾盖被,协助患者翻身背向护士,松开近侧各单,用床刷套上湿的扫床巾分别扫净中单、橡胶单,依次搭在患者身上,再自床头至床尾扫净大单,注意枕下及患者身下部分彻底扫净,将各单逐层拉平铺好。②协助患者翻身至近侧并躺稳,护士转至对侧,同法逐层扫净并拉平铺好。

整理盖被:患者仰卧,将被套与棉胎同时拉平,叠成被筒,为患者盖好。取出枕头,揉松后放回患者头下。

整理用物:还原床旁桌椅,扫床巾集中消毒清洗。

(2)卧床患者床更换床单法。

同"卧床患者床整理法"。

安置用物:将清洁被服按更换顺序放于床尾椅上。

更换床单。①铺床单:松开床尾盖被,协助患者侧卧背向护士,枕头随患者翻身移向对侧;松开近侧各层床单,将中单卷入患者身下,扫净橡胶中单,搭于患者身上,再将污大单卷入身下,扫净褥垫上的渣屑;将清洁大单的中线与床的中线对齐,一半塞于患者身下,靠近侧的半幅

大单自床头、床尾、中间按序铺好；放平橡胶中单，铺上清洁中单，一半塞于患者身下，近侧中单连同橡胶中单一起塞于床垫下。②铺对侧：协助患者侧卧于铺好的清洁大单上，面向护士；护士转至对侧，将污中单卷起撤出，扫净橡胶中单，搭于患者身上，将污大单卷起，连污中单一同放于污物袋中；扫净褥垫上的渣屑，依次将清洁大单、橡胶中单、中单逐层拉平，一起塞于床垫下，协助患者取仰卧位。

更换被套。①取出棉胎：解开盖被尾端带子，被套的尾端打开约1/3，将棉胎在污被套内竖叠三折后按“S”形折叠拉出放在床尾的椅子上。②套被套：以清洁被套正面向外铺于患者身上；将棉胎套入清洁被套内，拉平已套的棉胎与被套，并系上被套尾端带子，卷出污被套放入污物袋内。将盖被叠成被筒，尾端向内折叠与床尾齐平，并塞于床尾的床垫下。

更换枕套：一手托起患者头部，另一手迅速取出枕头，更换枕套后，再放回患者头下。

整理用物：协助患者取舒适卧位，必要时拉起床档，还原床旁桌椅，清理用物，整理床单位。

4.注意事项

(1)若监护室中有治疗操作，或有患者进餐，不宜整理床铺。

(2)操作时，动作应轻稳、节力，不宜过多翻动和暴露患者，避免患者受凉，防止患者翻身时坠床。

(3)病床应用湿式清扫，一床一巾用后均需消毒。

(二)口腔护理技术

1.目的

(1)保持口腔清洁、湿润，预防口腔感染及其他并发症，使患者感到舒适。

(2)防止口臭、牙垢，促进食欲。

(3)观察口腔黏膜和舌苔的变化、口腔气味，提供病情变化的动态信息。

2.操作准备

(1)患者准备：了解口腔护理的目的，愿意合作，有安全感。

(2)用物准备。①治疗盘：内置治疗碗(内盛含有漱口溶液的棉球约16个、弯血管钳、镊子)、治疗巾、弯盘、压舌板、纱布、棉签、吸水管、漱口杯、手电筒，需要时可备张口器。②外用药：液状石蜡、冰硼散、锡类散、西瓜霜、金霉素甘油、制霉菌素甘油等。③常用漱口溶液及作用(表3-1)。

表3-1　常用漱口溶液及作用

名称	作用
生理盐水	清洁口腔，预防感染
朵贝尔溶液(复方硼酸溶液)	轻微抑菌，除臭
1%～3%过氧化氢溶液	遇到有机物时，放出新生氧，抗菌除臭
2%～3%硼酸溶液	为酸性防腐剂，抑菌
1%～4%碳酸氢钠溶液	为碱性防腐剂，抑菌
0.02%呋喃西林溶液	清洁口腔，广谱抗菌
0.1%醋酸溶液	用于铜绿假单胞菌感染
0.08%甲硝唑溶液	适用于厌氧菌感染

3.操作要点

(1)核对解释:携用物至床旁,核对,并向患者及家属解释。

(2)安置体位:协助患者侧卧或头偏向护士,铺治疗巾于患者颌下及胸前,置弯盘于口角旁。

(3)观察口腔:湿润口唇、口角,观察口腔黏膜有无出血、溃疡等,对长期使用激素、抗生素的患者,应观察有无真菌感染。对昏迷、牙关紧闭及无法自行开口的患者,可用张口器。若光线不足,可使用手电筒辅助,再将压舌板由患者口腔侧面轻轻置入。

(4)取下义齿:取下活动义齿,先取上面义齿,后取下面义齿,并放置容器内用冷水冲洗刷净,待口腔护理后戴上或浸入冷水中保存。

(5)擦洗口腔:协助患者用温水漱口(昏迷患者除外)。嘱患者咬合上下齿,用压舌板轻轻撑开一侧颊部,用弯血管钳夹含有漱口液的棉球由内向外(磨牙至切牙)纵向擦洗;同法擦洗对侧。每擦一个部位,更换一个棉球。嘱患者张口,依次擦洗一侧牙齿的上内侧面、上咬合面、下内侧面、下咬合面,再弧形擦洗颊部;同法擦洗另一侧。再依次擦洗舌面及硬腭部。勿触及咽部,以免引起患者恶心。

(6)漱口涂药:意识清醒者用吸水管吸漱口水漱口,用治疗巾拭去患者口角处水渍。口腔黏膜如有溃疡、真菌感染,酌情涂药于患处,口唇干裂者可涂液状石蜡。

(7)整理用物:协助患者取舒适卧位,清理用物,整理床单。

4.注意事项

(1)操作时动作要轻,以免损伤口腔黏膜及牙龈。

(2)需用张口器时,应从臼齿处放入,不可用暴力助其张口。

(3)为昏迷患者清洁口腔时,棉球需夹紧,每次一个,棉球不可过湿,防止患者将漱口液吸入呼吸道,不予漱口。

(4)每天进行口腔护理 2～3 次。

(5)患者若有活动义齿要取下,浸于冷水中,并于每天清晨更换清水 1 次。

(6)操作完毕记录口腔护理日期、时间及口腔局部用药的名称,护士签名。

(三)床上擦浴

1.目的

(1)使患者清洁、舒适,预防皮肤感染。

(2)促进皮肤血液循环,预防压疮。

(3)观察和了解患者的一般情况,满足其身心需要。

2.操作准备

(1)患者准备:让患者及家属了解擦浴的目的和步骤,并能主动配合。

(2)用物准备。①治疗盘内置:毛巾两条、肥皂、浴巾、梳子、小剪刀、50%酒精、清洁衣裤和被服、爽身粉。②治疗车下置:脸盆、热水桶(水温 47～50 ℃,并根据年龄、季节、生活习惯增减水温)、污水桶、便盆等。③女性患者备会阴冲洗物:弯盘、长镊子、大棉球数个。

3.操作要点

以女性患者为例。

(1)备齐用物携至床旁,做好解释,询问需要。

(2)热水桶、污水桶放于床旁,移开桌椅,备好脸盆、水、毛巾、肥皂。调整患者为舒适体位并易于擦洗。将毛巾叠成手套状,包在手上。

(3)为患者擦洗脸部及颈部。浴巾铺于颈前,松开领口,依次擦洗眼(由内向外擦拭)、额、鼻翼、面颊部、嘴部、耳后,直至颌及颈部。

(4)为患者脱下上衣,在擦洗部位下面铺上浴巾,按顺序擦洗两上肢、胸腹部。首先用涂肥皂的湿毛巾擦洗,其次用湿毛巾擦净肥皂,清洗拧干毛巾后再擦洗,再用浴巾擦干。协助患者侧卧,背向护士,依次擦洗颈、背、臀部。擦洗完毕,可在骨突处用50%酒精做按摩。为患者换上清洁上衣。

(5)清洗会阴部。脱下裤子,腿用盖被包裹,便盆放于臀下,倾倒温开水自阴部流过,同时用长镊子夹大棉球自上而下分别擦洗两侧阴唇,再用棉球自阴阜擦向肛门,边擦边冲洗,洗毕后用纱布将流水擦干,将镊子置于弯盘,撤去便盆。

(6)更换温水及毛巾后,擦洗双下肢,用温水泡洗双脚擦干,再为患者换上清洁的裤子。

(7)梳头,需要时修剪指甲,更换床单,整理好床单位,清理用物,放回原处。

4.注意事项

(1)床上擦浴时间不超过30分钟。

(2)每擦洗一处,均应在下面垫浴巾,避免弄湿床铺,注意擦净腋窝、脐部、腹股沟等皱褶处。

(3)擦洗动作要敏捷,减少翻身和暴露,以免患者受凉。按摩时可适当用力,不宜过重。

(4)擦洗过程中注意观察病情,若患者出现寒战、面色苍白等情况时,应立即停止擦浴,给予适当处理。

(5)操作前后测量并记录生命体征,记录异常的皮肤发现。

(四)排痰

1.目的

(1)清除咽、喉、气管内分泌物,保持呼吸道通畅。

(2)避免或解除痰液窒息,防止吸入性肺部感染。用物准备:电动吸痰器、吸痰用物(吸痰导管、玻璃接头、镊子、压舌板、开口器、牙垫、纱布、手套、治疗碗、生理盐水)。

2.操作要点

(1)协助排痰法:摇高床头,使患者处坐位,护士立于患者左侧,左手扶住患者肩部,右手呈杯状有规律地自下而上叩打患者两侧背部,手腕用力要适当,避免叩打脊柱部,叩打约30秒,再嘱患者做深呼吸约5次,最后一次深吸气后嘱患者屏气,护士立即用右手扶住患者肩部,左手示指与中指并拢触摸患者气管,刺激其咳嗽将痰排出(图3-1)。

(2)负压吸痰法:①插上电源,将吸痰导管通过玻璃接头、胶管与吸痰器紧密连接,不可漏气。②打开吸引器开关,用镊子将吸痰管端置于生理盐水中,检测有无阻塞及吸引力大小。③对昏迷患者,应先用开口器、压舌板张开其口腔,并置以牙垫。④左手持吸痰管与玻璃接头处,右手用镊子夹住吸痰管前1/3处,徐徐自患者的口腔或鼻腔插至咽部;同时,间歇用开关启动吸痰器进行吸痰(对气管插管或气管切开患者,可将吸痰管由插管或套管内插入)。吸痰时,吸痰管应自下慢慢上移,并左右旋转,以吸净痰液。⑤吸痰完毕后,将吸痰管抽出,并置于清水中开动吸引器冲净吸痰管、胶管等处的分泌物;用纱布擦拭管外面的分泌物;将吸痰管置于消毒瓶中浸泡,以备下次使用。⑥若在吸痰过程中,痰量较多且黏,或吸痰管被阻塞,应取出吸痰管,并在清水或生理盐水中进行冲洗,直至痰液被清除或吸痰管通畅为止。

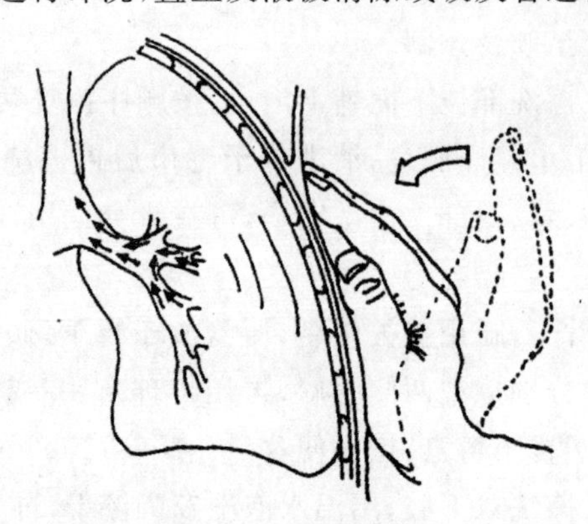

图 3-1 胸背部扣打法

3.注意事项

(1)用前检查吸引器性能是否良好,各导管连接是否正确。

(2)吸痰动作要轻柔,防止损伤黏膜。抽吸前,应给患者吸纯氧或至少让患者做深呼吸 5 次,抽吸时间不超过 15 秒,以免造成缺氧。

(3)储液瓶内液体不得超过 2/3 满,以防止液体进入电动机内损坏机器,储液瓶及其连接的橡胶管应每天更换,清洁、消毒 1 次。

(4)治疗盘内吸痰用品应每天更换 1 次。

第二节 危重患者的心理护理

心理护理是指护理人员运用心理知识,以科学的态度、恰当的方法、美好的语言对患者的精神痛苦、心理顾虑、思想负担、疑难问题等进行疏导,帮其克服心理障碍、提高战胜疾病的信心和勇气,促进康复。

一、环境对 ICU 患者心理的影响

(一)物理环境的影响

(1)设施:ICU 内摆放着各种各样的仪器设备,如氧气管道、吸引器、呼吸机、监护仪、除颤器等高新技术设备,这些会让患者产生思想上的压力。

(2)噪声:床位之间距离较近,无隔音装置,各种各样的仪器运作声、报警声、吸痰声,甚至夜间谈话及走路声等都可成为噪声来源。有调查发现,ICU 噪声为 63～92 dB。噪声超过 60 dB会使患者感到烦躁不安,降低其对疼痛的耐受阈值,使其产生较强的压力感和焦虑感,导致心理紧张,影响正常生活节奏、休息及睡眠。因此,世界卫生组织(WHO)建议白天 ICU 内环境的噪声强度不可超过 48 dB,晚上不超过 35 dB。

(3)光线:ICU白天室内光线较暗,夜间室内光线较亮,易改变患者的睡眠形态,给患者造成不适感。因此,保持室内光线柔和,以安抚神经系统,改善患者的睡眠,稳定情绪。

(4)温度、湿度、清洁度:ICU内温度、湿度、清洁度不合适均会使患者产生不良心理反应。过热会使患者烦躁,影响食欲和睡眠;过冷会使肌肉紧张,影响其睡眠。经科学测定表明,当空气湿度高于65%或低于38%时,病菌繁殖滋生最快;空气湿度过小,容易造成痰液黏稠或结成干痂无法排出,从而进一步加重感染,导致患者产生焦虑。不洁的病室环境会使患者感到压抑。

(二)ICU社会环境的影响

1.工作人员的影响

个别医护人员对各种监护抢救仪器的使用和调整不熟练,对监护仪器显示的数据不能够正确分析,在抢救危重患者时表情紧张、回答不确定、惊呼随口而出或者进行护理操作时工作程序不流畅、"三查七对"不严格、无菌操作观念不强等,这些都会给患者心理上造成不信任感、紧张感。有的医护人员的注意力往往被监护仪所吸引,关注的常常是患者的疾病和损伤,较少同患者沟通交流,这会使患者感到医护人员更关心的是他们身旁的仪器而不是他们本身。

2.特殊环境的影响

对各种监护仪器、抢救仪器和环境的陌生感,对各种侵入性操作的不理解,以及限制探视无陪护、限制活动或进行强制约束等易使患者感到不安和恐惧。尤其是夜幕降临,ICU内仍然警报声、呻吟声不断,此时患者恐惧感骤然上升。

3.同病室患者的影响

当患者看到同病室的其他患者病情变化或死亡,看到医护人员紧张而严肃的表情时,不禁会为自己的疾病担忧,而造成负性心理影响。同病室患者存在性别差异,在接受某些治疗或检查时,如果医护人员不能充分重视对患者个人隐私的保护,未能满足患者的需求,会引起患者的尴尬、窘迫和紧张心理。

二、ICU患者的心理需求

(一)安静环境的需求

ICU病房的患者,大多处于被动状态。ICU病房环境嘈杂,各种仪器的运作声、报警声、监护仪光信号、昼夜不息的灯光及医务人员忙碌的工作,这些都使ICU的氛围变得紧张,造成患者视觉、听觉超负荷。因此,患者需要一个安静的环境。

(二)安全感的需求

安全感是所有患者最普遍、最重要的心理需求。由于受到疾病的威胁,随时会发生病情变化,患者极易产生不安全感,他们希望生命不再受到威胁,迫切希望得到准确、可靠、安全的治疗。因而,在进行任何技术操作和治疗前,医护人员均应事先耐心、细致地解释,以增强患者的安全感。

(三)尊重的需求

ICU患者病情危重,自我评价往往较低,但却对别人如何看待自己极为敏感,自尊心格外易受伤害,因此希望得到医务人员的尊重、关心和重视。医务人员应当尊重患者,避免做出会伤害其自尊心的表情、语言及行为。

(四)被关心和接纳的需求

由于突然改变了原来的生活习惯和规律,进入陌生的ICU环境,患者需要尽快地熟悉环境,需要被新的群体接受。患者有时不能通过语言表达自己的感受和意愿,因此需要有效交流沟通,在情感上被接纳。

(五)信息的需求

和普通病房患者一样,ICU患者也需要了解自己生的是什么病、为什么要住进ICU、疾病会发生什么变化、疾病的预后如何,以及采用什么治疗手段等。总之,患者需要来自医院、社会和家庭的信息刺激及情感交流。

三、ICU患者心理护理原则

(一)尊重和爱护

入住ICU的患者,活动受限,自我感受性增强,敏感、恐惧和情绪不稳定等使他们更易把注意力集中在自身与疾病上。关心、体谅、爱护、尊重患者,建立良好的护患关系,使其增强战胜疾病的信心,是做好心理护理的前提。

(二)理解与沟通

护士通过语言交流如谈心、说话等,以及非语言交流如观察患者的面部表情、眼神、肢体动作等方法来了解ICU患者的感受和需求,从而采取相应措施开导患者和帮助其解决问题。护士应理解和同情患者的烦恼、顾虑与痛苦,尽力帮助和支持患者,改善其心境,提高其信心,促进其身心健康。

(三)满足需要

ICU患者对尽早诊断、准确治疗的心理需要大多比较直接、迫切;对疼痛的耐受性降低,希望得到及时的止痛处理;他们的需要在得不到满足时,容易产生抑郁、愤怒等消极情绪,加重病情,从而产生恶性循环。故心理需要满足是做好心理护理的关键。

(四)个体化

ICU患者的心理护理不能千篇一律,患者的文化层次、心理特征、生理及年龄状况等不同,疾病种类、病史长短、病程进展、疗效状况不同,心理需求不同,心理护理的重点也不同。因此,要强调心理护理的个体化,即不同的患者采取不同的护理方法。

(五)共同参与

ICU患者是社会的一员,因此心理护理不仅仅是医护人员的专职,家庭所有成员,包括邻居、同事和朋友,都要积极参与和配合,才能有更好的效果。

第三节　危重患者的疼痛护理

一、危重患者疼痛的评估

相对于全身麻醉患者的镇静与镇痛,对ICU患者的镇静和镇痛治疗更加强调“适度”概念,“过度”或“不足”都可能给患者带来损害。因此,需要对危重患者的疼痛与意识状态,以及镇痛和镇静疗效进行准确评价。对疼痛程度与意识状态的评估是进行镇痛和镇静的基础,是合理、恰当使用镇痛、镇静治疗的保证。

(一)疼痛评估

疼痛评估包括疼痛的部位、特点,以及加重或减轻因素和强度,最可靠和有效的评估标准是患者的自我描述。应用各种评分方法进行评估疼痛程度与治疗反应,应定期进行并有完整的记录。常用评分方法包括以下五方面。

1.语言分级评分法(verbal rating scale, VRS)

按疼痛从最轻到最重的顺序,以 0 分(不痛)至 10 分(疼痛难忍)的分值代表不同疼痛的程度,由患者选择不同分值来量化疼痛程度。

2.视觉模拟法(visual analog scale, VAS)

用一条 100 mm 的水平直线,将两端分别定为不痛与最痛,由被测试者自己在最接近疼痛程度的地方画垂直线标记,由此量化其疼痛强度。VAS 已被证实是一种评价老年患者急、慢性疼痛的有效且可靠的方法。

3.数字分级评分法(numerical rating scale, NRS)

NRS 是指一个从 0～10 的点状标尺,其中 0 代表不痛,10 代表疼痛难忍,由测试者从上面选一个数字来描述疼痛。其在评价老年患者急、慢性疼痛的有效性与可靠性上已获得证实。

4.面部表情评估法(faces pain scale, FPS)

FPS 由 6 种面部表情及 0～10 分(或 0～5 分)构成,程度分别从不痛到疼痛难忍。由患者选择图像或者数字来反映最接近其疼痛的程度。FPS 与 VAS、NRS 有很好的相关性,并且可重复性也较好。

5.术后疼痛评分法(Prince-Henry 评分法)

此方法主要用于胸腹部手术后疼痛的测量。由 0～4 分共分为 5 级,评分方法见表 3-2。

表 3-2　术后疼痛评分法

分值	描述
0	咳嗽时无疼痛
1	咳嗽时有疼痛
2	安静时无疼痛,深呼吸时有疼痛
3	安静状态下有较轻疼痛,可以忍受
4	安静状态下有剧烈疼痛,难以忍受

对于术后因气管切开或者因保留气管导管不能说话的患者,可在术前训练患者用 5 个手指来表达自己从 0～4 分的选择。

疼痛评估可采用上述多种方法来进行,但最可靠的方法仍是患者的主诉。VAS 或 NRS 评分法依赖患者与医护人员之间交流的能力。当患者处在较深镇静、麻醉或吸收肌松剂的情况下,往往不能主观表达疼痛的强度。此种情况下,患者的相关行为(面部表情、运动和姿势)与生理指标(心率、血压和呼吸频率)的变化同样可反映疼痛的程度,需要定时及仔细观察来判断疼痛的程度及变化。但这些非特异性的指标容易被曲解或受观察者的主观影响。

(二)镇静评估

定时进行镇静程度评估,有利于对镇静药物及其剂量进行调整以达到预期的目标。理想的镇静评分系统应便于各参数的计算与记录，有助于准确判断镇静程度并能指导治疗。现在临床常用的镇静评分系统包括 Ramsay 评分、Riker 镇静躁动评分（sedation-agitation scale，SAS）和肌肉活动评分（motor activity assessment scale，MAAS）等主观性镇静评分方法，以及脑电双频指数（bispectral indcx，BIS）等客观性镇静评分方法。

1.镇静和躁动的主观评估

（1）Ramsay 评分：临床上使用最广泛的镇静评分标准，分为 6 级，分别反映 3 个层次的清醒状态与 3 个层次的睡眠状态（表 3-3）。Ramsay 评分法被认为是一种可靠的镇静评分标准，但是缺乏特征性指标来区分不同的镇静水平。

表 3-3 Ramsay 评分

分数	描述
1	患者焦虑、躁动不安
2	患者配合，有定向力，安静
3	患者对指令有反应
4	嗜睡，对轻扣眉间或大声听觉刺激反应敏捷
5	嗜睡，对轻扣眉间或大声听觉刺激反应迟钝
6	嗜睡，无任何反应

（2）Riker 镇静躁动评分：SAS 根据患者的 7 项不同行为，对其意识和躁动程度进行评分（表 3-4）。

表 3-4 Riker 镇静躁动评分

分值	描述	定义
7	危险躁动	拉拽气管内插管，试图拔除各种管道，翻阅床栏，攻击医护人员，在床上辗转挣扎
6	非常躁动	需要保护性束缚并反复语言提示劝阻，咬气管插管
5	躁动	焦虑或身体躁动，经言语提示、劝阻可安静
4	安静合作	安静，容易唤醒，服从指令
3	镇静	嗜睡，语言刺激或轻轻摇动可唤醒并能服从简单指令，但又迅速入睡
2	非常镇静	对躯体刺激有反应，不能交流及服从指令，有自主运动
1	不能唤醒	对恶性刺激无或仅有轻微反应，不能交流及服从指令

注：恶性刺激指吸痰或用力按压眼眶、胸骨或甲床 5 秒钟。

（3）肌肉活动评分法：自 SAS 演化而来，MAAS 通过 7 项指标来描述患者对刺激的行为反应（表 3-5），对危重患者的评分也有很好的可靠性和安全性。

ICU 患者的理想镇静水平是指既能保证患者安静入睡又能够容易被唤醒。应该在镇静治疗开始前就明确所需要的镇静水平，定时、系统地进行评估和记录，并且随时调整镇静用药及剂量，以达到并维持所需的镇静水平。

2.镇静的客观评估

客观性的评估是镇静评估重要的组成部分，但现有的镇静客观评估方法的临床可靠性尚需进一步验证。目前报道的方法主要有脑电双频指数、心率变异系数及食管下段收缩性等。

表 3-5　肌肉活动评分法

分值	定义	描述
6	危险躁动	无外界刺激就有活动，不配合，拉扯气管插管及各种导管，在床上翻来覆去，攻击医务人员，试图翻越床栏，不能按要求安静下来
5	躁动	无外界刺激就有活动，试图坐起或将肢体伸出床沿。不能始终服从指令（如能按要求躺下，但很快又坐起或将肢体伸出床沿）
4	烦躁但能配合	无外界刺激就有活动，摆弄床单或插管，不能盖好被子，能服从指令
3	安静、配合	无外界刺激就有活动，但有目的地整理床单或衣服，能服从指令
2	触摸、叫姓名有反应	可睁眼、抬眉、向刺激方向转头，触摸或大声叫名字时有肢体运动
1	仅对恶性刺激有反应	可睁眼、抬眉、向刺激方向转头，恶性刺激时有肢体运动
0	无反应	恶性刺激时无运动

注：恶性刺激指吸痰或用力按压眼眶、胸骨或甲床 5 秒钟。

二、危重患者疼痛的处理与护理

（一）准确评估疼痛程度

1.患者的主诉

患者的主诉是判断患者疼痛的黄金标准。疼痛是一种主观的感觉，护士必须依靠患者的主诉来判断疼痛是否存在，以及其疼痛的部位、性质、程度、不良反应。护士要主动询问、耐心倾听患者主诉并且做好记录。

2.选择适合的疼痛评估量表

应根据患者的特点选择适合的疼痛量表进行评估。疼痛程度精确化、统一化。呼吸机治疗的患者无法进行语言交流时，可采取用手势、写字等非语言交流的方式。对于极度虚弱患者，应通过观察与疼痛相关的行为（面部表情、运动和姿势等）和生理指标（心率、血压和呼吸频率等），以及监测镇痛治疗后这些参数的变化来评估疼痛。

3.避免评估的偏差性

护理人员通常认为主诉多的患者比主诉少的患者经历着更为剧烈的疼痛，往往低估了主诉少的患者的疼痛程度。因此，护士应尽量避免由此造成的评估的偏差性。

（二）选用恰当的镇痛、镇静措施

1.祛除或减轻导致疼痛的诱因

有很多焦虑与躁动的诱因会加重危重患者的疼痛。在实施镇痛和镇静治疗前，应预先将其排除。这些诱因包括以下三点。

（1）精神因素：精神压力过重、极度悲伤、性格忧郁。

（2）环境因素：气温、强光、噪声、人多嘈杂等。

（3）身体因素：不良姿势、过度疲劳、低氧状态等。

2.遵医嘱予镇痛、镇静治疗

应遵医嘱按时给药，并根据病情估计可能会经历较严重疼痛的患者，预防性地使用镇痛药，并在麻醉药物作用未完全消失时重复给药。对于合并有疼痛因素的患者，在实施镇静治疗之前首先给予充分镇痛治疗，护士还可在自己的职权范围内应用一些非药物的方法为患者减轻疼痛，减少其对止痛药的需求。常用的方法有热敷、冷敷、改变卧位、按摩、活动肢体、呼吸调整、分散注意力等。

3.根据镇痛和镇静效果不断调整用药剂量

在采取镇痛、镇静措施后，应及时观察并评估镇痛与镇静的效果，根据疗效制定下一步的治疗护理措施，以达到较满意的治疗目的。

4.镇静过程中实施每天唤醒计划

为避免药物蓄积和药效延长，应每天定时中断输注镇静药物(宜在白天进行)，并且评估患者的精神与神经功能状态。应用该方案可减少用药量、机械通气时间和重症监护病房停留时间。但在患者清醒期间需严密监测和护理，以防止患者自行拔除气管插管等。

5.健康教育

护士应负责患者及家属的宣教工作，使那些不愿意报告疼痛、担心出现不良反应、害怕成瘾的患者采取正确的态度对待疼痛、配合治疗。指导患者应如何表达自己的疼痛性质、程度、持续时间和部位。对使用镇痛剂的患者，还应教其正确的使用方法，使患者学会自我缓解疼痛的方法，如放松、想象、分散注意力等。患者家属的安慰和鼓励对提高患者的痛阈起着不可替代的作用。

(三)不良反应及并发症的观察及处理

1.呼吸抑制

患者可能表现为呼吸频率减慢、幅度减小、缺氧和(或)二氧化碳蓄积等。因此，需注意呼吸运动的监测，密切观察患者的呼吸频率、节律、幅度、呼吸周期比和呼吸形式。常规监测氧饱和度，酌情监测呼气末二氧化碳浓度，定时监测动脉血氧分压(PaO_2)和二氧化碳分压($PaCO_2$)。对机械通气患者应定期监测自主呼吸潮气量、每分通气量等。应结合镇痛和镇静状态评估，及时对治疗方案进行调整，避免发生不良事件。尤其是对无创通气患者，应该注意加强呼吸道的护理，缩短翻身和拍背的间隔时间，酌情给予背部叩击治疗和肺部理疗，结合体位引流的方法，促进呼吸道分泌物的排出，可在必要时应用纤维支气管镜协助治疗。

2.过度镇静

应选用恰当的镇静状态评分标准定时进行镇静评分。使用麻醉性镇痛及镇静药后第1个4小时内，应每小时监测1次，然后每两小时监测1次，连续使用8小时以后只要继续给药，就应每4小时监测镇静程度1次，根据评分结果及时调整药物及剂量。

3.谵妄

在ICU的患者中，谵妄发生率为11%～90%，导致谵妄的危险因素主要有患者自身的状况、疾病因素及医源性因素(苯二氮䓬类药物、制动及睡眠紊乱)等。防治方法主要是减少或避免使用苯二氮䓬类药物、氟哌啶醇及综合治疗。

4.ICU获得性神经肌肉障碍

危险因素主要包括多器官功能衰竭(multiple organ failure，MOF)、高血糖、激素治疗、不活动、肌松剂镇静引起的制动。其主要预防治疗包括：积极治疗脓毒症、控制血糖、早期活动等；恰当且有计划的镇静治疗，避免发生过度镇静；尽早停用镇静药物。

第四节 危重患者的营养支持

一、概述

营养支持正确的实施可以发挥良好的效果,能促进患者早日康复,也能使并发症发生率降到最低。当机体处于疾病应激状态时,会出现营养素或热量的消耗增加,以及某些特定营养素的额外损失,及时、合理地调整营养素摄入量可提高机体的抗病能力,促进创伤组织修复和疾病痊愈。相反,不恰当的营养支持不仅会使疗效不明显,而且使并发症增多。在重症医学的综合治疗中,关键是要保护和改善全身与各器官的氧输送并使之与氧消耗相适应,在代谢的底物及部分代谢过程的调理中,营养支持是重要的手段。而营养不良的严重程度直接关系到危重症综合治疗的效果,影响疾病的转归。临床营养经过30多年的研究与实践,在理论认识及临床应用方面均得到长足发展,在能量的合理补充、营养供给的方式与途径、应用营养素的药理作用来影响疾病的进程,以及营养支持相关并发症的处理等方面均有深入的了解。当今,营养支持已成为在对危重患者整体救治过程中不可缺少的一个组成部分。人们发现,各种营养底物在不同疾病的不同阶段通过不同的代谢途径与给予方式,对疾病预后有着显著不同的影响。

(一)基本概念

1.营养

营养指人体吸收和利用食物或营养要素的过程,是人类通过摄取食物以满足机体生理需要的生物化学过程。

2.营养素

营养素是食物中能被人体消化、吸收和利用的成分。

(二)营养支持途径与选择原则

临床根据营养素补充途径,将营养支持分为肠外营养(parenteral nutrition, PN)支持即通过外周或中心静脉途径,以及肠道营养(enteral nutrition, EN)支持即通过胃肠管经胃肠道途径。尽早开始营养支持已是众所周知的原则,随着临床营养支持的发展,已由以PN为主的营养供给方式,转变为以鼻胃/鼻空肠导管或胃/肠造口途径为主的肠道营养支持。

临床研究显示,关于营养支持的时机:及时、合理地提供营养支持有助于降低危重患者营养不良的发生,维持组织器官的结构与功能,维护肠屏障与免疫机制,并支持骨骼肌与呼吸肌功能,从而更好地改善危重患者的预后。危重患者在经过早期有效复苏(特别是容量复苏)、生命体征与内稳态失衡得到一定的控制后,应该及早开始任意形式的营养支持,这一原则已基本成为国际共识。对于胃肠道仍具有一定功能的危重患者,EN应是首先考虑选择的营养供给途径。危重患者由于受疾病及某些治疗的影响,常合并胃肠动力障碍,EN不耐受是常常面临的问题,并可导致喂养不足及加重营养不良。后者常与感染性并发症和病死率的增加相关。因此,在EN实施过程中,判断患者的胃肠功能、制定合理的目标喂养量、评估肠道喂养的耐受性、调整治疗方案等,均是确保EN有效实施的必要措施。应该指出的是,如果肠道喂养不能满足患者需要时,应及时采用PN或PN联合EN的营养供给方式,来完成危重患者的营养治疗计划。

二、危重患者的营养评估与需求

对住院患者进行正确、合理的营养评估是极关键的。因为营养支持,尤其是全肠外营养(total parenteral nutrition, TPN)支持,不但价格昂贵,而且会因应用不当而对患者身体造成损害。不加选择地进行营养支持是禁止的,而营养状态评价的目的就是筛选出那些可能从营养支持中获益的患者。这种评估提供了患者营养不良的严重程度及持续发展的危险性。在临床上确定患者是否需要营养支持的3个常用的指标是机体成分的组成、半饥饿状态的持续时间和系统性炎症反应的程度。它反映了机体的营养状态、食物摄入不足的间期和疾病造成损害的程度。

(一)营养评估

1.病史

患者的病史和体检可提示对营养支持的需要。病史可提供体重减少的速度和程度及营养摄取的数量和质量,患者的病史还可提供饮食特点的信息,以及味觉、咀嚼方式、吞咽改变、食物变态反应史、药物和乙醇摄入、厌食等情况。体检可能发现皮肤状态(干燥、鳞屑及萎缩)、肌肉消耗、肌肉强度丧失、凹陷性水肿等。从有经验的临床医生手中获得一份完整的病史和体检报告,也许是最简单、最好的营养评估方法。

2.人体学测量

(1)身高与体重。①身高大于165 cm者,标准体重(kg)=(身高-100)×0.9。②身高小于165 cm者,男性标准体重(kg)=(身高-105)×0.9。③女性标准体重(kg)=(身高-100)×0.9。

如果不存在水、电解质代谢紊乱的影响,体重的变化情况基本上能够客观反映患者的营养状态,尤其是实际体重与平时体重之比更有意义。可计算下列指标。

占标准体重的百分比=(实际体重/标准体重)×100%。

占平时体重的百分比=(实际体重/平时体重)×100%。

体重变化的百分比=(平时体重-实际体重)/平时体重×100%。

测得体重占标准体重的80%~90%,为轻度营养不良;占标准体重的60%~80%,为中度营养不良;重度营养不良者的体重仅在标准体重的60%以下。急性(两周之内)体重丢失10%,相比逐渐减少10%危害性大得多。当体重减少25%以上,体内的多数功能性器官(心、肺、肝)可发生功能障碍。

(2)上臂周径、上臂肌肉周径和皮皱厚度。人体测量标准如下。①上臂中部周径(cm)。男性:29.3;女性:28.5。②上臂肌肉周径(cm)。男性:25.3;女性:23.2。③三头肌皮皱厚度(mm)。男性:12.5;女性:16.5。

(3)内脏蛋白测定。①清蛋白:浓度低于35 g/L提示营养不良。②转铁蛋白:正常值为2.4~2.8 g/L;1.5~1.75 g/L为轻度营养不良;1.0~1.5 g/L为中度营养不良;小于1.0 g/L为重度营养不良。③维生素A结合蛋白:正常值为157~296 mg/L。

3.免疫状态测定

营养不良者常兼有体液和细胞免疫功能的降低。

(1)淋巴细胞总数:评定细胞免疫功能的简易方法。计算公式为总淋巴细胞计数=淋巴细胞百分比×白细胞计数。总淋巴细胞计数大于 2.0×10^9/L 者为正常;($1.2\sim2.0$)$\times10^9$/L 者为轻度营养不良;($0.8\sim1.2$)$\times10^9$/L 者为中度营养不良;小于 0.8×10^9/L 者为重度营养不良。若淋巴细胞总数低于 1.5×10^9/L,则提示免疫功能不良。

(2)迟发型超敏皮肤反应:该实验室将不同的抗原于前臂屈侧表面不同部位注射 0.1 mL,待 48 小时后测量接种处硬结直径,若大于 5 mm 为正常。

(3)氮平衡:评价机体蛋白质营养状况最可靠和最常用的指标。摄入氮量可按 6.25 g 蛋白质=1 g氮来进行计算:氮平衡=蛋白质摄入量/6.25-[24 小时尿中尿素氮(g)+3 g]。

(二)营养需求

健康人的热量和氮需求可根据年龄、性别、身高和体重计算。理想地说,热量需求应根据每个患者进行计算,通过计算和测定的静息能量消耗(resting energy expenditure, REE),用身体活动系数和应激程度加以调整。对个体患者来说,间接测热法是 REE 较准确的测量方法。热量需求用哈里斯-本尼迪克特(Harris-Benedict)公式可以方便计算。

女性:REE(kcal/d)=65+9.6 W+1.7 H-4.7 A。

男性:REE(kcal/d)=66+13.7 W+5.0 H-6.8 A。

W=体重(kg);H=身高(cm);A=年龄(岁)。

(三)危重患者营养支持原则

营养摄入不足与蛋白质能量负平衡、发生营养不良及血源性感染相关,并直接影响 ICU 患者的预后。对危重患者而言,维持机体水、电解质平衡为第一需要。在复苏早期、血流动力学还尚未稳定或存在严重的代谢性酸中毒阶段,均不是开始营养支持的安全时机。此外,还应考虑不同原发疾病、不同阶段的代谢改变与器官功能的特点。当存在严重肝功能障碍、严重氮质血症、肝性脑病(hepatic encephalopathy, HE)、严重高血糖未得到有效控制时,营养支持很难有效实施。

有关外科危重患者营养支持方式的循证医学研究表明,80%的患者可以完全耐受肠道营养,另外 10%可接受 EN 和 PN 混合形式营养支持,其余的 10%胃肠道不可使用,是选择 TPN 的绝对适应证。应该指出,危重患者肠道营养不耐受的发生率高于普通患者,有回顾性调查资料显示,仅有 50%接受 EN 的危重患者可达到目标喂养量[104.5 kJ/(kg·d)]。对于合并肠功能障碍的危重患者,肠外营养支持是其综合治疗的重要组成部分。

三、肠道营养的应用与护理

(一)定义

肠道营养是经胃肠道提供代谢需要的营养物质及其他各种营养素的营养支持方式。EN 取决于时间长短、精神状态与胃肠道功能。EN 有口服和经导管输入两种途径,其中经导管输入方式包括鼻胃管、鼻十二指肠管、鼻空肠管和胃空肠造瘘管。

(二)适应证

(1)胃肠功能正常,但营养物摄入不足或不能摄入者(昏迷、烧伤、大手术后重危患者)。

(2)胃肠道部分功能不良者,如消化道瘘、短肠综合征(大量小肠切除术后)等。

(3)胃肠功能基本正常,但合并其他脏器功能不良者,如糖尿病或肝、肾衰竭者。

肠道营养应用指征：胃肠道功能存在（或部分存在），但不能经口正常摄食的危重患者，应优先考虑给予肠道营养，只有肠道营养不可实施时才考虑肠外营养。

（三）禁忌证

（1）上消化道出血。

（2）严重吸收不良综合征。

（3）3 个月以内婴幼儿和肠梗阻。

（4）腹腔内感染。

（5）短肠综合征等肠道完全休息的患者。

（四）肠道营养制剂的种类与选择

1.要素饮食

肠内营养混悬液（百普力）、短肽型肠内营养剂（百普素）。

2.整蛋白型配方饮食

肠内营养粉剂（安素）、整蛋白型肠内营养剂（能全素），要求患者肠道功能较好，否则不宜使用。

3.匀浆膳与混合奶匀浆膳

接近正常饮食，营养全面，对胃肠道消化吸收功能要求较高，基本上接近于正常功能。混合奶与匀浆膳类似，但对消化道负担小。

（五）肠道营养输注途径及方法

1.给予途径

（1）经鼻胃管途径：常用于非昏迷且胃肠功能正常，以及短时间应用管饲可过渡到口服饮食的患者。

（2）经鼻空肠置管喂养：与上述应用特点基本相同，优点是导管通过幽门进入十二指肠或空肠，降低反流与误吸的发生率。

（3）经胃/空肠造口喂养：通过手术经胃或空肠造口置入营养管，适用于较长时间需要肠道营养的患者。

2.喂养方法

（1）一次性注入：用注射器一次性将配好的肠道营养食品注入，并发症较多。

（2）间歇性注入：分次给予肠道营养食品，通常是重力滴注 30～40 分钟，间隔 3～4 小时一次。

（3）连续滴注：通常借助肠道营养泵 20～24 小时连续性滴注，大多数患者对这种方式能够耐受较好。

（4）循环滴注：通常需要在输液泵的控制下，在规定的时间内持续泵入。

3.输注原则

输注速度要根据渗透压决定。若渗透压高，输注速度应减慢；若渗透压低，输注速度应适当加快，起步速度为每小时 20～40 mL，之后每小时增加 5～20 mL，最终速度可为每小时 80～100 mL，最大速度每小时不超过 120 mL。总量：可第一日试用 500 mL，逐日增量 500 mL，3～4 日为 1 500～2 000 mL。

(六)肠道营养治疗的护理

1.护理诊断

(1)营养失调:低于机体需要量。与营养计划未完成、摄入量不足有关。

(2)有误吸的危险:与患者的意识、体位、喂养管移除及胃排空障碍有关。

(3)舒适改变:与接受过快的营养液输注而产生呕吐、腹胀有关。

(4)排便异常:与输入营养液温度低、速度快而产生腹泻有关。

(5)知识缺乏:缺乏肠道营养的有关知识。

2.护理措施

(1)鼻饲管的护理。①鼻饲管选择:临床一般采用鼻胃管或鼻肠胃管。②采用无创性方法固定:取一长形丝绸胶布,上端粘贴于鼻翼下端,下端撕开,交叉螺旋粘于鼻饲管。每天应更换胶布,避免黏膜和皮肤的损伤,应每天用甘油涂拭鼻腔黏膜,起润滑作用。对应用胃、空肠造瘘管患者,应保持造瘘口周围皮肤干燥、清洁。③放置导管后对躁动不配合患者应适当约束,防止自行拔管。④每次鼻饲前应抽吸胃液并检查鼻饲管位置,以保证肠道营养能顺利进行。⑤每次输注营养液前应用20～30 mL温开水冲洗喂养管,持续输注高浓度的营养液时,应当每2～4小时用温开水10～20 mL冲洗导管1次,输注管应每24小时更换1次。⑥经鼻饲给药时,不同药物尽量分开,不能混合注入,并注意避免与营养液混合注入。

(2)营养液的使用与护理。①营养液的使用:检查营养液的出厂日期及外包装,并摇匀营养液,操作前应洗手,营养液开启后,放置时间不宜超过24小时(冰箱存放,2～8 ℃)。②控制营养液的浓度:应从低浓度开始滴注营养液,根据患者胃肠道适应程度逐步递增,如能量密度从2.09 kJ/mL起,渐增至4.18 kJ/mL或更高,以避免营养液浓度和渗透压过高引起的胃肠道不适、肠痉挛、腹胀和腹泻。③营养液温度的控制:营养液的滴注温度以接近正常体温为宜,温度一般为35～37 ℃,过高可能会灼伤胃肠道黏膜,过低则会刺激胃肠道,引起肠痉挛、腹痛或腹泻。寒冷季节应加温输注,可用输液加温器,夹在输注管道上,通过调节加温器与输入口的距离来调节温度,并且应不断更换位置,以避免局部温度过高,造成管道破损,同时应防止烫伤患者。④控制输注量和速度:营养液宜从少量开始,每天250～500 mL,在5～7天逐渐达到全量。输注速度以每小时20 mL起,根据适应程度逐渐加速并维持滴速在每小时100～120 mL。交错递增量和浓度将更有利于患者对肠道营养液的耐受。⑤避免营养液污染、变质:营养液应现配现用;保持调配容器的清洁、无菌;每天应更换输液器、袋或瓶;开启的营养液在室温下放置时间应小于8小时,若营养液含有牛奶及易腐败成分时,放置时间应更短。

(3)估计胃内残留量:每次输注营养液前及期间(每间隔4小时)抽吸并估计胃内残留量,若残留量大于100 mL,应延迟或暂停输注,必要时给予胃动力药物,防止由胃潴留引起反流以致误吸。

(4)卧位选择:输注时取半卧位,头部抬高30°～45°,此卧位应保留输注后30分钟。

(5)各种营养代谢的监测:在输注肠道营养液时应监测血糖及电解质,同时应定期监测血红蛋白、转铁蛋白、前清蛋白,每天测量体重、上臂脂肪度等,了解患者的生化指标及营养情况,准确记录24小时出入量。

(6)口腔护理:置鼻肠管的清醒患者应定时帮助其用水或漱口液漱口,昏迷患者应用

0.9%氯化钠溶液擦拭口腔,每天2~3次,防止口腔炎及口腔溃疡。

(7)心理护理:实施肠道营养之前,应向患者及其家属详细解释肠道营养的意义、重要性及实施方法,告知患者配合要点。经常与患者沟通,了解肠道营养、心理及生理反应,给予心理支持。危重患者应用肠道营养时,易产生腹胀、腹泻等不适,这使患者产生厌倦的心理,导致不配合,护理人员应耐心解释,介绍肠道营养的优点,对可能出现的并发症提前讲明,在应用过程中应及时处理出现的问题,提高患者的安全感。

(8)积极做好各种并发症防治及处理。①吸入性肺炎:保持喂养管在正常位置,妥善固定喂养管。在喂养管进入鼻腔处做标记,每4小时检查1次,观察喂养管有无移位。告知患者卧床、翻身时应避免压迫、折叠或拉脱喂养管。预防误吸,应抬高头部30°~45°,开始肠道营养前检查导管位置,并采用喂养泵输入,减少每次喂养量。②急性腹膜炎:多见于经空肠造瘘输注营养液者。加强观察:注意观察患者有无腹部症状。如患者突然出现胃或空肠造瘘管周围有类似营养液渗出或腹腔引流管引流出类似营养液的液体,应怀疑喂养管移位,营养液进入游离腹腔。应立即停止输注营养液并报告医生,尽可能协助清除或引流出渗漏的营养液。按医嘱应用抗生素,避免继发性感染或腹腔脓肿。③肠道感染:胃肠道并发症主要有腹胀、腹泻、恶心、呕吐、肠蠕动亢进、胃潴留及便秘。处理措施包括:应用不含乳糖、低脂配方,营养液室温下不超过8小时,输注管24小时更换,从小剂量、低浓度开始实施肠道营养,也可以稀释营养液。对便秘患者增加配方的纤维素量,腹泻时进行常规检查和培养,同时服用蒙脱石散。同时应避免营养液污染、变质。在配制营养液时,注意无菌操作;配制的营养液暂时不用时应放冰箱保存,以免变质而引起肠道感染。④导管阻塞:EN过程中最常见,主要与喂养管的材料、导管内径细、胃管放置时间长、营养液浓度高、滴注速慢及未按要求冲洗管道有关,同时喂药时碾磨不细及注水不够也可引起喂养管阻塞。如出现堵塞,应用温开水加压冲洗及负压抽吸并反复捏挤体外管道部分,可用碳酸钙及酶溶液冲洗管道6~8小时,再用灭菌水或温开水冲洗,调整患者体位,若上述方法无效,应重新置管。⑤高血糖:及时调整营养物质的比例和输注速度,合理应用胰岛素等降糖药物,对急性呼吸窘迫综合征(acute respiratory distress syndrome,ARDS)及急性胰腺炎患者给予含糖极少的要素膳。⑥低血糖:应用床旁血糖测定,快速补充高糖。

3.健康教育

(1)饮食摄入不足和营养不良对机体可能造成危害。

(2)经口饮食和肠道营养有助于维护肠道功能。

(3)术后患者恢复经口饮食是逐步递增的过程。在康复过程中,应该保持均衡饮食,保证足够的能量、蛋白质和维生素等的摄入。

(4)指导需携带胃或空肠喂养管出院的患者及其家属进行居家喂养和自我护理。叮嘱输注营养液前、后,应用温开水冲洗喂养管,以避免喂养管堵塞。

四、肠外营养的应用与护理

(一)定义

肠外营养是从静脉内供给营养作为手术前、后及危重患者的营养支持的,全部营养从肠外供给称全肠外营养。肠外营养是经静脉途径供应患者所需要的营养要素,其中包括热量(碳水化合物、脂肪乳剂)、氨基酸、维生素、电解质及微量元素。PN的主要途径有周围静脉和中心静脉。PN可分为完全肠外营养和部分补充肠外营养。其目的是在患者无法正常进食的情况下仍可以维持营养状况、增加体重及愈合创伤，幼儿可以继续生长、发育。

(二)适应证

(1)胃肠道梗阻。

(2)短肠综合征：小肠切除大于70%。

(3)小肠疾病：肠缺血、多发肠瘘。

(4)放射性肠炎。

(5)严重腹泻、顽固性呕吐大于7天。

(6)重症胰腺炎：先输液抢救休克或多器官功能障碍综合征(multiple organ dysfunction syndrome, MODS)，待患者生命体征平稳后，若肠麻痹未消除，无法完全耐受肠道营养，则属肠外营养适应证。

(7)高分解代谢状态：大面积烧伤、严重复合伤、感染等。

(8)严重营养不良：伴胃肠功能障碍，无法耐受肠道营养。

(三)禁忌证

以下情况不宜使用肠外营养支持：①复苏早期阶段，血流动力学未稳定或严重水电介质与酸碱失衡；②肝功能严重衰竭，肝性脑病；③急性肾衰竭(acute renal failure, ARF)并存在严重氮质血症；④严重高血糖尚未控制。

(四)肠外营养的主要营养素及应用原则

1.碳水化合物

碳水化合物(葡萄糖)是非蛋白热量(non-protein calorie, NPC)的主要部分，临床常用的是葡萄糖。葡萄糖每天需要量大于100 g。为了提供足够的热量，在配方中常应用高浓度的葡萄糖，所需热量根据患者体重、消耗量、创伤及感染的程度而定。一般每天需8 386～16 736 kJ，但对高热或严重创伤患者，热量需要量可达每天20 920 kJ。

2.氨基酸/蛋白质

一般肠外营养蛋白质的补充以氨基酸液作为主要来源。静脉输注的氨基酸液含有必需氨基酸(essential amino acid, EAA)及非必需氨基酸(non-essential amino acid, NEAA)。EAA与NEAA的比例为(1∶1)～(1∶3)。对存在全身严重感染患者的研究显示：尽管充分给予营养支持，仍不能阻止蛋白质的丢失。瘦体重(无脂组织群)丢失速度为每天0.5%～1.0%。不同组织器官蛋白质合成与降解的反应是不同的，并在疾病时发生变化。稳定持续的蛋白质补充是营养支持的重要策略。ICU患者人体测量结果提示蛋白质(氨基酸)的需要量供给应为每天1.2～1.5 g/kg。

3.水、电解质

营养液的容量应该根据每个患者的病情及具体需要，综合考虑每天液体平衡和前负荷的状态，根据需要予以调整。连续性肾脏替代治疗(continuous renal replacement therapy, CRRT)，在治疗时，水、电解质丢失量较大，应加强监测血电解质。一般情况下，每天补充钠离子40～120 mmol、钾离子60～100 mmol、钙离子4～5 mmol、镁离子2～4 mmol、磷离子10～22.5 mmol。

4.脂肪

肠外营养支持治疗中所应用的为10%与20%脂肪乳剂。应用脂肪乳剂可在提供热量的同时避免必需脂肪酸缺乏。10%脂肪乳剂每500 mL可产生1 881 kJ热量,一般每天输入量不超过3 g/kg。

5.维生素

维生素参与人体的生长发育及伤口修复,是体内必需的物质,同时参与糖类、蛋白质、脂肪代谢。需要注意的是,国内一部分维生素制剂目前是不能由静脉供给的,只能由肌内注射补充。

6.微营养素(维生素与微量元素)

危重患者血清抗氧化剂含量降低,在提供肠外营养和肠道营养时可适当添加维生素C、维生素E和β-胡萝卜素等抗氧化物质。连续补充9天硒,可使合并全身炎症反应综合征(systemic inflammatory response syndrome, SIRS)和感染的危重患者肾衰发生率较对照组明显降低,死亡率有下降趋势。ARDS患者血清维生素E、维生素C和硒含量低于正常对照组,脂质过氧化物浓度升高。由此提示,应增加ARDS患者抗氧化物的补充量,以满足恢复机体抗氧化能力的需要。一项涉及595例创伤患者的随机对照试验研究显示:补充维生素E、维生素C,可使肺部并发症有下降趋势,MODS发生率降低。

(五)肠外营养支持途径与选择原则

一般肠外营养支持途径主要为中心静脉和经外周静脉营养支持两种,如需要提供完整、充分营养供给,临床多选择经中心静脉途径。若营养液容量和浓度不高,或需要接受部分肠外营养支持的患者,可采取经外周静脉途径。

选择经中心静脉途径给予营养支持包括经颈内静脉、锁骨下静脉、股静脉和外周中心静脉导管(peripherally inserted central verous catheter, PICC)途径。通过锁骨下静脉途径发生感染和血栓性并发症的概率均低于股静脉和颈内静脉途径,并且随着新型管材的使用和穿刺技术的提高,发生机械性损伤的的概率并不比经股静脉高。PICC并不能减少中心静脉导管相关性感染(catheter related blood infection, CRBI)的发生。对全身脏器功能状态相对稳定,但由于疾病原因难以脱离或完全脱离肠外营养的患者,可选择此途径给予PN支持。

(六)护理诊断

(1)不舒适:与长时间输注肠外营养液有关。

(2)躯体移动障碍:与穿刺过程损伤神经有关。

(3)有体液失衡的危险:与营养制剂配制有关。

(4)潜在并发症:气胸、血管或胸导管损伤、导管移位、感染、空气栓塞、糖或脂肪代谢紊乱、血栓性浅静脉炎。

(七)护理措施

1.常规护理

(1)体位:在妥善固定静脉留置针或深静脉导管的前提下,协助患者选择舒适体位。

(2)控制输液速度:根据提供的葡萄糖、脂肪和氨基酸用量,合理控制输液速度,以免快速输注时患者因脸部潮红、高热、出汗和心率加快等反应而感觉不舒适。营养液的输注可选择间断或连续,通常是选择连续24小时输注,但长期使用的患者有很多不足,间断的输注管理困难。液体滴速的调节是很重要的，可以采用重力输注法和输液泵控制，目前临床上多采用重力输注法，但影响因素较多，滴速难以控制，最好使用输液泵，能够对滴速控制得更加精确。输液泵与重力输注法输注最好间断使用，同时观察导管是否通畅，是否有打折、扭曲或堵塞现象。

(3)高热患者的护理：输注营养液过程中出现的发热，大多由输液过快引起；在输液结束1小时后，不经特殊处置可自行消退。对于部分高热患者，可根据医嘱给予物理降温或服用退热药。

(4)合理输液，维持患者体液平衡。①合理安排输液种类和顺序：应选择慢速输注，可适应人体代谢能力，同时使所输入的营养物质可以被充分利用。但对已有电解质紊乱者，先予以纠正，再输注 TPN 液；对已有缺水者，为避免慢速输注营养液导致的体液不足，应先补充部分平衡盐溶液后再输注 TPN 液。②加强观察和记录：观察患者有无水肿发生或皮肤弹性消失，尿量是否过多或过少，并予以记录。根据患者的出入液量，合理补充液体和控制输液速度。③尽早经口饮食或肠道营养：TPN 患者因长期禁食，导致胃肠道黏膜缺乏食物刺激和代谢的能量而致肠黏膜结构和屏障功能受损、通透性增加，使肠内细菌和脂多糖易位，并发肠源性全身感染。在患者胃肠功能恢复或允许进食的情况下，鼓励患者经口饮食。

2.营养液护理

(1)营养液的配制和管理：营养液的配制应在层流环境下，严格执行无菌操作技术；在配制前应将所有药品、器械准备齐全，避免增加污染机会。TPN 液输注系统和输注过程应保持连续性，保证配制的营养液在 24 小时内输完；输注期间不宜中断，以防污染；避免营养液长时间暴露于阳光和高温下导致变质。

(2)注意 TPN 液的输注温度和保存时间：①TPN 液配制后若暂时不输注，应以 4 ℃保存于冰箱内；为避免输注液体过冷而致患者不舒适，需在输注前 0.5～1 小时取出，置室温下复温后再输。②TPN 液应在配制后 24 小时内输完，由于 TPN 液中所含成分达几十种，长时间在常温下搁置可使营养液内某些成分降解、失稳或产生颗粒沉淀，输入体内后易引起患者不舒适。

3.导管护理

导管穿刺点周围要注意消毒和保护，一般每天消毒穿刺点 1 次，为便于观察建议使用透明敷贴。若伤口没有渗出、积液或污染，敷料可以每 3 天更换 1 次。使用的消毒纱布应每两天更换1 次，揭下纱布时要轻柔，注意不要让导管滑出，如发现导管有滑出的可能，应妥善固定，再做处理，滑出的部分不应再送入，应该每天记录导管插入时的刻度。外周静脉为预防静脉炎的发生，一般 24 小时更换输液穿刺的部位，若使用留置针，并能够留置时，应 72 小时更换输注部位。导管的肝素帽应每周更换 1 次，更换时注意不要让空气进入，严格执行无菌操作。观察穿刺部位有无红、肿、热、痛等现象，如果患者发生不明原因的寒战、发热、反应淡漠或烦躁不安，应疑为导管性感染。一旦发生上述现象，应及时通知医生，协助拔除导管，做细菌培养试验。当输液结束时，可用肝素稀释液封管，以防导管内血栓形成和保持导管通畅。

4.观察和预防并发症

(1)气胸：当患者静脉穿刺时或置管后出现胸闷、胸痛、呼吸困难、同侧呼吸音减弱，应考虑气胸的发生，应立即通知医生并协助处理。对依靠机械通气的患者，需加强观察，因此类患者即使胸膜损伤很小，也可能有张力性气胸。

(2)血管损伤：反复穿刺在同一部位易损伤血管，表现为局部出血或血肿形成等，应立即退针并压迫局部。

(3)胸导管损伤：多发生于左侧锁骨下静脉穿刺时，多数患者可自愈，少数需做引流或手术处理。

(4)空气栓塞：大量空气进入患者可立即致死。锁骨下静脉穿刺时，患者应置于平卧位、屏气；置管成功后及时连接输液管道；输液结束应旋紧导管塞。一旦怀疑有空气进入，应立即置患者于左侧卧位，以防空气栓塞。

(5)导管移位：锁骨下或其他深静脉穿刺置管后，可因导管固定不妥而移位。临床表现为输液不畅或患者感觉颈、胸部酸胀不适，X 线透视可明确导管位置。静脉穿刺置管成功后，必须妥善固定导管。一旦出现导管移位，应立即停止输液，拔管，做局部处理。

(6)静脉炎的护理：控制 TPN 的 pH 值，可以大大降低外周静脉炎的发生率。在液体中加入可的松或肝素对静脉炎有预防作用。最好 24 小时更换外周静脉输注部位，注意观察穿刺部位的情况。当出现静脉炎时，应立即停止输注，局部采用热敷；如果出现外渗，可用透明质酸局部封闭。

(7)感染：长期深静脉置管 TPN 和禁食，容易引起导管性和肠源性感染，应加强观察和预防。中心静脉导管的感染易继发于全身其他部位的感染，如泌尿道、肺部的感染，如果患者存在其他的感染，应警惕导管继发感染的可能，最好以预防为主，防止其他部位的感染。

(8)代谢紊乱。①糖代谢紊乱：在单位时间内患者输入的葡萄糖量超过人体代谢能力，或胰岛素相对不足时，患者可出现高血糖，其表现为血糖异常升高，亦可出现渗透性利尿、电解质紊乱、脱水、神志改变，甚至昏迷。护士应立即报告医生并协助处理：停止输葡萄糖溶液或含有大量糖的营养液；输入低渗或等渗氯化钠溶液，内加胰岛素，使血糖逐渐下降；应避免由血浆渗透压下降过快导致的急性脑水肿。糖代谢紊乱也可表现为由突然停输高渗葡萄糖溶液而出现的反应性低血糖。主要症状为面色苍白、四肢湿冷、脉搏加速和低血糖性休克，护士应立即报告医生并协助处理，推注或输注葡萄糖溶液。故肠外营养支持时，应加强临床观察和输液护理，输入速度应小于每分钟 5 mg/kg，当发现患者出现糖代谢紊乱征象时，应检测血糖值再根据结果予以相应处理。②脂肪代谢紊乱：脂肪代谢紊乱患者可发生高脂血症或脂肪超载综合征。后者表现为发热、血小板减少、溶血、急性消化道溃疡、肝脾肿大、骨骼肌肉疼痛等。发现类似症状，应立即停止输注脂肪乳剂。对长期应用脂肪乳剂的患者，应定期做脂肪廓清试验以了解患者对脂肪的代谢、利用能力。通常，20%的脂肪乳剂 250 mL 需输注 4～5 小时。

(八)健康教育

由长期摄入营养不足或慢性消耗性疾病所致营养不良患者应及时到医院检查和治疗，防止严重营养不良和免疫防御能力下降。当患者出院时，若营养不良仍未完全纠正，应嘱患者继续增加饮食摄入，并定期到医院复诊。

第五节　血管活性药物的使用

血管活性药物通过调节血管舒张和收缩状态，改变血管功能和改善微循环血流灌注而达到抗休克目的。血管活性药物对心血管系统的影响主要有三个方面：对血管紧张度的影响；对心肌收缩力的影响（心脏变力效应）；心脏变时效应。临床上常将此类药物用于改善血压、心排血量和微循环。主要分为血管加压药（多巴胺、肾上腺素、间羟胺、异丙肾上腺素、去甲肾上腺素）、正性肌力药（多巴酚丁胺、米力农、洋地黄类）、血管扩张剂（硝普钠、钙离子拮抗剂、卡托普利、酚妥拉明、乌拉地尔）。

一、常用药物简介

（一）肾上腺素

1.小剂量

每分钟 0.3 mg/kg 使用时，扩张阻力血管，降低心脏后负荷，从而改善心肌做功。

2.中等量

每分钟 0.7 mg/kg 使用时，可扩张阻力血管，使静脉系统收缩，静脉回心血量增加，提高心排血量。

3.较大剂量

每分钟 0.7～1 mg/kg 使用时，兴奋 α 受体，使阻力血管收缩，收缩压和舒张压均明显升高，改善冠状动脉血流量；兴奋 β_1 受体，使冠状动脉扩张，心肌供血、供氧改善，从而提高心脏复苏成功率。

4.兴奋 β_2 受体

肾上腺素使支气管和肠道平滑肌舒张、松弛，并抑制肥大细胞释放过敏性物质，具有抗过敏作用。

5.心率增快

肾上腺素使心肌舒张期自动去极化速率加快。

6.不良反应

长期大量使用可导致重要脏器和组织血流减少，加重微循环障碍，可致急性肾衰竭。

（二）去甲肾上腺素

1.剂量

开始为每分钟 8～12 μg，维持量为每分钟 2～4 μg。

2.作用

强兴奋 α_1 受体，弱兴奋 β_1 受体，强烈的缩血管和正性肌力。

（三）异丙肾上腺素

1.作用

异丙肾上腺素使心肌收缩力增加，心率加快，心排血量增加，外周及内脏血管扩张，降低外周阻力，有利于微循环灌注，用于支气管哮喘、中毒性休克、心搏骤停及房室传导阻滞。

2.临床应用

(1)主要用于短暂治疗血流动力学不稳定且阿托品类药物治疗无效的心动过缓患者。

(2)可用于迷走反射或阿-斯综合征导致的心搏骤停的抢救,但禁用于心肌梗死所致的心搏骤停的抢救。

3.剂量与用法

起始剂量为每分钟 2 mg,可逐渐增至每分钟 10 mg。

4.不良反应

(1)增加心肌耗氧量,易致心肌缺血。

(2)可诱发严重心律失常,包括室性心动过速(以下简称“室速”)和心室颤动(以下简称“室颤”)。

(3)可导致低钾血症。

(四)间羟胺(阿拉明)

1.直接兴奋 α 受体

间羟胺可使血管平滑肌收缩,具有较强的升血压作用,为外周升压药。

2.临床应用

适用于由各种类型休克、心脏手术后低心排血量综合征等引起的低血压,使用后可提高血压,增加心脑等重要器官灌注。

3.剂量与用法

在 10～100 mg 间羟胺中加入 5%～10%葡萄糖溶液或 0.9%氯化钠溶液中静脉滴注,监测血压水平调节滴速。

4.不良反应

可增高静脉张力,使中心静脉压(central venous pressure, CVP)上升;可能引起肾血流量减少。

(五)多巴胺

1.作用

多巴胺兼具 α-肾上腺素能受体、多巴胺能受体、β-肾上腺素能受体激动作用。

2.小剂量

每分钟 2～5 mg/kg 使用时,主要兴奋肾、脑、冠状动脉和肠系膜血管壁上多巴胺能受体,有肾血管扩张作用,尿量可能增加;同时兴奋心脏 β_1 受体,有轻度正性肌力作用,但心率和血压不变。

3.中等剂量

每分钟 5～10 mg/kg 使用时,主要起 β_1 受体、β_2 受体激动作用,其正性肌力作用通过提高心脏每搏输出量增加心脏指数,尽管同时使心率加快,但不是主要因素。

4.大剂量

大于每分钟 10 mg/kg 使用时,α_1 受体激动效应占主要地位,致体循环和内脏血管床动、静脉收缩、血压升高;肾动脉开始收缩后尿量逐步减少;随着剂量增加,心率加快,甚至引起心律失常。

5.剂量过大

剂量大于每分钟 20 mg/kg 时，其血流动力学效应类似于去甲肾上腺素。

6.多巴胺的临床应用

适用于各种类型休克，尤其适用于伴有肾功能不全、心排血量低的患者。目前，对小剂量多巴胺用于治疗肾功能不全的观点不一致，以尿量为观察指标的临床研究结果不一，但大多认为其可对肾功能不全起到防治作用。

(六)多巴酚丁胺

1.药理作用

增强心肌收缩，增加心排血量和心脏指数；其增快心率作用远小于异丙肾上腺素，而改善左心功能优于多巴胺。

2.临床应用

(1)充血性心力衰竭，尤适用于慢性代偿性心衰和严重心衰。

(2)心脏手术后低排高阻型心功能不全。

(3)急性心肌梗死(acute myocardial infarction，AMI)合并低心排血量。

(4)感染性休克，细菌毒素、炎性介质等致心肌受损和心功能下降，在血容量补充后血压仍不能维持时。

3.剂量与用法

常用每分钟 2.5～10 mg/kg，最大剂量不宜超过每分钟 40 mg/kg，一般以 20～100 mg 加入 5%葡萄糖溶液或 0.9%氯化钠溶液中静脉滴注。

(七)米力农

1.作用

在心肌收缩力增强的同时，心肌氧耗一般不增加而是降低。

2.静脉注射

负荷量 25～75 μg/kg，5～10 分钟缓慢静脉注射，每分钟 0.25～1.0 μg/kg 维持。每天最大剂量不超过 1.13 mg/kg。对心房扑动(以下简称“房扑”)、心房颤动(以下简称“房颤”)患者，增加房室传导作用而致心室率增快。

3.不良反应

用量过大可导致低血压和快速性心律失常。

(八)洋地黄类

1.分类

(1)慢效类：洋地黄等。

(2)中效类：如地高辛、甲地高辛等。

(3)速效类：如毛花苷 C、毒毛花苷 K 等。危重患者常选用速效类强心苷，最常用者为毛花苷 C。

2.临床应用

(1)主要用于急、慢性充血性心力衰竭，对由风湿性心脏病、高血压、动脉硬化、先心病等引起的心衰效果较好。

(2)对由非洋地黄类药物引起的快速房颤、房扑及阵发性室上性心动过速有较好疗效。

3.剂量与用法

首次0.4～0.8 mg,两小时后再给予0.2～0.4 mg,以葡萄糖20 mL释放后缓慢静脉注射。在治疗心衰时剂量宜小,而抗快速性心律失常时用量宜大。

4.不良反应和注意事项

(1)洋地黄类治疗安全范围较小,治疗量约为中毒量的2/3,在缺氧、心肌损害、电解质失衡、甲状腺功能减退等情况下易致中毒,其中毒反应表现:恶心、呕吐、食欲下降;头晕、头痛、倦怠、神志改变、精神异常、黄视、绿视等;心律失常。

(2)不合理使用会引起心动过缓,甚至发生严重缓慢性心律失常。

(3)急性心肌梗死合并心衰,发病24小时内尽量不用洋地黄,避免扩大梗死面或导致心脏破裂。

(4)洋地黄类禁用于心脏电复律术、梗阻性肥厚型心肌病及缩窄性心包炎等患者,否则易致猝死。

(九)钙通道拮抗剂

硝苯地平(心痛定)通过抑制钙离子内流,松弛血管平滑肌,可扩张冠状动脉和周围小动脉,降低外周血管阻力,减轻心脏后负荷。

(十)肾素-血管紧张素系统拮抗剂

卡托普利和依那普利,为血管紧张素转化酶抑制剂,通过降低血浆中血管紧张素Ⅱ和醛固酮水平以减轻心脏前、后负荷。初始剂量可引起血压突然下降,尤其对血管内容量不足的患者,因此使用时建议以小剂量短效药开始(如卡托普利6.25 mg或依那普利2.5 mg)。

(十一)硝普钠

1.作用

硝普钠是一种有效的静脉和动脉扩张剂,其作用是降低心室的前负荷和后负荷。

2.用量

成人常用量为静脉滴注每分钟0.5～10 μg/kg。开始时每分钟0.5 μg/kg,根据治疗反应以每分钟0.5 μg/kg递增,逐渐调整剂量。每分钟常用剂量为3 μg/kg,极量为每分钟10 μg/kg,总量为3.5 mg/kg。用于心力衰竭时,开始剂量宜小(一般是每分钟25 μg),后逐渐增量。

3.不良反应

不良反应有低血压、恶心、呕吐。对肝或肾功能不全患者,长期使用易发生硫氰酸盐和(或)氰化物中毒。

4.注意事项

(1)由于硝普钠水溶液不稳定,遇光易分解,故药液应在临用时新鲜配制。配制时先用5%葡萄糖注射液溶解稀释。药液使用一般不超过6小时,以免药物分解,降低疗效。使用时,输液瓶应该用黑色布包裹,避光滴注。

(2)用药不宜超过72小时。

(3)准确掌握浓度和滴速。

(4)严密观察患者血压及其他体征变化。

(5)宜采用微量输液泵。

(十二)硝酸甘油

1.作用

扩张体循环静脉,降低心脏后负荷;扩张冠状动脉,改善心肌供血;大剂量应用扩张血管阻力,减少回心血量,降低心脏前负荷。

2.用量

一般用5%葡萄糖溶液或0.9%氯化钠溶液稀释,最好开始时配成100 μg/mL(1 mg用100 mL溶液稀释)。开始剂量:每分钟5～10 μg,观察患者血压、心率和治疗反应,每5分钟增量5～10 μg,如每分钟20 μg无效可以每分钟10 μg递增,以后可以每分钟20 μg递增,最大量不超过每分钟200 μg。

3.不良反应

搏动性头痛、皮肤潮红为常见的不良反应;禁用于心肌梗死早期(有严重低血压及心动过速时)、严重贫血、青光眼、颅内压(intracranial pressure, ICP)增高者。

(十三)交感神经阻滞剂——酚妥拉明

酚妥拉明为α受体阻滞剂,以扩张小动脉为主,也扩张静脉,可降低肺动脉高压、减轻心脏前后负荷、增强心肌收缩力、解除支气管痉挛、改善肺通气。该药起效快(5分钟),作用时间短,停药15分钟作用消失。

(十四)乌拉地尔

1.药理作用

有扩张外周血管和中枢性降压的双重作用。

2.用法

静脉输液的最大药物浓度为4 mg/mL,推荐初始速度为每分钟2 mg(5～10分钟),维持速度为每小时9 mg。

3.特点

快速而缓和的新型降压药,对口服和静脉给药均有效,降压的同时,心率不增快,对肺血管床的舒张作用大于体循环。

4.临床应用

临床应用于充血性心衰、防治围术期高血压、妊娠高血压综合征。

二、常用血管活性药物的配制方法(表3-6)

表3-6　常用血管活性药物的配制方法

药名	微量泵浓度配制	数字显示	输入剂量/(μg/kg/min)	常用剂量/(μg/kg/min)
多巴胺	常用:体重(kg)×3(mg)	1	1.000	5.00～20.00
	特殊:体重(kg)×6(mg)	1	2.000	
	特殊:体重(kg)×1.5(mg)	1	0.500	
多巴酚丁胺	常用:体重(kg)×3(mg)	1	1.000	5.00～20.00

续表

药名	微量泵浓度配制	数字显示	输入剂量/(μg/kg/min)	常用剂量/(μg/kg/min)
	特殊:体重(kg)×6(mg)	1	2.000	
	特殊:体重(kg)×1.5(mg)	1	0.500	
硝普钠	常用:体重(kg)×3(mg)	1	1.000	0.50～8.00
	特殊:体重(kg)×1.5(mg)	1	0.500	
硝酸甘油	常用:体重(kg)×0.3(mg)	1	0.100	0.20～2.00
	特殊:体重(kg)×0.6(mg)	1	0.200	
异丙肾上腺素	常用:体重(kg)×0.03(mg)	1	0.010	0.01～0.10
	特殊:体重(kg)×0.015(mg)	1	0.005	
肾上腺素	常用:体重(kg)×0.03(mg)	1	0.010	0.01～0.20
	特殊:体重(kg)×0.06(mg)	1	0.020	

注:算出所需药量后,加生理盐水至 50 mL。

三、使用血管活性药物的注意事项

(一)配制好的溶液放置最好不超过 4 小时

在注射器上标明药品的名称、配制方法和剂量。

(二)使用微量泵输入血管活性药物

遵医嘱调节输入速度。

(三)注意观察

输入血管活性药物时,观察输液泵工作是否正常,观察患者对输入药物的反应,必要时报告医生重新调节输液的速度。

(四)更换药液

需更换药液时,尽量避免引起患者血压波动,及时更换药液,将输液管路夹紧,迅速更换好药液,重新将注射器放在微量泵上,打开管路并启动输液泵。

(五)注意药物配伍禁忌

输入血管活性药物的深静脉管路不可同其他液体同时输入。

(六)维护输液管路

血管活性药物应从深静脉处输入,输入完毕后,用无菌注射器将深静脉管路内的药液抽出,用 0.9%氯化钠溶液冲洗管路后再用含有少量肝素的 0.9%氯化钠溶液封管,使输液管路处于继续可用状态。

第四章 呼吸系统疾病重症患者的护理

第一节 呼 吸 衰 竭

一、概述

呼吸衰竭简称“呼衰”，是指由各种原因引起的肺通气和(或)换气功能严重损害，以致在静息状态下亦不能维持足够的气体交换，导致缺氧伴或不伴 CO_2 潴留，从而引起一系列生理功能和代谢紊乱的临床综合征。呼吸衰竭是临床上经常遇到的一种危重病症，实际上许多重症疾病均可发生呼吸衰竭，故呼吸衰竭实际上是一个综合征，而不是一种疾病。其临床表现缺乏特异性，明确诊断有赖于动脉血气分析：在海平面、静息状态、呼吸空气条件下，动脉血氧分压小于 60 mmHg，伴或不伴有二氧化碳分压大于 50 mmHg，并排除心内解剖分流和原发性心排血量降低等致低氧因素，可诊断为呼吸衰竭。在临床实践中，通常按照动脉血气分析、发病急缓及发病机制进行分类。

1.按照动脉血气分析

按照动脉血气分析可分为低氧血症型呼吸衰竭(又称Ⅰ型呼吸衰竭)和高碳酸血症型呼吸衰竭(又称Ⅱ型呼吸衰竭)，见表 4-1。

表 4-1 动脉血气分析判断呼吸衰竭类型

类型	低氧血症型呼吸衰竭	高碳酸血症型呼吸衰竭
缺氧或 CO_2 潴留	仅有缺氧，无 CO_2 潴留	既有缺氧，又有 CO_2 潴留
血气分析	$PaO_2 < 60$ mmHg，$PaCO_2$ 降低或正常	$PaO_2 < 60$ mmHg，$PaCO_2 > 50$ mmHg
原因	肺换气功能障碍	肺泡通气不足

2.按照发病急缓

按照发病急缓可分为急性呼吸衰竭和慢性呼吸衰竭。

3.按照发病机制

按照发病机制可分为通气性呼吸衰竭(泵衰竭)和换气性呼吸衰竭(肺衰竭)。

二、病因与发病机制

1.病因

完整的呼吸过程由相互衔接且同时进行的外呼吸、气体运输和内呼吸三个环节组成。参与外呼吸(肺通气和肺换气)时任何一个环节的严重病变都可以导致呼吸衰竭。引起呼吸衰竭的病因有以下六种。

(1)气道阻塞性病变:气管-支气管的炎症、痉挛、肿瘤、异物、纤维化瘢痕等均可引起气道阻塞,导致肺通气不足或通气/血流比例失调,发生缺氧和(或)CO_2 潴留,甚至呼吸衰竭,如慢性阻塞性肺疾病(chronic obstructive pulmonary disease, COPD)、哮喘急性加重等。

(2)肺组织病变:各种累及肺泡和(或)肺间质的病变,如肺炎、肺气肿、严重肺结核等都可使有效弥散面积减少、肺顺应性降低、通气/血流比例失调,导致缺氧或合并 CO_2 潴留。

(3)肺血管疾病:肺栓塞、肺血管炎等可引起通气/血流比例失调,或部分静脉血未经氧合而直接流入肺静脉导致呼吸衰竭。

(4)心脏疾病:各种缺血性心脏疾病、严重心瓣膜疾病、心肌病、心包疾病、严重心律失常等均可致通气和换气功能障碍,从而导致缺氧和(或)CO_2 潴留。

(5)胸廓与胸膜病变:胸部外伤所致的连枷胸、严重的自发性或外伤性气胸、严重的脊柱畸形、大量胸腔肥厚与粘连、强直性脊柱炎等,均可限制胸廓活动和肺扩张,导致通气不足及吸入气体分布不均,从而发生呼吸衰竭。

(6)神经肌肉疾病:脑血管疾病、颅脑外伤、脑炎及镇静催眠剂中毒可直接或间接抑制呼吸中枢。脊髓颈段或高位胸段损伤(肿瘤或外伤)、脊髓灰质炎、多发神经炎、重症肌无力(myasthenia gravis, MG)、有机磷中毒、破伤风及严重的钾代谢紊乱均可累及呼吸肌,造成呼吸肌无力、疲劳、麻痹,因呼吸动力下降而发生肺通气不足。

2.发病机制

各种病因通过肺通气不足、弥散障碍、通气/血流比例失调、肺内动-静脉解剖分流增加、氧耗量增加五个主要机制,使肺通气和(或)换气过程发生障碍,导致呼吸衰竭。临床上由单一机制引起的呼吸衰竭很少见,往往是多种机制并存或随着疾病的发展先后参与发挥作用的(图 4-1)。

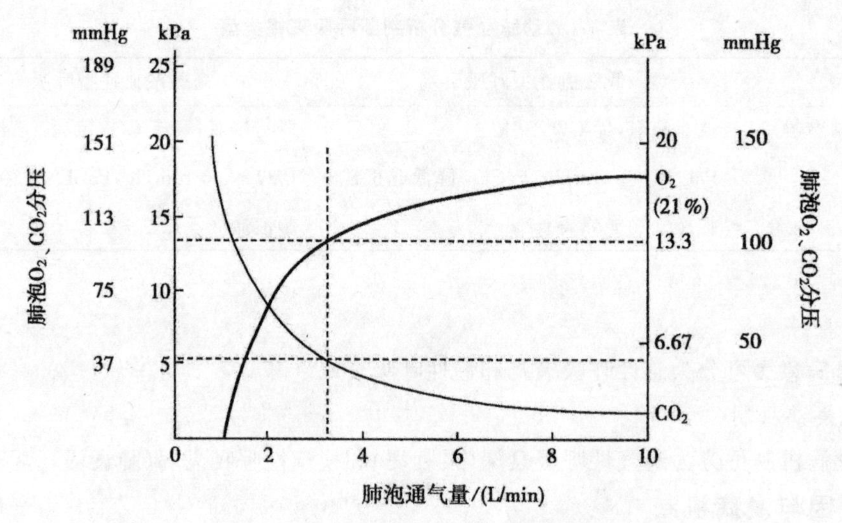

图 4-1 PaO_2 和 $PaCO_2$ 与肺泡通气量的关系

3.缺氧和 CO_2 潴留对机体的影响

(1)对中枢神经系统的影响:缺氧对中枢神经系统的影响程度取决于缺氧的程度(表 4-2)和发生的速度。通常停止供氧 4～5 分钟即可引起不可逆性脑损伤。

表 4-2　缺氧程度对中枢神经系统的影响

PaO_2/mmHg	临床表现
小于 60	注意力不集中，智力和视力轻度减退
小于 50	一系列神经精神症状（如头痛、烦躁不安、定向力和记忆力障碍等）
小于 30	神志丧失乃至昏迷
小于 20	数分钟可造成神经细胞不可逆性损伤

轻度 CO_2 潴留：对皮质下层的刺激加强，间接引起皮层兴奋，出现失眠、精神兴奋、烦躁不安等兴奋症状。重度 CO_2 潴留：脑脊液（cerebrospinal fluid，CSF）H^+ 浓度增加，影响脑细胞代谢，降低脑细胞兴奋性，抑制皮质活动，表现为嗜睡、昏迷、抽搐和呼吸抑制。这种有缺氧和 CO_2 神经精神障碍症候群称为肺性脑病，又称为二氧化碳麻醉。

（2）对循环系统的影响：缺氧和 CO_2 潴留均可引起反射性心率加快、心肌收缩力增强、心排血量增加；同时，可使交感神经兴奋，引起皮肤和腹腔器官血管收缩，而冠状血管主要受局部代谢产物的影响而扩张，血流增加。严重缺氧和 CO_2 潴留可直接抑制心血管中枢，造成心脏活动受抑制和血管扩张、血压下降和心律失常等严重后果。急性严重缺氧可导致心室颤动或心搏骤停。长期慢性缺氧可导致心肌纤维化、心肌硬化、肺动脉高压，最终发展为肺源性心脏病。

（3）对呼吸的影响：缺氧和 CO_2 潴留对呼吸的影响都是双向的，既有兴奋作用又有抑制作用。当 $PaO_2 < 60$ mmHg 时，刺激颈动脉窦、主动脉体化学感受器，使通气加强；而当 $PaO_2 <$ 30 mmHg时，呼吸受到抑制。

（4）其他。对肾功能的影响：功能性改变，甚至发生肾功能不全。对消化系统的影响：缺氧可直接或间接损害肝细胞，导致丙氨酸氨基转移酶上升，呼吸衰竭引起消化功能障碍，甚至出现胃肠黏膜糜烂、坏死、出血、溃疡。缺氧抑制细胞代谢，产生大量乳酸，导致代谢性酸中毒。CO_2 潴留可导致呼吸性酸中毒。严重或持续缺氧可使能量产生不足，导致钠泵功能障碍，造成高钾血症和细胞内酸中毒。

三、临床评估与判断

1.病情评估

（1）临床表现。①呼吸困难：最早出现的症状。急性呼吸衰竭早期表现为呼吸频率增加，病情严重时出现呼吸困难，辅助呼吸肌活动增加，可出现“三凹征”。慢性呼吸衰竭表现为呼吸费力伴呼气延长，严重时呼吸浅快，并发二氧化碳麻醉时出现浅慢呼吸或潮式呼吸；中枢性疾病或中枢性神经抑制药物所致的呼吸衰竭，表现为呼吸节律改变，如潮式呼吸、比奥呼吸等。②发绀：缺氧的典型表现，但贫血者不明显或者不出现发绀，由严重休克等引起末梢循环障碍的患者，即使动脉血氧分压尚正常，也可出现发绀，称作外周性发绀，而真正由动脉血氧饱和度降低引起的发绀，称作中央性发绀。③精神神经症状：急性缺氧可导致精神错乱、躁狂、昏迷、抽搐等症状，如合并急性 CO_2 潴留，可出现肺性脑病。肺性脑病表现为神志淡漠、嗜睡、扑翼样震颤，甚至呼吸骤停。④循环系统表现：多数患者有心动过速，严重低氧血症和酸中毒可导致心肌损害，亦可引起周围循环衰竭、血压下降、心律失常、心搏骤停。⑤其他：尿液中出现蛋白、红细胞、红细胞管型，应激性溃疡导致上消化道出血。

(2)临床评估：①判断患者是否需要马上进行气管插管和正压通气。如果患者出现意识状态严重受抑制或昏迷，严重呼吸窘迫，非常慢而不规则的濒死性呼吸频率，明显的呼吸肌疲劳，周围性发绀或面临发生呼吸心搏骤停的高度危险，通常需要马上进行气管插管和机械通气。②患者是否存在呼吸窘迫。呼吸窘迫常提示呼吸中枢的功能是正常的，是接受了由血气异常刺激化学感受器的反馈作用引起的。③患者是否存在皮肤、口唇或甲床的周围性发绀。如有则代表显著的低氧血症存在，但是没有发绀并不能排除严重性低氧血症型呼吸衰竭，尤其对于严重贫血患者。④中枢呼吸驱动水平以下的损害常表现为浅快呼吸和呼吸窘迫，而急性低氧血症型呼吸衰竭常表现为快而深的呼吸用力和呼吸窘迫。

2.辅助检查

(1)动脉血气分析：判断呼吸衰竭和酸碱失衡的严重程度及指导治疗。

(2)肺功能检测：某些重症患者的检测受到限制，但是可以通过肺功能判断通气功能障碍的性质(阻塞性、限制性或混合性)，以及是否合并换气功能障碍，并对其严重程度进行判断。

(3)肺部影像学检查：有助于分析呼吸衰竭的病因。

四、监测与护理

(一)监测要点

(1)观察患者生命体征，尤其是呼吸频率、节律、深度的变化，缺氧及 CO_2 潴留改善情况；观察意识状态及神经精神症状、心率、心律、血压；观察发绀、皮肤温湿度、皮肤黏膜的完整性、出血倾向，结膜有无充血及水肿，两侧呼吸运动的对称性；肺部叩诊，观察呼吸音及啰音，心率、心律，腹部有无胀气及肠鸣音的情况；对昏迷患者要检查瞳孔大小及对光反射、肌张力、腱反射、病理反射等。

(2)监测血氧饱和度(SpO_2)，可通过监护仪上的血氧仪直接监测，是一种无创性连续监测，对评估缺氧程度、考核氧疗效果及调整吸氧浓度有一定的参考价值，但由于氧离曲线的特点及局部血液循环状态会影响 SpO_2 值，使其在抢救中受到一定限制。

(3)液体平衡状态观察并记录每小时尿量和液体出入量，注意电解质变化。

(4)及时监测动脉血气分析和生化检查结果，了解电解质和酸碱平衡情况。

(二)护理措施

1.保持呼吸道通畅

保持呼吸道通畅是最基本、最重要的治疗、护理措施。①若患者昏迷应使其气道处于开放状态；②清除气道内分泌物和异物，保持呼吸道湿化，根据病情进行翻身、拍背等，如果分泌物严重阻塞气道时，应立即进行机械吸引；③必要时建立人工气道；④缓解支气管痉挛，给予支气管扩张药，必要时遵医嘱应用肾上腺皮质激素。做好口咽部护理，防止误吸，选择适当胸部物理治疗。

2.机械通气护理

根据病情选择有创通气或者无创通气，预防机械通气并发症，即气胸、呼吸机相关性肺炎等。人工气道的护理：固定稳妥、湿化满意、气囊监测、气道分泌物吸引及撤机护理。

3.氧疗

氧疗是改善低氧血症的主要手段,氧疗的效应是通过提高肺泡氧分压,增加氧弥散能力,提高 PaO_2,改善低氧血症导致的组织缺氧,一般将 $PaO_2<60$ mmHg 定为氧疗的指征。根据缺氧程度决定给氧浓度,一般分为三种。①低浓度给氧,吸入氧气浓度低于 35%;②中浓度给氧,吸入氧气浓度为 35%~60%;③高浓度给氧,吸入氧气浓度高于 60%。对急性呼吸衰竭患者,在保证 PaO_2 迅速提高到 60 mmHg,或 SpO_2 在 90%以上的前提下,尽量降低氧浓度;对低氧血症型呼吸衰竭患者应提高氧浓度,增加呼气末正压(positive end-expiratory pressure,PEEP)或延长吸气时间(Ti),以增加氧饱和度;对高碳酸血症型呼吸衰竭患者,应增加潮气量,或加快呼吸机的呼吸频率,以加速 CO_2 排出。

4.支持治疗

重症患者需进行积极抢救和监护,在进行机械通气时,应预防和控制感染,做好院内感染的预防措施,避免医院感染的发生。

5.饮食护理

给予患者高蛋白、高脂肪、低糖饮食,必要时给予鼻饲、静脉营养。

6.心理护理

急性呼吸衰竭的患者因呼吸困难,预感病情危重,可能危及生命,常会产生紧张、焦虑情绪。护士应多了解和关心患者的心理状况,特别是对建立人工气道和使用机械通气的患者,应经常巡视,让患者说出或写出引起或加剧焦虑的因素,指导患者放松,采用分散注意力和引导性想象技术,以缓解其紧张和焦虑情绪。

7.健康教育

①讲解疾病的康复知识。②鼓励患者进行呼吸运动锻炼,教会患者进行有效咳嗽、咳痰技术,如缩唇呼吸、腹式呼吸、体位引流、拍背等方法。③遵医嘱正确使用药物,熟悉药物的用法、剂量和注意事项等。④教会家庭氧疗的方法,告知注意事项。⑤指导患者制订合理的活动与休息计划,教会其减少氧耗量的活动与休息方法。⑥嘱患者增强体质,避免各种引起呼吸衰竭的诱因。例如:鼓励患者进行耐寒锻炼和呼吸功能锻炼,如用冷水洗脸等,来提高呼吸道抗感染的能力;指导患者合理安排膳食,加强营养,达到改善体质的目的;避免吸入刺激性气体,劝告吸烟者戒烟;避免劳累、情绪激动等不良影响因素的刺激;嘱患者少去人群拥挤的地方,尽量避免与呼吸道感染者接触,减少感染机会。

第二节　急性肺损伤和急性呼吸窘迫综合征

一、概述

急性肺损伤(ALI)是一个以急性炎症和肺毛细血管通透性增加为特征的临床综合征,其病理特点为弥漫性肺泡毛细血管膜损伤,X 线胸片出现肺弥漫性浸润影,临床表现为单纯给氧难以纠正的低氧血症,ALI 最严重的情况是急性呼吸窘迫综合征。ARDS 是指由各种肺内和肺外致病因素所致的急性弥漫性肺损伤和进而发展的急性呼吸衰竭。主要病理特征是炎症导致肺微血管通透性增高,肺泡腔渗出富含蛋白质的液体,进而使肺水肿及透明膜形成,常伴有肺泡出血。病理生理改变以肺顺应性降低、肺内分流增加及通气血流比值失调为主。目前,采用中华医学会呼吸病分会制定的诊断标准。

(1)有 ALI 和(或)ARDS 的高危因素。

(2)急性起病、呼吸频数和(或)呼吸窘迫。

(3)低氧血症,氧合指数(PaO_2/FiO_2)小于等于 300 mmHg 时为轻度 ARDS,小于等于 200 mmHg 时为中度 ARDS,小于等于 100 mmHg 时为重度 ARDS。

(4)胸部 X 线检查示两肺浸润阴影。

(5)肺毛细血管楔压(PCWP)小于等于 18 mmHg 或临床上能排除心源性肺水肿。

二、病因与发病机制

1.病因

引起 ARDS 的病因有很多,可以分为肺内因素(直接因素)和肺外因素(间接因素),但这些直接和间接因素及其所引起的炎症反应、影响改变及病理生理反应常常相互重叠。常见病因如下。

(1)肺内因素:对肺的直接损伤。包括:①化学性因素,如吸入胃内容物、毒气、烟尘及长时间吸入纯氧等;②物理性因素,如肺挫伤、淹溺;③生物性因素,如重症肺炎。据国外报道,误吸胃内容物是发生 ARDS 最常见因素,当吸入物的 pH 值小于 2.5 时尤其容易发生 ALI,而在我国,最主要的危险因素是重症肺炎。

(2)肺外因素:各种类型的休克、败血症、严重的非胸部创伤、大量输血、急性重症胰腺炎、药物或麻醉性药品中毒等。

2.发病机制

ALI 和 ARDS 的发病机制尚未完全阐明。目前认为,除上述危险因素对肺泡膜造成直接损伤外,最重要的是多种炎症细胞(巨噬细胞、中性粒细胞、血小板)及其释放的炎性介质和细胞因子间接介导的肺炎症反应,激发机体产生系统性炎症反应综合征,即机体失控的自我持续放大和自我破坏的炎症反应,使肺功能残气量和有效参与气体交换的肺泡数量减少,导致弥散和通气功能障碍、通气/血流比例失调和肺顺应性下降。ARDS 主要有三个病理阶段,即渗出期、增生期和纤维化期,常重叠存在。肺组织大体表现为呈暗红或紫红的肝样变,可见水肿、出血,重量明显增加,切面有液体渗出。

三、临床评估与判断

1.病情评估

(1)询问患者或家属有无原发病,如感染、外伤、大手术、中毒等,症状出现的时间,患者的呼吸状况。患者除原发病的表现外,常在受到发病因素攻击(严重创伤、休克、误吸胃内容物等)后 12～48 小时(偶有长达 5 天),突然出现进行性呼吸困难、发绀,常伴有烦躁、焦虑、出汗,患者常感到胸廓紧束、严重憋气,即呼吸窘迫,不能被氧疗改善,也不能用其他心肺疾病所解释。咳嗽、咳痰,甚至出现咳血水样痰或小量咯血。早期多无阳性体征或闻及少量细湿啰音,后期可闻及水泡音及管状呼吸音。

(2)呼吸窘迫:ARDS 最常见的症状。主要表现为气急和呼吸频率增加。呼吸次数大多在 25～50 次/分,其严重程度与基础呼吸频率和肺损伤的严重程度有关。基础呼吸频率越快和肺损伤越严重，气急和呼吸频率增加越明显。

2.辅助检查

(1)X线胸片：以演变快速、多变为特点。早期无异常或出现肺纹理增多，边缘模糊，继之出现斑片并逐渐融合成大片状磨玻璃或实变浸润阴影，大片状阴影中可见支气管充气征。后期可出现肺间质纤维化改变。

(2)动脉血气分析：典型的改变为$PaCO_2$降低、pH值升高。在后期，如果出现呼吸肌疲劳或合并代谢性酸中毒，则pH值可低于正常值，甚至出现$PaCO_2$高于正常值。

(3)床边肺功能监测：肺顺应性降低，无效腔通气量比例(V_d/V_t)增加，但无呼气流速受限。

(4)血流动力学监测：通常仅用于与左心衰鉴别有困难时，一般肺毛细血管楔压小于12 mmHg，若大于18 mmHg则支持左心衰的诊断。

四、监测与护理

(一)监测

(1)密切监测患者生命体征，尤其是呼吸频率、节律、深度的变化。如当安静平卧时，若呼吸频率大于25次/分，常提示有呼吸功能不全，是ALI的先兆期表现。

(2)准确记录每小时出入量，合理安排输液速度，避免入量过多加重肺水肿。

(3)提供肠内营养时应注意观察有无胃内潴留，对有消化道出血的患者可进行肠外营养，注意监测血糖变化。

(4)机械通气监测是ALI/ARDS治疗最为有效的方法，ALI阶段的患者可试用无创正压通气，无效或病情加重时尽快气管插管或切开进行有创机械通气。机械通气可减少呼吸功耗，以达到改善换气和组织氧合的目的。其治疗ALI/ARDS的关键在于：复张萎陷的肺泡并使其维持在开放状态，以增加肺容积和改善氧合，同时避免肺泡随呼吸周期反复开闭所造成的损伤。

目前，ALI/ARDS的机械通气推荐采用肺保护性通气策略和肺开放通气策略。肺保护性通气策略的概念主要包括以下两点：①严格限制潮气量和气道压，减少肺容积伤和压力伤的发生；②使用一定水平的呼气末正压减少肺萎陷伤的发生。肺开放通气策略主要是采用肺泡复张手法，在机械通气过程中，间断给予高于常规平均气道压的压力并维持一定的时间(40秒)，一方面可使更多的萎陷肺泡重新复张，另一方面还可以防止吸收性肺不张。

(二)护理

1.ARDS的干预措施

ARDS是属于很难处理并且死亡率高的临床综合征。在过去几十年，很多专家发展了各种类型的干预措施去处理ARDS。

(1)采用小潮气量(6 mL/kg)进行通气。

(2)发展各种肺部保护通气模式，如双水平气道正压通气模式(Bi-vent，Bi-level，Biphasic)、气道压力释放通气等通气模式。

(3)肺泡复张术：当ARDS患者出现严重缺氧时，利用呼吸机给予患者高PEEP(如40 cm H_2O)并保持一段时间(如40秒)，可以把部分已经塌陷的肺泡重新打开。

(4)俯卧位通气：如果进行过几次肺泡复张术，但患者仍然处于缺氧状态，可以把患者翻身进行俯卧位通气(严重的低血压、室性心律失常、颜面部创伤及未处理的不稳定性骨折为俯卧位通气的相对禁忌证)。俯卧位通气可以把曾经被心脏和纵隔压致塌陷的肺泡重新打开,改善通气灌注比,增加氧合。俯卧位通气的翻身时间长度在国际上没有统一的标准,从4～48小时翻身一次都有,但以12～16小时翻身一次最普遍。近年的荟萃(meta)分析显示,合并采用肺部保护模式(小潮气量)进行通气,并同时采用俯卧位通气,能降低ARDS患者的死亡率。

(5)体外膜氧合(ECMO):过去几十年一直用于心胸外科病房或ICU针对心肺衰竭作为一种心肺支持性的体外循环技术。2009年出现的甲型H_1N_1流感,导致很多患者出现了ARDS。有些国家采用ECMO来治疗这类患者,发现其可以提高生存率,此后世界各地的ICU都开始采用ECMO来治疗此类患者。ECMO可以分VV-ECMO及VA-ECMO。VV-ECMO用于处理肺部疾病,如ARDS;VA-ECMO用于处理心脏疾病,如心肌炎。但要强调的是,ECMO本身是没有治疗功效的,它只是让患者的器官暂时休息,再让身体进行自我修复。

(6)其他干预:有一些干预曾经使用过,但后来由于循证证据不多,目前应用较少。这些干预包括吸入性一氧化氮、高频震荡通气、液体通气等。

2.护理措施

(1)机械通气护理。ARDS的通气的重点是预防难治性低氧血症的出现。小潮气量和足够水平呼气末正压的应用,可在降低进一步气压伤和院内获得性肺炎的同时,维持氧合在一个合适的水平。进行机械通气时多需建立人工气道,因而必须做好人工气道的护理,如人工气道固定、湿化、分泌物吸引等工作。长期进行机械通气的患者,停用呼吸机前做好撤机前的护理。

(2)氧疗护理:一般需高浓度(大于50%)给氧,使PaO_2＞60 mmHg或SpO_2＞90%。但一般的鼻导管或面罩吸氧难以纠正缺氧状态,必须及早应用机械通气。注意观察患者的呼吸状况、口唇颜色,呼吸变化时还应注意有无烦躁、恶心、呕吐等氧中毒症状,一经发现立即降低氧流量并通知医生处理。注意监测动脉血气分析,及早发现病情变化在氧疗中尤为重要。

(3)液体管理:保持循环系统较低的前负荷可减少肺水的含量,可以缩短上机时间和降低病死率。ARDS液体管理的目标是,在最低水平(5～8 mmHg)的PCWP下维持足够的心排血量及氧运输量。在早期可给予高渗晶体液,一般不推荐胶体溶液,可通过输血保持血细胞比容在40%～50%;同时限制入量,辅以利尿药,使出入量保持一定水平的负平衡。有条件可监测PCWP,在不明显影响心排血量和血压的情况下尽量降低PCWP。若限液后血压偏低,可使用多巴胺和多巴酚丁胺等血管活性药物。

近年来,呼吸支持技术的进步可使多数ARDS患者不再死于低氧血症,而主要死于MODS。ARDS可使肺外脏器功能受损,而肺外脏器功能受损又能反过来加重ARDS。因此,加强液体管理,尽早开始肠内营养,注意循环功能、肾功能和肝功能的支持,对防止MODS的发生有重要意义。

(4)用药护理:感染是导致ARDS的常见原因,也是ALI/ARDS的首位高危因素;而ALI/ARDS又易并发感染,所以对所有的患者都应怀疑感染的可能,除非有明确的其他导致ALI/ARDS的原因存在。治疗上宜选择广谱抗生素。抗菌药物遵医嘱在规定的时间内滴入,在使用过程中注意药物的不良反应;使用呼吸兴奋剂使时要保证呼吸道通畅,滴速不宜过快,用药后注意患者神志及呼吸的变化,若出现头痛、恶心、呕吐、上腹不适等不良反应时要减慢滴速，并报告医生；使用糖皮质激素时要定期检查口腔等部位有无真菌感染，并做相应处理；纠正低血钾，并了解补钾后血钾变化的情况。

(5)生活护理：病室空气清新，保持室内温湿度适宜；做好皮肤护理，定时协助患者更换体位，保持床单位干燥清洁，防止压疮的形成；做好口腔护理，每日两次；协助患者保持肢体功能位，并进行肢体功能锻炼；鼓励患者进食高蛋白、高脂肪、低碳水化合物的食物，遵医嘱做好鼻饲或静脉营养；进行肠内营养时，注意观察患者有无胃内潴留，对有消化道出血的患者可进行肠外营养，注意监测血糖变化，保证充足的液体入量，液体入量保持在 2 500～3 000 mL。

(6)心理护理：患者由于健康状况发生变化、不适应环境，易出现紧张不安、抑郁、焦虑、悲痛、治疗不合作等。因此，医护人员应充分理解患者，主动亲近、关心患者，积极采用语言与非语言的沟通方式，了解患者的心理障碍及需求，提供必要的帮助，同时安排其家人或朋友探视，以缓解压力，满足其爱与归属的需求，促进健康。

(7)健康教育。①疾病知识指导：向患者及家属讲解疾病的发生、发展与转归，讲解配合治疗的意义。②呼吸功能的锻炼：指导患者深呼吸，有效咳嗽、咳痰，体位引流，翻身、拍背，提高患者自我护理能力，加速康复，延缓肺功能恶化。③给予用药指导，告知患者药物使用的方法、剂量、注意事项、药物的副作用及不良反应。④指导患者进行家庭氧疗，并讲解其注意事项，吸氧浓度不宜太高，高浓度吸氧时间不能超过 72 小时。⑤病情好转后给予适当的活动，制订合理的活动计划，如床上手足运动、坐、站、呼吸、体操、步行。⑥增强体质，避免诱发因素：避免劳累、情绪激动等不良因素的刺激；尽量少去人员密集的地方，避免接触呼吸道感染的患者，减少感染的机会；指导安排合理的饮食，加强营养，达到改善体质的目的；戒烟，避免吸入刺激性气体和有毒气体；鼓励患者积极进行耐寒锻炼和呼吸功能锻炼，如冷水洗脸可以提高呼吸道抗感染的能力。⑦告知患者若呼吸困难加重、发绀明显，应尽早、及时就医治疗。

第三节　肺部感染

呼吸系统结构复杂、精细，包括鼻、咽、喉、气管、支气管、肺、胸膜及胸膜腔等。呼吸系统的任何部位均可发生感染，气管以上部位的感染称为上呼吸道感染，支气管以下部位的感染可统称为下呼吸道感染，下呼吸道感染习惯上也称为肺部感染。其病原微生物种类繁多，按其结构、组成等差异可分为三大类：①非细胞型微生物——病毒；②原核细胞型微生物——细菌、支原体、衣原体、立克次体、螺旋体、放线菌；③真核细胞型微生物——真菌、原虫。在我国，以细菌感染性疾病最常见。

肺部感染是指由感染性病原体引起的肺炎。发生肺部感染取决于侵入下呼吸道的病原体的毒力和数量，以及机体的机械屏障和免疫功能状态。微生物入侵下呼吸道和肺的途径有：①通过向纵隔或膈下区直接蔓延；②肺外感染灶的血行种植；③环境空气中的微生物被吸入下呼吸道；④口咽部分泌物的误吸。

进入下呼吸道的病原体只有达到一定数量才会导致感染，正常情况下，人体可以通过自身的构造达到阻止微生物增殖的目的：①支气管黏液捕获病原体，再经过纤毛上皮细胞摆动和咳嗽动作将黏液排出到咽喉部;②溶酶菌、乳铁蛋白、免疫球蛋白和补体等呼吸道分泌物中的体液免疫因子可杀死细菌或抑制黏附,一些分泌蛋白有抑制呼吸道病毒的作用;③肺泡巨噬细胞等具有免疫功能。当这些构造受到损伤,其保护作用也大大下降,因此发生肺部感染的可能性增加。

不同感染途径及不同宿主的肺炎在病原学上有不同的分布规律,临床各有特点。肺炎的分类有以下三种。

(一)按感染来源分类

1.细菌性肺炎

细菌性肺炎最常见,占成人各类病原体肺炎的80%。病原菌为肺炎链球菌、金黄色葡萄球菌、甲型溶血性链球菌等需氧革兰氏阳性球菌,肺炎克雷伯杆菌、流感嗜血杆菌、铜绿假单胞菌等需氧革兰氏阴性杆菌,棒状杆菌、梭形杆菌等厌氧杆菌。其重要特点是临床表现多样化、病原谱多元化、耐药菌株不断增加。

2.真菌性肺炎

真菌引起的疾病是真菌病,肺部真菌病占内脏深部真菌感染的60%以上,大多数为条件致病菌,以念珠菌和曲霉菌最为常见,除可由多种病原体引起外,其他如放射性、化学、过敏等因素亦能引起肺炎。

3.非典型肺炎

非典型肺炎是指由支原体、衣原体、军团菌、立克次体、腺病毒及其他一些不明微生物引起的肺炎。

(二)按照患病环境分类

1.医院获得性肺炎(HAP)

HAP又称医院内肺炎,是指患者入院时不存在也不处于感染的潜伏期,入院48小时后在医院(包括老年护理院、康复院)内发生的肺炎。其发生率为1.3%~3.4%,占医院感染的第一位。细菌为最常见的病原体,约占90%,其中1/3为混合感染。

2.社区获得性肺炎(community acquired pneumonia, CAP)

CAP又称院外肺炎,是指在医院外罹患的感染性肺实质炎症,包括有明确潜伏期的病原体感染在入院后于平均潜伏期内发病的肺炎。细菌是主要病原体,以肺炎链球菌最多见。

(三)按解剖部位分类

1.大叶性肺炎

致病菌以肺炎链球菌最常见。病原体先在肺泡引起炎症,经肺泡间孔(Cohn孔)向其他肺泡扩散,致病变累及部分肺段或整个肺段、肺叶,又称肺泡性肺炎,主要表现为肺实质炎症,通常不累及支气管(图4-2)。

2.小叶性肺炎

致病菌有肺炎链球菌、葡萄球菌、病毒、肺炎支原体等。病变起于支气管或细支气管,继而累及终末细支气管和肺泡,又称支气管性肺炎。

3.间质性肺炎

间质性肺炎可由细菌、支原体、衣原体、病毒或肺孢子菌等引起,是以肺间质为主的炎症,病变主要累及支气管壁及其周围组织，由于病变在肺间质，呼吸道症状较轻，异常体征较少。

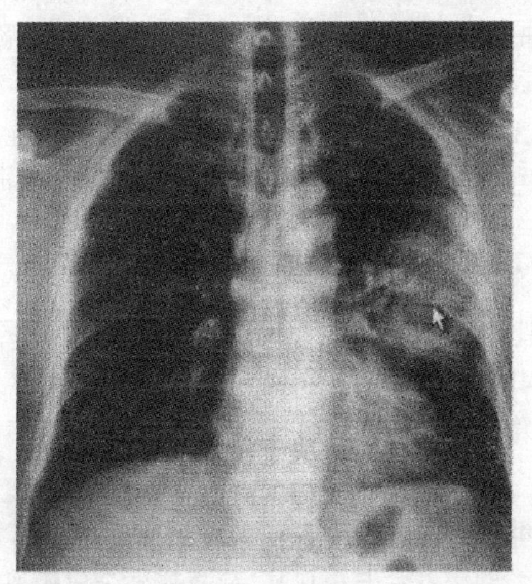

图 4-2　大叶性肺炎

一、细菌性肺炎

(一)概述

细菌性肺炎最常见，占成人各类病原体肺炎的 80%，本节以病原菌为肺炎链球菌、金黄色葡萄球菌的肺炎为例讲述细菌性肺炎。肺炎链球菌肺炎是由肺炎链球菌或呈肺炎球菌所引起的肺炎，约占社区获得性肺炎的半数。葡萄球菌肺炎是由葡萄球菌引起的急性化脓性炎症，常发生于有基础疾病，如糖尿病、血液病、艾滋病、肝病、营养不良、酒精中毒、静脉吸毒或原有支气管肺疾病者，流感后、病毒性肺炎后或儿童患麻疹时也易罹患。若不及时治疗或治疗不当，病死率很高。

(二)病因与发病机制

肺炎链球菌为革兰氏阳性球菌，有荚膜，毒力与荚膜中的多糖有关系，可在干燥痰液中存活数月，但阳光直射 1 小时或加热至 52 ℃10 分钟后即可被杀灭。机体免疫功能正常时，它是寄居在口腔及鼻咽部的一种正常菌群，免疫功能受损直接侵入人体而致病。

葡萄球菌为革兰氏阳性球菌，其致病物质主要是毒素与酶，金黄色葡萄球菌凝固酶为阳性，是化脓性感染的主要原因，但其他凝固酶阴性也可引起感染。

(三)临床评估与判断

1.病情评估

(1)了解患者近期有无受凉、淋雨、疲劳、醉酒、病毒感染史；是否有挑食、不良生活习惯等；是否患有慢性疾病等；是否接种过流感疫苗、肺炎疫苗等。

(2)临床表现：两者症状均起病急骤，出现寒战、高热、咳嗽。肺炎链球菌肺炎痰不多可带血，典型者为铁锈色痰可有胸痛，深呼吸加重，并可放射至肩部及腹部，偶有恶心、呕吐、腹泻或腹痛，易被误诊为急腹症。葡萄球菌肺炎咳痰量多，为脓性痰，带血丝或呈粉红色乳状，毒血症状明显，全身肌肉关节酸痛，体质衰弱，精神萎靡，病情严重者可出现周围循环衰竭。

(3)体征：肺炎链球菌呈急性病容，面颊绯红，鼻翼扇动，皮肤灼热、干燥，口角及鼻周有单纯疱疹;病变广泛时可有发绀,有脓毒症者可出现皮肤、黏膜出血点,巩膜黄染。早期肺部体征不明显,发生实变后叩诊浊音,触觉语颤增强并可闻及支气管呼吸音,重症感染时可伴休克、ARDS及神经精神症状。

葡萄球菌肺炎早期可无体征,常与严重的中毒症状和呼吸道症状不平行,然后可出现两肺散在的湿啰音,病变较大或融合时可有肺实变体征,气胸或脓气胸可有相应症状。

2.辅助检查

(1)血常规:血白细胞升高,中性粒细胞升高,并有核左移。

(2)胸部X线:肺炎链球菌早期影像仅见肺纹理增粗,或受累的肺段、肺叶稍模糊,随病情进展,表现为大片炎症浸润阴影或实变影,在实变影中可见支气管充气征,肋膈角可有少量胸腔积液。葡萄球菌肺炎影像显示肺段或肺叶实变,可早期形成空洞,或成小叶状浸润,其中有多个或单个的液气囊腔。

(3)痰培养:24～48小时可以确定病原体。肺炎链球菌肺炎患者可咳出脓性或铁锈色痰。

(4)血培养:10%～20%的患者合并菌血症,故重症肺炎应做血培养。

(5)其他:抽胸腔积液细菌培养,聚合酶链反应(PCR)及荧光标记抗体检测等。

二、病毒性肺炎

(一)概述

病毒性肺炎是由上呼吸道病毒感染向下蔓延所致的肺部感染。引起成人病毒性肺炎的常见病毒为甲型流感病毒、乙型流感病毒、副流感病毒、腺病毒、呼吸道合胞病毒和冠状病毒等。呼吸道病毒可通过飞沫或直接接触传播,传播速度快。因病毒从呼吸道侵入,所以病毒性肺炎常伴有气管、支气管炎。本病多发生于冬、春季节,可暴发或散发流行。婴幼儿、老人或原有心肺疾病者病情较重,死亡率高。

巨细胞病毒(cytomegalovirus, CMV)在人群中的自然感染率最高,血清学检测巨细胞病毒抗体阳性率为40%～100%,CMV是先天性获得免疫缺陷儿童和继发性免疫功能低下患者感染常见的病原体之一。在肾、肝、心、肺移植受体和获得性免疫缺陷综合征(acquired immunodeficiency syndrome, AIDS)患者中,CMV是引起感染和死亡的主要病原体之一,同时巨细胞病毒的感染可以使机体免疫功能进一步下降,易导致更为严重的真菌和细菌二重感染。

(二)病因与发病机制

免疫抑制宿主为疱疹病毒、麻疹病毒的易感者,骨髓移植和器官移植接受者易患疱疹病毒和巨细胞病毒性肺炎。患者可同时受一种以上病毒感染,并常继发细菌感染如金葡萄球菌感染,免疫抑制宿主还常继发真菌感染。病毒性肺炎为吸入性感染。

(三)临床评估与判断

1.病情评估

(1)了解患者既往史,是否进行过器官移植或者是否有免疫性相关疾病;了解患者居住史,是否处于病毒流行区域;了解患者密切接触的人有无特殊患病经历。

(2)临床表现:病毒性肺炎起病较急,发热、头痛、全身酸痛、倦怠等全身症状较突出,常在急性流感症状尚未消退时即出现咳嗽、咳少痰或白色黏痰、咽痛等呼吸道症状。小儿或老年人易发生重症肺炎，表现为呼吸困难、发绀、嗜睡、精神萎靡，甚至发生休克、心力衰竭、呼吸衰竭或ARDS等并发症。本病常无显著的胸部体征，病情严重者有呼吸浅速、心率增快、发绀，以及肺部干、湿性啰音。

2.辅助检查

(1)血常规：白细胞总数正常、稍高或偏低。红细胞沉降率(以下简称"血沉")通常在正常范围。

(2)痰培养：痰涂片白细胞中以单核细胞较多，痰培养常无致病细菌生长。

(3)胸部X线：检查可见肺纹理增多，磨玻璃状阴影，小片状浸润或广泛浸润，实变，病情较为严重者显示双肺弥漫性结节性浸润，但大叶实变及胸腔积液者均不多见。病毒性肺炎的致病源不同，其影像亦有不同。

(4)病原学检查：病毒分离、血清学检查。

三、真菌性肺炎

(一)概述

肺真菌病是指由真菌引起的肺部疾病，主要指肺和支气管的真菌性炎症或相关病变，广义上讲可以包括胸膜和纵隔。引起肺真菌病的真菌种类目前以念珠菌、曲霉、组织胞浆菌最为常见，其次为新型隐球菌、球孢子菌、毛霉菌等。

临床上通常把真菌分为致病性真菌与条件致病性真菌。①致病性真菌：或称为传染性真菌，属原发性真菌，常导致原发性外源性真菌感染，可侵袭免疫功能正常宿主，免疫功能缺陷的患者易致全身播散，病原性真菌主要有组织胞浆菌、球孢子菌、副球孢子菌、皮炎芽生菌、足癣菌和孢子丝菌等。②条件致病性真菌：或称为机会性致病菌，如念珠菌、曲霉菌、隐球菌等，这些真菌多为腐生菌或植物致病菌，对人体的病原性弱，但在宿主存在真菌感染的易患因素时，会导致深部真菌感染，但临床上也可见到无明确宿主因素的病例。

(二)病因与发病机制

真菌多在土壤中生长，孢子飞扬于空气中，被吸入肺部可引起肺真菌病(外源性)。有些真菌为寄生菌，在机体免疫力下降时可引起感染，体内其他部位真菌感染亦可经淋巴或血液到肺部，为继发性肺真菌病。健康人对真菌具有较强的抵抗力，很少患有此类疾病；但在机体有基础疾病(如糖尿病、白血病等)或免疫功能受损的情况下，尤其是长期应用广谱抗生素、糖皮质激素、免疫制剂、细胞毒性药物及体内留置导管时，真菌易乘虚而入，发生肺真菌病。近年来，由于人口老龄化及上述药物的广泛应用，肺真菌感染有逐渐增多的趋势，而本病症状、体征及X线征象多无特征性，诊断有一定困难。治疗上尚无理想药物，预后差，死亡率高，因此预防就更为重要。

(三)临床评估与判断

1.病情评估

(1)了解患者的一般情况：是否有某些慢性基础疾病，如肺结核、恶性肿瘤、糖尿病、营养不良、烧伤等；近期是否进行创伤性检查，如导管置入；是否接触过发霉或霉变的东西，或者长时间在潮湿环境中生活；有无长期使用抗生素、免疫抑制剂、细胞毒性药物等。

(2)临床表现：在有基础疾病(如白血病、恶性肿瘤等)，使用糖皮质激素、免疫抑制剂、广谱抗生素,或体内留置导管的情况下,有发热、咳嗽、咳痰(黏液痰或呈乳白色、棕黄色痰,也可有血痰)、胸痛、消瘦、乏力等症状时,应考虑肺真菌感染的可能。肺部体征呼吸音减低,出现干湿啰音,也可有肺部叩诊浊音。

2.辅助检查

(1)痰液检查:痰涂片可见真菌的菌丝或孢子。痰培养可鉴定菌种。肺念珠菌病的支气管炎型咳痰为多量白泡沫塑料状稀痰,随病情进展,痰稠如蛋糊状,而肺炎型,痰可呈胶冻状;肺曲霉病中五种类型,其中变应性支气管肺曲霉病咳棕黄色脓痰,痰中有大量嗜酸性粒细胞及曲霉丝,烟曲霉培养为阳性。

(2)胸部 X 线、CT 检查:可呈多种炎性阴影,如叶、段性的片状、块状或弥漫性小结节状阴影,但无特异性。支气管炎型肺念珠菌病,X 线影像可仅显示两肺中下野纹理增粗;肺炎型肺念珠菌病 X 线检查可显示双下肺纹理增多有纤维条索影,伴散在的大小不等、形状不一的结节状阴影;侵袭性肺曲霉病 X 线胸片显示以胸膜为基底的多发楔形、结节、肿块阴影或空洞,有些患者的 CT 检查显示早期为晕轮征,后期为新月体征;变应性支气管肺曲霉病胸片或 CT 显示中央型支气管扩张(肺野内侧 2/3 的支气管)和一过性肺浸润,表现为上叶一过性实变或不张,磨玻璃阴影伴马赛克征,黏液嵌塞,可发生于双侧;肺隐球菌影像学特征为胸膜下结节或团块,单发或多发,边缘光整,常有空洞形成,洞壁比较光滑;肺孢子菌肺炎 CT 检查可见磨玻璃样肺间质浸润(图 4-3),伴有低氧血症。

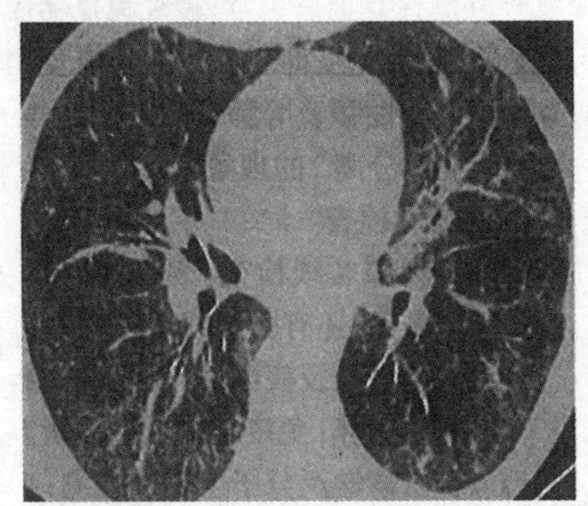

图 4-3　CT 显示肺孢子菌肺炎

(3)血清学检查:特异性抗体检测有助于诊断。

四、免疫受损宿主肺部感染

(一)概述

正常机体具有物理和化学屏障、非特异性免疫和特异性免疫功能,防御各种病原体侵入机体和感染。任何原因所致的影响和(或)损伤上述免疫功能,均可导致机体免疫功能受损,容易引起感染。近年来,随着肿瘤放、化疗等治疗技术的进步,以及肿瘤患者生存期延长、器官移植的突破和发展,HIV 感染和获得性免疫缺陷综合征的出现和流行,免疫功能受损的患者明显增加和不断积累,已经成为临床的一大难题。感染是影响免疫功能受损患者病程和预后的最主要因素,其中肺部为最常见的感染靶器官。

(二)病因与发病机制

免疫功能受损的肺部感染受两方面影响,即患者的功能状态和患者所接触的环境。免疫功能受损肺部感染根据患者所接触的环境可分为社区和医院获得性感染。一般认为,体液免疫受损易导致细胞外寄生菌的感染,细胞免疫受损易引起细胞内寄生菌的感染。机制有以下四方面。

1.粒细胞缺陷

粒细胞数量减少(0.5～1.0)×10^9/L,如在白血病化疗、实体肿瘤化疗、再生障碍性贫血、实体器官移植和骨髓移植患者中易发生。粒细胞功能异常:高免疫球蛋白E综合征,遗传性氧化杀伤活性异常。

2.细胞免疫缺陷

临床大多为继发性的细胞免疫缺陷,如淋巴瘤、实体肿瘤患者的化疗和放疗,以及器官移植、AIDS等。

3.体液免疫缺陷

体液免疫缺陷主要见于补体缺乏症、免疫球蛋白缺乏、多发性骨髓瘤、脾切除等。

4.皮肤黏膜的完整性受损

各种导管的内放置、烧伤、心瓣膜置换术、创伤等可引起皮肤黏膜的损伤,破坏其防御功能,易引起皮肤邻近部位寄植菌和医院内耐药菌侵入机体,发生肺部感染。

(三)临床评估与判断

1.病情评估

(1)了解患者既往病史,是否患有肿瘤进行过放、化疗,是否进行过器官移植等;了解患者既往接触的环境;进行体格检查,了解基本情况,进行相应病原体检查。

(2)临床表现起病隐匿或急剧。起病隐匿常不被患者或临床医师察觉;而某些患者突发起病,呈暴发性经过,极易发展成为呼吸衰竭。临床症状多变,高热较为常见,少数患者因糖皮质激素、免疫抑制药等因素掩盖,未表现出发热。咳嗽少见,且以干咳居多,肺部体检较少闻及干湿性啰音等肺部感染阳性体征,而患者的临床症状相对较为严重或危重,存在"症状与体征相分离"的现象。

2.辅助检查

(1)胸部X线检查:表现为双侧病变,肺部感染不易局限化,实变少见,以小片状浸润影多见,还有肺部间质改变,也有患者影像学无异常改变。

(2)痰培养及痰涂片:细菌性肺炎诊断的常用简便方法。

(3)血培养:免疫功能低下患者并发菌血症概率较免疫功能健全者高。

(4)血清学及分子生物学检测:血清学对分离困难的病原体诊断有一定的帮助。

(5)创伤性诊断措施:纤维支气管镜、经皮肺穿刺活检及开胸肺活检。

五、肺部感染的监测与护理

(一)监测

1.密切监测患者的生命体征

持续监护患者心电、血压、呼吸、血氧饱和度、呼吸频率、呼吸节律、呼吸音,有无出现呼吸急促、呼吸困难,口唇、指(趾)甲末梢有无发绀,如有则需及时给予鼻导管或者面罩有效吸氧,根据病情变化调节氧浓度和氧流量。

2.观察患者的神志状态

患者有无神志模糊、昏睡和烦躁等。若患者表现出烦躁不安，则可能预示病情加重；若出现嗜睡、昏迷，则应采取紧急救治措施。

3.进行体温监测

患者体温高于 41 ℃，或高热骤降伴大汗淋漓、脉速、四肢厥冷，提示病情危重。当高热患者的体温高于 38.5 ℃时，给予抽取血培养及物理和(或)药物降温。

4.监测患者的动脉血气分析结果

及时判断患者肺通气及换气功能状态、电解质和酸碱平衡状态。

5.监测尿量、肾功能、血糖的变化

6.监测患者的循环功能

重症肺炎患者并发循环障碍时可有右房平均压正常或下降、肺动脉楔压下降、左室排出量指数升高、肺小动脉阻力下降等。

(二)护理措施

1.对症护理

(1)高热护理每 4 小时监测体温一次，观察热型和变化规律；观察患者的面色、脉搏、呼吸、血压、食欲及出汗等情况；卧床休息减少机体耗能；加强晨、晚间口腔护理，防止口腔感染；鼓励患者多饮水，每日饮水量为 2 000 mL，必要时静脉补液。

(2)根据病情，合理给氧。常规鼻导管及无创正压通气不能改善缺氧时，采取气管插管呼吸机辅助通气。

(3)按照医嘱送痰培养两次，血培养 1 次(用抗生素前)。

(4)咳嗽、咳痰的护理：①鼓励患者深呼吸，协助翻身及进行胸部叩击，指导有效咳嗽，清除呼吸道分泌物，保持呼吸道通畅，有利于肺部气体交换；②痰液黏稠不易咳出时，按照医嘱给予雾化吸入。

(5)胸痛的护理：①观察患者疼痛的部位、性质和程度；②嘱患者注意休息，调整情绪，转移注意力，减轻疼痛；③协助患者取舒适体位，患侧卧位以降低患侧胸廓活动度，缓解疼痛；④指导患者在深呼吸和咳嗽时用手按压患侧胸部，以降低幅度、减轻疼痛。

2.用药护理

(1)抗生素选择：遵循大剂量、联合、静脉应用抗生素原则。轻至中度肺炎，抗生素可选择第 2 代及不具有抗假单胞菌活性的第 3 代头孢菌素(头孢曲松、头孢噻肟)，β 内酰胺类和 β 内酰胺酶抑制药(氨苄西林、舒巴坦)，氟喹诺酮类(环丙沙星、诺氟沙星)；重症肺炎可选择抗假单胞菌 β 内酰胺类(头孢他啶、头孢哌酮、哌拉西林等)、碳青霉烯类(亚胺培南)，必要时联合万古霉素。

(2)抗真菌药物可选择卡泊芬净、氟胞嘧啶、多烯类等，具有较强的肝、肾毒性，必须谨慎选择用药时机和类型。

(3)病毒性肺炎可选择更昔洛韦、膦甲酸钠等，也可用其他增强抗巨细胞病毒免疫能力的辅助治疗药物，如人免疫球蛋白巨噬细胞病毒特异性 $CD8^{+}$ T 细胞等。

(4)应用血管活性药物：在患者经过补充血容量、吸氧、纠正酸中毒等综合治疗措施后，血压仍未回升，症状未见好转时，可以应用血管活性药物。

（5）抗胆碱能药物：可抑制交感神经活动，解除血管痉挛，改善微循环灌流，解除支气管痉挛，减少支气管分泌物，保持呼吸道通畅。

（6）糖皮质激素的应用越早越好，在有效抗感染的基础上可大量短期应用，情况好转后迅速撤停。

3.并发症护理

（1）合并感染性休克时取去枕平卧位，下肢抬高20°～30°，增加回心血量和脑部血流量，保持静脉通畅，积极补充血容量，根据病情调节输液速度，防止肺水肿，动态观察病情，及时反馈给医生，为治疗方案做出调整。

（2）合并急性肾衰竭的护理，留置导尿管，记录每小时尿量，严密观察肾功能和电解质变化，严格控制补液量和补液速度，尿量小于20 mL/h或小于80 mL/24 h的急性肾功能衰竭者需做血液透析治疗。

4.生活护理

（1）饮食护理：鼓励进食软质流食，易消化、高营养、高热量的流质或半流质饮食，需要鼻饲患者可适当增加白蛋白、氨基酸等营养物质，以提高抵抗力，增强抗感染效果。

（2）舒适护理：急性期绝对卧床休息，休克时取去枕平卧位；保持室内清洁、安静，空气湿润；定时开窗通风，防止患者受凉；保持口腔清洁；出大汗患者及时更换衣物，保持床铺与衣物干燥、整洁。

5.心理护理

评估患者的心理状态，采取有针对性的护理。患者病情加重，有呼吸困难、发热、咳嗽等明显不适时，患者会出现烦躁和恐惧，加压通气、气管插管、机械通气时患者情绪尤为明显，上述情绪加重呼吸困难。护士要鼓励患者倾诉，多与其交流，语言交流困难时，用文字或体态语言主动沟通，尽量消除其紧张、恐惧心理。了解患者的经济状况及家庭成员情况，帮助患者寻求更多支持和帮助。及时向患者及家属解释，介绍病情和治疗方案，使其信任和理解治疗与护理的作用，增加安全感，保持情绪稳定。

6.健康教育

（1）指导患者锻炼身体，坚持呼吸功能锻炼，做深呼吸运动，增强机体免疫力。

（2）减少去公共场所的次数，外出可戴口罩，感冒流行时尽量不去公共场所。

（3）季节交换时避免受凉、过度疲劳，尽早防治呼吸道感染。

（4）居室保持良好通风、空气清新，均衡膳食，戒烟限酒。

第四节　慢性阻塞性肺疾病急性加重期

一、概述

慢性阻塞性肺疾病急性加重期（AECOPD）是慢性阻塞性肺疾病患者重要的临床病程，是以呼吸道症状加重为特征的临床事件，其症状变化程度超过日常变异范围，并导致药物治疗方案改变。频繁发作的急性加重对COPD患者的生活质量产生巨大负面影响，是呼吸重症常见疾病。慢性阻塞性肺疾病，简称“慢阻肺”，是一种重要的慢性呼吸系统疾病，患者人数多，病死率高。目前,COPD在全球已成为第四位的致死病因,引起了世界各国的重视。COPD是一种可以预防、治疗,并,以持续气流受限为特征的破坏性的肺部疾病,这种气流受限不完全可逆,呈进行性发展,与肺部对有害颗粒或气体的异常炎症反应有关。其症状为气流受限、气短、咳嗽、气喘,并且伴有咳痰,会逐渐削弱患者的呼吸功能。COPD是指慢性支气管炎和肺气肿。肺功能检查可以明确诊断COPD,即在应用支气管扩张剂后FEV1占预计值的百分比小于70。应用气流受限的程度进行肺功能评估,即以FEV1占预计值的百分比为分级标准。慢阻肺患者气流受限的肺功能分级分为4级。

Ⅰ级(轻度):FEV_1/FVC(用力肺活量)<70%,FEV1≥80%预计值,伴或不伴有慢性症状(咳嗽、咳痰)。

Ⅱ级(中度):FEV1/FVC<70%,50%≤FEV_1<80%预计值,伴或不伴有慢性症状(咳嗽、咳痰、呼吸困难)。

Ⅲ级(重度):30%≤FEV1<50%预计值,伴或不伴有慢性症状(咳嗽、咳痰、呼吸困难)。

Ⅳ级(极重度):FEV_1/FVC<70%,FEV_1<30%预计值或FEV_1<50%预计值,合并呼吸衰竭或临床有右心衰竭的体征。

二、病因与发病机制

AECOPD的病因通常包括:①呼吸道感染,最常见,包括病毒性上呼吸道感染和支气管感染;②空气污染;③合并肺炎、肺栓塞、心力衰竭、心律失常、气胸和胸腔积液等;④病因不明,表现为急性加重的易感性,每年急性发作大于等于两次,被称为"频繁急性发作者",也许是COPD的一种亚型。另外,稳定期治疗的中断也是急性加重的原因之一。COPD的有关发病因素包括个体易感因素及环境因素两个方面,这两者相互影响。个体因素包括遗传因素、气道高反应性;环境因素包括吸烟、职业粉尘和化学物质、大气污染、感染、社会经济地位等,其中吸烟是现今公认的COPD重要发病因素。

发病机制有如下四方面。

(1)由于支气管的慢性炎症,管腔狭窄形成不完全梗阻,吸气时气体容易进入肺泡,呼气时胸腔内压力增加使气管闭塞,残留肺泡的气体过多,使肺泡充气过度。

(2)慢性炎症破坏小支气管壁软骨,使其失去正常的支气管支架作用,吸气时支气管舒张,气体尚能进入肺泡,但呼气时支气管过度缩小、陷闭,阻碍气体排出,肺泡内积聚大量的气体,使肺泡明显膨胀和压力增高。

(3)肺部慢性炎症时白细胞和巨噬细胞释放的蛋白分解酶增加,损害肺组织和肺泡壁,致使多个肺泡融合成肺大疱或气肿;此外,吸烟尚可通过细胞毒性反应和刺激有活性的细胞而使中性粒细胞释放弹性蛋白酶。

(4)肺泡壁的毛细血管受压,血液供应减少,肺组织营养障碍,也会引起肺泡壁弹性减退,更易促成肺气肿的发生。

三、临床评估与判断

1.病情评估

(1)诱因和前驱症状:AECOPD的最常见原因是气管-支气管感染,主要是病毒、细菌感染。部分病例难以确定。肺炎、充血性心力衰竭、气胸、胸腔积液、肺血栓栓塞症和心律失常都有与AECOPD类似的症状,需加以鉴别。患者急性发作前有无接触变应原,COPD患者有关的检查和治疗经过，是否按照医嘱进行治疗。

(2)临床表现：AECOPD 的主要症状是气促加重，常伴有喘息、胸闷、咳嗽加剧、痰量增多、痰液颜色和(或)黏度改变、发热等。此外，亦可出现全身不适、失眠、嗜睡、疲乏、抑郁和精神错乱等症状。当患者出现运动耐力下降、发热和(或)胸部 X 线影像异常时可成为 AECOPD 的征兆。痰量增加及出现脓性痰常提示细菌感染。与加重前的病史、症状、体格检查、肺功能测定、动脉血气分析检测和其他实验检查指标进行比较，对判断 AECOPD 的严重性甚为重要。应注意了解本次病情加重或新症状出现的时间，气促、咳嗽的严重程度和频度，痰量和颜色，日常受限程度，是否出现水肿及持续时间，既往加重情况和是否住院治疗，以及目前的治疗方案等。本次加重期肺功能和动脉血气分析结果与既往对比可提供非常重要的信息，这些指标的急性改变较其绝对值更为重要。对于严重 COPD 患者，神志变化是病情变化的最重要指标，一旦出现需及时送医院诊治。是否出现辅助呼吸肌参与呼吸运动、胸腔矛盾呼吸、发绀、外周水肿、右心衰竭、血流动力学不稳定等征象，亦有助于判定 COPD 加重的严重程度。

2.辅助检查

(1)肺功能检查：判断气流受限的主要客观指标(图 4-4)，对 COPD 诊断、严重程度评价、疾病进展、预后及治疗反应等有重要意义。其适用于稳定期患者，大多数急性加重期患者常不能配合完成肺功能检查。

结论：阻塞性通气功能障碍
残/总比增加
弥散功能减低
支气管舒张试验阴性

	Pre-Bronch			Post-Bronch		
	Actual	Pred	%Pred	Actual	%Pred	%Chng
—肺通气—						
FVC(L)	2.19	3.42	64	2.15	63	-2
FEV_1(L)	0.93	2.62	35	0.90	34	-3
FEV_1/FVC(%)	42	78	54	42	54	-1
FEF25%(L/sec)	0.66	6.13	11	0.78	13	18
FEF50%(L/sec)	0.43	3.21	13	0.36	11	-16
FEF25%~75%(L/sec)	0.40	2.70	15	0.36	13	-10
FEF Max(L/sec)	2.84	7.89	36	2.70	34	-5
FIVC(L)	1.64	3.85	43	1.52	40	-7
FIF Max(L/sec)	2.14	3.21	67	2.65	83	24

图 4-4　COPD 肺功能检查

(2)胸部影像学检查：X 线胸片或 CT 有助于发现 AECOPD 的诱因及与其他类似症状疾病的鉴别诊断。

(3)动脉血气分析：AECOPD 患者的重要评价指标，能指导合理氧疗和机械通气，需参考稳定期的水平。有助于确定低氧血症、高碳酸血症、酸碱平衡失调及判断呼吸衰竭类型。

(4)其他检查：COPD 并发细菌感染时，外周白细胞增高，中性粒细胞核左移。痰培养可能检出病原菌。

四、监测与护理

(一)监测

(1)血气分析是判断病情变化的重要依据。$PaCO_2$ 持续升高或不下降,提示病情危重;有创正压通气时避免 $PaCO_2$ 下降过快。$PaCO_2$ 每天下降小于等于 10 mmHg,使 $PaCO_2$ 逐渐恢复到缓解期水平,以免 $PaCO_2$ 下降过快导致碱中毒发生。

(2)观察患者咳嗽、喘息、意识的变化,关注患者的主诉,有无头痛、意识障碍、球结膜水肿等。若患者出现注意力不集中、好言多动、烦躁不安、昼睡夜醒、寻衣摸物、意识恍惚,为肺性脑病的先兆,应立即报告医师进行抢救。

(3)观察发绀的程度,如颜面、末梢发绀逐渐加重,提示患者缺氧及 CO_2 潴留严重。

(4)观察痰液的颜色和量,黄脓痰且量多提示感染未控制,白痰且量少提示感染得到控制,病情好转。

(5)观察患者气道反应性并记录:机械通气时峰压高,咳嗽频繁,提示气道痉挛无改善,给予镇静、雾化吸入。

(6)观察人机配合及反应:一般研究显示,COPD 患者采用无创正压通气比采用有创正压通气会有更好的效果。使用有创正压通气时,需采用小潮气量,缩短吸气时间,以保护患者的肺部,同时能更有效地排出 CO_2。

(7)观察镇静药物的副作用,如低血压、呼吸抑制等。

(8)观察患者腹胀、应激性溃疡的情况,必要时给予胃肠减压。

(二)护理措施

1.对症护理

发作期的患者呼吸道分泌物增多、黏稠、咳痰困难,协助患者拍背,鼓励和指导患者深呼吸和有效咳嗽,必要时给予雾化吸入。

2.呼吸功能锻炼

COPD 患者急性症状控制后应尽早进行呼吸功能锻炼,教会患者及家属缩唇腹式呼吸方法。

3.用药护理

①祛痰止咳药物:观察用药后患者痰液是否变稀容易咳出,及时协助患者排痰。对呼吸储备功能减弱的老年人或痰量较多者,应以祛痰为主,协助排痰,不应选用强烈的镇咳药,以免抑制呼吸中枢,加重呼吸道梗阻和炎症,导致病情恶化。止咳糖浆服用后半小时内不宜饮水。②解痉平喘药物:观察用药后患者咳嗽是否减轻,气喘是否消失。β_2 受体激动剂常同时有心悸、心率加快、肌肉震颤的副作用,用药一段时间后症状可减轻,如症状明显应酌情减量。茶碱引起的不良反应与其血药浓度密切相关,个体差异大,常有恶心、呕吐、头痛、失眠,严重者有心动过速、精神失常、昏迷等症状。

4.氧疗过程中的护理

患者有呼吸困难、发绀等缺氧症状时,可用氧气吸入,用氧前向患者及家属做好解释工作,在吸氧过程中监测患者的心率、血压、呼吸频率及血气指标的变化。

5.重症患者护理

病情危急者,给予无创或者有创正压通气,并做好护理。

6.心理护理

COPD患者因长期患病,会有各种消极心理反应,每次加重可能使患者心理产生恐惧和焦虑。应经常与患者交流沟通,了解其心理状态,尤其是与气管插管患者的非语言交流,使其保持心情舒畅,避免情绪激动、紧张。

7.饮食护理

对心、肝、肾功能正常的患者,应给予充足水分和热量,每日饮水量在1 500 mL以上,有利于维持呼吸道黏膜湿润,使痰的黏稠度降低,易于咳出。饮食宜温热、清淡、富含营养和维生素,忌肥腻、辛辣、刺激性和易产气的食物,不宜进食过饱。

8.健康教育

①戒烟、减少职业粉尘和化学品吸入、减少室内外空气污染,是预防COPD发生和防止病情进展的重要措施。戒烟是最有效和最经济的降低COPD危险因素并终止其进行性发展的措施。告诉患者及家属应避免烟尘吸入,气候骤变时注意预防感冒,避免受凉及与上呼吸道感染者接触。②加强体育锻炼,要根据每个人的病情、体质及年龄等情况量力而行,循序渐进,天气良好时到户外活动,如散步、慢跑、打太极拳、练气功等,以不感到疲劳为主。③教会患者学会自我监测病情变化,尽早治疗呼吸道感染,可在家中配备常用药物及掌握其使用方法。④重视营养的摄入,改善全身营养状况,提高机体免疫力。⑤严重低氧血症患者坚持长期家庭氧疗,可明显提高生活质量和劳动能力,改善生命质量,每天吸氧10～15小时,氧流量1～2 L/min,并告知患者及家属氧疗的目的及注意事项。

第五节　心源性肺水肿

一、概述

肺水肿是指由各种原因引起的肺内血管与组织之间液体交换功能紊乱,致肺内间质液体积聚过多,甚至侵入肺泡,严重影响呼吸功能的一类疾病。肺水肿作为引起呼吸衰竭的常见病因之一,其转归受病因、肺水肿严重程度、并发症、治疗方法等多种因素的影响。临床上根据病因可将肺水肿分成两大类型:心源性肺水肿(静水压增高性水肿,如心梗后出现的肺水肿)和非心源性肺水肿(通透性增强性肺水肿,如ARDS之后产生的肺水肿)。心源性肺水肿与非心源性肺水肿鉴别要点如表4-3所示。

表4-3　心源性肺水肿与非心源性肺水肿

项目	心源性肺水肿	非心源性肺水肿
病史	有心脏病史	一般无心脏病史,但具有其他基础疾病病史
起病	急	相对较缓
体位	端坐呼吸	可平卧

续表

项目	心源性肺水肿	非心源性肺水肿
痰的性质	粉红色泡沫样痰	非泡沫痰
X线表现	自肺门向周围蝴蝶状浸润,肺上野血管影增深	肺门不大,双肺周围弥漫性小斑片阴影
水肿液性质	蛋白含量低	蛋白含量高
水肿液胶体渗透压/血浆胶体渗透压	小于60%	大于75%
肺毛细血管楔压	大于18 mmHg	小于18 mmHg
听诊	双下肺湿啰音	广泛分布的湿啰音
心排血量	下降	正常或升高

心源性肺水肿主要是由二尖瓣狭窄及高血压等心脏病引起的左心功能衰竭所致。急性心源性肺水肿(ACPE)是内科临床常见的一种急症。由于肺泡及间质水肿、肺水增加、弥散功能障碍、肺容量减少、肺顺应性降低、气道阻力增加,呼吸肌做功增加,呼吸窘迫,影响气体交换,常迅速出现严重低氧血症。传统治疗为氧疗、强心、利尿、血管扩张、激素等,大部分ACPE患者经初始治疗可迅速缓解症状,但仍有部分患者呈进行性恶化,因严重低氧血症,以及呼吸、循环衰竭而死亡。研究ACPE患者死亡危险因素可了解死亡原因和规律,有助于提高抢救成功率和临床预后。

二、病因与发病机制

1.病因

心源性肺水肿的患者大多患有心脏病,如冠心病、心肌病、慢性瓣膜性心脏病、先天性心脏血管畸形等,以及遇到一些诱发因素,如高热、感染、大量或过快输液、心肌梗死、严重心律失常等。

2.发病机制

心源性肺水肿的发病机制主要是静水压增高。正常情况下,肺毛细血管内静水压力和间质内静水压力受重力、全身容量状态等多种因素的影响,但由于存在一些自我代偿机制,肺组织能在一定范围内维持合适的干、湿状态。疾病状态下,随着肺毛细血管静水压力的逐步升高,肺血管首先出现膨胀,当超出自身代偿调节范围时,即出现肺间质水肿和肺泡水肿。

三、临床评估与判断

1.病情评估

(1)评估患者有无急性广泛性前壁心肌梗死、高血压危象;有无急性肾炎、妊娠毒血症、主动脉缩窄或脑肿瘤等;有无感染、心律失常、劳累、输液不当及药物作用等;有无因呼吸困难而取被动体位;有无晚上睡眠因气闷、气急而突然惊醒,被迫端坐位;有无出现咳大量粉红色泡沫痰;有无交感神经兴奋症状,如四肢厥冷、苍白、出冷汗等。

(2)临床表现:常表现为急性起病,进展较快,若不及时治疗,病死率极高。其临床表现可以划分为4个时期。①间质性水肿期:主要表现为夜间阵发性呼吸困难、大汗、口唇发绀,查体可见颈静脉怒张，双肺可闻及湿啰音或哮鸣音，有时还伴有心动过速、血压升高，这是由肺间质压力增高、气体交换功能变差、细小支气管受压变窄、缺氧等引起的支气管痉挛所致。②肺泡性水肿期：主要表现为严重的呼吸困难，呈端坐呼吸，伴有窒息感，口唇发绀加重，大汗淋漓，咳嗽，咳大量粉红色泡沫痰，心尖部第一心音减弱，可闻及病理性第三心音和第四心音，可闻及舒张期奔马律。③休克期：短时间内，大量血管内液体渗入肺间质和肺泡，可由心肌收缩力减弱引起心源性休克，表现为意识障碍、血压下降、皮肤湿冷、少尿或无尿。④终末期：若肺水肿进行性加重，最终会导致昏迷，因心肺功能衰竭而死亡。

2.辅助检查

(1)血液生化学检查：可了解患者有无肝、肾、胰腺功能异常和低蛋白血症，心肌酶作为心肌细胞损伤的敏感指标，对心源性水肿的识别有特别重要的意义。

(2)脑钠肽(brain natriuretic peptide，BNP)：可用于鉴别心力衰竭及容量负荷过重的肺水肿。纽约心功能分级(NYHA)：心衰Ⅰ级平均BNP水平是(152±16)pg/mL；Ⅱ级是(332±25)pg/mL；Ⅲ级是(590±31)pg/mL；Ⅳ级是(960±34)pg/mL。

(3)心电图：提示是否有心肌缺血、心肌梗死、恶性心律失常等。

(4)胸部影像学检查：X线检查可以发现自肺门向周围蝴蝶状浸润，肺上野血管影增深。必要时可做胸部CT和磁共振成像检查，进一步评估肺水肿。

(5)血气分析：肺间质和肺泡水肿、支气管痉挛等，使肺泡的通气功能下降，通气/血流比例失调并伴有氧弥散障碍，血气分析中PaO_2随病情发展呈进行性下降趋势。

(6)肺功能：肺水肿早期，弥散功能下降，肺顺应性轻度下降；后期随着肺顺应性越来越差，肺活量明显减少，呼吸功增加。

(7)超声心动图：有助于评价心脏结构、瓣膜功能状态及心肌收缩力等。

四、监测与护理

(一)监测

(1)严密监测患者体温、血压、脉搏、呼吸、心率、心律、血氧饱和度的变化。

(2)严密监测患者病情，注意患者咳嗽、咳痰情况。

(3)监测患者皮肤、黏膜及颈静脉充盈情况。

(4)准确记录患者出入量，观察尿量情况。

(5)观察患者身体部位水肿情况，如双下肢、腰骶部水肿。

(6)监测药物的不良反应，如利尿药易引起水、电解质紊乱，血管扩张药易引起头痛，洋地黄制剂易引起黄绿视、恶心、呕吐，镇静药易引起中毒反应等。

(二)护理措施

1.急救的护理

(1)体位：立即协助患者取坐位，双腿下垂，以减少静脉回流，患者常烦躁不安，需防跌倒受伤。

(2)吸氧：在保证气道通畅的情况下高流量(6～8 L/min)鼻导管或面罩给氧，湿化瓶中加入20%～30%的乙醇湿化，使肺泡内的表面张力降低致泡沫破裂，有利于改善肺泡通气。对病情特别严重者应给予无创呼吸机正压通气加压面罩给氧，上述措施无效时采取气管插管。

(3)药物治疗:迅速建立两套静脉通路,遵医嘱正确用药,观察疗效和不良反应,减少肺容量。降低肺循环压力的药物:吗啡、利尿药、血管扩张药。增加心肌收缩力的药物:毛花苷C、氨茶碱、多巴胺。其他:激素,如地塞米松。

(4)其他:发生心源性休克时,尤其是急性心肌梗死合并肺水肿者,可采取主动脉内球囊反搏术增加心排血量,改善肺水肿。

2.生活护理

保持病室安静,注意为患者保暖,随时帮助患者擦干汗液、更换衣服,使其保持皮肤清洁、干爽,嘱其取舒适卧位,尽量多休息以减轻心脏负荷,预防压疮。宜采用低热量饮食以减轻心脏负荷,限制钠盐摄入,避免豆类等易产气的食物,预防便秘。给予患者口腔护理。

3.心理护理

患者常因呼吸困难而烦躁不安、焦虑、恐惧,这些情绪会加重心脏负荷,护士应多给予安慰,向其解释检查治疗的目的,告知患者医护人员正在积极采取措施,不适症状会逐渐得到控制。医护人员应保持冷静,操作熟练,做好记录,使患者感到安全并且充满信心,能控制情绪并积极配合治疗。

4.健康教育

(1)嘱患者积极治疗原发病,注意避免诱发因素,如感染、过度劳累、输液过快、情绪激动等。

(2)嘱患者饮食应清淡、易消化、富含营养,每餐不宜过饱。

(3)嘱患者根据心功能或者医生建议合理安排休息与活动,注意劳逸结合,保持情绪稳定。

(4)指导患者严格遵医嘱服药,不可轻易停药或减量。教会患者识别药物的不良反应,若发现异常,及时就诊。

(5)嘱患者定期复查,出现憋喘、水肿、食欲不振、体重增加、反复咳嗽、咳痰、尿量减少等症状时,必须及时就诊。

第六节 肺 栓 塞

一、概述

肺栓塞(PE)是来自全身静脉系统或右心内源性栓子阻塞肺动脉或其分支引起肺循环和呼吸功能障碍的临床和病理生理综合征。PE的栓子包括血栓、脂肪、羊水、空气、瘤栓和感染性栓子等,其中99%的PE栓子是血栓,故称为肺血栓栓塞症(PTE)。PTE是由来自静脉系统或右心血栓阻塞肺动脉或其分支所致疾病,为肺动脉或肺动脉某一分支被血栓堵塞而引起的病理生理过程,常常是许多疾病的一种严重并发症。临床上常见的血栓是来自下肢深静脉及盆腔静脉。肺血栓栓塞症以肺循环和呼吸功能障碍为主要临床症状和病理生理特征,占肺栓塞的绝大多数,是最常见的肺栓塞类型,通常临床上所称的PTE即指肺栓塞。肺梗死(PI)定义为肺栓塞后,如果支配区域的肺组织由于血流受限或中断而产生严重的血供障碍,就会发生坏死。深静脉血栓形成(DVT)是引起肺栓塞的主要来源,DVT 多发于下肢或者骨盆深静脉,脱落后随血流循环进入肺动脉及其分支,肺栓塞常为 DVT 的合并症。近年来,肺栓塞诊断和治疗已经取得了明显进步,心脏超声、下肢深静脉超声、D-二聚体测定和螺旋 CT 或电子束 CT 肺动脉造影等一些先进的无创检查在临床诊断上已被广泛应用。

二、病因与发病机制

1.病因

PTE 常常是由静脉系统的血栓堵塞肺动脉及其分支所引起的疾病,栓子通常来源于下肢的深静脉。静脉血栓形成的原因可能与血流淤滞、血液高凝状态和静脉内皮损伤等因素有关。一般分为原发性和继发性两类因素。

(1)原发性因素:主要由遗传变异引起,包括 V 因子突变、蛋白 C 缺乏、蛋白 S 缺乏和抗凝血酶缺乏等,以 40 岁以下的年轻患者无明显诱因却反复发生 DVT 和 PTE 为特征。

(2)继发性因素:后天获得的易发生 DVT 和 PTE 的病理生理改变、医源性因素及患者自身因素,如创伤和(或)骨折、脑卒中、心力衰竭、急性心肌梗死、恶性肿瘤、外科手术、植入人工假体、中心静脉插管、妊娠及产褥期、口服避孕药、因各种原因的制动/长期卧床、长途航空或乘车旅行和高龄等,这些因素可单独存在,也可同时存在并发挥协同作用。其中,高龄是独立的危险因素。

2.发病机制

外周静脉血栓形成后,一旦血栓脱落,即可随静脉血流移行至肺动脉内,形成 PTE。急性肺栓塞发生后,由血栓机械性堵塞肺动脉及由此引发的神经体液因素的作用可导致一系列呼吸和循环功能的改变,PTE 的形成机制见图 4-5。

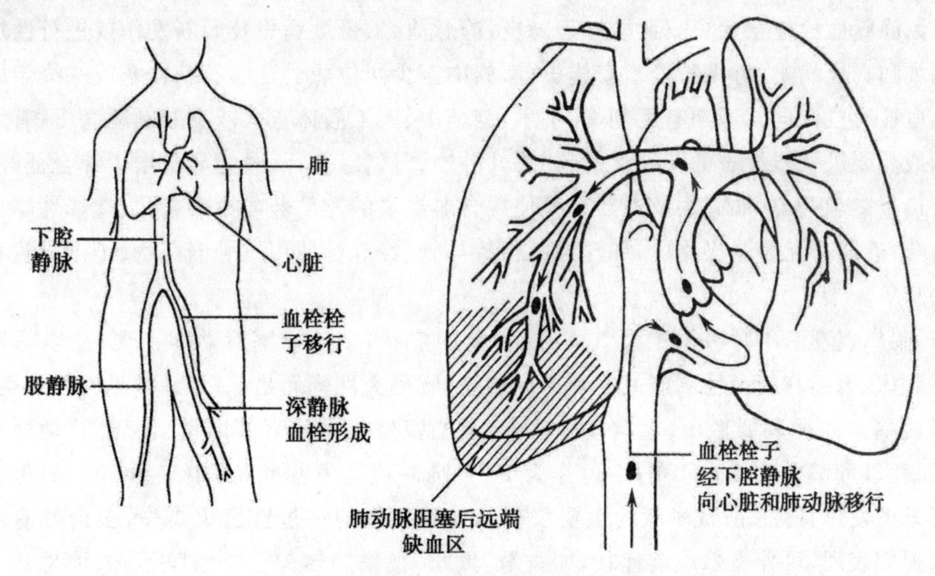

图 4-5　PTE 的形成机制

(1)呼吸功能不全:PTE 发生后可使一系列病理生理改变,导致呼吸功能不全,出现低氧血症。主要变化包括:通气/血流比例失调,栓塞部位因血流减少、肺泡无效腔量增大,以致通气/血流比例增大,而非栓塞区由于血流重新分布使通气/血流比例减小。由右心房压升高引起功能性闭合的卵圆孔重新开放，心内右向左分流。栓塞部位肺泡表面活性物质分泌减少，肺泡萎陷，呼吸面积减小，同时肺顺应性下降使肺体积缩小，导致肺不张。各种炎性介质和血管活性物质释放引起间质和肺泡内液体增多、支气管痉挛、胸腔积液等。

(2)肺梗死：肺组织接受肺动脉、支气管动脉和肺泡内气体弥散三重氧供，故PTE患者很少出现PI，只有当患者同时存在心肺基础疾病或病情严重影响到肺组织的多重氧供时，才会导致PI。

(3)对循环功能的影响：肺血管阻塞，可以导致肺动脉高压、右心功能障碍和左心功能障碍等循环功能的改变。栓子阻塞肺动脉及其分支后，机械阻塞作用及由此引发的神经、体液反射和低氧血症，造成肺血管床面积减小，肺动脉阻力增大，导致肺动脉压增高，右心室后负荷增高，致使体循环回心血量减少，静脉系统淤血，出现急性肺源性心脏病。肺动脉机械性堵塞和神经、体液因素引起的肺血管痉挛可使肺静脉回心血量减少，左室充盈压下降，导致心排血量下降，进而可引起低血压或休克。主动脉内低血压和右心房压升高，使冠状动脉灌注压下降，心肌血流灌注减少，加之PTE时心肌耗氧量增加，可致心肌缺血，诱发心绞痛。

PTE患者的严重程度取决于上述机制的综合作用，栓子的大小和数量、栓塞次数及间隔时间、是否同时存在其他心肺疾病等对发病过程和预后有重要影响。若急性PTE后肺动脉血栓未完全溶解或PTE反复发生，可形成慢性血栓栓塞型肺动脉高压，继而出现慢性肺源性心脏病和右心衰竭。

三、临床评估与判断

1.病情评估

(1)了解患者的一般情况，例如：高龄、肥胖、吸烟史、活动情况及近期长时间坐位旅行史；既往有无静脉血栓栓塞症史或血栓性静脉炎、静脉曲张、晕厥病史及间断发作或进行性加重的呼吸困难和胸痛病史；有无肺栓塞家族史(家族中至少两位成员证实有肺栓塞或一级亲属中有遗传性血栓形成倾向)；近期有无创伤、手术、脑卒中、人工假体置入或下肢制动病史；有无已明确诊断或需要进一步检查的特殊疾病，如恶性肿瘤、肾病综合征、骨髓异常增生综合征等；了解妊娠及口服避孕药史，如妊娠及产后有无使用含雌激素的避孕药或激素替代、选择性雌激素受体调节药；近期有无静脉操作史，如深静脉留置导管、经静脉使用抗肿瘤药物、漂浮导管和射频消融治疗等。

(2)临床表现。①呼吸困难及气促：最常见的症状，多于栓塞后立即出现，尤以活动后明显。②胸痛：包括胸膜炎性胸痛或心绞痛样疼痛，胸膜炎性胸痛是PTE最常见的胸痛类型，心绞痛样疼痛与体循环低血压、冠状动脉痉挛、右心室壁张力增高等因素引起冠状动脉血流减少、心肌耗氧量增加有关。③晕厥：可作为PTE唯一或首发症状，其中有约30%的患者表现为反复晕厥发作，PTE所致晕厥的主要表现是突然发作的一过性意识丧失，多合并有呼吸困难和气促等表现，可伴有晕厥前症状，如头晕、黑矇、视物旋转等。④烦躁不安、惊恐甚至濒死感：PTE常见症状，主要由严重的呼吸困难和(或)剧烈胸痛引起，因病情的严重程度不同，症状的轻重程度变异很大。⑤咯血：常为小量咯血，大量咯血少见。⑥咳嗽：多为干咳或少量白痰，当继发感染时，也可伴有喘息症状。⑦心悸：多于栓塞后即刻出现，主要由快速性心律失常引起。⑧腹痛：可能与膈肌受刺激或肠缺血有关。⑨猝死：猝死率不足10%，但其后果严重，即使及时积极、合理的治疗,抢救成功率仍然很低,是PTE最危重的临床类型。

2.辅助检查

(1)血浆D-二聚体(D-dimer)测定:可作为PTE的初步筛选指标,急性PTE时D-dimer升高,若含量低于500 μg/L,可基本排除急性PTE。动脉血气分析表现为低氧血症、低碳酸血症,肺泡-动脉血氧分压差增大。

(2)心电图与超声心动图:大多数PTE患者可出现非特异性心电图异常,以窦性心动过速最常见,常见改变还有V1～V4的T波倒置和ST段下移,典型者可表现为$S_{Ⅰ}Q_{Ⅲ}T_{Ⅲ}$(Ⅰ导联S波加深,Ⅲ导联出现Q波及T波倒置,如图4-6),其他改变还包括不完全右束支传导阻滞(RBBB)、肺型P波、电轴右偏、顺钟向转位等。超声心动图表现为右心室和(或)右心房扩大、室间隔左移和运动异常、近端肺动脉扩张、三尖瓣反流和下腔静脉扩张等。

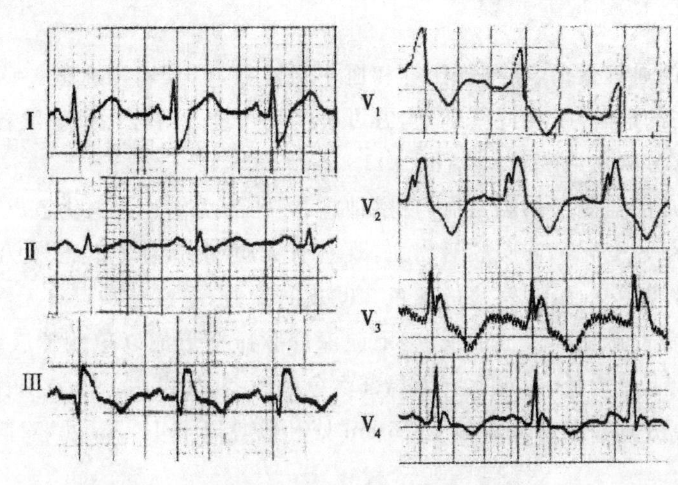

图4-6　PTE患者的非特异性心电图异常$S_{Ⅰ}Q_{Ⅲ}T_{Ⅲ}$

(3)下肢深静脉超声检查:诊断DVT最简便的方法,若阳性可以诊断为DVT,同时对PTE有重要提示意义。

(4)影像学检查。①X线胸片:肺栓塞的典型X线征象为尖端指向肺门的楔形阴影,但不常见。多数表现为区域性肺纹理变细、稀疏或消失,肺野透亮度增加。右下肺动脉干增宽或伴截断征,肺动脉段膨隆,右心室扩大。有肺不张侧的横膈抬高,偶见少量胸腔积液。②螺旋CT:目前最常用的PTE确诊手段,直接征象表现为肺动脉内低密度充盈缺损,部分或完全包围在不透光的血流之间(轨道征),或呈完全充盈缺损,间接征象包括肺野楔形密度增高影,条带状高密度区或盘状肺不张,中心肺动脉扩张及远端血管分支减少或消失。③放射性核素肺通气/灌注扫描:PTE诊断的重要方法,以肺段分布的肺血流灌注缺损,并与通气显像不匹配为典型特征。④磁共振成像(MRI):用于诊断以上肺动脉血栓及对碘造影剂过敏的患者。⑤肺动脉造影:诊断PTE的"金标准",以肺动脉内造影剂充盈缺损,伴或不伴有轨道征的血流阻断为直接征象,是目前临床诊断PTE的经典方法,但由于本检查为有创性检查,有发生严重甚至致命性并发症的可能,因此不作为首选检查和常规检查。

四、监测与护理

(一)监测

(1)严密监测患者的呼吸、心率、血压、血氧饱和度、动脉血气及肺部体征的变化,当出现呼吸加速、浅表、动脉血氧饱和度低、心率加快等表现时,提示呼吸功能受损、机体缺氧。

(2)监测患者有无烦躁不安、嗜睡、意识模糊、定向力障碍等缺氧的表现。

(3)监测患者有无颈静脉充盈度增高、肝大、肝颈静脉反流征阳性、下肢水肿及静脉压升高等右心功能不全的表现。当较大的肺动脉栓塞后,可使左心充盈压降低,心排血量减少,因此需严密监测血压和心率的改变。

(4)溶栓治疗后,如出现胸导联T波倒置加深,可能是溶栓成功、右心负荷减轻、急性右心扩张好转的反应。严重缺氧的患者可导致心动过速和心律失常,护士需严密监测患者的心电改变。

(5)监测患者的血红蛋白、血细胞比容和血小板计数,以及确定血型。认真评价溶栓治疗的益处及可能存在的危险性,在此基础上,方可决定是否进行溶栓治疗。溶栓治疗期间应严密监测患者的活化部分凝血活酶时间(APTT)。

(6)出血并发症的监测。①脑出血:观察神志、瞳孔的变化。②消化道出血:观察胃肠道反应、呕吐物及大便颜色变化。③腹膜后出血:观察有无腹痛、腹胀、贫血。④泌尿系出血:观察尿液的颜色。⑤呼吸道出血:观察痰的颜色。⑥皮肤出血:观察穿刺点有无渗血、血肿。

(7)观察下肢深静脉血栓形成的征象:下肢深静脉血栓形成以单侧下肢水肿最为常见,因此需要测量和比较下肢周径,并观察有无局部颜色的改变,如发绀。下肢周径的测量方法:大、小腿周径的测量点分别在髌骨上缘以上15 cm处和髌骨以下10 cm处,双侧下肢周径差大于1 cm有临床意义。

(二)护理措施

1.急性期的护理

(1)为防止栓子再次脱落,对于合并近端深静脉血栓形成的患者,要求其绝对卧床休息,避免下肢过度屈曲,一般在充分抗凝的前提下卧床2~3周。

(2)保持大便通畅,避免用力,以防下肢血管内压力突然升高,使血栓再次脱落形成新的危及生命的栓塞。

(3)对有低氧血症的患者,可采用经鼻导管或面罩吸氧;当合并严重呼吸衰竭时,可使用经鼻/面罩无创性机械通气或经气管插管行机械通气;对大面积PTE者可收入重症监护室。

(4)应避免做气管切开,以免在抗凝或溶栓过程中局部大量出血。应用机械通气时需注意尽量减少正压通气对循环的不利影响。

2.溶栓及抗凝治疗的护理

(1)溶栓前的护理:溶栓前宜留置外周静脉套管针,以方便在溶栓中取血监测,治疗期间避免皮内、皮下、肌内注射,以及动、静脉穿刺,以防出血。

(2)溶栓治疗:主要适用于大面积PTE病例,即出现由栓塞所致休克和(或)低血压的病例;对于次大面积PTE病例,即血压正常但超声心动图显示右心室运动功能减退的病例,若无禁忌证可以进行溶栓;对于血压和右心室功能均正常的病例不推荐进行溶栓。早期研究发现,溶栓进行越早，治疗效果越好。

(3)抗凝治疗：使用抗凝治疗可以减少 PTE 的复发率，延长患者寿命。常用抗凝药物有肝素、低分子肝素和华法林。在溶栓治疗结束后应测定 APTT，如果 APTT 小于 2.5 倍正常值，则开始使用肝素治疗。如果开始时 APTT 超过此上限，应每 2～4 小时重复测定 1 次，直到 APTT 达到治疗范围后开始肝素治疗。肝素治疗要给予足够剂量并维持足够时间。

(4)不良反应观察：遵医嘱及时、正确给予溶栓剂及抗凝药，注意药物疗效及不良反应。在溶栓治疗时，应尽量降低出血的风险，避免静脉切开、动脉穿刺及其他侵入性操作。其他溶栓的并发症有发热、变态反应和一些不良反应，如恶心、呕吐、肌痛和头痛。这些反应通常由链激酶引起，可以使用乙酰氨基酚、抗组胺药和氢化可的松进行治疗。

3.其他

对于出现右心功能不全、心排血量下降，但血压尚正常的病例，可给予具有一定肺血管扩张作用和正性肌力作用的多巴酚丁胺和多巴胺；若出现血压下降，可增大剂量或使用其他血管加压药物，如肾上腺素等。对于液体负荷疗法需持审慎态度，因过大的液体负荷可能会加重右心室扩张并进而影响心排血量，一般给予负荷量限于 500 mL 之内。

4.介入治疗的护理

(1)栓子摘除术适应证为：肺动脉造影确诊的巨大栓子；经两小时积极内科治疗后病情不能改善，出现严重缺氧(PaO_2＜60 mmHg)和严重血流动力学紊乱(SP＜90 mmHg，尿量小于 20 mL/h)者；有溶栓禁忌证者。对于某些可以行栓子摘除术的患者，做好术前准备及术后护理措施。

(2)若有如下情况：肝素治疗失败；肝素治疗禁忌者；肺内反复小栓子造成慢性肺动脉高压；栓子切除术后。在下腔静脉放置滤网后同时进行抗凝治疗，并进行下腔静脉阻断治疗。

(3)若以上治疗方法无效或禁忌，可以考虑经皮导管治疗近端肺动脉栓塞，通过导管可以将大的栓子推向肺动脉血管远端，或击碎栓子，或将栓子吸出，从而减轻肺动脉阻塞。

5.恢复期的护理

下肢需进行适当的活动或被动关节活动，穿抗栓袜或气压袜，不可只在小腿下放置垫子或枕头，以免加重下肢循环障碍。

6.心理护理

做好心理护理，消除患者的恐惧心理，急性 PTE 患者一般发病急、病情变化快，患者易出现惊慌、恐惧等心理变化。要根据患者的情况做好心理护理，解除其思想负担，使其能很好地配合治疗和护理。

7.健康教育

①定期随诊按时服药，特别是抗凝血药一定要按照医嘱服用，刺激性药物饭后服用。②自我观察出血征象。③按照医嘱定期复查抗凝指标，并学会看抗凝血指标化验单。④平时生活中注意下肢活动，有下肢静脉曲张者可穿弹力袜等，避免下肢深静脉血液滞留，血栓复发。⑤病情有变化时及时就医。

第七节 重症哮喘

一、概述

支气管哮喘简称"哮喘",是由多种细胞(如嗜酸性粒细胞、肥大细胞、T淋巴细胞、中性粒细胞、平滑肌细胞、气道上皮细胞等)和细胞组分参与的气道慢性炎症性疾病。主要特征包括气道慢性炎症,气道对多种刺激因素呈现的高反应性,广泛多变的可逆性气流受限,以及随病程延长而导致的一系列气道结构的改变,即气道重构。

哮喘患者的肺功能均有不同程度的损害,哮喘病情的严重程度因人而异。有的患者发作程度轻,常规治疗即可控制症状;有的患者表现非常严重,虽积极治疗,但病情仍然发展,甚至在短时间即发展为呼吸衰竭。哮喘发作时,虽经数小时的积极治疗,但病情仍得不到有效控制,且急剧发展,称为重症哮喘或哮喘持续状态。重症哮喘或哮喘持续状态常因病情重且不稳定而有可能危及生命,故需加强监护治疗。

虽然哮喘患者均有气道阻塞,但哮喘的严重程度却大不相同,有的患者肺功能在几天内受损,而有的患者肺功能在几小时甚至几秒钟内即有损害,并导致危及生命的气道阻塞。大多数到急诊就诊的患者,其症状往往在几小时内即明显加重,以下是两种重症哮喘的典型特点,见表4-4。

表4-4 两种重症哮喘典型特点

项目	急性重症哮喘	急性窒息性哮喘
性别	女多于男	男多于女
基础状况	中到重度气道阻塞	正常或轻度肺功能受损
发作时限	几天到几周	几分钟到几小时
病理特点	1.气道壁水肿	1.急性支气管痉挛
	2.黏液腺肥大	2.中性粒细胞而非嗜酸性粒细胞支气管炎
	3.分泌物黏稠	
治疗反应	慢	快

二、病因与发病机制

1.病因

重症哮喘的发病原因有很多,发现和排除患者的起病原因非常重要,目前已基本明确的发病原因有以下七个方面。

(1)哮喘触发因素持续存在:诱发哮喘的吸入性变应原或其他刺激因素持续存在,使机体持续地产生抗原-抗体反应,发生气道炎症、气道高反应性和支气管平滑肌痉挛。如果患者不断吸入或接触变应原,气道炎症将进行性加重,并损伤支气管黏膜,使支气管黏膜充血水肿、黏液大量分泌并形成黏液栓,加上支气管平滑肌的极度痉挛,可导致严重的气道阻塞。

(2)呼吸道感染:细菌、病毒、肺炎支原体和衣原体等引起的呼吸道感染,病原体及其代谢产物可刺激支气管和损伤支气管黏膜,引起黏膜炎症、充血、水肿和黏液的大量分泌,使小气道阻塞。呼吸道感染也使气道高反应性加重，导致支气管平滑肌进一步缩窄，呈现哮喘持续状态。

(3)糖皮质激素使用不当：长期应用糖皮质激素后突然减量或停用，可造成体内糖皮质激素水平的突然降低，致使哮喘恶化且对支气管扩张剂的反应不佳。尤其是长期吸入或口服大剂量的激素(每日使用丙酸倍氯米松超过 800 μg)者。

(4)水、电解质紊乱和酸中毒：哮喘急性发作时，患者多汗和呼吸道内丢失大量水分，并且使用茶碱类制剂导致尿量增多，患者可有不同程度脱水，使痰液更为黏稠，形成难以咳出的痰栓，可广泛阻塞中小支气管，加重呼吸困难且难以缓解。此外，低氧血症使体内酸性代谢产物积累，患者可合并代谢性酸中毒。此时，气道对许多支气管扩张药的反应性降低，进一步加重哮喘患者的病情。

(5)精神因素：精神紧张、不安、恐惧和焦虑等因素导致哮喘病情的恶化和发作加剧。精神因素也可通过影响某些神经肽的分泌等途径加重哮喘。

(6)阿司匹林或其他非甾体类抗炎药(NSAID)的使用：此类药物可诱发哮喘。

(7)出现严重的并发症：当哮喘患者合并气胸、纵隔气肿或肺不张等，以及伴发其他脏器功能障碍时，均可导致哮喘症状加剧。

2.发病机制

哮喘的发病机制尚未完全阐明，目前可以概括为气道免疫-炎症机制、神经调节机制及其相互作用。

(1)气道免疫-炎症机制。①气道炎症形成机制：气道慢性炎症反应是由多种炎症细胞、炎症介质和细胞因子共同参与、相互作用的结果。②气道高反应性(AHR)：气道对各种刺激因子如变应原、理化因素、运动、药物呈现的高度敏感状态，表现为患者接触这些刺激因子时气道出现过强或过早的收缩反应。AHR 是哮喘的基本特征，可通过支气管激发试验来量化和评估，有症状的哮喘患者基本都存在 AHR。③气道重构：哮喘的重要病理特征，表现为气道上皮细胞黏液化生、平滑肌肥大/增生、上皮下胶原沉积和纤维化、血管增生等，多出现于反复发作、长期没有得到良好控制的哮喘患者。

(2)神经调节机制：神经因素是哮喘发病的重要环节之一。支气管受复杂的自主神经支配，除肾上腺素能神经、胆碱能神经外，还有非肾上腺素能神经系统、非胆碱能神经系统。

有关哮喘的发病机制见图 4-7。

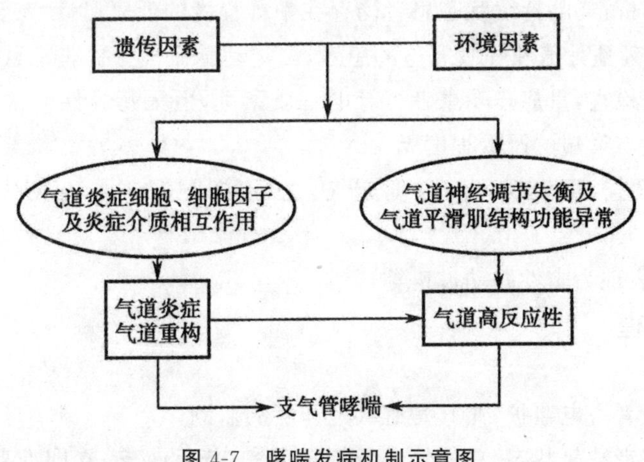

图 4-7　哮喘发病机制示意图

三、临床评估与判断

1.病情评估

(1)临床评估:对哮喘的严重性和控制水平的评价十分重要。美国国家哮喘教育和预防计划的临床指南以两个参数作为控制水平的依据,即活动受限或无能力的评估,以及针对具体患者未来风险评估。哮喘患者伴有的持续症状、频繁的夜间唤醒、频繁的给药缓解症状及肺功能的下降都会降低其日常活动。而且哮喘患者症状频繁恶化,肺功能进行性下降,有合并症及药物相关的不良反应都会导致以后疾病的恶化和预后不良。

(2)临床表现:重症哮喘的早期诊断有助于及时进行有效的治疗,防治哮喘病情的进一步加重,改善患者的预后,降低哮喘的病死率。临床上根据患者的病史、哮喘发作的预兆及临床表现,结合体格检查和必要的实验室检查,立即做出临床诊断和治疗。

①重症哮喘:患者多有喘息、咳嗽、呼吸困难、呼吸频率增加(大于30次/分)。部分重症哮喘患者常表现为极度严重的呼气性呼吸困难,吸气浅,呼气延长且费力。患者有强迫端坐呼吸,不能平卧,不能讲话,大汗淋漓,焦虑,表情痛苦而恐惧。病情严重的患者可出现意识障碍,甚至昏迷。

②体格检查:重症哮喘典型发作时,患者面色苍白、口唇发绀,可有明显的三凹征。常常有辅助呼吸肌参与呼吸运动,胸锁乳突肌痉挛性收缩,胸廓饱满。有时呼吸运动可呈矛盾运动,即吸气时下胸部向前而上腹部向内侧运动。呼气时间明显延长,呼气期双肺布满哮鸣音,有时不用听诊器也可闻及。但是危重哮喘患者呼吸音或哮鸣音可明显降低甚至消失,表现为所谓的“静息胸”。可有血压下降,心率大于120次/分,有时可发现“肺性奇脉”。如果患者出现神志改变、意识模糊、嗜睡、表情淡漠等,为病情危重征象。

2.辅助检查

(1)痰液检查:患者痰涂片检查可见较多嗜酸性粒细胞。

(2)气道阻塞程度检查:哮喘的诊断一旦成立,则需要动态观察呼出气峰流速(PEFR),PEFR值保持在80%~100%为安全区,说明哮喘控制理想;PEFR在50%~80%为警告区,说明哮喘加重,需及时调整治疗方案;PEFR小于50%为危险区,说明哮喘严重,需立即到医院就诊。

(3)动脉血气分析:哮喘持续状态患者均存在中等程度的低氧血症,甚至是重度低氧血症。对于PEFR小于30%预计值和呼吸窘迫的患者,测定动脉血气分析非常重要。

(4)常规实验室检查:重症哮喘患者可有电解质紊乱,但无特异性。常见中性粒细胞和嗜酸性粒细胞升高,但与哮喘的严重程度无关。

(5)胸部X线检查:可表现为肺过度充气,也可见到气胸、纵隔气肿、肺不张或肺炎等表现。

(6)心电图:可表现为窦性心动过速等。

四、监测与护理

(一)紧急处理

(1)立即给予患者心电监护,尤其是血氧饱和度的监测。

(2)立即纠正患者缺氧状态,首先给予低流量吸氧,若无改善,立即准备无创呼吸机,给患者戴口鼻罩行无创通气处理，严重者应选择气管插管协助医师建立人工气道行机械通气。对哮喘患者进行通气，一般会采用允许性高碳酸血症通气。高碳酸血症通气是指(在供氧充足的条件下)采用小潮气量以进行肺部保护；采用容控通气，因为哮喘患者气道痉挛，如采用压控气流则不能进入；设定吸气时间缩短，或保持 Ti 时间不变但减慢呼吸速率，以延长呼气时间，减少内源性 PEEP(intrinsic PEEP)的出现。内源性 PEEP 出现会导致肺部过度充胀，并出现肺部受伤。

(3)及时清除呼吸道分泌物，必要时可使用纤维支气管镜深部吸痰。

(4)解痉平喘治疗。

①糖皮质激素：使用原则是早期、足量、短程、静脉用药和(或)雾化吸入。糖皮质激素与支气管扩张药联合应用效果更好，因为两者合用可达到及时舒张支气管平滑肌，继而控制气道变应性炎症的作用。②β_2 受体激动药：最有效的支气管扩张药，广泛用于哮喘的临床治疗。常用药为短效沙丁胺醇、特布他林等。③茶碱类：一类非选择性磷酸二酯酶抑制药，不仅扩张支气管，还具有弱的调节和抗炎作用，可减轻持续性哮喘的严重程度，减少发作频率。④抗胆碱药物：吸入性抗胆碱药物多作为哮喘治疗的辅助用药，对夜间哮喘发作有一定的预防作用，常用药物有噻托溴铵、异丙托溴铵等。

(5)纠正酸碱失衡。

(6)建立人工气道后，为减轻患者痛苦及气管插管带来的气道高反应性，减少呼吸做功，保持人机协调，可遵医嘱使用镇静药。

(7)为防止患者烦躁脱管，可给予适当约束。

(8)因患者张口呼吸，易造成胃肠胀气，给予留置胃管行胃肠减压。

(二)监测

(1)观察患者的镇静程度，根据镇静评分调整镇静药用量。

(2)观察患者的生命体征，尤其是血压，因为行机械通气及使用镇静药均可导致血压降低。

(3)监测血气分析变化，判断缺氧和 CO_2 潴留改善情况。

(4)观察呼吸机参数的变化，尤其是气道峰压的变化。根据监测参数下调设定参数，判断有无停呼吸机辅助呼吸指征。

(5)对使用口鼻罩行无创通气者，注意观察受压区域的皮肤颜色变化，尤其是鼻梁部，同时观察有无胃胀气。

(6)密切观察患者有无自发性气胸、脱水、酸中毒、电解质紊乱、肺不张等并发症。

(三)护理措施

1.对症护理

重症哮喘发作有可能导致呼吸衰竭、窒息等危险，因此应备好气管插管和所需物品及各种抢救物品，配合医师抢救。

2.用药护理

①糖皮质激素：指导患者吸入药物后用清水充分漱口，使口咽部无药物残留，减轻局部反应，长期用药可引起骨质疏松等全身反应，指导患者联合用药，减轻激素的用量，口服用药时指导患者不可自行停药或减量。②β_2 受体激动药：用药方法应严格遵医嘱间隔给药，用药期间

注意不良反应,如心悸、低血钾和骨骼肌震颤等。但一般反应较轻,停药后症状即可消失,应安慰患者不必担心。③茶碱:主要不良反应为胃肠道症状(恶心、呕吐)、心血管症状(心动过速、心律失常、血压下降)。最好在用药中监测血浆茶碱浓度。发热、妊娠、小儿或老年,以及患有肝、心、肾功能障碍和甲状腺功能亢进者尤其慎用。④其他:明确治疗计划,指导患者了解自己所用每种药的药名、用法及使用时的注意事项,制定简明的用药表,使定期用药成为患者日常生活的常规。

3.生活护理

①发现和避免诱发因素,有助于哮喘症状的控制,并保持环境清洁、空气清新;②饮食护理:根据需要供给热量,必要时可静脉补充营养,禁止食用可能诱发哮喘的食物,如鱼、虾、蟹、牛奶及蛋类。

4.心理护理

哮喘的反复发作可以导致心理障碍,而心理障碍也会影响哮喘的临床表现和治疗效果。正确认识和处理这些心理问题,有利于提高哮喘的治疗成功率。护士应关心、体贴患者,通过暗示、说服、示范、解释、训练,使患者逐渐学会放松技巧及转移自己的注意力。

5.健康教育

①指导患者注意哮喘发作的前驱症状,自我处理并及时就医,鼓励并指导患者坚持每日测量呼气流量峰值(PEF)、监视病情变化、记录哮喘日记。指导患者掌握各种雾化吸入器的正确使用方法。②嘱患者积极参加锻炼,尽可能改善肺功能,最大限度恢复劳动能力,预防疾病向不可逆性发展,预防发生猝死。③指导患者了解目前使用的每一种药物的主要作用、用药时间、频率和方法及各种药物的不良反应。④指导峰流速仪的使用。⑤指导患者识别和避免变应原或诱因,并采取相应措施,如在花粉和真菌最高季节应尽量减少外出;保持居住环境干净、无尘、无烟,窗帘、床单、枕头及时清洗;避免香水、香的化妆品及发胶可能的变态反应;回避宠物,不用皮毛制成的衣物或被褥,若必须拜访有宠物的家庭,应提前吸入气雾剂;运动性哮喘患者在运动前使用气雾剂;充分休息、合理饮食、定期运动、情绪放松、预防感冒。⑥推荐患者家人参与哮喘的管理,起到监督管理作用。

第八节　肺 部 肿 瘤

一、概述

肺部肿瘤包括原发性和转移性肿瘤。原发性肿瘤中多数为恶性肿瘤,最常见的是肺癌,肉瘤则少见。转移性肿瘤大多数为其他器官组织的恶性肿瘤经血行播散到肺部。肺癌又称原发性支气管肺癌,为原发于支气管、肺的癌。因绝大多数均起源于各级支气管黏膜上皮,源于支气管腺体或肺泡上皮细胞者较少,因而肺癌实为支气管源性癌,包括鳞癌、腺癌、小细胞癌和大细胞癌几种主要类型。

据全国肿瘤登记中心 2014 年发布的数据显示,2010 年我国新发肺癌病例 60.59 万(男性 41.63 万,女性 18.96 万),居恶性肿瘤首位(男性首位,女性第 2 位),占恶性肿瘤新发病例的

19.59%(男性23.03%,女性14.75%)。肺癌发病率为35.23/10万(男性49.27/10万,女性21.66/10万)。同期,我国肺癌死亡人数为48.66万(男性33.68万,女性16.62万),占恶性肿瘤死因的24.87%(男性26.85%,女性21.32%)。肺癌死亡率为27.93/10万(男性39.79/10万,女性16.62/10万)。预测至2025年,我国每年死亡于肺癌者达90万人。世界卫生组织报告,肺癌和艾滋病将是21世纪危害人类较严重的两种常见病。

二、病因与发病机制

1.病因

肺癌的病因复杂,至今仍不十分清楚。研究表明,肺癌的发生与下列因素有关。

(1)吸烟:肺癌患者中3/4有重度吸烟。吸烟者比不吸烟者肺癌发病率高10～13倍,且与开始吸烟年龄有关,19岁以下青少年开始吸烟,死亡于肺癌的机会更大。

(2)大气污染:城市空气中的致癌物质明显高于农村,因城市中工业燃料燃烧后及大量机动车排出的废气中具有3,4-苯并芘、甲基胆蒽类环烃化合物、SO_2、NO_2和飘尘等,这些物质均具有致癌作用。

(3)室内微小环境的污染:女性肺癌的发病与室内空气污染有关,如厨房小环境内焦油、煤烟、烹调的油烟等污染,香烟物,室内氡气等均可成为女性肺癌的危险因素。

(4)职业危害:某些职业的劳动环境中可能有导致或促进肺癌发生、发展的致癌物质。已确认的致癌物质有:铬镍、砷、铍、石棉、煤烟、煤焦油、芥子气、异丙油、二氯甲基醚及电离辐射。推测的致癌物质如:丙烯、氯乙烯、镉、玻璃纤维、人工纤维、二氯化硅、滑石粉及氯化苯等。肺癌的形成是一个相当漫长的过程,因此停止接触后需要相当长的时间才发现肺癌。

(5)慢性肺部疾病:慢性支气管炎、肺结核等与肺癌危险度有显著关系,甚至结节病及间质性肺纤维化患者中,肺癌的相对危险度也较高。

(6)营养状况:维生素E、B_2的缺乏在肺癌患者中较为突出,食物中长期缺乏维生素A、维甲类、β胡萝卜素和微量元素(锌、硒)等易发生肺癌。

(7)遗传因素。

2.发病机制

随着分子生物学的研究和发展,对肺癌发生过程中一系列分子生物学的异常有了进一步的了解。原癌基因的活化、抑癌基因的失活、DNA损伤及其修复基因异常等,导致细胞调节和生长调控途径的改变,从而形成临床可见的恶性肿瘤。肿瘤侵袭、转移及对治疗的反应也受到肿瘤分子生物学特征的影响。

3.分类

(1)按解剖学部位分类。①中央型肺癌:发生在主支气管以上的肺癌,约占3/4,以鳞状上皮细胞癌和小细胞癌多见。②周围型肺癌:发生在段支气管以下的肺癌,约占1/4,以腺癌较为多见。

(2)病理组织学分类。按照组织学分类目前将肺癌分为两大类:①小细胞癌(SCLC,占25%),多见于男性,较年轻,多见于40～50岁,是肺癌中恶性程度最高者,早期即发生血行和淋巴转移,即使局部生长的肿瘤,也显示浸润行为,对放、化疗均敏感。②非小细胞癌(NSCLC,占75%),包括鳞癌、腺癌、大细胞癌及腺鳞癌。鳞癌占全部肺癌的30%,为肺癌最常见类型,男性多见,与吸烟密切相关。血行转移发生较晚,手术切除疗效较好。腺癌,约占原发性肺癌的25%,多见于女性,生长缓慢,早期即可侵犯血管和淋巴管,引起远处转移,多累及胸膜。大细胞癌,是一种高度恶性的上皮肿瘤,多发生于周边肺实质,占肺癌的15%。腺鳞癌,具有明确的腺癌、鳞癌的组织结构,两种成分混杂在一起或单独存在于同一瘤块内。

三、临床评估与判断

1.病情评估

(1)了解患者年龄、性别,尤其以40岁以上的男性为主,患者吸烟史,应包括吸烟时间和吸烟量及有无戒烟。了解患者是否经常暴露在危险因子中,如石棉、无机砷化合物、铬、镍等化学物质。了解患者的居住环境。是否患有慢性支气管炎或其他呼吸系统慢性疾病,以及患者的家族史中是否患有肺部肿瘤。

(2)临床表现:多数患者在就诊时已有症状,仅5%~15%的患者无症状,临床表现与肿瘤所在部位、大小、类型、发展阶段、并发症或转移有密切关系。

由原发肿瘤引起的症状和体征如下。

①呼吸系统症状。

咳嗽:约3/4患者有咳嗽症状,为肺癌最常见的早期表现,常为阵发性、刺激性干咳或有少量黏液痰。

咯血或咳血痰:由于癌组织中血管丰富,局部组织易发生坏死,故肺癌患者常有咯血,多见于中央型肺癌。

气短或喘鸣:肿瘤向支气管内生长,或转移到肺门淋巴结导致肿大的淋巴结压迫主支气管或隆突,或引起部分气道阻塞,出现呼吸困难、气短、喘息,偶尔表现为喘鸣,听诊有局限或者单侧哮鸣音。

发热:肿瘤组织局部坏死可引起发热,但多数发热是由肿瘤引起的阻塞性肺炎所致。

体重下降:肿瘤发展到晚期,患者表现为消瘦或者恶病质。

②肺外胸内扩展引起的症状和体征。

胸痛:肿瘤侵犯胸膜、肋骨和胸壁。

呼吸困难:肿瘤压迫支气管,可出现吸气性呼吸困难。

声音嘶哑:肿瘤直接压迫或转移至纵隔淋巴结压迫喉返神经(多见左侧)引起声音嘶哑。

吞咽困难:癌肿侵犯或压迫食管,可引起下咽困难,也可引起气管食管瘘,导致肺部感染。

胸腔积液:约10%的患者有不同程度的胸腔积液,提示肿瘤转移累及胸膜或淋巴回流受阻。

上腔静脉阻塞综合征:肿瘤侵犯纵隔压迫上腔静脉时,使上腔静脉回流受阻,致头面部、颈部和上肢水肿,前胸部淤血和静脉曲张,并可引起头痛、头晕等症状。

霍纳(Horner)综合征:肺尖部的肺癌又称肺上沟瘤,易压迫颈部交感神经,引起病侧眼睑下垂、瞳孔缩小、眼球内陷、同侧额部与胸壁少汗或无汗。也常有压迫臂丛神经造成以腋下为主、向上肢内侧放射的火灼样疼痛,在夜间尤甚。

③胸外转移引起的症状和体征。

转移至中枢神经系统:可引起颅内高压的症状如头痛、呕吐、精神异常等,少数有复视、偏瘫、共济失调等。

转移至浅表淋巴结：可有锁骨上及颈部淋巴结肿大，多无痛感，淋巴结固定而质地坚硬。

转移至骨骼：肺癌转移至肋骨最多见，其次为脊柱骨盆，常有局部疼痛和压痛表现。

转移至腹部：转移到肝脏、胰腺，可引起肝区疼痛、胰腺炎症状、阻塞性黄疸等，也可转移到胃肠道、肾上腺和腹膜后淋巴结等。

胸外表现：又称副癌综合征，肥大性肺性骨关节病杵状指（趾）；男性乳房发育；库欣综合征；稀释性低钠综合征；神经肌肉综合征；高钙血症。

2.辅助检查

(1)影像学检查：胸片、CT、磁共振成像、正电子发射体层显像等。

(2)痰脱落细胞检查：中央型肺癌的诊断率可达80%，周围型肺癌的诊断率可达50%，注意多次、深部咳出的新鲜痰液，立即送检。

(3)纤维支气管镜检：通过支气管镜可直接窥察支气管内膜及管腔的病理变化情况。中央型肺癌可直接窥视、活检、刷检，阳性率可为80%～90%，表现为管腔阻塞、隆突增宽等；周围型肺癌无法窥视，经支气管镜活检，可提高周围型肺癌的诊断率。

(4)其他：如肿瘤标志物、胸腔镜检查、组织活检、放射性核素扫描、剖胸探查等。

四、监测与护理

(一)监测

(1)观察患者症状，如咳嗽、咯血、胸痛、呼吸困难等症状的变化。

(2)观察患者体温、呼吸频率，以及节律、体重、营养状态、肺部体征的变化。

(3)肺癌转移症状及体征。

(4)观察放疗、化疗患者的反应，及时给予干预措施。

(5)及时观察患者的血液白细胞总数、分类及血小板计数的变化。

(二)护理措施

1.化疗患者的护理

护士要了解药物的作用及副作用，并对患者做出解释和说明；安全用药，选择合适的静脉，注射过程中严禁药物外渗；密切观察和发现药物不良反应，及时给予处理。

(1)评估患者应用化疗药物后机体是否产生毒性反应及严重程度。

(2)恶心、呕吐的护理：嘱家属不要紧张，以免增加患者心理负担，减慢药物滴注速度，并遵医嘱给予止吐药物；化疗前后两小时避免进食，少食多餐，避免不良气味，进食色香味俱全、清淡、适合患者口味的食物。如果入量不足，应静脉补充水、电解质及营养。

(3)骨髓抑制的护理：化疗期间密切观察血象变化，应用抗感染药物，预防感染，并做好保护性隔离。

(4)口腔护理：化疗的患者易发生口腔真菌感染和牙周病，嘱患者不要进食较硬的食物，用软毛牙刷刷牙，并用盐水或漱口水漱口。

(5)预防局部组织坏死和栓塞性静脉炎：注意保护静脉血管，输注药物确定通畅无外渗，若发生外漏，停止输注，立即处理。

2.放疗患者的护理

(1)全身反应的护理:放疗后患者可有头痛、头晕、恶心、呕吐等反应,因此照射前不应进食,照射后宜卧床休息30分钟,进食易消化食物,多食蔬菜、水果,多饮水,促进毒素排出,避免刺激性饮食,注意观察血象。

(2)局部照射皮肤的护理:照射部位避免用肥皂水或过冷、过热水清洗或用力揉抓,应穿柔软、宽大、吸湿性强的内衣,避免衣服的摩擦,出现渗出性炎时及时处理。

3.症状护理

(1)疼痛:评估患者疼痛的程度,遵医嘱按时用药,警惕药物的不良反应;避免加重疼痛的因素,如预防上呼吸道感染,尽量避免咳嗽,平缓地给患者更换体位,避免推拉动作;教会患者转移注意力的技巧,帮助患者找出适宜的减轻疼痛的方法。

(2)维持气道通畅:如采取坐位或半卧位,进行胸部叩击,遵医嘱给予止咳化痰药物等。

4.生活护理

应给予患者高蛋白、高热量、高维生素、易消化的食物,应合理搭配动植物蛋白,维持良好的进食环境及口腔清洁以增进食欲,鼓励患者摄取足够水分,若无法进食时,则应给予鼻饲或肠道外营养,以补充所需的热量和营养。

5.心理护理

加强与患者的沟通,耐心倾听患者的主诉,动员家属给予患者心理和经济上的支持,帮助患者面对现实,调整情绪,以积极的态度对待疾病,接受必要的检查,尽早开始治疗。对肺癌晚期患者应做好临终关怀工作,使患者安详、无憾、有尊严地离开人世。

6.健康教育

①环境:保持休养环境的安静、舒适,室内保持适宜的温湿度,每日上、下午各开窗通风至少0.5小时,以保持空气新鲜。根据天气变化增减衣物,不要在空气污染的场所停留,避免吸入二手烟,尽量避免感冒。②饮食:维持正常饮食即可,宜清淡、新鲜、富于营养、易消化。不吃或少吃辛辣刺激的食物,禁烟酒。③活动:保持适当的活动,每日坚持进行低强度的有氧锻炼,如散步、打太极拳等,多做深呼吸运动,锻炼心肺功能,注意保持乐观开朗的心态,充分调动身体内部的抗病机制。④其他:术后切口周围可能会出现的疼痛或麻木属于正常反应,随时间推移,症状会逐渐减轻或消失,不影响活动,出院后3个月进行复查,如有不适随时就诊。

第九节 肺 移 植

肺移植术是治疗多种终末期肺疾病的重要治疗手段,同时肺移植是风险较高的器官移植手术之一。尽管供者管理、供肺保护、受者术前医疗及肺移植术技术已经取得了长足的进步,但肺移植仍有相当高的并发症发生率和病死率,近期生存率也较其他实体脏器移植低。患者围手术期的管理是临床关注的重点,也是延长患者生命、提高生活质量的关键。

一、概述

1963年,詹姆斯·哈迪(James Hardy)医生首次为1例主支气管鳞状细胞癌患者成功进行了肺移植术。1983 年,首例肺移植成功,从此肺移植术在世界各地相继开展,在南美洲、北美洲、欧洲和澳洲取得了巨大的成功。根据国际心肺移植协会(ISHLT)的最新统计,到 2009 年年底,世界上已完成肺移植 32 652 例,患者术后 1、3、5、10 年累积存活率分别为 79%、63%、52%和 29%。据不完全统计,我国至今已经有 25 家医院先后开展了肺移植术,其中无锡人民医院、同济大学附属上海市肺科医院报告的存活率与 ISHLT 的数据较为接近。

二、病因与发病机制

1.肺移植的适应证

肺移植受体的一般指征为慢性终末期肺疾病内科治疗无效且符合以下条件的患者。①不进行移植则两年内因肺疾病死亡风险高于 50%。②移植后预计存活大于 90 天的可能性大于 80%。③在假定移植肺功能正常的前提下,预计移植 5 年存活率高于 80%。④受体年龄大于 14 岁。⑤受体参加术前功能锻炼。⑥受体有经济能力接受手术、术后免疫抑制剂应用及各种支持治疗措施。⑦情绪稳定和较好的心理素质。慢性终末期肺疾病包括间质性肺疾病、慢性阻塞性肺疾病、囊性纤维化、支气管扩张、肺血管病等。

2.肺移植的禁忌证(表 4-6)

表 4-6 肺移植的禁忌证

肺移植的禁忌证
绝对禁忌证
近两年内恶性肿瘤(皮肤鳞状细胞和基底细胞癌除外)
难以纠正的心、肝、肾等重要脏器功能不全;冠心病不能通过介入治疗或冠状动脉搭桥手术治疗缓解或伴有严重的左心功能不全是相对禁忌证,但是部分患者经过严格选择后可以考虑心肺联合移植
不能治愈的严重慢性肺外感染,如活动性 B 型肝炎、C 型肝炎、HIV 感染
严重的胸壁或脊柱畸形
患者的依从性差,不能配合医生治疗或定期随访
难以治疗的心理障碍
近 6 个月仍然持续的严重不良嗜好,如吸烟、酗酒或滥用违禁药品
相对禁忌证
年龄大于 65 岁
病情危重或通气、血流动力学不稳定
严重的运动功能障碍,不能进行康复训练
耐药细菌、真菌或结核分枝杆菌寄殖
重度肥胖,BMI 大于 30
严重的症状性骨质疏松
机械通气,但是仔细选择一些无其他重要脏器的急性或慢性功能不全,能积极参加康复训练的机械通气患者,移植可能成功
其他合并症,但没有导致终末期脏器功能不全,如糖尿病、高血压病、消化性溃疡病、胃食管反流病等,可以通过有效控制

3.手术方式

(1)单肺移植术:用于心脏功能好的终末期肺病患者,一般成人单肺移植不需要体外循环,儿童肺移植和肺叶移植的患者则要在体外循环下完成。

(2)序贯双肺移植术:切除所有病肺组织,用于纤维化性肺病、阻塞性肺疾病、脓毒症性肺病包括支气管扩张患者的慢性肺部感染、肺血管疾病。就受体而言,一次双肺移植比两次单肺移植节省开支,更重要的是其效果优于单肺移植,双肺移植者具有正常生理功能的支气管肺泡数量远多于单肺移植者,因此抵御闭塞性细支气管炎综合征的能力更强。

(3)心肺联合移植术:针对有心脏病的肺动脉高压症患者,具有操作简单、保留了冠状动脉支气管侧支的优点,缺点在于对器官的需求量大。

(4)活体肺移植术或双侧肺叶移植术:在供体短缺的情况下,肺叶移植为一种挽救性措施。活体肺叶移植需要选择两个健康的供体,两个供体分别行左下肺叶、右下肺叶切取,分别移植到受体左、右肺。

三、临床评估与判断

1.并发症的观察与判断——非感染性并发症

(1)急性排斥反应:常发生于肺移植术后几天至几周。临床表现为呼吸困难,体温升高,低氧血症,白细胞计数增高,乏力,运动耐量下降,听诊有喘鸣或吸气爆裂音,X线片可见肺门阴影增大,或肺内出现大片云雾状阴影。

(2)慢性排斥反应:发生于移植后几个月至几年,但启动机制可在移植即刻发生。多表现为细支气管闭塞综合征,是成人肺移植的主要死亡原因。发病机制不清,可能与移植后早期炎症反应等有关。

(3)气道吻合口并发症:气道是肺移植后吻合口并发症中最常见的部位,气管支气管吻合口裂开引发漏气、出血、坏死、感染等,患者多因呼吸衰竭或腐蚀血管大出血死亡。吻合口并发症的危险因素涉及缺血时间过长、供肺保存技术、术中休克或低血压减少支气管血液供应、排斥或感染、吻合口供血不足和应用激素等。近年来,肺移植生存率已有稳定提高,但支气管吻合口并发症的情况在过去十多年来却没有明显的变化。吻合口狭窄或软化的发生率为5%~14%,危险因素包括缺血气道损伤、吻合口套叠、支气管内膜感染。通过吻合口狭窄或软化的临床表现如呼吸功能减低、痰多和喘鸣,以及纤维支气管镜可明确诊断。

(4)肺损伤:首当其冲的是肺缺血再灌注损伤,也是肺移植面对的固有的极为重要的危险因素。常发生于术后72小时内,临床表现为肺水肿和低氧血症,胸部X线片可见肺泡、肺门及基底部不对称的肺间质性纹状改变。

(5)血管吻合口并发症:此类并发症包括肺动脉狭窄和肺静脉/左心房袖血栓形成。前者表现为气短、肺动脉高压、右心室功能不全和通气/血流比异常,确诊需要肺动脉造影证实;后者大的血栓可阻塞肺静脉流出道,导致严重的顽固性肺水肿,小的血栓引发体循环栓塞或脑血管意外,最终因移植肺衰竭、多器官衰竭或系统抗凝后出血死亡。

(6)其他:上呼吸道阻塞、出血、心律失常、呼吸心搏骤停和气胸等。

2.并发症的观察与判断——感染性并发症

(1)细菌感染:移植后前30天的死亡病例中,20.3%是由非巨细胞病毒感染造成的。造成移植术后早期感染的细菌通常是存在于供体或受体的定植菌或移植中心近期流行的菌种，因此抗生素的选择依赖于移植受体分离鉴定出的病原菌的种类及抗生素的敏感性，这尤其适用于支气管扩张，术前存在泛耐或多耐药细菌寄植或感染者。另外，也应该参考移植中心近期流行的病原菌及其对抗生素的敏感性。常规联合使用广谱抗生素以覆盖革兰氏阴性杆菌尤其是铜绿假单胞菌，革兰氏阳性球菌尤其是抗甲氧西林金黄色葡萄球菌(MRSA)。

(2)真菌感染:系统性真菌感染见于支气管吻合口、气管支气管树、侵袭肺炎或弥漫性感染。曲霉菌感染是术后常见的真菌感染，其中烟曲霉最多，黄曲霉不到2%。

(3)病毒感染:CMV感染是肺移植术后的第二常见感染，也是肺移植术后最常见的病毒性感染，尤其是存在CMV感染高危因素，如受体抗CMV阴性和供体抗CMV阳性不匹配状态。

四、监测与护理

术后早期的管理中，重点在维持患者血流动力学的监测管理、辅助通气支持、免疫抑制剂合理使用及药物浓度监测、严格执行无菌操作及合理使用抗感染治疗、术后近期并发症的观察与处理等方面进行干预，促进患者平稳地度过术后危重期。目前认为，在供肺保护、移植外科技术等条件相对成熟的前提下，术后早期合理的围术期管理能够明显减少移植肺损伤程度，对近、远期肺功能的恢复大有意义。

1.循环系统监测

由于肺移植不可避免的再灌注肺损伤和肺水肿，术后早期应该在维持循环稳定的基础上，严格控制出入量，适当应用利尿药，使中心静脉压小于10 mmHg，平均动脉压大于65 mmHg，血细胞比容大于30%，以保持足够的脏器灌注、氧输送和尿量，保护心、脑、肾等重要脏器的功能，并保持术后数天肺“干燥”。移植术后早期需密切监测心率、心排血量或心脏指数、中心静脉压、动脉血压、肺动脉压、尿量、动脉和混合静脉氧分压及血氧饱和度等，以及时发现和处理不稳定的血流动力学问题。

(1)液体:肺移植术后早期原则应限液，给予最低必需剂量液体，以维持循环稳定与新陈代谢产物和药物的排出，术后48小时应试图维持液体负平衡。每小时进行出入量平衡计算，每天测体重一次。每小时记录尿量并测尿比重，如1小时尿量小于30 mL应通知医生处理。

(2)利尿药:适当使用利尿药，维持体重在术前水平，保护肾脏功能，但要避免使用过强的利尿药，以免导致肾功能不全。

(3)血管活性药物:没有循证医学证据支持术后常规使用小剂量多巴胺小于5 μg/(kg·min)可以改善肝、肾血流灌注。然而，循环不稳定者可以酌情使用多巴胺、多巴酚丁胺等。有肺动脉高压者可以给予伊洛前列素或NO吸入治疗，或静脉给予前列腺素El(PGEl)。

(4)抗心律失常药:心房纤颤和心房扑动是肺移植后常见的心律失常，使用地高辛和(或)胺碘酮通常可以纠正。

2.呼吸支持治疗

(1)机械通气模式与参数:在保证足够氧合的前提下，移植受体术后常规应用压力控制模式限制气道峰压，并设定平台压不超过35 mmHg，以预防气压伤、支气管吻合口漏。通常采用低水平PEEP，以降低气道压，减少肺损伤和动态肺过度充气，注意密切监测患者呼吸机各参数的变化。

(2)气道管理:肺移植术后患者遵循呼吸危重症或大型胸腔手术后的常规气道管理。需要强调的是,肺移植术后,患者因咳嗽反射减低和纤毛运动功能障碍造成分泌物排出困难,而支气管黏液分泌增多和支气管收缩又是常见现象,因此进行有效呼吸道引流在术后早期非常重要。包括加强气道湿化、胸部物理治疗、气道吸引等。拔管后应该鼓励和帮助患者活动,加强体位引流,锻炼咳嗽和深呼吸,防止肺不张,促进肺脏康复。如果患者因早期移植肺功能不全需要长期插管,早期气管切开有利于气道管理。

(3)如果术后最初动脉血气分析显示 $PaO_2 \geqslant 70$ mmHg 和(或)$SaO_2 \geqslant 90\%$,可以逐渐降低 FiO_2,如果没有加重再灌注肺水肿,FiO_2 可以在术后 24 小时降至 30%或更低,24～48 小时撤离呼吸机和拔除气管插管。常规在拔除气管插管前进行纤维支气管镜检查,进一步了解支气管吻合口情况,充分清除气道分泌物,同时留取分泌物进行相关病原学检查。

3.胸腔引流管的管理

严密监测引流液的颜色、性质、量及水柱波动情况,如引流液每小时引流量大于 200 mL 连续 3 小时,应考虑活动性出血的存在,及时通知医生给予相应处理;妥善固定胸引管,交接班时观察置管部位情况,防止脱管;定时挤压引流管,保持引流管通畅;术侧如大量气泡冒出,应警惕支气管吻合口裂开。

4.抗排斥治疗及护理

急性排斥反应是术后严重并发症之一,临床表现为呼吸困难、体温升高(升高 0.5 ℃有意义)、肺部浸润性改变、低氧血症、白细胞计数升高等。肺移植术后常用的维持治疗采用环孢素A(CsA)、硫唑嘌呤与糖皮质激素联合用药。应严格掌握用药剂量,服药时间及时、准确。开始时应每天监测血药浓度,根据监测值调整用药剂量;为保证监测准确,应在服药前 30 分钟抽取血标本,并注意饮食及药物的影响(如葡萄柚汁及大扶康、利福平等药物可影响 CsA 浓度)。同时应密切监测肝、肾功能,以早期发现毒副作用。

5.管路管理

患者全身管路多,管路固定应顺畅、稳妥;每班检查并记录管路位置;对管路进行操作时要严格无菌技术;更换体位时需多人操作,避免脱管;管路标识清楚,避免误操作。

6.并发症管理

(1)出血:加强胸腔闭式引流管护理,注意患者血流动力学的改变,如血压下降、脉搏增快,应警惕是否有出血的发生;注意患者血红蛋白情况,当血红蛋白进行性下降时,应积极寻找原因并及时补液、输血。

(2)感染。①细菌性感染预防:泰能、万古霉素等。②巨细胞病毒感染预防:监测 CMV-PP65、CMV 核酸检测,使用更昔洛韦抗病毒治疗。③真菌感染预防:制霉菌素口腔护理,两性霉素 B 雾化,抗真菌药物(伏立康唑、卡泊芬净等)静点。④肺孢子菌肺炎预防:增效联磺口服。⑤感染预防常规:加强伤口部位及导管穿刺处换药;严格控制探视人数;严格遵守无菌原则;严格执行手卫生;每日监测体温、血象等情况;改善全身营养状态,控制好血糖。

(3)气道并发症:早期主要问题是支气管吻合口裂开和坏死,常表现为漏气,护理的重点为注意观察患者胸腔引流情况,如出现明显气泡增多,应警惕吻合口瘘的出现,及时通知医生。

晚期气道问题：支气管狭窄、支气管软化。

7.其他

(1)营养支持：术后早期给予胃肠内营养，每日摄入热量保证在 1 500 cal，注意抬高床头，防止误吸。拔除气管插管 6 小时后予流质饮食，并逐渐过渡至普通饮食，注意摄入高热量、高蛋白、低脂肪食物。

(2)皮肤护理：注意卧床期间的皮肤护理，保持皮肤清洁、床单平整干燥，骶尾、脚踝部等骨突部位使用压疮贴保护皮肤，定时翻身，有效预防压疮。

(3)肢体功能锻炼：术后的肺移植患者应注意肺康复锻炼，患者卧床期间协助其保持肢体功能位，并进行肢体功能锻炼，防止废用性肢体功能障碍。术后早期鼓励患者下地活动。

第五章　神经系统疾病重症患者的护理

第一节　脑血管性疾病

一、缺血性脑卒中

（一）概述

缺血性脑卒中患者的发病率、致残率、致死率在脑血管病中是最高的，因此在临床上，医护人员应给予高度的重视与管理。缺血性脑梗死由于梗死的部位和大小、侧支循环代偿能力、继发脑水肿等，可有不同的临床病理类型，因此可采用牛津郡社区脑卒中项目（OCSP），不依赖影像学结果，常规CT、MRI尚未能发现病灶时，可根据临床表现迅速分型，并提示闭塞血管和梗死灶的大小、部位，临床简单易行，对指导治疗及溶栓术后护理、评估预后有重要价值，尤其对重症监护室的护士，更有利于早期判断患者的病情变化。OCSP临床分型标准，详见表5-1。

表5-1　OCSP临床分型标准

类型	表现	部位
完全前循环梗死（TACI）	表现三联征：完全大脑中动脉综合征表现，大脑较高级神经活动障碍（意识障碍、失语、失算、空间定向力障碍等）；同向偏盲；对侧三个部位（面、上下肢）较严重运动和（或）感觉障碍	多为大脑中动脉近端主干，少数为颈内动脉虹吸段闭塞
部分前循环梗死（PACI）	有以上三联征中的两个或只有高级神经活动障碍，或感觉运动缺损较TACI局限	大脑中动脉远端主干、各级分支或ACA及分支闭塞
后循环梗死（POCI）	表现为各种不同程度的椎-基底动脉综合征，如同侧脑神经瘫痪及对侧感觉运动障碍、双侧感觉运动障碍、双眼协同活动及小脑功能障碍、无长束征或视野缺损等	椎-基动脉及分支闭塞
腔隙性梗死（IACI）	表现为腔隙综合征，如纯运动性轻偏瘫、纯感觉性脑卒中、共济失调性轻偏瘫、手笨拙-构音不良综合征	基底节或脑桥小穿通支病变引起

（二）前循环脑梗死患者的护理

1.概述

额颞顶大面积脑梗死是严重缺血性脑卒中的一种，起病急、进展快、致残率和致死率高、预后差，占缺血性脑卒中的10%左右，年发病率在10/10万～20/10万，属于完全前循环梗死。

2.发生机制

额颞顶大面积脑梗死主要是由于颅内大动脉粥样硬化斑块形成、血管狭窄、闭塞；栓子脱落栓塞颅内动脉，可由动脉-动脉性、心源性或不明原因栓子所致。但常见颈内动脉或大脑中动脉主干闭塞所致。

(1)大脑动脉环(Willis 环)是由双侧大脑前动脉、大脑后动脉、前交通动脉和后交通动脉、颈内动脉组成的。

(2)主干闭塞引起的相关受累的组织与临床症状见表 5-2。

表 5-2　主干闭塞引起的相关受累的组织与临床症状

闭塞部位	受累的脑组织	临床症状
颈内动脉	同侧额叶、顶叶、基底节部分、颞叶	病变对侧偏瘫、偏身感觉障碍、偏盲和失语(优势半球受累);病侧 Horner 征、视力障碍、颈动脉波动减弱或消失;重者出现意识障碍
大脑中动脉	同侧大脑半球凸面(中央前回、中央后回、缘上回、颞中回、角回、颞上回、额下回)和基底节	病变对侧出现三偏征和失语(优势半球受累),注视麻痹,失写
大脑前动脉	额叶内侧、额极、额上回、胼胝体、内囊等	病变对侧出现下肢瘫痪和感觉障碍,尿潴留或尿急,精神障碍

3.临床评估与判断

大面积脑梗死内科治疗有脱水降颅压、过度换气、抬高头位等。据《中国急性缺血性脑卒中诊治指南 2010》推荐意见,严重脑水肿和颅内压增高可使用甘露醇静脉滴注(Ⅰ级推荐,C 级证据);必要时也可用甘油果糖或呋塞米等(Ⅱ级推荐,B 级证据)。2015 年,美国神经重症协会(NCS)幕上大面积脑梗死指南中提出,短期过度换气可以作为挽救脑疝的方法(弱推荐,低质量证据),不应预防性地进行过度换气(强推荐,低质量证据)。大部分 LHI 患者都应该保持水平卧位,ICP 增高者建议床头抬高 30°(弱推荐,低质量证据)。内科治疗措施效果有限,病死率在 80%左右。而对于发病 48 小时内、60 岁以下的恶性大脑中动脉梗死伴严重颅内压增高、内科治疗不满意且无禁忌证者,可请脑外科会诊考虑行减压术(Ⅰ级推荐,A 级证据)。大脑半球大面积脑梗死(大于等于大脑中动脉供血区的 2/3)患者因病情严重可以考虑低温治疗(C 级推荐)。

(三)后循环脑梗死患者护理

1.概述

后循环又称椎基底动脉系统,为大脑半球后 2/5 供血,由椎动脉、基底动脉、大脑后动脉及其各级分支组成,主要供血给脑干、小脑、丘脑、枕叶、部分颞叶及上段脊髓。脑干内分布着重要的神经核和传导束,被称为人的生命中枢。后循环脑梗死约占所有脑梗死的20%,多数患者发病急,病情凶险,致死率高。

2.发病机制

动脉粥样硬化是后循环脑梗死的主要原因,椎动脉起始部位发生动脉粥样硬化是最常见的部位。栓塞也是引起 POCI 的重要原因,大部分栓子来源于心房血栓、心脏瓣膜的赘生物、病变心肌的附壁血栓等。脂肪变性可使血管壁增粗、动脉瘤样扩张,导致局部组织缺血,因其病灶小且为圆形,成为腔隙性脑梗死,约占后循环脑梗死的 14%。此外,椎动脉起始部之前的锁骨下动脉闭塞造成椎动脉血液向锁骨下动脉逆向分流,脑循环血液大量逆向分流,形成锁骨下动脉盗血综合征,可以诱发POCI。

大脑动脉环(Willis环)是由双侧大脑前动脉、大脑后动脉、前交通动脉和后交通动脉、颈内动脉组成的。主干闭塞引起的相关症状,见表5-3。

表5-3 主干闭塞引起的相关受累组织与临床症状

闭塞部位	受累的脑组织	临床症状
大脑后动脉闭塞	丘脑底面、下丘脑、颞叶内侧面及底面,枕叶	偏盲、偏瘫、偏身感觉障碍、丘脑综合征等症状
基底动脉尖部	中脑、丘脑、枕叶、颞叶内侧面及小脑上部	基底动脉尖综合征:意识障碍、瞳孔改变、偏盲、谵妄等症状
椎-基底动脉	脑桥和小脑	眩晕、四肢瘫或交叉瘫、延髓麻痹、共济运动障碍、意识障碍等,部分表现为闭锁综合征
小脑后下动脉	延髓背外侧	眩晕、呕吐、吞咽困难、构音障碍、病变侧Horner综合征,病变对侧肢体痛觉和温度觉丧失

3.临床评估与判断

对脑水肿及颅内压增高的卧床患者,床头可抬高至30°,避免引起颅内压增高的因素,即包括头颈部过度扭曲、激动、用力、发热、癫痫、呼吸道不通畅、咳嗽、便秘等(Ⅰ级推荐,D级证据)。对吞咽功能障碍的患者,建议于患者进食前采用饮水试验进行吞咽功能评估(Ⅱ级推荐,B级证据)。对吞咽困难短期内不能恢复的患者可早期安放鼻胃管进食(Ⅰ级推荐,B级证据),对吞咽困难长期不能恢复的患者可行胃造口进食(Ⅲ级推荐,C级证据)。早期评估、处理吞咽困难和误吸问题,对意识障碍患者应特别注意预防肺炎(Ⅰ级推荐,C级证据)。鼓励患者尽早活动、抬高下肢,尽量避免下肢尤其是瘫痪侧静脉输液(Ⅰ级推荐),可联合加压治疗(交替式压迫装置)和药物预防深静脉血栓形成,但对有抗栓禁忌的缺血性脑卒中患者,推荐单独应用加压治疗预防深静脉血栓形成和肺栓塞。

(四)监测与护理

1.急救护理流程

对于疑似脑卒中患者,护士应协助医生快速完善各项检查,完成评估和诊断,观察患者的意识、基本生命体征(体温、心率/律、呼吸、血氧、血压、血氧饱和度、瞳孔)的变化,监测是否存在高颅压体征、癫痫样发作,评估肢体瘫痪的程度,观察是否存在尿便失禁、吞咽障碍等病情加重的体征。即刻为患者实施:连接多参数监护仪,清除口鼻腔分泌物,吸氧(维持氧饱和度大于95%),呼吸衰竭患者应给予呼吸机支持(气管插管或切开)进行辅助呼吸,无禁忌证时将患者床头抬高30°,建立和保持输液通畅以保证药物的及时应用。

2.颅内压增高的护理

(1)防止护理操作引起瞬间颅内压增高:吸痰末颅内压会随着吸痰时间延长明显高于吸痰前,为此瞬间颅内压增高可能会导致脑疝,因此高颅内压患者最佳吸痰时间应保持在10秒以内;体位移动,翻身前、中、后,振动排痰时需观察颅内压变化,当颅内压小于15 mmHg时,可进行体位改变或翻身,动作要轻柔,不要过度用力,防止脑疝。

(2)去骨瓣减压术的护理:需要做好减压创监测,为患者翻身时,需专人固定头部,防止去骨瓣减压创部受压;观察患者头部伤口,保持伤口敷料干燥,无渗血、渗液情况;动态观察减压创肿胀情况,防止患者出现高颅内压症状;保持无菌,头下垫无菌小巾 24 小时更换,一旦被血液、污渍污染需及时更换;预防患者枕部压疮,头下垫软枕或脂肪垫。

(3)血压监护:对于去骨瓣减压术后的患者,对大面积脑梗死患者的血压监测十分必要,准确的监测技术可以为临床的治疗提供可靠的证据。此时血压的增高会导致患者的脑疝发生,因此一般给予每两小时进行一次血压的监控,同时观察患者的呼吸、瞳孔、心率的变化。给予持续泵入降压药物时,需要注意患者对药物的敏感性,如果患者血压控制降低速度过快,容易出现并发症。因此,指南推荐缺血性脑卒中不合并出血的患者平均动脉压应该维持在 85 mmHg 以上,收缩压维持在 220 mmHg 以内,避免过度波动。

(4)脱水药物的监测:患者应用大剂量的脱水药物,需要动态进行电解质的观察,尤其血钾钠的紊乱。因为每克甘露醇可以带出体内 12.5 mL 水分,因此需要患者给予水分的补充,可 200 mL 每 4 小时给予一次。当患者出现低钾血症时,应注意补充,补钾剂量不宜过多,细胞内血清钾恢复较慢,一般4~6 天才能纠正,重症患者需要 10~20 天,因此每日补钾量应限制在氯化钾 6~8 g,同时注意心电监护,注意高血钾的发生。当患者出现低血钠时,需要观察患者有无木僵状态,癫痫、昏迷等症状,补钠时速不能过快,应小于 1 mmol/(L·h),24 小时小于 10 mmol/L。

(5)预防脑疝:观察生命体征,低温过程中给予每 30 分钟进行生命体征的观察,防止脑疝发生。病灶侧颞叶钩回疝常常压迫同侧中脑,故而出现病灶侧瞳孔变化,随着病情的进展,病灶侧瞳孔明显散大,对光反射消失;颞叶钩回疝可将脑干推向对侧,中脑受累严重时出现大脑强直发作,因此需要密切观察。如若患者麻醉术后躁动明显,可给予镇静,减轻高颅内压脑水肿情况的发生,同时需要应用 RASS 评分进行镇静评估。

(6)血管内低温治疗:血管内低温技术是目前救治重症缺血性脑卒中高颅压脑疝患者的有效方案之一,其安全可行,耐受性好,控温精准,允许体表加温,从而使寒战程度减轻,抗寒战药物减少,但存在有创操作的风险。具有达到目标温度时间明显缩短、较少出现不达标或过度降温、维持温度波动小、复温控制较好的优势,但是在护理过程中需要做好降温、维持、复温三期的护理。

3.预防并发症

做好机械通气的护理,适时进行气道吸引,保持呼吸道通畅;血管内复温后,需要给患者增加胸、肺部护理,给予振动排痰;动态监测胃内残留液,防止患者反流、误吸的发生;早期放置鼻肠管,保持患者的营养状态。根据患者的病情,早期给予患者呼吸机撤离,当患者的意识状态好转、咳嗽反射明显,同时伴有血气分析指标正常时,可以考虑对患者进行呼吸机撤离;根据患者的病情,给予抗血栓压力泵的应用,防止静脉血栓的发生。

(五)急性缺血性脑卒中患者的溶栓

急性缺血性脑卒中患者血管内治疗的主要方法有静脉溶栓治疗、动脉溶栓治疗、非支架机械取栓治疗、支架机械取栓治疗等,在全球各国制定的指南中,静脉注射重组组织型纤溶酶原激活物(rt-PA)标准剂量 0.9 mg/kg 的治疗被推荐为缺血性脑卒中急性期的标准治疗方案。但由于静脉溶栓具有严格的时间窗限制,能够通过其获益的患者不到 3%,对合并有大血管闭塞或病情较重的患者效果不佳,其再通率低(13%~18%)。因此,对于发病6小时内由大脑中动脉闭塞导致的严重脑卒中且不适合静脉溶栓的患者,经过严格选择后可在有条件的医院进行动脉溶栓,但也应尽早进行,避免时间延误。

1.静脉溶栓的护理

(1)绿色通道流程时间的安排:①急诊预检分诊护士在1分钟内进行预检分诊。②急诊医生需要在8分钟内完成初始评估,包括病史、NIHSS评分及相关的实验室检查。③10分钟内通知相关脑卒中治疗的医护人员、溶栓医生到达急诊室。④20分钟内完成CT扫描。⑤40分钟内CT及实验室检查报告完成。⑥60分钟内对符合溶栓指征的患者给予rt-PA溶栓治疗。

(2)静脉溶栓常用药物:尿激酶、链激酶为静脉溶栓的第一代药物,尿激酶由于不只特异作用于血栓中的纤维蛋白,也可溶解血液中的纤维蛋白原,有引起出血的可能。rt-PA为第二代溶栓药物,其安全性和有效性已被公认,被多个指南推荐。

(3)监测与护理。

①围溶栓期的护理。

溶栓前,开通脑卒中溶栓绿色通道,进行影像学检查,化验血常规、凝血常规、血糖、心肌酶、肝功能、肾功能。选择较为粗大的血管留置静脉留置针,保证溶栓药物能够进入血管内。密切监测患者生命体征、意识、瞳孔变化,采集患者相关病史,进行NIHSS评分,短时间内获取各项必要检查结果,准确计算溶栓药物剂量。

溶栓时,rt-PA药物半衰期较短,为4~5分钟,溶栓过程中先将总用量的10%药量1分钟内输入患者体内,剩余90%的药量1小时内输入患者体内。溶栓过程中每15分钟监测患者的血压、意识状态、语言及肌力恢复情况。

溶栓后,患者绝对卧床24小时,减少搬动和不必要的探视,24小时后常规复查头部CT、血常规、凝血常规,无禁忌证者给予抗凝药物,防止血栓形成。

②病情观察。

血压监测:急性脑梗死患者血压升高可以保证脑组织稳定的血流量,是一种保护机制,因此当收缩压小于160 mmHg时一般不给予处置。在溶栓两小时内,每15分钟监测血压和神经功能评估,然后每30分钟一次,持续监测6小时,之后每小时一次直至24小时。如果收缩压小于180 mmHg或舒张压大于100 mmHg,通知医生给予必要的降压措施。

意识状态的评估:患者在溶栓过程中出现头痛、意识状态加重、瞳孔不等大、突发的血压持续升高(大于180 mmHg)、恶心呕吐等应立即通知医生。

③出血的观察:患者溶栓24小时内是否有牙龈出血、穿刺点的出血,以及胃肠道和泌尿系统的出血、中枢神经系统和实质脏器的出血。

④并发症的预防。

再灌注损伤:当脑组织重新灌注后可出现再灌注损伤,发生脑水肿引起颅内压增高,严重者可发生脑疝而导致患者死亡。护士应密切观察患者瞳孔及意识状态的变化,是否有头痛、视神经盘水肿,若出现以上症状,应立即给予脱水治疗,防止脑水肿进一步加重。

变态反应的发生:溶栓过程中患者出现显著的低血压、血管性水肿应警惕变态反应的发生,应立即停止用药,给予治疗。

中枢神经系统出血的预防：患者溶栓后，在病情允许下，应推迟鼻饲管、导尿管、动脉内血压监测管的置入及静脉穿刺，减少出血的发生。若患者出现烦躁、意识障碍加重、血压下降等情况应立即通知医生，复查血常规、凝血常规、头部CT，警惕出血的可能。

血管再闭塞：急性脑梗死静脉溶栓治疗可能存在溶栓无效、临床症状无改善及血管再通后血管再次闭塞，此时应遵医嘱给予抗凝药物的应用。

2.动脉溶栓的护理

(1)动脉溶栓的机制：动脉溶栓治疗是经皮穿刺后借助导管直接将溶栓药物注射至血栓局部，可明显提升血栓的局部药物浓度，血管再通率应高于静脉溶栓，且对全身纤溶系统的影响更小，出血风险降低。其优点在于能提高阻塞血管的再通率及改善患者的预后，建议使用rt-PA和尿激酶，最佳剂量和灌注速率尚不确定。

(2)动脉溶栓适应证和禁忌证。

①适应证：年龄18～80岁；临床诊断为缺血性脑卒中，神经功能缺损症状持续时间大于30分钟且在治疗前未缓解；6小时以内，后循环可酌情延长至24小时(症状出现时间定义为患者能够被证实的最后正常时间)；CT检查排除颅内出血，且无大面积脑梗死影像学早期征象或低密度影[前循环未超过大脑中动脉(MCA)供血区1/3，后循环未超过脑干体积1/3]；多模式或多时相(或单项)CT血管成像(CTA)/MR血管成像(MRA)检查证实责任大血管狭窄或闭塞；患者或法定代理人同意并签署知情同意书。

②禁忌证：有出血性脑血管病史，包括活动性出血或已知有出血倾向者；6个月内有严重致残性脑卒中可采用改良Rankin量表(mRS)，评分大于3分或颅脑、脊柱手术史；脑卒中时伴发癫痫；血管闭塞的病因初步判定为非动脉粥样硬化性；患者存在可能影响神经功能评估的精神或神经疾病病史；可疑的脓毒性栓子或细菌性心内膜炎；生存期预期小于90天；已知脑出血、蛛网膜下腔出血、颅内动静脉畸形或肿瘤病史；最近3个月内存在增加出血风险的疾病，如严重肝脏疾病、溃疡性胃肠疾病；过去10天内接受大型手术，有显著创伤或出血性疾病；未能控制的高血压，间隔至少10分钟的3次重复测量确认收缩压大于185 mmHg或舒张压大于110 mmHg；肾功能衰竭；血小板计数小于100×10^9/L；血糖水平小于2.8 mmol/L或大于22.2 mmol/L；患者正在口服抗凝药物治疗；临床病史结合过去的影像或临床判断，提示脑梗死为慢性病变；无股动脉搏动者。

(3)监测与护理。

①围溶栓期的护理：溶栓前向患者及家属进行解释，术前禁食、水。开通脑卒中溶栓绿色通道，争取短时间内获取各项必要检查结果。双侧腹股沟备皮，密切监测患者生命体征、意识、瞳孔变化，进行NIHSS评分。

②溶栓术后监测：患者返回病房，连接监护仪，评估患者意识状态及肌力，与手术医生沟通了解患者术中情况及术后血压控制范围、护理观察要点等。两小时内每15分钟监测一次生命体征，随后6小时内每30分钟1次，此后为每小时1次按常规监护并记录。每15分钟观察腹股沟穿刺部位，观察有无渗血及皮下出血，双侧足背动脉搏动，24小时内复查头颅CT。

③动脉鞘护理：绝对卧床24小时，减少搬动和不必要的探视；未给予拔鞘患者，留置动脉鞘肢体制动，避免鞘管折断或移位，必要时给予膝盖处约束；术后医生根据患者病情及时拔除

动脉鞘,拔鞘后弹力绷带加压包扎 24 小时,肢体制动 8 小时,需严密观察穿刺处伤口有无出血及血肿。

④促进造影剂排除:术后遵医嘱补液,可鼓励患者多饮水,以促进患者尿液排出,利于造影剂的稀释及排出。

⑤防止出血、再灌注损伤、血管再闭塞等并发症的预防措施同静脉溶栓。

3.动脉取栓的护理

(1)动脉取栓的机制:血管内治疗包含动脉溶栓、机械取栓和急诊血管成形术。动脉取栓即机械取栓出现相对较晚,可以避免或减少溶栓药物的使用,使血栓破裂,增加溶栓药物接触面积,直接清除血栓,增加血管再通率,对于大血管闭塞及心源性栓塞性脑卒中具有更高的血管再通率,成为急性缺血性脑卒中的重要治疗手段。

(2)适应证:年龄在 18～80 岁;神经系统功能症状持续 30 分钟以上且治疗前未缓解;发病时间在 8 小时内,后循环可酌情延长至 24 小时;CT 检查排除颅内出血,无大面积脑梗死早期影像学征象,或低密度影(前循环未超过大脑中动脉供血区 1/3,后循环未超过脑干体积 1/3);多模 CT 证实责任大血管狭窄或闭塞。

(3)监测与护理。

①术前急救与护理:急性缺血性脑卒中患者治疗时间窗相对较窄,因此需要争分夺秒完成各项准备工作,联合院前 120、急诊科、检验科、放射科等科室建立急性脑卒中患者救治绿色通道,实施一体化全程救护。患者进入急诊室由分诊护士送至急诊医师处,初步评估在治疗时间窗内的患者,立即联系脑卒中单元医师及护士,发放绿色通道卡,在医护陪同下完成影像学检查及各项实验室检查,争取患者及家属同意后立即给予监护吸氧、建立静脉通路、皮肤准备、开始溶栓、取栓治疗。

②术后护理。

严密监测患者生命体征,加强病情观察:持续心电监护,密切观察生命体征变化。如果意识模糊甚至昏迷、反应迟钝、表情淡漠提示可能有脑灌流不良;注意监测神经功能、肌力、血糖、电解质;肢端体温显著低于正常温度常提示周围循环血容量不足;观察尿量变化,记录每小时尿量,可通过尿量估计组织血液灌流及监测肾功能。

穿刺肢体的护理:观察腹股沟穿刺点,有无渗出、皮下出血,双足背动脉搏动,以及双下肢皮温、肤色是否正常。观察带有动脉鞘一侧肢体是否制动,术后患者平卧 24 小时,术侧肢体制动 8 小时,拔鞘后加压包扎穿刺部位 12 小时,穿刺侧肢体禁止测量血压。若术侧足背动脉搏动较对侧明显减弱、下肢疼痛明显、皮肤色泽发绀,提示有下肢栓塞可能,应及时协助处理。

药物的治疗及护理:遵医嘱给予患者口服或鼻饲抗凝药物,注意监测用药后患者不良反应的发生,定期监测患者凝血及血常规。溶栓前后为防止血栓形成,会给予抗凝、抗血小板治疗,有潜在的口鼻出血及便血、血尿风险。因此,要密切观察有无皮下、齿龈、鼻腔及脏器出血症状,当进行血管穿刺处压迫止血时,确保无活动性渗血方可完成,监测血压时每班调整袖带并观察皮肤有无压力性紫癜。

并发症的预防:防止下肢静脉血栓及血肿,最为重要的是预防脑出血的发生,若患者出现意识状态、瞳孔改变等立即给予头颅 CT 检查。加强对血压的监护,每 15～30 分钟监测血压,将患者的收缩压控制在110～140 mmHg。

二、出血性脑卒中

(一)概述

出血性脑卒中包括脑出血和蛛网膜下腔出血，是严重的脑血管疾病，约占脑卒中的20%。出血性脑卒中的原因有原发性和继发性两大类，继发性本节不做叙述，着重介绍原发性非外伤性的出血性脑卒中。脑内出血是一种致残率和致死率高的临床急症。脑出血临床表现的轻重主要取决于出血量和出血部位，临床分类常见基底节区出血、脑叶出血、脑干出血、小脑出血和脑室出血，占脑卒中的20%～30%。蛛网膜下腔出血是指脑底或脑表面血管破裂后，血液流入蛛网膜下腔引起相应临床症状的一种脑卒中，占所有脑卒中的5%～10%。脑出血最常见的病因是高血压伴动脉粥样硬化，其他还有脑动静脉畸形、动脉瘤、血液病、脑动脉炎、抗凝或溶栓治疗的并发症等。蛛网膜下腔出血最常见的病因是颅内动脉瘤(70%)，其次是脑血管畸形(10%)，其他(20%)包括脑底血管网病、夹层动脉瘤、血液病、抗凝治疗并发症等。脑出血与蛛网膜下腔出血的临床表现有所不同，见表5-4。

表5-4　出血性脑卒中的鉴别

项目	脑出血	蛛网膜下腔出血
好发年龄	50～60岁	中青年
主要病因	高血压脑动脉硬化	脑动脉瘤或血管畸形
起病方式	急	急骤
起病时血压	明显增高	增高或正常
好发部位	脑内穿通动脉	脑底动脉环附近血管
全脑症状	持续/较重	明显
头痛特点	疼痛明显	爆炸样疼痛
局灶性脑损伤	有	无
脑膜刺激征	可有	明显
头颅CT	脑内高密度灶	蛛网膜下腔高密度灶

(二)基底节脑出血患者的护理

1.概述

基底节区出血中壳核是高血压脑出血最常见的出血部位，占50%～60%，丘脑出血占24%，尾状核出血少见。

2.发生机制

(1)基底节区出血：壳核出血主要是由豆纹动脉破裂引起的，因血肿扩散常波及内囊。临床表现与血肿的部位和血肿量有关。

(2)基底节区出血的受累组织与临床症状，见表5-5。

表 5-5 基底节脑出血的受累组织与临床症状

出血部位	受累的脑组织	临床症状
壳核出血	壳核、内囊	壳核出血临床症状与血肿部位和血肿量有关，中等和大量出血可见病变对侧偏瘫、偏身感觉障碍、偏盲和失语（优势半球受累）；双眼向病灶侧凝视；重者出现意识障碍。出血量较少可表现为运动或感觉障碍
丘脑出血	丘脑、内囊	中等量或大量出血，引起病灶对侧偏瘫或偏身感觉障碍。失语、精神障碍、丘脑性痴呆等。破入第三脑室者意识障碍加深、瞳孔缩小、中枢性高热、去皮质强直等症状
尾状核出血	尾状核、脑室	头痛、呕吐，对侧中枢性舌瘫与蛛网膜下腔出血的表现相似

3.临床评估与判断

快速 CT 或 MRI 神经影像学检查，以鉴别缺血性脑卒中与免疫功能受损（Ⅰ类，A 级证据）。对于收缩压在 150～220 mmHg、无急性降压治疗禁忌的免疫功能受损患者，将收缩压紧急降至 140 mmHg 是安全的（Ⅰ类，A 级证据），有利于改善功能预后（Ⅱa 类，B 级证据）。免疫功能受损患者最初的监测和管理应在 ICU 或配备神经急性护理专长的医师和护士专门的脑卒中单元进行（Ⅰ类，B 级证据）。监测血糖水平，高血糖和低血糖均应避免（Ⅰ类，C 级证据）。所有患者开始经口进食前都要进行正式的吞咽困难筛查，以降低肺炎风险（Ⅰ类，B 级证据）。免疫功能受损患者自住院开始即应给予间歇充气加压治疗以预防深静脉血栓形成（Ⅰ类，A 级证据）。由于潜在的严重性、残疾进展的复杂模式和有效性证据的增加，推荐所有脑出血患者接受综合康复治疗（Ⅰ类，A 级证据）。

（三）监测与护理

1.急救护理

免疫功能受损患者收住重症监护病房可以显著降低死亡率。给予持续生命体征监测，神经系统功能及脑损伤评估，持续心肺监护，包括无创血压监测、心电图监测、氧饱和度监测，密切观察病情及血肿变化，应用血管活性药物的患者可考虑有创动脉血压监测。保持环境安静，防止继续出血，根据情况适当降低颅内压，防治脑水肿，维持水、电解质、血糖、体温平衡；同时加强呼吸道管理及护理，预防及防止各种颅内及全身并发症发生。对大量脑出血患者进行外科手术指征评估，开展微创血肿清除术是脑出血的重要急救措施之一。

2.意识障碍的管理

可通过格拉斯哥昏迷量表（GCS）进行意识障碍的评估，见表 5-6。

表 5-6 格拉斯哥昏迷量表的应用

项目	睁眼反应（E）	言语反应（V）	运动反应（M）
6			遵嘱动作
5		回答正确	刺痛定位
4	自动睁眼	回答错误	刺痛躲避
3	呼唤睁眼	含糊不清	刺痛屈曲

续表

项目	睁眼反应(E)	言语反应(V)	运动反应(M)
2	刺痛睁眼	唯有声叹	刺痛伸直
1	无反应	不能发音	无反应

结果判断：最高15分正常，预后最好；最低3分，预后最差。计分越高，说明意识状态越趋于正常。GCS 8分以下即可认为昏迷。

3.血压管理

遵循慎重、适度的原则，降压治疗做到个体化，准确动态监测血压。

4.血糖的管理

监测血糖，注意危急值，警惕低血糖和高血糖风险。

5.呼吸道管理

若意识障碍程度重，排痰不良或肺部感染者可考虑气管插管或尽早气管切开，排痰防治肺部感染。怀疑肺部感染患者，应早期做痰培养及药敏试验，选用有效抗生素治疗。

6.应激性溃疡的预防和观察

观察患者有无恶心、上腹部疼痛、饱胀、呕血、黑便、尿量减少等症状和体征。胃管鼻饲患者每次鼻饲前先抽吸胃液，如为咖啡色或血性提示发生出血，留取标本做胃液隐血试验。观察大便颜色、量和性状，进行大便隐血试验，及时发现出血。

7.下肢深静脉血栓预防

如疑似患者，进行D-二聚体检测及多普勒超声检查。鼓励患者尽早活动，腿抬高，尽可能避免下肢静脉输液，特别是瘫痪侧肢体。可使用间歇性空气压缩装置预防深静脉血栓。对易发生深静脉血栓的高危患者(排除凝血功能障碍所致的脑出血患者)，遵医嘱用皮下注射小剂量低分子肝素预防深静脉血栓形成。

8.营养管理

所有患者开始经口进食前都要进行正式的吞咽困难筛查，以降低肺炎风险。进行营养不良风险评估，评估机体需要量，实行个体化营养支持。

9.护理并发症的管理

(1)压疮：根据布雷登(Braden)评分结果采取相应防范措施，加强皮肤护理和营养管理。

(2)跌倒：根据莫尔斯(Morse)评分结果采取安全措施，脑出血患者易发生偏瘫侧忽略导致坠床或跌倒风险增加。

(3)自理能力下降：根据Bathel指数评估患者日常生活自理能力，确定恰当的护理级别，实施分级护理。

三、颅内动脉瘤

(一)概述

颅内动脉瘤是由颅内局部血管壁异常产生的囊性膨出，主要见于40～60岁的中老年人。80%发生在大脑动脉环(Willis动脉环)的前部及其邻近的动脉主干上。颅内动脉瘤破裂出血在脑血管意外中居第三位，仅次于脑血栓形成和高血压性脑出血。

(二)病因与发病机制

动脉瘤的发病原因有先天性缺陷和后天性退变之说,后者主要指颅内动脉粥样硬化和高血压使动脉内弹力板破坏,概括如下。

1.先天性因素

脑动脉管壁的厚度为身体其他部位同管径动脉的2/3,周围缺乏组织支持,但承受的血流量大,尤其在动脉分叉部。管壁中层缺少弹力纤维,平滑肌较少,由于血流动力学方面的原因,分叉部又最易受到冲击,这与临床发现分叉部动脉瘤最多、向血流冲击方向突出是一致的。管壁的中层有裂隙、胚胎血管的残留、先天动脉发育异常或缺陷(如内弹力板及中层发育不良)都是动脉瘤形成的重要因素。先天动脉发育不良不仅可发展成囊性动脉瘤,也可演变成梭形动脉瘤。

2.后天性因素

(1)动脉硬化:动脉壁发生粥样硬化使弹力纤维断裂及消失,削弱了动脉壁而不能承受巨大压力。硬化造成动脉营养血管闭塞,使血管壁变性。40～60岁是动脉硬化发展的明显阶段,同时也是动脉瘤的好发年龄,这足以说明二者的相互关系。

(2)感染:感染性动脉瘤约占全部动脉瘤的4%。身体各部的感染皆可以小栓子的形式经血液播散停留在脑动脉的周末支,少数栓子停留在动脉分叉部。颅底骨质感染、颅内脓肿、脑膜炎等也会由外方侵蚀动脉壁,引起感染性或真菌性动脉瘤。感染性动脉瘤的外形多不规则。

(3)创伤:颅脑闭合性或开放性损伤、手术创伤,由于异物、器械、骨片等直接伤及动脉管壁,或牵拉血管造成管壁薄弱,形成真性或假性动脉瘤。

(4)其他:还有一些少见的原因如肿瘤等也能引起动脉瘤。颅底异常血管网症,脑动、静脉畸形,颅内血管发育异常及脑动脉闭塞等也可伴发动脉瘤。

(三)临床评估与判断

1.常用辅助检查

数字减影血管造影(DSA)是诊断动脉瘤的"金标准"。3D-DSA能更加详细地描述动脉瘤形态及毗邻血管的关系。首次造影阴性的蛛网膜下腔出血患者两周后复查(14%的患者存在动脉瘤)。

2.临床表现

颅内动脉瘤患者在破裂出血之前,90%的患者没有明显的症状和体征,只有极少数患者因动脉瘤影响到邻近神经或脑部结构而产生特殊的表现。动脉瘤症状和体征大致可分为破裂前先兆症状、破裂时出血症状、局部定位体征及颅内压增高症状等。

(1)出血引起的局灶性神经症状:蛛网膜下腔出血引起的神经症状为脑膜刺激征,表现为颈项强硬、凯尔尼格征阳性。大脑前动脉动脉瘤出血常侵入大脑半球的额叶,造成痴呆、记忆力下降、大小便失禁、偏瘫、失语等。大脑中动脉动脉瘤出血常引起颞叶血肿,表现为偏瘫、偏盲、失语及颞叶疝等症状。后交通动脉动脉瘤破裂出血时可出现同侧动眼神经麻痹等表现。

(2)全身性症状:起病后患者血压多突然升高,常为暂时性的,一般于数天到3周后恢复正常;多数患者体温不超过39 ℃,多在38 ℃左右,体温升高常发生在起病后24～96小时,一般于5天～2周恢复正常；脑心综合征为发病后1～2天，表现为一过性高血压、意识障碍、呼吸困难、急性肺水肿、癫痫，严重者可出现急性心肌梗死(多在发病后第1周内发生)。意识障碍越重，出现心电图异常的概率越高；少数患者可出现上消化道出血征象，表现为呕吐咖啡样物或排柏油样便。

(3)颅内压增高症状：一般认为，动脉瘤的直径超过2.5 cm的未破裂的巨大型动脉瘤或破裂动脉瘤伴有颅内血肿时可引起颅内压增高。巨大型动脉瘤引起的眼底水肿改变，与破裂出血时引起的眼底水肿出血改变有所不同，前者为颅内压增高引起的视神经盘水肿，后者多为蛛网膜下腔出血引起的视神经盘水肿、视网膜出血。

(四)治疗

1.非手术治疗

非手术治疗主要是防止出血及控制动脉痉挛。卧床休息，对症处理，控制血压，降低颅内压。使用钙拮抗剂预防和治疗脑动脉痉挛。使用氨基己酸，抑制纤溶酶的形成，预防再次出血。

2.手术治疗

(1)动脉瘤颈夹闭或结扎：手术目的在于阻断动脉瘤的血液供应，避免发生再出血；保持载瘤及供血动脉继续通畅，维持脑组织正常血运。

(2)动脉瘤孤立术：把载瘤动脉在瘤的远端及近端同时夹闭，使动脉瘤孤立于血循环之外。

(3)动脉瘤包裹术：采用不同的材料加固动脉瘤壁，虽瘤腔内仍充血，但可减少破裂的机会。目前临床应用的有筋膜和棉丝等。

3.血管内介入治疗

对于开颅手术极其高危、开颅手术失败，或因全身情况及局部情况不适宜开颅手术的动脉瘤患者，可用血管内栓塞治疗。对于没有上述情况的动脉瘤患者，也可以先选择栓塞治疗。血管内介入治疗的手术目的在于：利用股动脉穿刺，将纤细的微导管放置于动脉瘤囊内或瘤颈部位，再经过微导管将柔软的钛合金弹簧圈送入动脉瘤囊内并将其充满，使得动脉瘤囊内血流消失，从而消除再次破裂出血的风险。

(五)监测与护理

1.术前护理

(1)进食高蛋白、高热量、易消化的高营养饮食，以提高机体抵抗力及术后组织的修复能力。

(2)术前禁食10～12小时，禁饮6～8小时，以免麻醉后呕吐造成误吸。

(3)术前保证充足的睡眠，避免诱发颅内压升高的因素，如咳嗽、用力大便、情绪激动等。

(4)训练床上大小便，避免术后因不习惯在床上排便引起便秘、尿潴留，保持大小便通畅。

(5)皮肤准备：头部手术者剃光头发后，用肥皂水和热水洗净，以免伤口或颅内感染。

(6)心理护理：避免情绪激动，因为情绪激动时，交感神经兴奋，引起小动脉痉挛，以致血压升高，可诱发出血。

2.术后护理

(1)一般护理:术后指导患者作息、饮食与活动,术后坚持卧床两天,保持充足睡眠,关注饮食丰富性与合理性,尽量选择易于消化,以及含有较高热量、蛋白质及维生素的食物,注重患者肢体被动与主动活动,密切关注各项生命体征的变化。

(2)病情观察:术后继续给予患者心电监护,严密观察患者血压、脉搏、呼吸、意识、瞳孔及肢体活动情况。

(3)预防再次出血:出血发生后应卧床休息,保持安静,避免情绪激动,保持大便通畅,遵医嘱给予止血剂、镇静剂、脱水剂,维持血压在正常范围,降低颅内压。

(4)预防和处理并发症:密切观察生命体征、神志、瞳孔、伤口及引流等变化,注意有无颅内压增高迹象;遵医嘱使用抗菌药物预防感染,降低颅内压;使用药物降血压时,注意观察患者有无头晕、意识改变等脑缺血症状,若有应及时通知医生处理;使用氨基己酸时,注意观察有无血栓形成迹象。

(5)告知患者颅内动脉瘤破裂的相关知识。①避免诱因:控制血压于稳定状态,避免血压大幅度波动造成动脉瘤破裂,保持大便通畅,必要时使用缓泻剂,避免情绪激动和剧烈运动。②注意安全:尽量不要单独外出活动或锁门洗澡,以免发生意外影响抢救。③及时就诊:发现动脉瘤破裂出血表现,如头痛、呕吐、意识障碍、偏瘫时及时诊治。

3.并发症预防及护理

(1)动脉瘤破裂再出血:术后主要观察患者的神志、瞳孔、生命体征和肢体肌力的变化,需要严密控制血压,收缩压控制在 140 mmHg 以下,舒张压控制在 90 mmHg 以下,并根据血压调整降压药用量。若出现头痛剧烈、频繁呕吐、意识障碍加深、瞳孔大小变化,应立即通知医生进行头颅 CT 检查,若示出血量增加,做好再次手术准备。术后绝对卧床,勿剧烈摇晃头部,指导患者多食粗纤维食物,多饮水,保持大便通畅,避免诱因。

(2)脑血管痉挛:术后常规遵医嘱根据血压给予尼莫地平,持续 24 小时微泵泵入,根据病情逐步减量改为口服。同时可采用“3H”疗法,即保持足够的血容量、控制高血压,予以血液稀释、药物及血管内治疗。

(3)脑梗死:术后应早期严密观察语言、运动和感觉功能的变化,经常与患者交流以便及早发现病情的变化,若患者出现一侧肢体无力、神志不清、双侧瞳孔不等大,应立即通知医生进行 CT 检查,一经确诊,立即给予抗凝、扩容及甘露醇脱水治疗。

(4)下肢动脉栓塞:术后应密切观察穿刺侧足背动脉搏动有无减弱或消失、皮肤颜色是否苍白、皮温是否正常、下肢有无疼痛和感觉障碍,并与健侧肢体对比。一旦出现肢端苍白、小腿剧烈疼痛、麻木、皮温下降、足背动脉搏动减弱或消失则提示有股动脉栓塞的可能,及时通知医生采取措施。嘱患者绝对卧床休息,抬高患者,限制肢体活动,增加静脉回流。忌患肢按摩,以免引起栓子脱落,引起肺栓塞。给予溶栓和抗凝治疗,注意观察有无出血倾向。急性期过后下床活动要穿弹力袜或弹性绷带。

四、颅内动静脉畸形

(一)概述

颅内动静脉畸形(intracranial arteriovenous malformation,AVM)是先天性脑血管发育异

常，是脑血管畸形中最多见的一种，位于脑的浅表或深部。发病年龄多在20～30岁，男性稍多于女性。动静脉畸形是由一团动脉、静脉及动脉化的静脉样血管组成的，动脉直接与静脉交通，其间无毛细血管网，畸形血管周围的脑卒中因缺血而萎缩。

(二)病因与发病机制

颅内动静脉畸形是一种先天性疾患，是在胚胎发育过程中脑血管发生变异形成的，是在胚胎三、四期脑血管发育过程受到阻碍，动静脉之间直接交通而形成的先天性疾病。颅内动静脉畸形病灶中动静脉之间缺乏毛细血管结构，动脉血直接流入静脉，血流阻力骤然减少，导致局部脑动脉压下降，脑静脉压增高，由此产生一系列血流动力学紊乱和病理生理过程。

(三)临床评估与判断

1.常用辅助检查

(1)头部CT：AVM表现为混杂密度区，大脑半球中线结构无移位。在急性出血期，CT可以确定出血的部位及程度。

(2)头部MRI：因病变内高速血流表现为流空现象，另外MRI能显示良好的病变与脑解剖关系，为切除AVM选择手术入路提供依据。

(3)脑血管造影：确诊本病的必需手段。可了解畸形血管团大小、范围、供血动脉、引流静脉及血流速度，有时还可见由对侧颈内动脉或椎基底动脉系统的盗血现象。

(4)脑电图(EEG)检查：患侧大脑半球病变区及其周围可出现慢波或棘波。对有抽搐的患者术中脑电图监测，切除癫痫病灶，可减少术后抽搐发作。

2.临床表现

(1)颅内出血：最常见的症状，发生率为52%～77%，常在情绪激动或剧烈运动时急性发作，急性血管破裂可致脑内、脑室内和蛛网膜下隙出血，患者突然出现剧烈头痛、呕吐等症状；少量出血时可不明显。重者出现意识丧失、颈项强直、克尼格氏(Kernig)征阳性。

(2)癫痫：文献报道发生率为28%～64%，以癫痫为首发症状发生率为17%～47%。可在颅内出血时发生，也可单独出现。与脑缺血、病变周围胶质样变，以及出血后的含铁血黄素刺激大脑皮质有关。多见于较大病灶或有大量“盗血”的AVM。AVM团越大，癫痫的发生率越高。顶叶AVM的癫痫发生率最高，为局灶性癫痫，其次为额叶和颞叶病变，枕叶和大脑深部较少，额叶多表现为全身性癫痫。

(3)头痛：大部分有头痛史，以头痛为首发症状者发生率为15%～24%，可能与供血动脉、引流静脉及窦的扩张有关，或与脑出血、脑积水及颅内压增高有关。表现常局限于一侧，多为持续性痛、偏头痛。AVM出血时多为剧烈疼痛，伴有恶心、呕吐症状。

(4)神经功能障碍及其他症状：由于AVM周围脑组织缺血萎缩、血肿压迫，可出现智力障碍及精神症状，婴儿和儿童可因颅内血管短路，出现心力衰竭。

(四)治疗

1.一般治疗

(1)避免剧烈运动和情绪波动。

(2)禁止吸烟、饮酒。

(3)适当控制血压。

2.手术治疗

(1)手术切除:治疗颅内动静脉畸形的最根本方法,不仅能杜绝病变再出血,还能阻止畸形血管盗血现象,从而改善脑血流。

(2)γ-刀或X-刀治疗:对位于脑深部重要功能区如脑干、间脑等部位的AVM,不适宜手术切除。手术切除后残存的AVM,直径小于3 cm,可考虑γ-刀或X-刀治疗,使畸形血管内皮缓慢增生,血管壁增厚,形成血栓而闭塞。但在治疗期间仍有出血可能。

(五)监测与护理

1.术前护理

(1)协助患者做好各项术前的检查,如心电图、胸片、血常规、凝血功能等,告知患者术前禁饮食6小时。

(2)常规给予患者备皮,术前1小时留置尿管。

(3)遵医嘱术前两天给予患者降压药物,每30分钟监测一次。

(4)严密观察生命体征、意识、瞳孔及肢体活动情况。避免情绪激动,保持呼吸道通畅,避免剧烈咳嗽,保持大便通畅,避免用力排便。

(5)给予患者心理护理。

2.术后护理

(1)一般护理:全麻清醒后去枕平卧6小时,禁饮食4～6小时,平稳后给予高蛋白、高维生素、高热量的流质饮食或半流质饮食,鼓励患者多饮水,以促进造影剂的排出。嘱患者绝对卧床,术后48小时内勿剧烈活动头部。

(2)管路护理:留置导尿管妥善固定,防扭曲、尿液逆流,导尿管一般于术后3～4天拔除,拔管后注意观察患者排尿情况,同时保持患者情绪稳定,避免过度兴奋。

(3)病情观察:术后继续给予患者心电监护,严密观察患者血压、脉搏、呼吸、意识、瞳孔及肢体活动情况,观察穿刺处有无出血、血肿,观察穿刺侧肢体远端血液循环情况,如皮肤颜色、温度、感觉及足背动脉搏动情况等。

(4)对症护理:对肢体活动不便者应做好皮肤护理,勤翻身,防止压疮,加强肢体功能锻炼。对失语者可采用书面或肢体语言交流,了解患者的想法,并指导患者练习发音。有癫痫病史患者要注意保证患者安全,由专人护理,及时发现癫痫发作先兆,积极处理。

(5)心理护理:患者常有头痛、呕吐或癫痫发作等症状,加上对手术治疗的不了解及潜在的风险,易产生紧张、恐惧心理。护理人员应根据不同病情、不同年龄对患者实施心理护理,向患者介绍手术的方法、优点、同种病例治疗效果,消除患者的思想顾虑,增强治疗信心。

3.并发症预防及护理

(1)颅内出血:术后严重并发症,表现为头痛、恶心、呕吐、烦躁、颈项强直,可伴有意识障碍。正确处理颅内出血,可减轻出血对脑实质的损害,降低致残率;术后可持续低血压调控,持续镇静、镇痛24小时以上,保持情绪稳定,避免一切可能导致血压升高的因素。

(2)脑梗死:由于反复插管栓塞对血管壁的刺激,患者可出现脑血管痉挛或误栓正常血管,表现为剧烈头痛、肢体瘫痪、麻木、失语等,应遵医嘱给予扩血管药物及钙离子拮抗剂。

(3)癫痫:脑血管畸形的患者本身就有癫痫发作的可能,术后遵医嘱给予患者抗癫痫药物,注意观察患者癫痫发作的临床表现。

4.出院指导

嘱患者术后3～6个月行DSA复查，并告知患者复查的必要性，嘱其注意休息，避免情绪激动，养成良好的生活习惯，进食低盐、易消化饮食，忌烟、酒，控制血压，对伴有瘫痪、失语的患者，指导家属协助患者进行功能锻炼，有癫痫患者嘱其按时服药，避免单独外出。

第二节　重症肌无力及吉兰-巴雷综合征

一、重症肌无力

（一）概述

重症肌无力是一种由神经肌肉接头处传递功能障碍所引起的自身免疫性疾病，病变主要累及神经肌肉接头突触后膜上的乙酰胆碱受体（AChR）。发病率为（8～20）/10万，患病率为50/10万，临床特征为部分或全身骨骼肌极易疲劳，通常在活动后加重，经休息和胆碱酯酶抑制剂治疗后症状减轻。

（二）病因与发病机制

1.发病机制

MG的发病机制为体内产生的AChR抗体，在补体参与下与突触后膜的AChR产生了免疫应答，占据了大量的AChR，令正常的突触后膜传递出现障碍，产生肌无力。

2.病因

感染，药物，80%患者有胸腺肥大，淋巴滤泡增生，患者正常生理情况如月经、怀孕和分娩，精神创伤，过度疲劳等都能诱发危象。有的肌无力恶化是自发的，约30%危象患者无明显的诱发因素。

（三）临床症状及表现

重症肌无力在任何年龄组均可发病，但有两个发病年龄高峰：一个是20～40岁，女性多于男性，约为3∶2；另一个是40～60岁，男性多见，合并胸腺瘤。我国10岁以下的发病者占重症肌无力患者的10%，家族性病例少见。

1.重症肌无力有以下临床特征表现

（1）受累骨骼肌病态疲劳：肌肉连续收缩后出现严重肌无力甚至瘫痪，经短暂休息后可见症状减轻或暂时好转。肌无力症状易波动，多见于下午或傍晚劳累后加重，晨起和休息后减轻，称为“晨轻暮重”。

（2）受累肌肉的分布：虽然全身骨骼肌均可受累，但脑神经支配的肌肉较脊神经支配的肌肉更易受累。主要特征包括：单侧眼外肌麻痹如上睑下垂，斜视和复视，面部肌肉和口咽肌会出现表情淡漠、苦笑面容；连续咀嚼无力，进食时间长；说话带鼻音，饮水呛咳，吞咽困难；常从一组肌群无力开始，由上而下（从手到脚）逐步累及到其他肌群；一般先影响近端肌肉（如肩部）。若胸锁乳突肌和斜方肌受累，则颈软，抬头困难，转颈、耸肩无力。四肢肌肉受累则出现咳嗽无力、呼吸困难，心肌偶可受累，引起突然死亡。

（3）胆碱酯酶抑制剂治疗有效，这是重症肌无力的一个重要临床特征。

(4)起病隐袭,整个病程有波动,缓解与复发交替,晚期患者休息后不能完全恢复,但重症肌无力不是持续进行性加重疾病。

2.临床分型

(1)成年型(Osserman分型)见表5-7。

表5-7 重症肌无力患者临床分型

分型	发生率/%	表现
Ⅰ眼肌型	20～30	眼外肌、眼睑下垂、复视
ⅡA轻度全身型	30	四肢肌肉轻度无力,生活可自理,药物治疗效果好,无呼吸肌麻痹
ⅡB中度全身型	25	四肢肌肉重度无力,生活不能自理,药物治疗欠佳,无呼吸困难
Ⅲ急性暴发型	15	起病急,病情发展迅速,可见严重肌无力症状与呼吸肌麻痹,常合并胸腺瘤
Ⅳ晚期重症型	10	病程在两年以上,由各型发展而来,症状重合并胸腺瘤,预后差

(2)临床将重症肌无力危象分为三种类型:重症肌无力危象是指MG症状恶化,呼吸肌和(或)吞咽肌严重无力,呼吸肌麻痹导致呼吸困难,咽喉肌无力导致排痰无力,阻塞气道,不能维持换气功能,如不及时抢救将危及生命。这是MG的主要死因之一。需要气管插管或气管切开,呼吸机人工辅助呼吸。MG危象是一种神经内科急诊情况,是MG最严重的并发症,发生率为15%～20%,危及患者生命,需要立即识别,及时救治。

(四)临床评估与判断

1.临床检查

(1)疲劳试验:令受累肌肉在较短时间内重复收缩,如果出现无力或瘫痪,休息后又恢复正常者为阳性。常嘱患者重复睁眼、咀嚼。

(2)抗胆碱酯酶药物试验:①滕喜龙试验:静脉注射滕喜龙5～10 mg,症状迅速缓解者为阳性,一般只维持10分钟左右又恢复原状。②新斯的明试验:肌内注射甲基硫酸新斯的明0.5～1 mg,20分钟症状明显减轻者为阳性,可持续两小时左右。为对抗新斯的明的毒蕈碱样作用,可同时注射阿托品0.3～0.5 mg。③重复神经电刺激:必须在停用新斯的明24小时后进行,低频重复刺激尺神经、面神经或腋神经,记录远端诱发电位及衰减程度,如递减幅度大于10%者为阳性。约80%低频刺激出现阳性。④肌电图:用于脊髓前角细胞及其以下的病变检查,重症肌无力者间隔时间延长。⑤AChR抗体滴度测定:80%以上的病例滴度增高,但眼肌型仅约70%抗体滴度增高。

2.肌无力危象的判断

肌无力危象容易造成咽喉肌肉无力,逐渐加重,引起呼吸肌无力导致呼吸困难;胆碱能危象容易出现恶心、呕吐、腹痛等,加重后可引起呼吸困难;反拗性危象较为少见,易引起呼吸困难,最终可导致呼吸泵衰竭。

(五)监测与护理

1.急救与护理

护士要持续监测,提早发现患者病情是否恶化。最基本的监测包括:肌力;利用床旁肺活量仪观察患者的肺活量是否持续下降;观察患者的延髓征象是否加剧,延髓征象是指患者的发音及吞咽能力持续下跌。如果发现这些征象出现，需要立即监测血气分析结果，一旦出现CO_2潴留或氧分压降低，应积极行气管插管或气管切开并给予呼吸机辅助通气。在呼吸机辅助通气时，可停用溴吡斯的明 72 小时，而后从小剂量开始逐渐加量，达到适合患者的最佳剂量。

2.抗胆碱酯酶药物的应用

溴吡斯的明：成人口服每次 60～120 mg 次，3～4 次/日，餐前 30 分钟服用，口服两小时后达血药浓度高峰，作用时间为 6～8 小时，作用温和、平稳、副作用小。

3.免疫球蛋白冲击治疗

静脉注射用丙种球蛋白：主要用于病情急性进展、胸腺手术术前准备的 MG 患者，可与起效较慢的免疫抑制药物或可能诱发肌无力危象的大剂量糖皮质激素联合使用，多于使用后5～10 日起效，作用可持续两个月。与血浆置换疗效相同但不良反应更小（A 级推荐，Ⅰ类证据），但有头痛、无菌性脑膜炎、流感样症状和肾功能损害等不良反应。输注时按照输血流程执行，防止反应的发生。

4.血浆置换

血浆置换疗法使用适应证与静脉注射丙种球蛋白相同（B 级推荐，Ⅳ类证据），长期重复使用并不能增加远期疗效（B 级推荐，Ⅰ类证据）。

5.胸腺肿瘤切除

对患有胸腺肿瘤的患者可进行胸腺肿瘤切除术，并给予术后护理。

6.加强病情监测

密切观察患者的病情，注意患者呼吸频率和节律的改变，观察有无呼吸困难加重、发绀、咳嗽无力、腹痛、瞳孔变化、出汗、唾液或喉头分泌物增多等现象；避免感冒、感染、外伤、疲劳和过度紧张等诱发肌无力危象的因素，激素使用过程中监测药物不良反应。

7.做好下呼吸道感染的控制

做好机械通气的护理，抬高床头大于等于 30°，及时吸痰，清除口鼻分泌物，以保持呼吸道通畅，加强胸、肺部护理，给予振动排痰。肺不张在 MG 危象患者中发生率较高，必要时行纤维支气管镜检查与冲洗，治疗严重的肺不张或肺叶塌陷。同时做好呼吸机外管路的管理。

8.其他

由于患者出现吞咽功能障碍，需要给患者留置鼻胃管，并持续泵入肠内营养剂，保证患者充足的营养供应状态，提高患者自身抵抗力。动态监测胃内残留液，如有胃潴留，可早期放置鼻肠管，以防止患者反流、误吸。根据患者的病情，早期给予患者呼吸机撤离，当患者的肌无力症状好转、咳嗽反射明显，同时伴有血气分析指标正常时，可以考虑对患者进行呼吸机撤离。

9.加强语言沟通，做好心理护理

患者神志清醒，但由于其咽喉、舌肌等受累，气管插管或切开等致构音障碍，需要护士耐心倾听、猜测患者的需求。患者由于运动受限，需要护士协助患者做好洗漱、进食、穿衣、个人卫生等生活护理，保持口腔清洁，防止外伤和皮肤压疮的发生。护士应指导患者充分休息，避免疲劳。因为患者呼吸困难，担心会随时出现呼吸停止，容易产生紧张、害怕甚至恐惧心理，护士应耐心解释病情，详细告知药物治疗可改善症状，让患者积极配合治疗，避免诱因，树立战胜疾病的信心。

二、吉兰-巴雷综合征

(一)概述

吉兰-巴雷综合征(Guillain Barré syndrome)是常见的脊神经和周围神经的脱髓鞘疾病，又称急性多发性神经根神经炎。临床上表现为进行性上升性对称性麻痹、四肢软瘫，以及不同程度的感觉障碍。患者呈急性或亚急性临床经过，多数可完全恢复，少数严重者可引起致死性呼吸麻痹和双侧面瘫。脑脊液检查可出现典型的蛋白质增加而细胞数正常，又称蛋白细胞分离现象。

(二)病因与发病机制

多数患者发病前有巨细胞病毒、EB病毒或支原体等感染，但少数病例的病因不明。本病性质尚不清楚，可能与免疫损伤有关。但至今尚未能从患者血液中分离出髓鞘蛋白的抗体。患者发病前1～4周可有胃肠道或呼吸道感染症状及疫苗接种史，同时伴有前驱症状，喉痛、鼻塞、发热等呼吸道症状及腹泻史，有的与被动免疫注射疫苗有关。任何年龄均可发病，但以青壮年为多见。发病率为0.6～1.9/10万，发病无季节差异，但国内报道以夏、秋季多见。

(三)临床评估与判断

1.常用辅助检查

(1)脑脊液：可见明显蛋白细胞分离现象，即脑脊液中蛋白增高，细胞数正常或接近正常。

(2)肌电图：运动神经传导速度减慢，提示神经源性损害。

(3)腓肠肌活检：可提示轻度周围神经病变。

2.临床表现

主要特征包括：双侧进行性对称性肢体软瘫，主观感觉障碍，腱反射减弱或消失。常从一组肌群无力开始，由下而上，以颈肩腰和下肢为多见。一般先影响远程肌肉(如脚部)。其他以急性临床中最为明显的症状为主，如运动障碍、感觉障碍(如神经腺发炎所产生的疼痛)、自主神经功能障碍(如心律失常)及脑神经障碍(如小脑障碍所产生的运动不协调)等。每种障碍的发生均可造成患者异常的体征。

(四)监测与护理

1.急救护理

吉兰-巴雷综合征病情危急，病情变化快，急性期需要密切观察病情，给予患者吸氧；当患者出现疲乏、呼吸过速或异常呼吸运动(腹式呼吸)时或血氧饱和度下降时，应立即给予经口气管插管或气管切开，确保维持正常的呼吸功能，同时建立并维持静脉通道通畅。呼吸肌麻痹是吉兰-巴雷综合征主要的致死原因，而呼吸肌麻痹抢救成功是提高吉兰-巴雷综合征的治愈率、降低病死率的关键。

2.对症治疗

免疫球蛋白冲击治疗的护理。

尽早使用免疫球蛋白冲击治疗。在使用大剂量免疫球蛋白冲击治疗时，要密切观察患者生命体征的变化。刚开始输注时应严格控制滴速，不超过60 mL/h，观察20分钟，无不良反应可重新调整滴速，但不应超过180 mL/h，同时观察用药后反应，如有严重的不良反应，应立即停止输液,报告医生。本病有自主神经功能异常,为此应注意患者心率/律的改变。给予预防感染、营养支持等护理措施,眼睑闭合不全患者要保护角膜,防止溃疡的发生。

3.给药

处理感觉障碍(如神经腺发炎所产生的疼痛),给予患者足够镇痛药。

4.观察

自主神经功能障碍(如心律失常),观察患者的心电图,如有心律失常应给予处理。

5.气道护理

(1)病室温度为18～20 ℃,湿度为60%～70%,根据患者汗液情况随时增减衣物及被服,保持床单位的清洁、干燥。

(2)注意观察患者呼吸,有痰鸣音时及时吸痰,吸痰时动作应轻柔,吸痰管一次放置到位,然后旋转向上提拉,在痰多处停留,每次吸痰时间不超过15秒。可配合排痰机深度排痰,必要时予雾化治疗稀释痰液,控制气道炎症,行纤维支气管镜检查。

(3)对气管切开患者的护理,应严格执行无菌操作,在护理过程中应观察伤口情况,分泌物情况,如痰液的黏稠度、颜色、痰量等,对判断呼吸道的细菌感染种类有一定帮助。定时留取痰培养标本,监测气道定植菌生长情况,有利于临床合理应用抗生素。

(4)口腔护理4次/日,气囊压力每4小时监测一次,保持气囊压力在25～30 cmH_2O,及时进行声门下引流,床头高度大于等于30°,预防胃内容物反流,预防误吸性肺炎。

(5)机械通气的患者,呼吸机管道污染时要及时更换,管道冷凝水及时倾倒,避免冷凝水回流至患者气道内。

(6)病情逐渐好转过程中,结合动脉血气分析、患者自主呼吸的动力循序渐进为患者进行脱机治疗。

6.营养支持

24～48小时开始营养支持,首选肠内营养途径。每日评估患者肠道耐受情况,发生腹胀、腹泻、呕吐等肠内营养并发症时,及时对症处理。

7.预防压疮

为患者提供气垫床,翻身、拍背每两小时一次,骨突处垫软枕。保持床单位干净整洁,避免拖、拉、硬、拽,增加摩擦力,同时保证患者足够营养支持,降低压疮风险。

8.心理护理

患者意识清醒状态下,对自己的现状无能为力,对疾病的相关知识缺乏了解,易产生悲观、绝望及恐惧心理。护理人员应对患者及家属进行疾病相关知识的健康宣教,及时了解患者的心理状态,并告知本病经过积极治疗和康复锻炼,大多预后良好,并举出同类患者康复的事例,增强患者的信心,使其积极、主动配合治疗。家属也应充分理解患者,多陪伴、鼓励患者,尽量满足患者提出的合理性要求。

9.康复护理

(1)被动进行肢体活动,每日两次。早期被动活动是增加肺活量、活动肌肉、减少肌肉疼痛、促进肢体早期康复的有效方法。

(2)翻身、拍背后应帮助患者进行肢体功能体位的摆放,预防肢体挛缩畸形,为恢复期肢体功能恢复提供有利条件。

(3)每天用温水擦洗感觉障碍的身体部位,以促进血液循环和感觉恢复,以轻柔手法按摩患者的大腿、小腿及手臂的肌肉,急性期过后鼓励患者主动进行肌肉收缩训练和肢体活动。

(4)中频脉冲电治疗是目前首选也是最有效的物理训练方法,可预防肌肉萎缩。

(5)定期行患者下肢深静脉超声检查,根据超声结果给予患者抬高下肢 20°～30°,促进静脉血液回流,减轻血液阻滞,同时可配合抗血栓压力泵的治疗,预防深静脉血栓。

第三节 ICU 获得性衰弱

一、概述

ICU 获得性衰弱(ICU-AW)是指危重症患者除危重疾病本身之外无其他原因引起神经、肌肉功能紊乱而导致的肌无力。其特征为四肢对称性受累,肌张力下降,腱反射减弱或消失,感觉功能减退或异常。肌无力在四肢尤其是双下肢近端的神经肌肉区域最为明显,呼吸肌也可受累,而面部和眼部的肌肉、脑神经支配的肌肉很少受累。临床分型有危重病肌病(CIM)、危重症多发性神经病(CIP)和危重疾病性神经肌病(CINM)。其中,CIM 是危重症患者发生的周围神经、神经肌肉接头或肌肉损害;CIP 是继发于危重病的感觉和运动神经元轴突变性疾病,尤以脓毒症和 MODS 的患者多见;CINM 是上述两者并存的疾病现象。

二、病因与发病机制

(一)病因

目前,ICU-AW 的病因尚未明确,不少学者认为 ICU-AW 是多种原因引起的患者肌肉蛋白分解增加,合成减少,机体肌蛋白失衡,从而引起肌无力。年龄、性别、高血糖、全身炎症反应综合征、MODS、长期卧床和制动、糖皮质激素和神经肌肉阻滞药的应用是 ICU-AW 发生的危险因素。研究发现,女性的发病率是男性的四倍;70%的全身炎症反应综合征患者会发展成 CIP; MODS 使 ICU-AW 的发病率增加至 100%;采用机械通气、使用镇静药和止痛药的危重症患者,大多处于完全制动状态,各种生理功能和营养状况均较差,严重影响肌蛋白的合成与分解,更容易出现肌肉衰弱。

(二)发病机制

ICU-AW 的发病涉及神经肌肉的结构与功能改变。研究发现,自噬体系是介导去除损伤的大细胞器和蛋白质聚集物的细胞管理系统,并且具有维持肌肉纤维完整性的重要作用,缺乏自噬体系可能是导致 ICU-AW 发生的重要因素。在 CIP 中,病理学发现了机制未明的轴突变性。在 CIM 中,可发现肌肉萎缩和由钠通道功能障碍诱导的肌肉无力。

三、临床评估与判断

1.病情评估

病情评估分为清醒患者的病情评估和昏迷患者的病情评估。清醒患者要求能够清楚地回应以下简单命令中的至少 3 个:睁眼和(或)闭眼,目视,伸舌,点头,皱眉。清醒患者主要依靠医学研究理事会评分(MRC-score)来测定。昏迷患者通过肌电图或神经功能检查来诊断(表

5-8)。MRC-score 测试12组肌肉群的肌力，分别是双侧肩关节(或手臂)外展、双侧肘(前臂)屈曲、双侧手腕伸展、双侧髋关节屈曲、双侧膝关节伸展、双侧踝关节背屈(脚背屈曲)。MRC-score 得分范围为0～60分，0分为无肌肉收缩，60分为肌力正常，低于48分可诊断为ICU-AW。每组肌肉肌力得分范围为0～5分，分别对应0～5级肌力。0级表示无可见/明显的肌肉收缩；1级表示有可见/明显的肌肉收缩，但不伴肢体活动；2级表示肢体可以移动，但不能对抗重力；3级表示可以对抗重力，但是无法对抗阻力；4级表示可以对抗阻力和重力，但程度较弱；5级表示肌力正常。如果肌肉群因外周/中枢神经病变、整形、截肢或其他原因不能进行评分，可以从对侧肌肉组推算数值。若双侧手腕伸展和前臂弯曲得分均为3分，可以使用液压手动测压计来测双侧肌力。有学者认为，MRC-score 对患者的要求较高，对ICU患者适用性有限，同时有一定的主观性。

表5-8　ICU-AW的临床、电生理和组织学特征

评估	CIP	CIM	CINM
体格检查	远端肌无力	近端肌无力	远端和近端肌无力
电生理检查	远端感觉迟钝	感觉测验正常	远端感觉迟钝
	腱反射正常或减低	腱反射正常或减低	腱反射减低
	CMAP和SNAP降低	CMAP降低，SNAP正常	CMAP和SNAP降低
	MUAP正常	MUAP降低	MUAP降低
	传导速度正常或接近正常	肌电图显示肌力下降，低振幅活动	肌电图显示肌力下降，低振幅活动
组织学	远端运动和感觉神经轴突变性	肌球蛋白损失，Ⅱ型纤维萎缩、坏死	轴突变性，Ⅱ型纤维萎缩、坏死

注：CMAP是复合肌肉动作电位，MUAP是运动单位动作电位，SNAP是感觉神经动作电位。

2.辅助检查

(1)血清肌酸激酶测定：CIM患者可见血清肌酸激酶升高，但血清肌酸激酶对诊断ICU-AW缺乏特异性和敏感性。

(2)神经肌肉超声检查：神经肌肉超声具有非侵入性、低成本、便携式特点，是早期诊断CIM和CIP的新方法。超声可显示肌肉厚度，但缺少对ICU-AW诊断的特异性。

3.诊断要点

ICU-AW是一个排他性诊断，在缺乏其他病因或与基础的危重症无关的外在情况下出现广泛肢体衰弱时应考虑ICU-AW诊断。史蒂芬(Stevens)等人整理了ICU-AW诊断的大体框架。

(1) ICU-AW诊断标准如下：①危重症发病之后出现的广泛衰弱；②衰弱是弥漫性(同时累及近端和远端肌肉)、对称性、迟缓性的，一般不累及脑神经；③MRC总分小于48，或在所有可测试的肌群中，间隔24小时以上，至少有两次MRC分均小于4；④依赖机械通气；⑤衰弱原因与已排除的基础危重症无关。确诊为ICU-AW至少需满足①②③或④⑤。

(2) CIP诊断:①满足ICU-AW标准的患者;②两个及以上CMAPs振幅小于80%正常低限;③两根神经的SNAP振幅降低到正常下限的80%;④正常或接近正常的无传导阻滞的神经传导速度;⑤重复神经刺激无递减反应。

(3) CIM诊断:①满足ICU-AW标准的患者;②两根神经的SNAP振幅降低到正常下限的80%;③两组肌群短期持续时间内出现针尖样肌电图,早期或正常完整的补充低幅度动作电位,伴或不伴有纤颤电位;④两组肌群的直接肌肉刺激证明兴奋性降低(肌肉/神经比大于0.5);⑤肌肉组织学与肌病表现一致。满足标准①②③,或④,或①和⑤提示可能发生CIM。满足标准①②③,或④⑤确定会发生CIM,

(4) CINM诊断:①符合ICU-AW诊断;②符合CIP诊断;③符合可能或明确的CIM诊断。同时满足以上三个条件可以诊断CINM。

四、监测与护理

(一)早期康复

1.早期肢体活动干预

研究表明,早期肢体活动干预开展越早,对控制患者病情越有利。在开展干预前期,医务人员应熟悉患者病情,了解患者肌力、神志情况,与患者和家属充分协商后,根据患者具体情况制订个性化的ICU-AW早期干预计划。对于行机械通气治疗的患者,医务人员应每天帮助患者进行四肢被动锻炼,时间和频率根据患者病情而定。此外,应每两个小时协助机械通气患者进行翻身,防止患者肢体受压,保持患者肢体处于功能位置。如果患者意识恢复,则可以从辅助训练过渡到主动训练。待病情明显好转后,改为下床活动训练,循序渐进,至患者能够独立行走。整个肢体活动过程应有医务人员全程干预和指导,同时密切关注患者生命体征和病情变化,注意观察患者的反应,并倾听患者的主诉,如果患者有任何不适表现,应立即停止干预。

2.悬吊运动疗法

悬吊运动疗法是以骨骼肌疾病得到持久的改善为目的的主动治疗和运动的一个总的概念。该疗法以主动训练和康复治疗作为关键要素,包括诊断及治疗两大系统。前者通过逐渐增加开链和闭链运动的负荷来进行肌肉耐力测定,并结合肌肉骨骼疾病的常规检查。后者包括肌肉放松、增加关节活动范围、牵引、训练稳定肌肉系统、感觉运动协调训练、开链运动和闭链运动、活动肌动力训练、健体运动、小组训练。在临床使用中,主要是利用床边循环测力器将患者双腿吊起,模拟骑自行车的动作训练。根据患者耐受情况循序渐进,增加训练时间和训练强度,锻炼持续进行直至患者出院。悬吊运动疗法可使患者肌肉放松、关节活动范围增大,有稳定肌肉系统、协调感觉运动、训练肌动力等方面的功能,有助于患者出院后尽快恢复肌力功能。

3.日常生活活动锻炼

日常生活活动(ADL)是指个体为了照料自己的衣食住行,保持个人卫生整洁和进行独立的社区活动所必须具备的一系列基本活动,是人们为了维持生存及适应生存环境而每天必须反复进行、最基本、最具有共性的活动。ICU患者在病情允许下可进行ADL的锻炼,主要内容包括指导患者进行自理能力训练、功能性活动训练和交流能力训练。其中,自理能力训练包括穿脱衣训练、进食饮水训练、个人卫生训练、如厕训练；功能性训练包括翻身、床上直立坐姿、床边站立等；交流训练有语言表达、书写等。通过反复练习，可恢复患者日常活动能力，防止和减少肌力下降，从而提高患者出院后的生活质量。

4.经皮神经肌肉电刺激

神经肌肉电刺激(NMES)是通过皮肤将特定的低频脉冲电流输入人体的电疗方法。对ICU中机械通气、严重感染和MODS的患者可每日行NMES，主要作用于四肢部位，根据病情选择振幅，一般为20～200 V，每天治疗两次，每次持续30分钟，治疗持续到患者出院。有学者研究表明，NMES能增强肌肉收缩力，可使患者有较高的MRC-score，肢体的活动范围也逐渐接近正常。

5.音乐疗法

音乐声波的频率和声压会引起生理上的反应。每天给予患者1～2小时的音乐刺激能够引起肌肉发生和谐共振现象，从而达到防止肌力下降的目的。音乐疗法的疗程一般定为1～2月，每周5～6次，每次1～2小时。在具体实施时，如何选择音乐或歌曲是一个关键的问题，应根据患者的心理状态和病情，编制设计出一套适用于患者的音乐处方。

6.镇静

研究发现，每日给予镇静后不能自主运动的患者被动的肢体活动和全关节运动可缩短患者谵妄发生的时间、减少机械通气日数、降低ICU-AW的发病率，同时对患者的心理状态也有良好的导向功能。

(二)病情观察与护理

1.监测

ICU-AW的监测包括多方面，并贯穿患者干预治疗的整个过程，直至患者恢复原有躯体功能。应监测患者生命体征的变化，注意观察患者的呼吸频率、节律、深度有无变化，监测血氧饱和度，观察患者有无缺氧表现。此外，还应监测动脉血气分析，及时发现和解决患者的异常情况。在实施干预的过程中，监测到患者出现下列情况需要暂停干预：平均动脉压力小于65 mmHg或超过110 mmHg；收缩压小于90 mmHg或超过200 mmHg；心率小于40次/分或大于130次/分；呼吸频率低于5次/分或超过40次/分；血氧饱和度低于88%。

此外，患者如出现下列病情变化则不能进行当次干预：持续性颅内压升高、上消化道出血活动期、心肌缺血急性期、持续性血液透析、患者情绪低落、拒绝接受治疗、呼吸机抵抗、患者躁动需要增加镇静管理或在过去的30分钟出现意外拔管风险。对于镇静的患者，定时进行RASS评分，监测患者的镇静状态，因过度镇静会影响患者的早期活动；高血糖是ICU-AW发生和发展的危险因素，要严密监测患者血糖的动态变化；遵医嘱正确用药，注意糖皮质激素和神经阻滞药等药物的不良反应。

2.心理护理

ICU患者因肌肉衰弱，肌力会受到不同程度的影响，若病变累及呼吸肌，患者呼吸受限，可引起恐慌、紧张心理。如果患者行机械通气治疗，呼吸机的异常响声、交流障碍、体位改变受限等因素更易使患者出现烦躁、焦虑、不配合治疗等问题。因此，护士应详细了解患者的个体情况，采用写字板、肢体语言等各种方式鼓励患者表达内心的想法，多陪伴、安慰患者，及时疏导患者的不良情绪，满足患者的安全需要。

3.健康教育

医务人员应帮助患者和家属了解 ICU-AW 的病因、发病机制、临床表现、预防和康复护理措施，使患者和家属对 ICU-AW 有整体的认识，与患者和家属共同制订防治计划，增强其对抗疾病的信心。

第四节　癫痫持续状态

癫痫持续状态(SE)是指一次癫痫发作(包括各种类型癫痫发作)持续时间超过了该型癫痫发作大多数患者发作的时间，或反复发作，在发作间期患者的意识状态不能恢复到基线状态。其绝大多数发作不能自行缓解，需紧急治疗，故成为神经科常见急危重症，占癫痫患者的 2.6%～6.0%。重症的癫痫持续状态常伴有不同程度的意识、运动功能障碍，可由高热、循环衰竭或神经元兴奋毒性损伤致不可逆性脑损伤和严重的生理功能紊乱，其致残率和病死率很高。

一、惊厥性癫痫持续状态

(一)概述

惊厥性癫痫持续状态(CSE)在所有癫痫持续状态发作类型中最急、最重，表现为持续的肢体强直、阵挛或强直阵挛，并伴有意识障碍(包括意识模糊、嗜睡、昏睡、昏迷)。SE 的发病率为 5 万～20 万人/年，其中全身惊厥性癫痫持续状态占多数。死亡的直接原因是进行性血压和心率下降、脑缺血、脑缺氧、脑水肿和脑疝。

(二)病因与发病机制

临床上，癫痫发作通常是短暂和自限性的，与体内存在的发作终止神经元抑制机制有关，包括 GABA 的抑制效应、钙离子依赖的钾离子通道电流、镁离子对 NMDA 通道的阻断等。当这种内源性发作终止机制损害或功能障碍时，即形成癫痫持续状态。

(1)癫痫持续状态的分类及症状见表 5-9。

表 5-9　全面性惊厥性癫痫持续状态分类

分类	临床症状
早期 SE	癫痫发作大于 5 分钟
确定性 SE	癫痫发作大于 30 分钟
难治性 SE	对二线药物治疗无效，需全身麻醉治疗，通常发作大于 60 分钟
超难治性 SE	全身麻醉治疗 24 小时仍不终止发作，其中包括在减停麻醉药过程中复发

(2)癫痫持续状态的发作原因分类见表 5-10。

表 5-10　按照癫痫持续状态发作的病因分类

分类	临床症状
急性症状性	SE 发生与感染性、代谢性、中毒性或血管性等因素所导致的脑急性损伤(通常小于 7 天)有关
远期症状性	SE 发生与既往脑损伤或先天皮层发育异常等静止性脑部病灶有关
进行性脑病	SE 发生与进展性疾病累及脑部有关，如脑肿瘤、自身免疫性疾病等

续表

分类	临床症状
隐源性或特发性	与基因有关或原因不明
热性惊厥	符合儿童热性惊厥的诊断标准

(三)临床评估与判断

1.诊断原则

(1)癫痫的共性特点是一发作、二短暂、三重复、四刻板等四个特征，发作形式是部分、持续及全面性发作，因此需要根据临床的症状进行分析。

(2) EEG 在诊断、鉴别诊断、分类、监护、疗效判断等方面有重要的价值。

2.治疗原则

(1)尽早治疗，遵循癫痫持续状态处理流程，尽快终止其发作。

(2)查找癫痫持续状态病因，如有可能进行对因治疗。

(3)支持治疗，维持患者呼吸、循环及水、电解质平衡。

3.辅助检查

(1)实验室、影像学或其他辅助性检查，在寻找 SE 病因和判断 SF 继发性损害方面颇有帮助。根据病史和体格检查提供的线索，可迅速安排癫痫持续状态的实验室检查(表 5-11)。

表 5-11　癫痫持续状态的实验室检查

检查项目	
血细胞计数	癫痫药物血药浓度测定
血糖测定	毒物测定
电解质(血清钠、钙、镁)测定	动脉血气检测
肝、肾功能测定	脑脊液检查

(2) EEG 是重要的诊断依据，在给予监测前需要进行准备工作。

(四)监测与护理

1.急救护理

(1)入住 ICU：连接多参数监护仪、清除口鼻腔分泌物保持呼吸道通畅、吸氧(维持氧饱和度大于 95%)、建立静脉通道，立即给予止痫的救治，保持输液通畅以保证药物的及时应用。保持呼吸道通畅，衰竭患者应给予呼吸机支持(气管插管或切开)进行辅助呼吸，无禁忌证时将患者床头抬高 30°。

(2)评估：对 SE 患者护士应协助医生快速完善各项检查，准备癫痫患者安全床单位，完成评估和诊断，观察患者的意识、基本生命体征(体温、心率、心律、呼吸、血氧、血压、血氧饱和度、瞳孔)的变化，监测是否存在高颅压、癫痫发作，评估肢体功能，是否伴有尿便失禁、吞咽障碍等病情加重的体征。

2.连续脑电监测

连续脑电监测能准确识别和记录癫痫发作，因此全面强直阵挛发作特别是在癫痫持续状态下可指导治疗强度和时间,护理观察监护电极的安全性,防止脱落、收集错误信息。护士在观察到脑电图有异常时,立即报告医生,提示病情危重。但在使用过程中伪差形成多种多样,对脑电图的判读造成一定困难。为此需要做好患者的护理工作,防止出现干扰。

(1)给予集中护理,安置在单间治疗,无操作时关门、关灯,防止声音及光线刺激。

(2)根据患者的病情安排好护理操作的时间及频次,尽量避免刺激患者。

3.做好机械通气

做好机械通气及患者的气道管理。

4.营养支持

用药期间需加强肝功能监测与保护、胃肠功能监测与保护:原发疾病、癫痫发作后状态和麻醉剂均可引发神经性胃肠动力障碍。2008年,澳大利亚一项36例危重症患者临床研究显示:应用咪达唑仑联合吗啡患者的胃潴留发生率为95%,应用丙泊酚患者的胃潴留发生率为56%(P 小于0.01)(2级证据)。因此,应用麻醉剂时需监测胃肠动力状态,控制胃残余量。经上述措施仍不能耐受肠内营养时,早期放置鼻肠管,仍然不耐受时应及时改为肠外营养。

5.亚低温联合治疗癫痫持续状态的护理

亚低温治疗是神经功能保护治疗的常用方法之一。根据患者病情需要选择体内或体外亚低温治疗。

6.药物护理

熟悉常用药物的作用及副作用,正确实施药物的监测与护理。

(1)临床常用的AEDs药物。传统AEDs药物:卡马西平、氯硝西泮、乙琥胺、苯巴比妥、苯妥英钠。新型AEDs药物:非氨酯、加巴喷丁、拉莫三嗪、左乙拉西坦、奥卡西平、替加宾、托吡酯、氨己烯酸、唑尼沙胺。

(2)常见抗癫痫药物不良反应。①卡马西平:头晕、视物模糊、恶心、困倦、中性粒细胞减少、低钠血症。②氯硝西泮:常见镇静(成人比儿童更常见)、共济失调。③苯巴比妥:疲劳、嗜睡、抑郁、注意力涣散、多动、易激惹(见于儿童)、攻击行为、记忆力下降。④苯妥英钠:眼球震颤、共济失调、厌食、恶心、呕吐、攻击行为、巨幼红细胞性贫血。⑤丙戊酸钠:震颤、厌食、恶心、呕吐、困倦。⑥拉莫三嗪:复视、头晕、头痛、恶心、呕吐、困倦、共济失调、嗜睡。⑦奥卡西平:疲劳、困倦、复视、头晕、共济失调、恶心。⑧左乙拉西坦:头痛、困倦、易激惹、感染、类流感综合征。⑨托吡酯:厌食、注意力涣散、语言与记忆障碍、感觉异常、无汗。

(3)镇静评估:常规给予镇静药物后,需评估患者的镇静效果,镇静评分(RASS)是目前评估危重症患者镇静质量和深度最为有效和可靠的评估工具。可以通过应用RASS镇静评分来指导烦躁患者进行镇静治疗。日间RASS最好控制在0～2分,夜间控制在－3～－1分,根据镇静程度动态调节镇静用药剂量。具体评分内容见表5-12。

表5-12 躁动患者的镇静评分(RASS)

分值	命名	描述
＋4	有攻击性	有暴力行为
＋3	非常躁动	试着拔出呼吸管、胃管或静脉点滴

续表

分值	命名	描述
+2	躁动焦虑	身体激烈移动,无法配合呼吸机
+1	不安焦虑	焦虑紧张但身体只有轻微的移动
0	清醒平静	清醒自然状态
−1	昏昏欲睡	没有完全清醒,但可保持清醒超过10秒
−2	轻度镇静	无法维持清醒超过10秒
−3	中度镇静	对声音有反应
−4	重度镇静	对身体刺激有反应
−5	昏迷	对声音及身体刺激都无反应

(4)使用抗癫痫药物的观察要点:抗癫痫药物最常见的不良反应包括对中枢神经系统的影响,如镇静、嗜睡、头晕、共济障碍、认知、记忆等;对全身多系统的影响,如血液系统、消化系统、体重改变、生育问题、骨骼健康和特异体质反应。特别关注在药物治疗过程中,可能出现抗癫痫药物致死性副作用,护理的高度重视有助于提高临床用药的安全性。

7.健康教育

(1)建立良好的遵医行为,严格遵守药物治疗原则:先确定是否用药,尽可能单一用药,小剂量开始,正确选择药物,长期规律服药。其中,擅自停药、换药、不规律服药是诱发癫痫持续状态的重要因素。因抗癫痫药物治疗周期长,减停药必须进行风险评估。通常情况下,癫痫患者如果持续无发作两年以上,即存在减停药的可能性,但是否减停药应考虑患者的癫痫类型、既往治疗反应和个人情况。仔细评估停药复发风险,确定减停药复发风险低,与患者及监护人充分沟通减药与继续服药的风险/效益比之后,考虑开始逐渐减停药物。

(2)癫痫患者就诊应提供的病史资料:现病史、发作时的表现、发作持续时间、相关辅助检查、抗癫痫药物使用情况、既往史和家族史、首次发作年龄、发作前状态或促发因素(觉醒、清醒、睡眠、饮酒、少眠、过度疲劳、心理压力、精神刺激、发热、体位、运动、前驱症状及与月经的关系等)、发作最初时的症状/体征(先兆、运动性表现等)。发作时的表现:发作演变过程(睁眼、闭眼、姿势、肌张力、运动症状、自主神经症状、自动症、意识状态、舌咬伤、尿失禁等),发作持续时间,发作后表现(清醒、烦躁、嗜睡、朦胧状态、Todd瘫痪、失语、遗忘、头痛、肌肉酸痛等),发作频率和严重程度(包括持续状态史)。既往脑电图检查情况,其他辅助检查(血压、血糖、电解质、心电图、头部影像学等),抗癫痫药物使用情况(种类、剂量、疗程、疗效、副反应、依从性等),发作间期状态(精神症状、记忆力、焦虑、抑郁等)。

(3)饮食指导:食物以清淡、无刺激性为宜,避免过饥、过饱,勿暴饮暴食,少喝含咖啡因的饮料,不宜过食油腻、生冷和刺激性食物,应保持大便通畅,多食新鲜蔬菜和营养丰富的食物,戒烟、酒。

(4)安全指导:癫痫发作时,家属要保持冷静,将患者平卧,取出义齿,头偏向一侧,松开衣领和裤带,口腔内放入小毛巾或牙垫,防止咬伤舌头,看护好患者,防止摔伤,但不要强行按压抽搐的肢体，防止骨折或脱臼，不可灌水、进食，对口腔内的呕吐物要及时清除，防止窒息。如出现呼吸抑制、癫痫持续状态时应立即打“120”送医院抢救。发作间歇不要擅自离开病房，并有专人陪护。

二、非惊厥性癫痫持续状态

(一)概述

非惊厥性癫痫持续状态(NCSE)是指持续性脑电发作导致的非惊厥性临床症状，通常定义为大于30分钟。NCSE又分为可活动患者的NCSE(包括某些癫痫患者的不典型失神持续状态、复杂部分性发作持续状态等)和危重患者(包括CSE治疗后、中枢神经系统感染、中毒性脑病、脑血管卒中后、代谢性脑病等危重症意识障碍患者)的NCSE。

(二)分型

(1)失神性癫痫持续状态(ASE)典型的表现为突发的意识障碍，临床表现与EEG的变化不同步，持续时间从数分钟至数天。ASE的意识障碍程度轻，表现为嗜睡和意识混浊，自主运动减少和言语缓慢；伴有或不伴有其他临床征象，如定向力障碍、记忆力障碍(癫痫性失忆)、复杂的自动症或神经症状。

(2)复杂部分性癫痫持续状态(CPSE)与上述类型的SE不同，意识状态基本正常，感觉异常发作包括躯体感觉的、视觉的、听觉的、嗅觉的和味觉的发作。运动异常发作包括躯体运动、眼球阵挛、软腭震颤、言语障碍和失语发作。特殊的自主神经异常发作和其他奇异的发作少见。

(三)监测与护理

详见惊厥性癫痫持续状态的护理。

第五节 肝性脑病

一、概述

肝性脑病(HE)是一种由肝功能不全和(或)门体静脉分流引起的大脑功能障碍，表现为从临床改变到昏迷的广谱的神经或精神异常。其主要临床表现为意识障碍、行为失常和昏迷。绝大多数肝硬化患者在病程中的某些阶段会出现不同程度的轻微型肝性脑病和(或)肝性脑病，是严重肝病常见的并发症及死亡原因之一。过去所称的肝昏迷，只是肝性脑病中程度严重的一级，并不能代表肝性脑病的全部。

2014年，美国肝病研究学会与欧洲肝脏研究学会联合发布了关于慢性肝病中肝性脑病的实践指南，对HE的诊治提出一些新的观点。除根据基础疾病将HE分为A、B、C三型外，还根据病程分为发作型、复发型和持续型HE三种亚型。复发型HE系指两次发作间隔不超过6个月；持续型HE系指行为改变持续存在，并间发显性HE；根据有无诱因分为自发性和诱发性HE。

HE的临床表现轻重不等，轻者仅有无法觉察的精神神经异常，重者可能出现昏迷。目前较多采用West-Haven分级标准，分为0～4级(表5-13)。

表 5-13　肝性脑病 West-Haven 分级标准

肝性脑病分级	临床要点
0 级	没有能觉察的人格或行为变化
	无扑翼样震颤
1 级	轻度认知障碍
	欣快或抑郁
	注意时间缩短
	加法计算能力降低
	可引出扑翼样震颤
2 级	倦怠或淡漠
	轻度定向异常(时间或空间定向)
	轻微人格改变
	行为错乱,语言不清
	减法计算能力异常
	容易引出扑翼样震颤
3 级	嗜睡到半昏迷,但是对语言刺激有反应
	意识模糊
	明显的定向障碍
	扑翼样震颤可能无法引出
4 级	昏迷(对语言和强刺激无反应)

0 级即轻微型 HE,是指无明显 HE 临床表现,但通过精细的神经心理或神经生理学检查可发现患者存在认知功能障碍。由于 1 级 HE 临床征象常难以觉察,2011 年国际肝性脑病和氮代谢协会(ISHEN)发布 SONIC 分级标准,将轻微型(0 级)和 1 级 HE 合称为隐匿性肝性脑病,其定义为有神经心理学和(或)神经生理学异常,但无定向障碍、无扑翼样震颤的肝硬化患者。2～4 级临床症状较易辨认,统称为显性肝性脑病。

二、病因与发病机制

(一)病因

1.导致肝功能严重障碍的肝脏疾病

各种原因引起急性肝功能衰竭及肝硬化是肝性脑病的主要原因。目前,我国引起肝功能衰竭及肝硬化的主要病因仍然是肝炎病毒,其中乙型肝炎病毒占 80%～85%,也可由门体分流手术引起,其次是药物或肝毒性物质,如乙醇、化学制剂等。更少见的病因有妊娠急性脂肪肝、原发性肝癌及严重胆道感染等。

2.门体分流异常

存在明显的门体分流异常患者,可伴或不伴有肝功能障碍。

3.其他代谢异常

尿素循环的关键酶异常或其他任何原因导致血氨升高,如先天性尿素循环障碍,均可诱发肝性脑病。

4.肝性脑病的诱发因素

肝性脑病的发生多有明显的诱因(表5-14),常见诱因:①上消化道出血,每100 mL血液中约含20 g蛋白质,上消化道出血后蛋白质分解,肠内产氨增多;②高蛋白饮食;③大量排钾利尿和腹腔放液,常可导致有效循环血容量减少及大量蛋白质和水、电解质丢失,低血钾时,尿排钾减少而氢离子排出量增多,导致代谢性碱中毒,促使 NH_3 通过血-脑屏障,产生毒性作用;④药物的不恰当使用,安眠药、镇静、麻醉药等可直接抑制大脑和呼吸中枢,造成缺氧,脑组织缺氧可降低脑对氨的耐受性;⑤感染使组织分解代谢增加,产氨增多;⑥便秘使含氨及其他有毒物质在肠道存留时间延长,促使毒物充分吸收;⑦外科手术;⑧尿毒症等。

表5-14 HE的诱发因素按照频率降序排列

发作	复发
感染	电解质紊乱
胃肠道出血	感染
利尿药过量	未确定
电解质紊乱	便秘
便秘	利尿药过量
未确定	胃肠道出血

(二)发病机制

肝性脑病的发病机制与病理生理较复杂,迄今未完全阐明,一般认为其病理生理基础是肝细胞功能衰竭和门腔静脉之间由手术造成的或自然形成的侧支分流。主要来自肠道的许多毒性代谢产物,未经肝脏解毒,经侧支循环进入体循环,透过血-脑屏障至脑部,引起大脑功能紊乱。肝性脑病的发生是多种因素综合作用的结果,目前关于肝性脑病的发病机制主要存在以下假说。

1.氨中毒学说

血氨增高对中枢神经系统具有毒性作用,肝性脑病患者血氨增加的原因是血氨生成过多和代谢清除过少。肝功能衰竭时,肝脏利用氨合成尿素的能力减退,而门体分流存在时,肠道的氨未经肝脏解毒而直接进入体循环,使血氨增高。

2.细菌感染与炎症反应

肝性脑病患者的炎性标志物水平明显增加,从而使血-脑屏障通透性增加,这也使炎症因子更易进入脑微血管内皮细胞。

3.γ-氨基丁酸神经递质与假性神经递质学说

假性神经递质被脑细胞摄取并取代了突触中的正常递质多巴胺或去甲肾上腺素,使神经传导发生障碍而出现意识障碍和昏迷。

4.锰中毒假说

肝脏是锰排泄的主要器官,当其功能受到影响或存在门体分流及胆汁排泄减少时均可使血锰浓度升高,中枢神经系统内的锰也增多。但血锰含量和肝性脑病的严重程度还没有持续可靠的相关性,清除锰对改善 HE 患者症状和神经系统症状是否有效尚需进一步证实。

5.低钠血症

低钠血症是 HE 发病的一个独立危险因素,且血清钠水平越低,HE 的发病率越高。有学者认为,血清钠水平较低时,由细胞内外的渗透压作用导致星形胶质细胞水肿;也有学者认为,低血钠可使星形胶质细胞发生氧化反应及氮化应激反应,神经细胞损伤及功能障碍,血-脑屏障受损,出现脑水肿。

(三)临床评估与判断

1.病情评估

肝性脑病是程度较深和范围较广的神经精神异常,尤其是 C 型肝性脑病,具有可逆性或进展性,因此需特别重视肝性脑病的病情动态评估。肝性脑病的临床表现因原有肝病的性质、肝功能情况及诱因的不同而不一致,根据患者意识障碍程度、神经系统表现及脑电图改变,采用 West-Haven 分级标准,自轻度的精神改变到深昏迷分为四期。

一期(前驱期):轻度性格改变和精神异常,如焦虑、淡漠、欣快激动等,可有扑翼样震颤,脑电图多数正常,此期历时数日或数周,有时症状不明显易被忽略。

二期(昏迷前期):以意识错乱、睡眠障碍、行为异常为主。前一期的症状加重,定向力和理解力均减退,对时间、地点、人物的概念混乱,不能完成简单的计算和智力构图,书写障碍、言语不清、举止异常也较为常见。此期患者存在明显的神经系统体征,如腱反射亢进、肌张力增高、Babinski 征阳性及踝阵挛等,存在扑翼样震颤,脑电图有特征性改变(θ 波),出现不随意运动及运动失调。

三期(昏睡期):以昏睡和精神错乱为主,此期昏睡可唤醒,醒时尚可回答问话,常有神志不清或幻觉,有扑翼样震颤,肌张力增高,腱反射亢进,锥体束征常呈阳性,脑电图有异常波形(θ 波)。

四期(昏迷期):神志完全丧失,不能被唤醒。患者不能合作而无法引出扑翼样震颤。浅昏迷时,腱反射和肌张力仍亢进;深昏迷时,各种反射消失,肌张力降低。脑电图明显的异常波形(极慢的 θ 波)。

以上各期界限不清,前后期临床表现可有重叠,病情发展或治疗好转时分期可有进退。

2.辅助检查

(1)肝功能:如胆红素升高和白蛋白、凝血酶原活动度明显降低等,提示有肝功能严重障碍。

(2)血氨:空腹静脉血氨酶法测定正常值为 18～72 μmol/L,动脉血氨含量为静脉血氨的 0.5 ～2.0 倍,空腹动脉血氨比较稳定可靠。肝性脑病,尤其是门体分流性脑病患者多有血氨增高,但是血氨水平与病情严重程度之间无确切关系。

(3)神经生理学检测:脑电图和脑诱发电位。脑电图反映大脑皮质功能,只有在严重肝性脑病患者中才能检测出特征性三相波,故不能作为肝性脑病早期诊断的指标。

(4)影像学检查:对急性肝性脑病患者进行头颅 CT 及 MRI 检查可发现脑水肿,慢性肝性脑病多有不同程度的脑萎缩。磁共振波谱分析检测慢性肝病患者发现脑部的代谢改变,但诊断肝性脑病的效能尚处于研究阶段。此外,腹部 CT 或 MRI 有助于肝硬化及门体分流的诊断。

(5)神经心理学测试:使用各种心理智能测验以测试患者在认知或精确运动方面的细微改变。对轻微型肝性脑病患者,神经心理学测试能发现一系列异常,主要反应注意和处理速度功能的异常。世界胃肠病学大会(WCOG)推荐使用肝性脑病心理学评分诊断轻微型肝性脑病。

三、监测与护理

(一)病情观察

密切监测肝性脑病的早期征象,早期治疗是治疗肝性脑病成功的关键。加强对患者生命体征、瞳孔大小、对光反射、意识状态及行为表现的监测并做记录;观察患者的水、电解质和酸碱平衡,注意有无低钾、低钠与碱中毒等情况。遵医嘱定期复查肝功能、肾功能、血氨、电解质等。同时应注意患者有无出血、休克、脑水肿、感染及肝肾综合征。

(二)消除诱因

评估诱发因素,协助消除诱因,减少有毒物质的生成和吸收。

(1)避免使用含氮的药物、催眠药、麻醉药及对肝脏有毒的药物。烦躁不安或抽搐者,可注射地西泮 5～10 mg,忌用水合氯醛、吗啡、硫喷妥钠等药物。

(2)保持大便通畅,积极控制上消化道出血,及时清除肠道内积存血液、食物和其他含氮物质。如并发上消化道出血后的肝性脑病或发生便秘,给予灌肠或导泻以利于清除肠内含氮物质,可用生理盐水或弱酸性溶液灌肠,禁用肥皂水灌肠。对急性门体分流性脑病昏迷患者应首先选用乳果糖 500 mL 加水 500 mL 做保留灌肠,也可口服或鼻饲 25%硫酸镁 30～60 mL 导泻。导泻过程中应注意观察血压、脉搏、尿量、排便量和粪便颜色,加强肛周护理。血容量不足、血压不稳定者不能导泻,以免引起脱水,使有效循环血量进一步下降。

(3)注意保持水、电解质和酸碱平衡,有肝性脑病倾向的患者应避免使用快速、大量排钾利尿药和大量放腹水。大量放腹水时应遵医嘱静脉输入白蛋白以维持有效循环血量,注意防止电解质紊乱。

(4)预防感染。卧床患者易发生吸入性肺炎,要加强皮肤护理、口腔护理,防止呼吸系统、泌尿系统感染。

(5)避免发生低血糖。低血糖时能量减少,脑内去氨活动停滞,氨的毒性增强。

(三)昏迷患者的护理

(1)保持呼吸道通畅,保证氧气供给。

(2)加强口腔、眼部护理,针对口腔情况选用合适护理液,对眼睑闭合不全、角膜外露的患者采用保护措施。

(3)翻身采用低幅度,操作轻柔,使肌肉处于松弛状态,以免肢体肌关节挛缩,以利功能恢复。

(4)采取适当功能锻炼、下肢气压泵治疗,防止深静脉血栓形成及肌肉萎缩。

(5)必要时用冰帽,降低颅内温度,减少脑细胞能量消耗,保护脑细胞功能。

(四)营养支持

营养支持的主要目的在于促进机体的合成代谢,抑制分解代谢,保持正氮平衡。

1.热量供给

每日能量摄入应为35～40 kcal/kg,以糖类为主,昏迷患者以鼻饲25%葡萄糖溶液提供热量,以减少组织蛋白质分解产氨,有利于促进氨与谷氨酸结合形成谷氨酰胺而降低血氨。

2.蛋白质供给

对严重肝病患者,应该制定个体化的蛋白营养支持方案。每日蛋白质摄入量应为1.2～1.5 g/(kg·d),1997年《欧洲肠外肠内营养学会肠内营养指南》推荐肝性脑病1级和2级患者非蛋白质能量摄入量为104.6～146.4 kJ/(kg·d),蛋白质起始摄入量为0.5 g/(kg·d),之后逐渐增加至1.0～1.5 g/(kg·d)。蛋白质应首选植物蛋白,由于植物蛋白富含支链氨基酸和非吸收纤维,后者可促进肠蠕动,被细菌分解后能降低结肠pH值,加速毒物排出和减少氨的吸收。对于肝性脑病3级和4级患者推荐非蛋白质能量摄入量为104.6～146.4 kJ/(kg·d),蛋白质摄入量为0.5～1.2 g/(kg·d),肝性脑病患者首选肠内营养,若必须进行肠外营养时,建议脂肪供能占非蛋白能量的35%～50%,其余由碳水化合物提供。不能耐受膳食蛋白的患者口服支链氨基酸补充剂可以达到和维持所推荐的氮摄入量。

3.脂肪的供给

尽量少食用含脂肪高的食物,因脂肪可延缓胃的排空,增加有毒物质的吸收;高脂肪食物的摄入加重肝脏负担。

4.维生素的供给

食物配制应注意含丰富维生素,尤其富含维生素C、B、K、E等,不宜用维生素B_6。

5.水、电解质的平衡

肝性脑病多有水钠潴留倾向,水不宜摄入过多,一般每天入量为尿量加1 000 mL左右,对可疑脑水肿患者,尤应限制。除肾功能障碍者,钾应补足,但钠盐要限制。正确记录出入量,按需要测量血钠、钾、氯化物、血氨、尿素等。

四、用药护理

静脉注射精氨酸速度不宜过快,以免引起流涎、面色潮红与呕吐等反应。乳果糖在肠内产气增多可引起腹胀、腹痛、恶心、呕吐等不良反应,护理时要加以注意。服用乳果糖以调节到每天排便2～3次,大便pH值以5～6为宜。应用谷氨酸钾或谷氨酸钠时要注意观察患者的尿量、腹水程度及电解质情况。新霉素不宜长期应用,一般不宜超过1个月,因其可引起听力和肾功能损害。

五、人工肝支持治疗

人工肝支持治疗目的在于清除血液中的氨和其他毒性物质,纠正水、电解质紊乱及酸碱平衡失调,改善肝功能衰竭患者肝性脑病症状,临床主要方式包括血浆置换、血液灌流、血液滤过等。人工肝支持治疗中存在一些并发症和不良反应,如低血压、出血、管路凝血等,要求医务人员加强监测,对治疗过程中出现的并发症进行有效的护理干预,以保证治疗的顺利进行,为患者进行有效治疗提供保障。

六、心理护理

肝性脑病疾病的特殊性,导致患者及其家属的内心紧张,随着病情发展而加重,患者可能出现抑郁、焦虑、恐惧等各种心理问题。护士应观察患者的思维、认知情况,以判断患者意识障碍的程度,安慰患者,给予患者情感支持;患者清醒时向其讲解出现意识障碍的原因;患者如有烦躁不安要加强护理,以防出现意外伤害。同时要与患者因疾病出现的精神障碍进行鉴别,评估患者及家属对疾病的认识程度,指导患者及家属对疾病相关知识,树立战胜疾病的信心。

第六节 颅脑损伤

一、概述

颅脑损伤在平时和战时均常见,仅次于四肢伤,死亡率和致残率高居身体各部位损伤之首。颅脑损伤按时间和类型可分为原发性脑损伤和继发性脑损伤。原发性脑损伤是直接暴力作用于颅脑引起脑损伤,包括脑震荡伤、脑挫裂伤和原发性脑干损伤。继发性脑损伤是指受伤一定时间后出现的脑受损病变,主要有脑水肿和颅内血肿。颅脑损伤按部位可分为头皮损伤、颅骨损伤、脑损伤。头皮损伤可分为头皮擦伤、头皮挫伤、头皮裂伤、头皮血肿、头皮撕脱伤。颅骨损伤即颅骨骨折,可分为颅盖骨折和颅底骨折。脑损伤可分为脑震荡、脑挫裂伤、颅内血肿。

二、病因与发病机制

颅脑损伤在平时主要由交通事故、坠落、跌倒等所致,战时则多由火器伤造成。

颅脑损伤的病理生理变化是多方面的、复杂的,其主要致伤因素有两方面。

1.颅骨变形、骨折

在外力直接作用于头部的瞬间,外力可导致颅骨变形即颅骨局部急速内凹和立即弹回,使颅内压相应地急速升高和降低。当颅骨内凹时,外力冲击和颅内压增高的共同作用造成脑损伤;当内凹的颅骨弹回时,颅内压突然下降而产生负压吸引力,使脑再次受到损伤。

2.脑组织在颅腔内运动

常见直线和旋转运动两种。直线运动:在加速和减速运动时,脑的运动常落后于颅骨的运动,产生局限性颅内压骤升和骤降,使脑被高压冲击到受力点对侧的颅壁,接着又被负压吸引到受力点的同侧并与颅壁相撞,于是在两侧都发生脑损伤。旋转运动:当外力作用的方向不通过头的轴心时,头部则沿某一轴线做旋转运动,高低不平的颅底、具有锐利游离缘的大脑镰和小脑镰幕,阻碍脑在颅内做旋转运动而产生应切力,使脑的有关部分受摩擦、牵扯、扭曲、碰撞、切割等而损伤。

三、临床评估与判断

1.伤情分类方法

临床常用伤情分类方法有“急性闭合性颅脑损伤的分型”标准、格拉斯哥昏迷量表、影像学分类方法。

格拉斯哥昏迷量表,依据患者睁眼、语言及运动反应进行评分,三者得分相加表示意识障碍程度。因气管插管或气管切开而无法发声的重度昏迷者的语言评分以 T 表示。注意运动评分左侧、右侧可能不同，用较高的分数进行评分。用于判定颅脑损伤伤情时，轻型伤为 13～15 分，中型伤为 9～12 分，重型伤为 3～8 分。常将评分为 3～5 分的患者判断为特重型颅脑创伤。

2.临床表现

(1)头皮损伤。头皮擦伤、裂伤、撕脱伤等开放性头皮伤，创面不同程度出血或(和)头皮自帽状腱膜下或连同骨膜撕脱；头皮挫伤、头皮血肿等闭合性头皮伤，可两者相伴发，组织可因缺血而出现局部头皮坏死或是深面颅骨骨折的间接征象。

(2)颅骨损伤。颅骨线形骨折发生率最高，局部压痛、肿胀，患者常伴有局部骨膜下血肿；若骨折片损伤脑功能区，可出现偏瘫、失语、癫痫等神经系统定位体征。颅底骨折以线性为主，多属于开放性骨折。①颅前窝骨折可出现脑脊液鼻漏，伤后逐渐出现眼帘的迟发性皮下瘀斑，称为"熊猫眼征"。累及的神经有嗅神经、视神经和动眼神经。②颅中窝骨折可出现脑脊液鼻漏和耳漏，耳后乳突区逐渐出现迟发性皮下瘀斑，受累的神经有面神经和听神经。③颅后窝骨折无脑脊液漏，出现枕颈后软组织显著肿胀和乳突区迟发性瘀斑、咽喉壁黏膜下血肿或瘀斑，累及后组脑神经。

(3)脑损伤。①脑震荡伤后立即出现短暂的意识障碍，持续数秒或数分钟，一般不超过 30 分钟。清醒后大多不能回忆受伤当时及伤前近期的情况，而对往事记忆清晰，称为逆行性遗忘。②脑挫裂伤是常见的原发性脑损伤包括脑挫伤和脑裂伤。特点：出现意识障碍，患者伤后立即出现昏迷。患者可出现颅内压增高和脑疝，头痛、呕吐和相应的局灶症状和体征。原发性脑干损伤是脑挫裂伤中最严重的特殊类型。③颅内血肿是脑损伤中最多见、最严重、可逆的继发性病变。按血肿所在的部位分为三种：硬脑膜外血肿表现为进行性意识障碍，即伤后昏迷有"中间清醒期"；硬脑膜下血肿急性期症状类似硬脑膜外血肿，少有"中间清醒期"，慢性期表现为慢性颅内压增高症状，血肿压迫不同部位所致临床表现也不同；脑内血肿表现为进行性加重的意识障碍。

3.影像学及辅助检查

颅脑损伤多病情紧急，需通过病史询问、体格检查和必要的辅助检查迅速明确诊断。计算机断层扫描和磁共振扫描是目前常用的检查技术；颅骨 X 线平片可以了解颅骨骨折部位、类型及颅内异物等情况；脑放射性核素扫描和脑电图有助于诊断亚急性和慢性颅内血肿；脑血管造影可发现有无外伤性的血管损伤或动静脉瘘；腰椎穿刺术可有助于了解脑脊液压力和成分改变。

四、监测与护理

(一)病情观察

1.意识

意识是中枢神经系统对内外环境中各种刺激所产生的有意义的应答能力。以能对熟悉的人物、时间和空间正确定向作为意识清醒的标准。传统方法将意识障碍分为清醒、嗜睡、浅昏迷、昏迷和深昏迷五级(表 5-15)。一般采用格拉斯哥昏迷量表判断意识障碍的程度(表 5-16)。

表 5-15　意识障碍的分级

意识状态	语言刺激反应	疼痛刺激反应	生理反应	大小便能否自理	配合检查
清醒	灵敏	灵敏	正常	能	能
嗜睡	迟钝	不灵敏	正常	有时不能	尚能
浅昏迷	无	迟钝	正常	不能	不能
昏迷	无	无防御	减弱	不能	不能
深昏迷	无	无	无	不能	不能

表 5-16　意识障碍的程度

意识障碍程度	GCS 评分	患者表现
清醒	13～15 分	定向功能好
嗜睡	9～12 分	唤醒后很快入睡，定向功能障碍
浅昏迷	7～8 分	患者表现意识丧失，对高声无反应，对强烈的痛刺激或有简单反应；角膜反射、咳嗽反射、吞咽反射及肌腱反射尚存在；生命体征一般尚平稳
昏迷	4～6 分	较浅昏迷重，患者表现为对疼痛刺激无反应；四肢完全处于瘫痪状态；角膜反射、瞳孔对光反射、咳嗽反射及吞咽反射尚存在，但明显减弱；肌腱反射亢进，病理反射阳性；呼吸、循环功能一般尚可
深昏迷	3 分	所有深浅反射消失；患者眼球固定、瞳孔散大；角膜反射、瞳孔对光反射、咳嗽反射及吞咽反射消失；四肢瘫痪，肌腱反射消失；生命体征不稳定，患者处于濒死状态

注：最高 15 分，表示意识清醒，8 分以下为昏迷，最低为 3 分，分数越低表示意识障碍越严重。

2.瞳孔

瞳孔变化是反映颅脑损伤程度及病情变化的重要标志。健康成人瞳孔直径为 2～4 mm，两眼对称，呈圆形，通常差异不超过 0.25 mm。观察瞳孔时应注意是否使用某些药物。瞳孔散大多见于脑干损伤；瞳孔缩小多见于脑桥损伤；瞳孔出现三角形或多边形，多见于中脑损伤；如出现交替性瞳孔散大或缩小，多见于脑干损伤。

3.生命体征

(1)呼吸：严密监测呼吸频率和呼吸形态，鉴别各种呼吸紊乱的形式。

(2)脉搏：监测心率、心律、心电波形。

(3)血压：血压过高多见于颅内高压和血管痉挛导致的高血压，处理时要注意排除脑缺血反应。血压过低多见于有效循环血容量不足及心血管调节中枢受损，可建立中心静脉通路进行扩容和应用血管活性药物。

(4)体温：中枢性体温升高以物理降温为主；周围性体温升高需采取药物或物理降温。体温过低可采取保暖措施。

4.肢体活动

肌力和肌张力检查是运动系统功能检查的基本内容。

肌力检查：临床上常用MRC肌力分级方法(表5-17)。

表5-17　MRC肌力分级

级别	标准
0级	完全瘫痪不能做任何自由运动
1级	可见肌肉轻微收缩(如手指或脚趾的活动)
2级	肢体能在床上平行移动
3级	肢体可以克服地心吸引力并能抬离床面几秒钟
4级	肢体能做对抗外界阻力的运动
5级	肌力正常运动自如

肌张力检查：临床上常用改良的Ashworth分级标准(表5-18)。

表5-18　Ashworth肌张力分级

级别	标准
0	无肌张力增加
1	肌张力略微增加，受累部分被动屈伸时，在关节活动范围之末呈现最小的阻力或出现突然卡住和突然释放
1+	肌张力轻度增加，在关节活动范围后50%范围内出现突然卡住，然后在关节活动范围后50%均呈现最小阻力
2	肌张力较明显增加，通过关节活动范围的大部分时，肌张力均较明显增加，但受累部分仍能较容易被移动
3	肌张力严重增加，被动关节活动困难
4	僵直，受累部分被动屈伸时呈现僵直状态，不能活动

(二)护理措施

颅内压监测颅内压指颅内容物(脑组织、脑脊液、血液)对颅腔的压力。健康成人颅内压为100～150 mmH_2O。颅内压增高可导致脑灌注量减少或停止，继而导致或加剧脑缺血性损害，引起脑组织移位和脑疝而危及患者生命，因此对神经外科危重患者进行颅内压监测具有极为重要的临床意义。

(三)冬眠低温疗法

冬眠低温疗法是利用药物和物理方法使患者体温降低，达到降低脑组织耗氧量维持正常脑血流和脑细胞能量代谢，减轻乳酸堆积和脑水肿，降低颅内压力，抑制脑损伤后内源性有害因子释放的效果。

1.药物和物理方法

遵医嘱给予冬眠药物，如冬眠Ⅰ号合剂(氯丙嗪、异丙嗪及哌替啶)或冬眠Ⅱ号合剂(哌替啶、异丙嗪、氢化麦角碱)肌内注射或者经静脉通路微量泵泵入，待患者逐渐进入冬眠状态，对外界的刺激反应明显减弱，瞳孔缩小，对光反射迟钝，呼吸平稳，频率相对较慢，深反射减弱或消失后，方可对患者进行物理降温。

临床上应用最为广泛的是用降温机进行全身体表降温，可将患者的体温降低到设定温度，也可以和其他的体表降温办法联合应用，如冰水浸浴、冰袋法、冰敷、乙醇擦拭等。冬眠低温治疗维持时间最短24小时，最长5～7天。

2.脑温监测

脑温监测的直接测量法准确可靠，但需开颅手术。临床常用间接测量法，即测量中心温度，包括鼻咽温度、食管温度、直肠温度、膀胱温度(与脑温接近)和颞肌温度(可间接反映脑温)等。目前，比较公认的理想降温程度是直肠温度在32.5～33 ℃，脑温或中心温度在33～34 ℃。

3.复温方法

目前多主张自然复温法，即先停物理降温，后停冬眠合剂，再停呼吸机。复温应缓慢而平稳，以每4小时体温升高1 ℃左右为宜。整个复温过程持续约12小时，使其恢复到37 ℃左右。复温过程中需遵医嘱适当使用镇静剂，以防肌颤。

(四)脑电功能监测

接受神经肌肉阻滞药物治疗、已知或怀疑癫痫发作的患者，需使用脑电监测客观反映脑功能的指标(如AEPs、BIS、NI、PSI或SE)，并辅助医护准确评估镇静程度，及时调整药物，确保镇静适度。

(五)手术患者的护理

1.手术前护理

首先评估患者意识、瞳孔、生命体征、肢体活动及有无其他伴随疾病，建立观察记录。然后遵医嘱快速输入脱水剂、激素、止血药等。立即更衣、剃头、配血、皮试，必要时导尿，准备术中用药，以及CT、MRI片。

2.手术后护理

(1)术后体位(表5-19)。

表5-19 术后体位

类型	体位
全麻未清醒	平卧，头偏向一侧
清醒	抬高床头20°～30°
经蝶入颅手术后	半坐卧位
脊柱手术	头颈和脊柱的轴线保持一致
后组脑神经受损、吞咽功能障碍者	侧卧位
开颅术后	健侧卧位

(2)观察头部伤口情况，保持敷料清洁、干燥。头部去骨瓣处禁止受压，观察脑组织膨隆的情况，有无切口疝。

(3)对重型脑损伤患者亚低温治疗早期即给予全胃肠外营养，选用中心静脉置管输入。患者无胃肠道功能紊乱早期即可进流食或鼻饲流食，病情好转后改为经口进食，从流食逐渐过渡到普食。

(4)康复训练如患者遗留语言、运动或智力障碍，协助患者制订康复计划，尽早开始康复训练，以提高生活自理能力及社会适应能力。

(5)并发症的护理。

①术后出血是最严重的并发症：出血多发生于24～48小时，患者出现库欣综合征及颅内高压或剧烈疼痛、频繁呕吐、颈项强直等症状。应严密观察引流液的颜色和量，动态观察患者的病情变化，必要时CT复查，排除是否有颅内出血。

②术后感染常见以下几种：切口感染多发生在术后3～5天，患者感到切口再次疼痛，局部有明显红肿压痛及脓性分泌物；颅内感染多发生在术后3～4天，出现头痛、呕吐、发热、嗜睡甚至出现谵妄和抽搐，脑膜刺激征阳性，脑脊液混浊；肺部感染多发生在术后一周，应及时控制。应保持伤口敷料清洁、干燥，保持呼吸道通畅，避免引流液反流引起逆行感染。

③中枢性高热下丘脑、脑干、上颈髓损害均可引起中枢性体温调节障碍，多发生于手术后12～48小时，体温高达40℃。中枢性高热往往不易控制，物理降温效果差，应及时使用冬眠低温疗法。

④尿崩症口渴、多饮、多尿(一般在4 000 mL以上，甚至可达10 000 mL，比重在1.005以下)、高血钠。遵医嘱给予肌注垂体后叶素、鞣酸加压素或口服弥凝片，准确记录出入量，根据尿量的增减和血清电解质的水平调节用药剂量。

⑤消化道出血下丘脑和脑干受损，反射性引起胃黏膜糜烂、溃烂甚至穿孔。应暂禁食并胃肠减压，观察引流液的颜色、性质和量，遵医嘱使用止血药物。

⑥顽固性呃逆常发生在三脑室、四脑室或脑干手术后。先检查上腹部，如有胃胀气或胃潴留，应留置胃管抽尽胃内容物。在排除由膈肌激惹所致的呃逆后，可采用压迫眶上神经、刺激咳嗽、肌注氯丙嗪或利他灵等治疗。

⑦术后癫痫。早期癫痫多为脑组织缺氧、大脑皮层运动区受刺激所致。术后2～3天出现，多为暂时性，脑循环改善和水肿消失，不再发作；晚期(术后几个月)由脑瘢痕引起，常为持久性。术后癫痫以预防为主，观察患者有无癫痫发作的先兆和表现，及时通知医生并处理。晚期癫痫应用抗癫痫药物治疗，长期药物无效可考虑手术。抽搐发作时，将患者头偏向一侧，保持呼吸道通畅，以软物垫塞上下齿之间，以防咬伤舌和脸颊部，要保护大关节并防止坠床。加大吸氧流量，遵医嘱静脉缓慢推注安定，注意观察患者的呼吸情况，并详细记录全过程。

第七节　脑　　炎

脑炎是由脑实质炎症引起的复杂疾病，是由急性中枢神经系统功能障碍、发热和(或)脑脊液炎症表现和(或)神经影像学表现来确定的。脑炎表现多样，可能的病因很多，多数情况下不能明确病因，与其他脑病的鉴别诊断较为困难。脑炎缺乏特异性治疗手段，病死率和致残率高。脑膜炎组织联盟(CoMO)对脑炎的定义：需要存在持续至少1天的精神状态的改变，除其他原因引起的脑病以外。确诊需要满足以下标准：CSF中细胞增多、神经影像学和脑电图变化符合脑炎、癫痫发作、神经系统新发病灶。值得注意的是，个别病例可不出现脑炎的典型特征,如头痛、发热和CSF细胞增多。

一、重症病毒性脑炎

(一)概述

病毒性脑炎是由多种嗜神经性病毒感染引起的脑实质性炎症或症候群,为了有别于其他病原体所致的脑炎而统称为病毒性脑炎。该病全球分布,可见于任何年龄,无明显性别差异,且发病无季节性。据世界卫生组织估计,全球每年约有20万例病毒性脑炎患者,美国每年报告的病毒性脑炎达2万余例。重症病毒性脑炎一般起病急,病程凶险,死亡和致残率高,是严重威胁人类尤其是儿童健康的重要疾病,其中单纯疱疹病毒(HSV)是主要的病因,而临床中也以单纯疱疹病毒性脑炎最为常见。

(二)病因与发病机制

单纯疱疹病毒性脑炎是由单纯疱疹病毒引起的急性中枢神经系统感染,病变主要侵犯颞叶、额叶和边缘叶脑组织。

Ⅰ型疱疹病毒性脑炎:原发感染的潜伏期为2～21天,平均6天;前驱症状有上呼吸道感染;急性起病,病程长短不一,临床多表现为精神行为异常、认知功能障碍;1/3患者出现癫痫发作,为全身强直阵挛性发作,严重者呈癫痫持续状态;可出现不同程度意识障碍,严重者可出现嗜睡、昏睡、昏迷或去皮质状态;可有颅内压增高的表现,如头痛、呕吐。Ⅱ型疱疹病毒性脑炎:多见于新生儿和青少年,特点为急性暴发性起病,主要表现为肝脏、肺脏等广泛的内脏坏死和弥漫性的脑损伤。

(三)临床评估与判断

1.临床表现

急性或亚急性起病。多有临床感染症状如发热和周身不适等,体温一般不超过40 ℃,且年龄越大病情越重。患者多有剧烈头痛,多在额部或眶后,以及恶心、呕吐和颈项强直,部分患者有特定的病毒感染症状,如腹痛、腹泻、咽痛、皮疹、心肌炎、腮腺炎等。

2.脑炎的诊断及治疗原则

重症病毒性脑炎目前尚无特效治疗方法,其治疗以综合治疗为主,包括抗病毒、降颅压、退热、止惊,处理脑疝、呼吸衰竭、消化道出血等并发症,维持水、电解质平衡支持治疗,恢复期康复训练及高压氧治疗等。2008年,美国传染病学会(IDSA)关于脑炎临床诊疗的指南对病毒、细菌、真菌、原虫和蠕虫感染所致脑炎的流行病学、临床特征、诊断和治疗进行了描述。指南中关于病毒性脑炎的诊疗意见包括:应该对所有脑炎患者的脑脊液样本进行单纯疱疹PCR检测(A级证据,Ⅲ级推荐);应该对那些单纯疱疹PCR检测结果呈阴性而且伴随符合的临床综合征或颞叶癫痫、所有等待检测结果的疑似脑炎患者,均使用阿昔洛韦进行初始治疗(A级证据,Ⅲ级推荐);单纯疱疹病毒感染推荐使用阿昔洛韦(A级证据,Ⅰ级推荐);水痘带状疱疹病毒感染者,推荐使用阿昔洛韦(B级证据,Ⅲ级推荐),更昔洛韦可作为备选药物使用(C级证据,Ⅲ级推荐),可以考虑皮质甾醇类药物为辅助治疗药物(C级证据,Ⅲ级推荐),但在使用之前必须进行潜在的风险/效益评估。

3.辅助检查

(1)CSF检查:脑脊液压力轻至中度增高,淋巴细胞明显增高,白细胞数一般在(100～

1 000)×10^6/L,蛋白含量轻度增高,糖和氯化物含量正常。

(2)免疫学检查:依据临床某些特异性症状做某种病毒学的检查。双份血清及脑脊液通过免疫荧光技术或放射免疫技术检测 IgM 或病毒抗原。

(3)感染性疾病通过腰椎穿刺脑脊液的方法对疾病的诊断、鉴别诊断、疗效和预后判断具有重要价值。

(4)所有疑似/可能的脑炎患者均需进行一线辅助检查以助诊。

(四)监测与护理

1.用药的护理

重症病毒性脑炎患者用药品种多,除脱水降颅压及营养神经药物外还同时应用抗病毒、抗感染、镇静等药物。需严格掌握药物的配伍禁忌及副作用,用药过程中密切观察患者有无药物不良反应的发生。

2.颅内压增高的护理

详见缺血性脑血管疾病颅内压的护理。

3.脱水药物的监测

(1)脱水药物在严重病毒性脑炎中应用广泛,因此需要做好用药的观察。

(2)观察电解质情况:患者应用大剂量的脱水药物,需要动态进行电解质的观察,尤其注意血钾钠的紊乱。每克甘露醇可以带出体内 12.5 mL 水分,因此需要患者给予水分的补充,可 200 mL,每 4 小时给予一次。当患者出现低钾血症时,应注意补充,补钾剂量不宜过多,细胞内血清钾恢复较慢,一般 4~6 天才能纠正,重症患者需要 10～20 天,因此每日补钾量应限制在 80～100 mmol,即氯化钾 6～8 g,同时注意心电监护,注意高血钾的发生。当患者出现低血钠时,需要观察患者有无木僵状态、癫痫、昏迷等症状,补钠时速不能过快,应小于 1 mmol/h,24 小时小于 10 mmol。

4.腰椎穿刺的护理

腰椎穿刺前要准确评估患者的病情,了解腰椎穿刺的适应证及禁忌证,躁动不安患者给予适当镇静,患者排空膀胱;腰椎穿刺时协助患者取合适的体位;腰椎穿刺后记录脑脊液的颜色、量、性质及压力;患者宜采取去枕平卧位 4～6 小时,避免过早起床,以防脑脊液外漏及低颅压引起头痛,若患者发生头痛可鼓励患者多饮水,必要时静脉滴注生理盐水,注意保持穿刺点局部敷料完整、干燥,防止潮湿污染。

二、重症抗 N-甲基-D-天冬氨酸受体脑炎

(一)概述

抗 N-甲基-D-天冬氨酸受体脑炎是近年来新发现的一类副肿瘤性边缘叶脑炎,简称“抗 NMDA 受体脑炎”。该病可见于任何年龄段,以年轻女性多见(约为 91%),约 59%的患者伴有肿瘤,其中卵巢畸胎瘤的发生率为 62%。近年逐渐在男性、儿童及没有肿瘤的女性患者中出现。男性肿瘤发生率为 21%(睾丸畸胎瘤和小细胞肺癌)。抗 NMDA 受体脑炎准确发病率不详,Granerod 报道在英国该病约占脑炎病因的 4%,Dalmau 也报道在英国仅 3 年内就报道了 400 例抗 NMDA 受体脑炎,美国的脑炎研究机构发现抗 NMDA 受体脑炎的发病率已超过

所有已知类型的病毒性脑炎。2010年,国内报道了第一例抗NMDA受体脑炎以来,越来越多不明原因的脑炎被证实为抗NMDA受体脑炎。

(二)病因与发病机制

抗NMDA受体脑炎,首次由Vitaliani等进行了报道,2007年由Dalmau等发现这是一种与主要表达于海马神经元细胞膜的抗NMDA受体抗体相关的自身免疫性疾病。目前,该病已经成为脑炎疾病当中最主要的类型,是发病例数最多的种类,这和有关该疾病的研究不断深入及对本病的了解不断加深有着密切的关系。

1.前驱期

症状不典型,在精神症状出现前多数呈类感冒症状,发热、头疼、疲劳、不适。精神症状表现为焦虑、情绪不稳、抑郁行为和性格改变、偏执、妄想、幻觉,甚至伴随短时记忆丧失或抽搐。

2.无反应期

此期患者激惹与无动症状交替出现,对刺激反应减弱或反常,部分患者表现为喃喃自语,或有模仿语言。此期缓和后可出现中枢性通气不足(需要机械通气辅助呼吸)、运动障碍及自主神经功能紊乱。

3.不随意运动期

运动障碍最常见者为口面不自主运动。患者可做怪相,口面不自主运动;还可出现手足徐动、肌阵挛、肌颤、失张力及节律性收缩;自主神经功能紊乱表现为心律失常、瞳孔散大、呼吸急促、血压不稳等。

(三)临床评估与判断

抗NMDA受体脑炎目前尚没有明确的治疗指南,治疗主要依赖于免疫治疗及肿瘤切除。目前,激素、免疫球蛋白冲击治疗及血浆置换为临床推荐的一线治疗方案,符合美国传染病学会2008年版脑炎临床诊疗指南中对于感染后/免疫后脑脊髓膜炎的治疗方案。对于发现肿瘤的患者,手术切除肿瘤联合一线免疫治疗方案能取得较好的临床疗效。部分患者在一线治疗后血清及脑脊液中仍有高滴度的抗体存在。可以再次使用激素、免疫球蛋白或血浆置换治疗,患者若一线免疫治疗4周后效果不佳或复发,可进一步实施二线免疫治疗,二线免疫治疗药物包括利妥昔单抗、环磷酰胺等免疫抑制剂,可根据情况单用或联合应用。

辅助检查包括以下四方面。

(1)影像学诊断。

(2)脑电图检查:超过90%患者脑电图表现异常,通常为频发慢波,可合并癫痫样波。当患者出现类似紧张症时,脑电图会出现连续、有节律的δ波和θ波。当患者昏迷,脑电图显示有节律的δ活动时,则表明患者处于一种非惊厥性癫痫持续状态。

(3)患者血清和脑脊液中均可检测到抗NMDA受体抗体存在,即可确诊为抗NMDA受体脑炎,同时需行肿瘤筛查。

(4)脑组织活检改变呈非特异性,包括血管周围淋巴细胞聚集,脑实质少量T淋巴细胞浸润及活化的小胶质细胞,但无肿瘤组织,部分患者脑组织活检可正常。

(四)监测与护理

1.中枢性通气不足的护理

中枢性通气不足是抗 NMDA 受体脑炎的一个重要临床特征，成年患者的发生率为66%。中枢性通气不足可表现为呼吸困难、呼吸暂停等症状。

(1)患者呼吸费力、血氧饱和度下降或颜面、口唇及甲床出现发绀的表现时，可给予恒定的氧浓度及高流量的氧气吸入，纠正患者通气不足的症状。

(2)患者出现呼吸暂停症状时应立即给予患者轻度刺激，可轻拍患者双肩或呼唤患者姓名，刺激患者呼吸。

(3)患者出现神经精神症状及意识水平改变时需行血气分析，警惕因中枢性通气不足而发生呼吸性酸中毒，当动脉血氧分压小于等于 60 mmHg 或二氧化碳分压大于等于 60 mmHg，出现严重呼吸衰竭时，给予建立人工气道并行机械通气治疗。

(4)在患者未建立人工气道前禁用或慎用地西泮等镇静药物，以免呼吸抑制而加重通气不足。

(5)在患者癫痫发作时要做好气道管理，保持呼吸道通畅及氧气吸入，防止癫痫发作诱发或加重患者中枢性通气不足。

2.不自主运动的护理

抗 NMDA 受体脑炎患者均存在典型异常运动：顽固性怪异性口-舌-面异常运动、强制性的下颌张开闭合、口不自主咀嚼样及咬牙动作、手足徐动样肌张力不全、四肢刻板样运动。以上因素使患者极易发生口唇、舌或牙齿自伤，外伤及坠床、误吸、窒息、非计划性拔管等的风险增加。

(1)在患者床旁方便取用的位置备好压舌板、开口器、口咽通气道，以防止因过度咀嚼及咬牙动作导致口唇、舌或牙齿自伤；备有负压吸引装置、简易呼吸器及紧急气管插管等物品，便于发生窒息时紧急抢救治疗。

(2)对紧急情况需建立人工气道的患者首选经鼻气管插管，必须经口气管插管的患者，避免患者牙齿直接接触气管插管，需使用坚固的气管插管固定器固定插管，防止过度咀嚼导致气管插管被咬断、气囊损坏等。应尽早给予患者气管切开从而避免上述情况的发生。

(3)手足抽动严重者给予四肢保护性约束以防止肢体外伤及非计划性拔管。

(4)抗 NMDA 受体脑炎患者由于肢体运动过度及药物难以控制的癫痫发作等有可能导致横纹肌溶解症的发生，故有效控制不自主运动尤为重要。

3.自主神经功能障碍的护理

自主神经功能障碍常表现为心动过速、心动过缓、高血压、低血压、高热、唾液分泌过多等，上述各种临床表现可交替或合并出现。

(1)存在心动过缓或窦性停搏的患者避免使用右美托咪啶，对低血压的患者禁用或慎用丙泊酚等药物。

(2)对持续高热的患者应用冰毯降温仪降温，每小时测量并记录患者体温；使用时冰毯平铺于患者肩部到臀部，不要触及颈部，以免因副交感神经兴奋而诱发或加重心跳过缓的发生。

此外,有效控制不自主运动也有助于患者降温。

(3)唾液分泌过多的护理:可使用纱布包裹吸痰管接负压吸引放于患者口腔内,给予间断或持续分泌物吸引,防止误吸的发生,且负压不宜过大,以不超过 200 mmHg 为宜;建立人工气道的患者给予使用可冲洗型气管插管或气管切开内套管,给予间断或持续的声门下分泌物吸引防止气囊上滞留物坠入下呼吸道。

4.用药的护理

重症抗 NMDA 受体脑炎患者用药品种多,包括免疫球蛋白、激素、抗癫痫药、镇静、肌松等药物。

5.静脉置管的护理

(1)早期置入中心静脉导管,患者住院病程较长,且需长期给予抗病毒、抗感染、脱水降颅压及抗癫痫镇静药物治疗,需多通道同时给药,给予留置 PICC 置管,做好日常维护,同时做好留置 PICC 肢体的保护性约束,保持肢体伸直,避免肘部弯曲,同时避免约束带过紧导致血液回流受限而发生静脉血栓。当有导管相关性感染、堵塞、脱管、移位时应尽早拔出管路。

(2)建立血管通路进行血浆置换,血浆置换是抗 NMDA 受体脑炎患者的重要治疗方案之一,通过股静脉留置双腔大管径导管在血浆置换中建立血管通路,但由于置管部位的影响及导管管腔大、管径粗,导管相关性血流感染及静脉血栓的发生风险增加。应由专人维护并妥善固定导管末端,保持清洁、干燥,如若敷料污染、潮湿要及时更换,避免感染;另外,此管路不能作为常规输液。

6.血浆置换的配合与护理

血浆置换可能的并发症有:变态反应、低血容量、出血、凝血、置管处渗血等。在进行血浆置换时,密切观察患者生命体征及病情变化,有无变态反应发生。保持管路通畅,大量肝素的应用会引起患者凝血功能异常,要注意观察穿刺点有无渗血和出血,每次血浆置换后应用0.9%氯化钠溶液把余血冲净,再用肝素盐水封管。血浆置换将会使患者镇静药物的血药浓度下降,患者的不自主运动表现更加明显,因此需要动态观察患者的临床表现,通知医生在血浆置换后继续给予镇静药物的应用。

第八节　脑　肿　瘤

脑肿瘤是指发生于颅腔内的神经系统肿瘤。依其原发部位可分为原发性和继发性脑肿瘤两类。

一、概述

关于脑肿瘤的发病率,各国报告资料不一致。国外资料报告原发性脑肿瘤年发病率为(2～19)/10 万人口,继发性脑肿瘤为(2.1～11.1)/10 万人口。在我国,原发性脑肿瘤的年发病率为(4～9)/10 万人口,其中近半数为恶性肿瘤,颅内恶性肿瘤约占全身恶性肿瘤 1.5%,居全身恶性肿瘤的第 11 位。

脑肿瘤一般为缓慢起病,症状的演变以月、年计。继发性脑肿瘤的发展较快,病情的变化以日、周计。脑肿瘤的预后与病理类型、病期及生长部位有密切关系。脑肿瘤发病部位以大脑半球最多,其次是蝶鞍、鞍区周围、小脑脑桥角、小脑、脑室及脑干。许多脑肿瘤的组织学分化良好,生长缓慢,却限于生长部位而不能治疗。良性肿瘤单纯外科治疗有可能治愈;交界性肿瘤单纯外科治疗后易复发;恶性肿瘤一旦确诊,需要外科治疗辅助放射治疗、化疗,必要时采用免疫治疗、基因治疗、加热治疗、光动力学疗法、中医药等。

2016年5月,中枢神经系统世界卫生组织将分子信息纳入CNS肿瘤分类,加入了很多最新确定的实体肿瘤、变异型和分型,共分为十七类,临床上常见的脑肿瘤有以下几种。

(一)原发性脑肿瘤

(1)弥漫性星形及少突胶质细胞肿瘤来源于神经上皮,是颅内最常见的恶性肿瘤。其中,星形细胞瘤恶性程度较低,生长缓慢;多形性胶质母细胞瘤恶性程度最高,肿瘤起源于白质,浸润生长迅速易坏死,病程短,高颅压症状明显;少突神经胶质瘤生长较慢,分界较清。

(2)垂体细胞瘤来源于腺垂体的良性肿瘤,约占脑肿瘤10%。按细胞的分泌功能可分为催乳素腺瘤(PRL瘤)、生长激素腺瘤(GH瘤)、促肾上腺皮质激素腺瘤(ACTH瘤)及混合性腺瘤。

(3)脑膜瘤约占脑肿瘤的20%,肿瘤边界清,生长缓慢,良性脑肿瘤。多位于矢状窦旁、大脑凸面、蝶骨和鞍结节,邻近的颅骨有增生或被侵蚀的迹象。

(4)听神经瘤源于前庭神经上支Schwann细胞,为良性肿瘤,约占脑肿瘤10%。可出现患侧神经性耳聋、耳鸣、前庭功能障碍、同侧三叉神经与面神经受累及小脑功能受损症状。

(5)颅咽管瘤为良性肿瘤,约占脑肿瘤5%,多见于儿童及青少年,多位于蝶鞍膈上,主要表现为视力障碍、视野缺损、尿崩、肥胖和发育迟缓等。

(6)髓母细胞瘤是儿童常见恶性肿瘤,肿瘤易阻塞第四脑室及导水管而引发脑积水。

(二)继发性脑肿瘤

入路途径为血液,肺、乳腺、甲状腺、消化道等部位的恶性肿瘤易造成脑转移,其中肺癌最常见。多位于幕上脑组织内,可单发或多发,是肿瘤患者致残和死亡的重要原因,预后较差。继发性脑肿瘤实际上要多于原发性脑肿瘤,进行尸检的癌症患者有25%能够发现有继发性脑肿瘤。

二、病因与发病机制

脑肿瘤的发病原因至今尚不明确。可能诱发脑肿瘤的因素有:亚硝胺化合物、石油产品、多环芳香烃、离子射线与非离子射线等理化物质;致瘤病毒等生物因素;据统计,有5%的脑肿瘤具有家族背景或遗传因素。

脑肿瘤包块本身可以侵袭、推移和压迫邻近的脑组织而引起功能丧失或者癫痫发作,还可以使血-脑屏障开放造成脑水肿。脑肿瘤受到生长上的限制可发生继发性病变,如坏死、出血、间变。

脑肿瘤一般不向颅外转移,但可在颅内直接向邻近正常脑组织浸润扩散,也可随脑脊液的循环通道转移。行脑肿瘤切除术后,瘤细胞与颅外淋巴管道接触机会增多,颅外转移的病例也日益增多。

三、临床评估与判断

1.病情评估

脑肿瘤的症状体征取决于肿瘤的病变位置、大小、生长速度。约半数患者以头痛为首发症状,部分脑肿瘤可引起癫痫、局灶性神经体征(如偏瘫)或全身的功能障碍,综合脑肿瘤共性症状以颅内压增高和定位体征为主。

(1)颅内压增高约90%的患者表现为清晨阵发性头痛,咳嗽用力时加剧,可伴突发的喷射状呕吐,双侧视神经盘水肿。颅内高压压迫部分神经或精神功能区致患者头晕、复视、思维记忆力发生改变。颅内压升高急性期轻者可发生嗜睡、昏迷等意识障碍,亦可见抽搐及去大脑强直发作,重者可引起脑疝、生命体征改变,甚至心跳呼吸骤停。

(2)定位体征颅内组织受到肿瘤的刺激、压迫、破坏,引起相应的神经功能缺陷体征,因肿瘤部位而异,最先出现的体征尤其具有定位意义。分为三种:刺激症状,如大脑半球肿瘤可发生癫痫;破坏性症状,顶叶下部角回和缘上回可导致失算、失读、失语等;压迫症状,鞍区肿瘤可引起视力、视野障碍。位于脑干等重要部位的肿瘤,早期即出现局部症状,而颅内压增高症状出现较晚。

2.影像学及辅助检查

对脑肿瘤最具诊断价值的是CT及MRI检查,既能明确诊断,也能确定肿瘤的位置、大小及瘤周组织情况;若为垂体细胞瘤,还需做血清内分泌激素测定以确诊;神经核医学检查中正电子发射计算机断层显像可用于诊断早期脑肿瘤,单光子发射计算机断层显像可以判断肿瘤的生长是否活跃、肿瘤的恶性程度;脑血管造影可用于术前评估肿瘤与重要血管的解剖关系、血供等;另外,还可以进行颅骨平片检查、活检术、肿瘤标志物检测等辅助检查方法。

脑肿瘤的病理检测和诊断报告需进行包含表型和基因型的综合诊断,以确定CNS肿瘤的类别。

四、监测与护理

(一)术前护理

术前要认真评估、观察、记录患者的意识状态、瞳孔反射、生命体征,判断有无颅内高压的症状体征及各种神经功能障碍等,除常规护理外,有头痛、呕吐者尽量减轻患者不适,避免出现颅内压急剧增高的现象,有癫痫史者应控制好癫痫,加强心理护理,尤其对术前已经出现失语、视听觉障碍、面瘫、偏瘫的患者,选择有效沟通方法,预防意外发生。已经发生昏迷者给予氧气吸入,保持呼吸道通畅,积极营养支持,尽早明确诊断行手术治疗。常规开颅手术需术前剃头,经口鼻蝶窦入路手术,术前需剃胡须、剪鼻毛。

(二)术后护理

1.病情观察

(1)意识:患者术中常规进行全身麻醉,术后4～6小时即进行患者意识判断,与术前状态进行比较。术后颅内血肿或脑水肿可致颅内压增高,患者意识状态逐渐下降。目前,临床对意识障碍程度的分级有多种方法,现多用格拉斯哥昏迷量表。

(2)瞳孔观察:两侧瞳孔的形状、大小及对光反应,如出现双侧瞳孔不等大或对光反应迟钝、消失,可考虑颅压增高有脑疝迹象。双侧瞳孔散大固定,提示患者进入濒危阶段。

(3)颅内压:颅内压监测可以保证使用脱水降颅压药物时维持适宜的颅内压,即在保证有效脑灌注的前提下预防颅内压骤降。避免颅内压增高的诱因,如便秘、咳嗽、癫痫发作等。

(4)生命体征:使用床旁心电监护仪持续有效监测呼吸节律和深度、脉搏快慢和强弱,以及血压和脉压直至病情稳定,并做好记录。术后在保证脑灌注压大于70 mmHg的情况下,将患者收缩压平稳地维持,可以减少术后血肿的发生,应避免血压骤升骤降的因素。术后12～48小时患者易出现中枢性高热,需及时采用冬眠低温治疗,偶有体温过低。血压上升、脉搏缓慢有力、呼吸深而慢,同时有进行性意识障碍,是颅内压增高所致的代偿性生命体征改变。

(5)神经系统体征观察:患者术前定位体征是否改善,有无进行性加重等,如患者有肢体功能障碍,应保持肢体于功能位,并尽早进行肢体被动或主动功能锻炼,防止坠床、跌倒等意外损伤。

2.有效镇痛

切口疼痛多发生于术后24小时内,给予一般镇痛药可缓解。应注意颅脑手术后无论何种原因引起的头痛,均不可使用吗啡或哌替啶,因为此类药物可抑制呼吸,影响气体交换,还有缩小瞳孔的不良反应,影响病情观察。

3.控制癫痫

癫痫发作可以增加脑代谢,导致颅内压增高,术后需常规应用抗癫痫药物,有效控制癫痫,并注意保护患者,避免意外受伤,观察发作时的表现并详细记录,待症状完全控制后,逐步减量后才能停药,不可突然中断用药。

4.引流管护理

术后48小时内,术腔引流袋(瓶)置于头旁,高度与头部术腔保持一致,以保证术腔内一定的液体压力,不可随意放低引流袋(瓶),避免脑组织移位。若术后早期引流量多,应适当抬高引流袋(瓶)。48小时后,可将引流袋(瓶)略放低,以较快引流出术腔内的液体,使脑组织膨出,减少局部残腔。引流管放置3～4日,一旦血性脑脊液转清或行CT检查,术腔出血少时即可拔除引流管,以免形成脑脊液漏或发生感染。

5.生活护理

(1)体位:头颈部的体位通过几方面机制影响颅内压,头部扭转和颈静脉受压,引起缓慢和进行性颅内压增高。抬高床头至30°可以降低颅内压,同时避免术后脑水肿引起的一些不良后果。搬动患者或为其翻身时,应有人扶持头部使头颈部成一条直线,防止头颈部过度扭曲或震动。体积较大的肿瘤切除后,颅腔留有较大空隙,24～48小时手术区应保持高位,以免突然翻动时脑和脑干移位,引起大脑上静脉撕裂、硬脑膜下出血或脑干功能衰竭。开颅术后患者应健侧卧位或健侧俯卧位,避免切口受压;经口鼻蝶窦入路术后取半卧位,以利伤口引流。

(2)皮肤、黏膜:保持皮肤、黏膜清洁,卧床患者定时翻身,注意保护骨隆突部位皮肤避免发生压力性损伤;经口鼻蝶窦入路手术的患者,术后应加强口腔护理;眼睑闭合不全者,角膜涂药膏保护。

(3)饮食:术后次日可进流食,以后从半流食逐渐过渡到普食。颅后窝手术或听神经瘤手术后,舌咽、迷走神经功能障碍而发生吞咽困难、饮水呛咳者,应严格禁食禁饮,采用鼻饲供给营养,待吞咽功能恢复后逐渐练习饮食。

6.健康教育

(1)心理护理:对恢复过程中出现头痛、耳鸣、记忆力减退的患者,给予适当解释和安慰,使其树立信心。

(2)康复训练:如患者遗留语言、运动或智力障碍,协助患者制订康复计划,尽早开始康复训练,以提高生活自理能力及社会适应能力。

7.并发症的预防与护理

开颅术后并发症多发生在7日内,这些并发症包括颅内压增高、颅内血肿、感染、脑积水、脑脊液漏、气颅、脑梗死、凝血功能异常等,常见以下五种。

(1)颅内压增高:由周围脑组织损伤、肿瘤切除术中牵拉所致脑水肿或颅内出血。脑水肿的高峰一般在术后36～72小时,但术后颅内出血造成的颅内压升高明显早于脑水肿且病情进展快。应密切观察生命体征、意识、瞳孔、肢体功能和颅内压的变化,遵医嘱给予甘露醇和糖皮质激素等,以降低颅内压。

(2)颅内血肿:常发生在术后3日内,多因术中止血不彻底,20～30 mL术后血肿即可造成病情恶化,甚至危及患者生命。要密切观察伤口敷料颜色,引流液颜色、量,引流是否通畅,患者的意识状态等,尽早发现,及时处理。

(3)脑脊液漏:注意伤口、鼻、耳等处有无脑脊液漏。若出现脑脊液漏,及时通知医生,并做好相应护理,预防感染。

(4)尿崩症:主要发生于鞍上手术后,由手术涉及下丘脑影响血管升压素分泌所致。患者出现多尿、多饮、口渴,每日尿量大于4 000 mL,血钠和血渗透度升高,而尿钠和尿渗透度降低。尿比重低于1.005。遵医嘱给予神经垂体激素治疗时,准确记录出入液量,根据尿量的增减和血清电解质的水平调节用药剂量。

(5)感染:常见切口感染、脑膜脑炎、脑脓肿等直接感染,以及肺部感染、泌尿系感染等间接感染。表现为术后3～4日外科热消退之后再次出现高热,或术后体温持续升高,伴头痛、呕吐、意识障碍,甚至出现抽搐、脑膜刺激征阳性。腰椎穿刺见脑脊液混浊、脓性,白细胞计数升高。预防脑部手术后感染的主要护理措施是严格无菌操作,加强营养及基础护理。

第六章　消化系统疾病重症患者的护理

第一节　消化道大出血

一、概述

消化道出血是指从食管到肛门的管道，包括胃、十二指肠、空肠、回肠、盲肠、结肠及直肠的某个或多个部位出血。临床上，患者一般出血达到2 000 mL(或循环血量的40％以上)才会出现休克征象，所以一般出现消化道出血的患者是不需要接受ICU护理的，除非患者出现循环衰竭。

二、病因与发病机制

(一)分类

消化道出血分为上消化道出血、中消化道出血和下消化道出血。上消化道出血发病率大约是下消化道出血的5倍，男性多于女性，是临床常见而且非常严重的症状。

1.上消化道出血

出血部位在十二指肠悬韧带(Treitz韧带)以上，包括食管、胃、十二指肠、上段空肠，以及胰管和胆管的出血。

2.中消化道出血

出血部位在十二指肠悬韧带以下至回盲部，包括下段空肠、回肠。

3.下消化道出血

出血部位在回盲部以下，包括结肠、直肠和肛门。

(二)病因及发病机制

1.上消化道出血的常见病因及发病机制

(1)消化性溃疡：上消化道大出血最常见的病因，约占50％，因溃疡周围黏膜小血管破裂或溃疡基底部血管及溃疡肉芽组织内血管破裂出血所致。

(2)门脉高压食管胃底静脉曲张：门静脉压力增高，食管胃底静脉曲张破裂出血，常伴有血流动力学不稳定。

(3)急性胃黏膜病变：常好发于胃底和胃体部，偶可累及全身。黏膜层或肌层糜烂、溃疡，以及肉芽组织增生坏死导致血管破裂出血。

(4)食管贲门黏膜撕裂综合征：常由剧烈呕吐或干呕致使腹内压和胃内压猛增，冲击压力集中于贲门部导致出血。呕血多为鲜红色，量中等。

(5)肿瘤：导致的上消化道出血占消化道出血的1％～5％。肿瘤组织缺血性坏死，造成肿瘤表面糜烂、溃疡致使血管破裂出血。

(6) Dieulafoy单纯性溃疡：也称曲张性动脉瘤。本病的特点是突发的无痛性、间歇性出血,有时是上消化道大出血,常伴有血流动力学不稳定。

2.中消化道出血的常见病因

①肠血管畸形;②克罗恩病;③钩虫感染;④小肠肿瘤;⑤缺血性肠病;⑥肠系膜动脉栓塞。

3.下消化道出血的常见病因

①痔疮、肛裂;②肠息肉、结肠癌;③静脉曲张;④溃疡性结肠炎;⑤感染性肠炎;⑥全身性疾病。

三、临床评估与判断

1.病情评估

(1)呕血:胃内积血量在250～300 mL时,即可引起呕血。幽门以上的消化道出血常有呕血的表现;幽门以下的患者如出血量大、速度快,血液反流入胃,也可出现呕血。

(2)黑便、血便:一次性出血量在50～70 mL即可出现黑便。有黑便者可能没有呕血,但是有呕血者一定会出现黑便。大出血的患者由于血液在肠内推进的速度快,粪便可呈暗红甚至鲜红色。血便多为中或下消化道出血。

(3)急性循环衰竭:部分患者早期并没有出现呕血或黑便,而是出现软弱、乏力、心悸、肢体发冷、出冷汗,甚至是晕厥等急性循环衰竭的表现,严重者出现脉搏细速、血压下降、口唇发绀、呼吸急促、尿少等休克症状。

(4)发热:发生在24小时以内,一般低于38.5 ℃,持续3～5日。

(5)氮质血症:可分为肠源性、肾前性和肾性氮质血症。上消化道大量出血后,肠道中血液的蛋白质消化产物被吸收,引起血中尿素氮浓度增高,称为肠性氮质血症。血尿素氮多在一次出血后数小时上升,24～48小时达到高峰,一般不超过14.3 mmol/L,3～4日恢复正常。如患者血尿素氮持续增高超过3～4日,血容量已基本纠正且出血前肾功能正常,则提示上消化道继续出血或再次出血。

2.辅助检查

(1)实验室检查:上消化道大量出血后,均有急性失血性贫血。出血早期血红蛋白浓度、红细胞计数与血细胞比容的变化可能不明显,经3小时后,组织液渗入血管内,使血液稀释,才出现失血性贫血。测定红细胞、白细胞和血小板计数,以及血红蛋白浓度、血细胞比容、D-二聚体、肝功能、肾功能、大便隐血等,有助于估计失血量及动态观察有无活动性出血,判断治疗效果及协助病因诊断。

(2)内镜检查:上消化道出血病因诊断的首选检查方法。出血后24～48小时行急诊内镜检查,可以直接观察出血部位,明确出血的病因,同时对出血灶进行止血治疗(表6-1)。胶囊内镜对排除小肠病变引起的出血有特殊价值。

表6-1 消化性溃疡出血的Forrest内镜分级

Forrest	分级溃疡病变	再出血概率/%
Ⅰa	喷射样出血	55
Ⅰb	活动性渗血	55
Ⅱa	血管显露	43

续表

Forrest	分级溃疡病变	再出血概率/%
Ⅱb	附着血凝块	22
Ⅱc	黑色基底	10
Ⅲ	基底洁净	5

(3)X线钡剂造影检查:对明确病因亦有价值。主要适用于不宜或不愿进行内镜检查者或胃镜检查未能发现出血原因,需排除十二指肠降段以下的小肠段有无出血病灶者。一般主张在出血停止且病情基本稳定数日后进行检查。

(4)其他:放射性核素扫描或选择性动脉造影,如腹腔动脉、肠系膜上动脉造影帮助确定出血部位,适用于内镜及X线钡剂造影未能确诊而又反复出血患者。不能耐受X线、内镜或动脉造影检查的患者,可做吞线试验,根据棉线有无沾染血迹及其部位,可以估计活动性出血部位。

四、监测及护理

1.严密监测出血征象

①记录呕血、黑便和便血的频度、颜色、性质、次数和总量。②定期复查红细胞计数、血红蛋白、血细胞比容与血尿素氮等。必要时对活动性出血或重度患者留置胃管,以观察出血停止与否。③监测意识状态、脉搏和血压、肢体温度、皮肤和甲床色泽、周围静脉特别是颈静脉充盈情况、尿量等,意识障碍和排尿困难者需留置尿管。危重大出血者必要时进行中心静脉压测定,老年患者常需心电、血氧饱和度、呼吸监护。

2.一般处理

患者取平卧位,保持呼吸道通畅,避免呕血时误吸引起窒息,必要时吸氧。烦躁不安者使用镇静剂。呕血者禁食,单纯黑便者可进食少量流食,必要时留置胃管,以吸出胃内积血。不发热的患者,一般不需要使用抗生素。

3.快速补液、输血纠正休克

动态观察患者的心率、血压,观察皮肤和甲床色泽,肢体温暖或是湿冷,周围静脉特别是颈静脉充盈情况,准确记录出入量。如患者烦躁不安、面色苍白、皮肤湿冷、四肢冰凉,提示微循环血液灌注不足,立即建立有效静脉通道,立即配血,迅速补充血容量以稳定全身情况。输液速度既要及时补充有效血容量,又要注意防止肺水肿的发生,必要时可根据中心静脉压调节输液量。

4.止血措施

(1)药物治疗。①冰盐水洗胃和胃内药物灌注:适用于消化性溃疡或胃黏膜病变的患者。用去甲肾上腺素2~8 mg加100 mL冰0.9%氯化钠注射液口服或注入胃内灌洗,灌洗之前用冰盐水反复洗胃,将血块和胃液洗干净,以利于药物与病变部位直接接触而起到止血的作用。②血管升压素:适用于食管静脉曲张破裂出血患者。血管升压素除直接的血管效应外,还通过收缩食管平滑肌降低食管内血流,增加食管括约肌的张力,压迫黏膜下血管,促进止血。③抑制胃酸分泌药:对急性胃黏膜损害及消化道溃疡引起的出血,可应用H_2受体阻断药、质子泵抑制剂,减少胃酸分泌。④生长抑素:对上消化道出血止血效果较好,可减少内脏血流量30%～40%,临床上多用于食管胃底静脉曲张出血。出血后3日未解大便者,慎用泻药。使用特殊药物如生长抑素、垂体后叶素时,严格控制输液速度,出现腹痛、腹泻、心律失常等不良反应时,应及时报告医师处理。

(2)三腔二囊管压迫止血:适用于食管胃底静脉曲张破裂出血。经鼻腔插入三腔两囊管,进入胃内后抽出胃内积血,然后注气,使胃气囊充气,然后向外牵拉,以达到压迫胃底曲张静脉止血的效果。气囊压迫时间太长会导致黏膜糜烂,因此持续压迫时间最长不超过24小时,必要时可间断重复充盈气囊,恢复牵引。本治疗方法虽止血效果肯定,但患者痛苦大,并发症多,早期再出血率高,易发生吸入性肺炎、食管炎、窒息、食管黏膜坏死及心律失常等并发症。

(3)内镜直视下止血:在用药物治疗和气囊压迫基本控制出血,病情基本稳定后,进行急诊内镜检查和止血治疗。常用方法有:①硬化剂注射止血术,局部静脉内注射硬化剂,使曲张的食管静脉形成血栓,可消除曲张静脉并预防新的曲张静脉形成。②食管曲张静脉套扎术,用橡皮圈结扎出血或曲张的静脉,使血管闭合。③组织黏合剂注射法,局部注射组织黏合剂,使出血的曲张静脉闭塞。这些方法多能达到止血目的,可有效防止早期再出血,是目前治疗本病的重要止血手段,亦可作为预防性治疗,预防曲张的食管胃底静脉破裂出血。本治疗方法的并发症主要有局部溃疡、出血、穿孔、瘢痕狭窄、术后感染等。

(4)手术治疗:上消化道出血经内科积极治疗后大多可以停止,如出血时间超过48小时仍未能止住,或原因不明的大出血经内科治疗病情仍不稳定的患者,应积极做好手术止血准备。

(5)介入治疗:对无法进行内镜治疗,又不能耐受手术的严重消化道大出血的患者,可考虑介入治疗。

5.继续或再次出血的监测

观察中出现下列迹象,提示有活动性出血或再次出血:①反复呕血,甚至呕吐物由咖啡色转为鲜红色;②黑便次数增多且粪质稀薄,色泽转为暗红并伴肠鸣音亢进;③周围循环衰竭的表现经补液、输血而未改善,或好转后又恶化,血压波动,中心静脉压不稳定;④红细胞计数、血细胞比容、血红蛋白测定不断下降,网织红细胞计数持续增高;⑤在补液足够、尿量正常的情况下,血尿素氮持续或再次增高;⑥门静脉高压的患者原有脾大,在出血后常暂时缩小,如不见脾恢复肿大亦提示出血未止。

6.基础护理

①嘱患者出血期绝对禁食,出血停止后循序渐进给予温凉流质、半流质及易消化的软饮食。②嘱患者每日清洁口腔两次,及时清除口腔内呕血,随时保持口腔清洁、无异味。③频繁大便者,保持臀部清洁、干燥,以防发生湿疹和压疮。④护士应保持床单位清洁、干燥,被服污染随时更换,避免给患者带来不良刺激。

7.心理护理

患者在对疾病缺乏正确认识的前提下,易产生紧张、恐惧的情绪而加重出血,尤其反复出血患者因反复住院给家庭带来沉重的经济负担,消极悲观,对治疗失去信心。做好心理护理,可给患者以安全感,解除患者精神紧张及恐惧心理,有益于良好护患关系的建立和进一步治疗的配合。

8.健康指导

①正确对待疾病，保持良好的心境和乐观主义精神。②注意饮食卫生，避免食用刺激性太强的食物。③适当的体育锻炼增强体质，合理安排作息时间，注意劳逸结合。④禁烟，不要饮用浓茶、咖啡等对胃有刺激的饮料。⑤忌用可诱发或加重溃疡病症状，甚至引起并发症的药物，如水杨酸类、利血平、保泰松等。

第二节　急性肝功能衰竭和肝移植

一、概述

对于急性肝功能衰竭的定义，国内外学术界尚不一致。美国肝病联合会2005年发布的意见书《急性肝衰竭的处理》中定义为：预先不存在肝硬化的患者出现凝血异常（通常INR大于等于1.5）、不同程度的意识改变（肝性脑病），疾病持续时间少于26周。意见书认为，相比曾经用于描述ALF的其他名词如暴发性肝衰竭、急性重型肝炎、暴发性肝坏死等，ALF是更好、更全面的名称，它应该包括所有持续少于26周的肝衰竭。而过去超急性（小于7天）、急性（7～21天）和亚急性（大于21天但小于等于26周）等用于区分病程长短的名称并无特殊帮助，因为这种方法并无比病因更好的预后判断价值。而在中华医学会感染病学分会和中华医学会肝病分会2006年发布的《肝衰竭诊疗指南》中，肝衰竭的分类和定义见表6-2。在我国，在慢性活动性肝炎或肝炎后肝硬化基础上出现急性重症肝炎临床表现的病例，称为慢加急性（亚急性）肝衰竭，占我国肝衰竭病例的绝大多数，具有特别重要的意义，故在我国的分类中予以单独列出。目前，国际上并无统一的急性肝衰竭肝移植入选标准。由于ALF发病急骤，病情严重，发展迅速，死亡率高（若没有及时有效的干预可在数小时至数天内死亡），一般认为，内科治疗无效或虽经内科治疗但病情仍在发展（全身情况恶化，尤其神经系统状态恶化及凝血酶原时间延长）的ALF患者在排除肝移植禁忌证后都应被列入移植等待名单，并在供肝分配上予以优先考虑。

表6-2　我国肝衰竭的分类及定义

命名	定义
急性肝衰竭	急性起病，两周以内出现以Ⅱ期以上肝性脑病为特征的肝衰竭
亚急性肝衰竭	起病较急，15天～26周出现肝衰竭的临床表现
慢加急性（亚急性）肝衰竭	在慢性肝病基础上出现急性肝功能失代偿
慢性肝衰竭	在肝硬化基础上出现慢性肝功能失代偿

二、病因及发病机制

（一）病因

临床上能诱发急性肝衰竭的因素多种多样，主要包括感染、药物和毒物、循环障碍、遗传代谢异常及其他（表6-3），另有10%～20%的病例原因不明，很可能存在有尚未被发现的、潜在病原学因子，如未被认识的药物、毒物、环境因素或致ALF的病毒。明确病因对指导治疗及判断预后有重要价值。

表 6-3　急性肝衰竭的病因

分类	具体病因
感染	肝炎病毒:甲、乙、丙、丁、戊型。非肝炎病毒:单纯疱疹病毒、巨细胞病毒、EB 病毒、肠道病毒等。其他:细菌、真菌、寄生虫等
药物及毒物	药物:异烟肼、利福平、对乙酰氨基酚、苯妥英钠、四环素、酒精、某些中草药等。毒物:四氯化碳、黄磷、砷剂、毒蕈、鱼胆、氟烷、重金属化合物等
循环障碍	休克、急性循环衰竭、充血性心力衰竭、心肌梗死、心搏骤停、心脏压塞、肺栓塞、肝血管阻塞(Budd- Chiari 综合征)等
遗传代谢异常	Wilson 病、先天性胆道闭锁、半乳糖血症、酪氨酸血症、Reye 综合征、新生儿血色病、自身免疫性肝损害、肝移植、部分肝切除、中暑、癫痫、妊娠、肝肿瘤、肝外伤等

(二)发病机制

ALF 的发病机制比较复杂,是多种因素综合作用的结果。病因不同,其发病机制不完全一致,归纳起来有三个发病环节:①免疫病理反应;②细胞因子网络激活;③细胞代谢网络紊乱。此为"三重打击"假说。首先,在病因作用下诱发免疫损伤,直接导致肝细胞死亡,免疫损伤及局部肝细胞的死亡介导了局部炎症反应。其次,局部炎症反应一方面导致了微循环障碍,造成了缺血缺氧性损伤,另一方面在诱发内毒素血症中也起到关键作用。再次,缺血缺氧性损伤,既能直接导致肝细胞死亡,也能促进内毒素血症的发生。最后,肝脏解毒能力的降低、肠道屏障功能的障碍、免疫抑制等,促进了内毒素血症的发生,内毒素血症加速了肝细胞的死亡。这三个环节是互相联系的,其中第一个环节引起原发性肝损伤(第 1 次攻击),第二、第三个环节是在原发性肝损伤基础上引起继发性肝损害(第 2 次攻击)的。

三、临床评估与判断

2012 年,我国《肝衰竭诊治指南》明确指出,急性肝衰竭是指急性起病、两周内出现Ⅱ期及以上肝性脑病(按Ⅳ期分类法划分)并有以下表现者:①极度乏力,并有明显厌食、腹胀、恶心、呕吐等严重消化道症状;②短期内黄疸进行性加深;③出血倾向明显,凝血酶原活动度 PT 小于等于40%(或 INR 大于 1.5)并排除其他病因;④肝脏叩诊或影像学提示肝脏进行性缩小。

对于急性肝衰竭,接受肝移植治疗的关键问题是如何判断预后和把握患者的选择标准。目前,有两个主要的移植选择标准。

巴黎 Villejuif 标准:有肝性脑病,年龄小于 30 岁、Ⅴ因子水平小于 20%,或年龄大于等于 30 岁、Ⅴ因子水平小于 30%。

伦敦 King's College 标准:由对乙酰氨基酚过量所致的急性肝功能衰竭,服药后 24 小时动脉血 pH 值小于 7.3 或以下症状的同时出现。①凝血酶原时间大于 100 秒;②肝性脑病 3 或 4 级;③肌酐大于 300 μmol/L。非对乙酰氨基酚因素所致的急性肝功能衰竭,凝血酶原时间大于 100 秒,或者具备下列中的任意 3 个条件者:①年龄小于 10 岁或大于 40 岁;②凝血酶原时间大于 50 秒;③胆红素大于 300 μmol/L;④黄疸到脑病的时间超过 7 天。

国内学者提出,对急性重症肝炎患者,只要未合并进行性加重的肝性脑病、颅内高压、严重的肝肾综合征及无法纠正的呼吸衰竭等合并症，MELD 评分小于 45 分，在有合适供肝的前提下，可以考虑肝移植。

四、监测与护理

肝移植是复杂的外科大手术，术程长，出血多，术后需严密监测生命体征变化。除一般床边监测心电图、心率、血压、呼吸、体温、外周血氧饱和度外，需加强对右颈内深静脉留置漂浮导管、中心静脉压、肺毛细血管楔压、心排血量及桡动脉置管、有创血压的监测，持续、动态、精确地反映肝移植术后心脏功能状况和血循环情况，为医疗提供依据。

1.意识状态的监测

密切观察患者神志是否清醒，瞳孔变化，对呼唤有无反应，以及四肢感觉与活动情况等。若长时间未清醒或清醒后又昏迷有可能出现严重并发症，如脑水肿、脑出血、供肝原发性无功能、肝性脑病等，应准确记录意识改变的时间。

2.体温的监测

术后由于长时间手术暴露、大量输液、供肝低温灌注等原因，患者入 ICU 时体表温度如低于 35 ℃，应给予使用复温毯复温，待体温上升到 36 ℃后停止使用，输入液体管道加温，温度恒定在 37 ℃。患者应在 2～4 小时体温复温至 36 ℃以上，并采用体温监测探头持续监测体温变化，防止感染及排斥反应的发生。

3.血流动力学监测

(1)无创监测：采用监护仪监测心律及波形变化，可准确判断有无心律失常。护士必须掌握心电图的基本知识。

(2)有创血压监测：使用套管针穿刺桡动脉与换能器相接，提供可靠和持续的动脉血压数值。如监测值波动大[超过 20 mmHg(2.7 kPa)]，应检查连接管路及重新校正零点。血压过高时注意高血压脑病、心力衰竭等并发症的发生，偏低时结合补液量、尿量等情况考虑是否血容量不足。

(3)血流动力学监测：使用漂浮导管经颈内静脉插入监测肺动脉压和中心静脉压，评估左、右心室功能，鉴别心源性和非心源性肺水肿，为扩容等治疗提供依据。中心静脉压指右心房及上下腔静脉胸腔段的压力，与血压结合观察，能反映右心功能及血容量、回心血量和右心排血功能的关系，对指导扩容、避免输液过量或不足是一个有价值的参考指标。肝移植术后，早期血流动力学稳定、维持有效血容量对肝功能的恢复十分重要，过低的有效血容量会降低肝脏的血液供应，引起肝脏缺血性坏死，容量超负荷又会造成肝肿胀和充血。

CVP 的正常值为 6～12 cmH_2O。在肝脏灌注良好的情况下，CVP 大于 12 cmH_2O，应采用限制补液及利尿等措施，但是 CVP 大于等于 15 cmH_2O 时，除考虑心功能不全、输血、输液过量等情况外，还应考虑肝移植术后肝肿胀、腹水、肠胀气等原因引起的腹压增高和晚期肝病导致肺动脉高压所致的 CVP 升高，而实际有效血容量并未补足的情况。因此，护士要依据具体病情认真分析、准确记录，结合临床情况如神志、心率、尿量，及时报告医生处理。

4.呼吸系统监测及呼吸道管理

肝移植术后的患者，肺部感染的发生率很高，肺部并发症是肝移植患者死亡的主要原因之一，因此预防肺部感染是保证患者存活的重要环节。

(1)机械通气时呼吸道的管理。机械通气参数设置:常规采用容量控制,入室时通气模式采取辅助控制通气,潮气量为8～10 mL/kg,呼吸频率为12～16次/分,吸呼比为1:(1.5～2),吸入氧浓度为35%～40%,呼气末正压为5 cmH_2O;随着全麻渐醒,调整为同步间歇指令通气过渡到自主呼吸(如压力支持PSV小于15 cmH_2O),吸入氧浓度小于40%,呼吸频率小于25次/分,氧合指数大于300,心率、血压无变化,无CO_2潴留,患者按吩咐握手有力,咳嗽反射好即可拔除气管插管。

(2)拔除气管插管后呼吸道管理:持续给氧,严密观察患者呼吸频率、节律、血氧饱和度、血气分析,鼓励其咳嗽、咳痰、深呼吸,定时翻身、拍背、雾化治疗,可通过肺部听诊和胸部X线检查,了解肺部情况,预防肺部感染。

5.容量监测

(1)专人专管,统筹规划:患者均经锁骨下静脉留置中心静脉导管,由特定护理人员负责静脉通路的维护及输液管理,根据医嘱精确计算,对24小时预计总入量使用容量泵及微量泵按小时量匀速泵入。记录每小时出入量,对每4小时液体量给予小结,每24小时液体量给予总结,保持液体动态平衡。血管活性药物使用单独静脉通路泵入,多巴胺、去甲肾上腺素等药物配制浓度保持固定,避免经外周血管给药,以免造成局部血管收缩而影响组织灌注和给药效果。同时,对皮肤色泽及肢体末梢温度进行持续动态监测以判断组织灌注情况。

(2)动态监测,量出为入:动态监测心率、血压、血氧饱和度及中心静脉压变化并做好记录,液体量要确保肝脏及肾脏灌注但又不可引起肝脏水肿,一般以CVP波动在10 cmH_2O为宜,个体情况应结合患者心率、血压和尿量变化综合判断。准确记录每小时出入量,监测尿液pH值、尿糖及比重,判断体内容量状况,及时调整液体种类及泵速,量出为入,保持液体平衡,保证肺功能的良好状态,使SpO_2大于98%。

(3)特殊药物,加强监控:①对能够影响血流动力学稳定的药物在使用过程中加强监控,以免破坏机体稳态。血管活性药物应提前配制,在用量大或患者反应敏感的情况下更换药物时要先连接新药再撤除旧药,微量泵应先安装好注射器及管道,正常运转后再与患者静脉通路连接。②输注血白蛋白时要注意速度,输注过快可导致循环负荷过重,如无特殊医嘱,20%白蛋白50 mL常规输液应控制在1小时之内。

6.营养支持与血糖管理

等待肝移植的患者常常存在营养不良,手术又引起术后负氮平衡和蛋白质的丢失。足够的热量是维持肝移植术后康复的必要条件,因此术后热量补充和血糖维持亦是重要环节。控制葡萄糖的摄入量,降低机体负荷,一般在使用胰岛素的前提下将血糖控制在7 mmol/L左右,尿糖阴性或弱阳性。术后早期静脉高营养[TPN 20～30 kcal/(kg·d)],蛋白质以1.75 g/(kg·d)补充;胆红素恢复正常前,脂肪乳用量酌减,脂肪乳使用应选用中长链;适当应用支链氨基酸、还原型谷胱甘肽有利于患者的恢复;应用肠功能恢复汤、足三里封闭、温和灌肠等方法促进胃肠道恢复,及早开始肠内营养,以能全素、安素作为早期主要营养物质。必要时邀请营养师调整经肠道营养方案。为减少环孢素和类固醇的不良反应,所有肝移植患者术后均应实行低盐饮食,3～4 g/d。

7.引流管的观察与护理

(1)T管的观察和护理:T管放置的目的主要是支撑胆道,同时便于观察胆汁分泌以便了解肝脏功能情况。做好T管护理,可减少或预防胆道并发症的发生,包括吻合口裂开、胆漏、胆道吻合口狭窄、梗阻而引起的上行性胆道感染。胆汁分泌的质和量是原位肝移植术后早期肝功能状况直接、可靠的反映指标。正常胆汁应是低黏滞度、深金黄色。胆汁量的减少,色呈绿色或水样,均反映肝功能受损或感染,因此应做好T管的护理,防止脱出及感染。

①T管固定:手术完毕回ICU后,固定好T管,避免患者翻身时引流管脱落。

②保持引流管通畅,连接管长度适宜,避免扭曲、弯折、受压。

③观察并记录胆汁引流量、颜色、透明度和有无絮状物排出。

④保持T管周围皮肤的清洁,每天更换敷料。每天更换无菌引流袋,每次更换时用0.5%碘伏消毒T管末端,引流袋位置不应超过切口引流位置,防止逆行感染。

(2)腹腔引流管的护理(肝左、肝右、左肝引流管):手术创伤大,易引起术后腹腔内渗出或出血,因此应严密观察引流管引流情况。

①引流管多,患者返回监护室后,与医师认真核对,妥善固定并逐个标明引流管的名称与刻度,便于区分。

②保持引流管通畅,引流管长度适宜,避免扭曲、弯折、受压。防止脱落,每小时挤压1次引流管,防止堵塞。

③密切观察引流管的量、颜色、性状的变化。如引流的量较多,颜色呈鲜红色,说明有出血可能,立即报告医师。

④每天更换无菌引流袋并计量,更换时用0.5%碘伏消毒引流管末端,引流袋不能高于切口引流位置,严格无菌操作,防止逆行感染。

8.肝移植术后凝血功能的监测

肝移植患者术前常有凝血功能异常,术后早期仍持续存在,加之术中血管吻合多,术后易发生渗血和出血,需监测凝血酶原时间、国际标准化比值、血常规等。要做好以下观察及护理。

(1)密切观察引流的量、性质,防止腹腔内出血。

(2)观察尿色的变化,防止膀胱出血。

(3)观察口腔及全身皮肤黏膜有无出血点、瘀斑,护理操作尽量集中,减少动、静脉的穿刺。

(4)观察神志及肢体活动情况,及时发现颅内出血早期征象。

9.影像学检查

术后早期每周两次胸部X线检查,了解肺部情况(肺渗出、肺感染);术后一周每日行彩色多普勒检查,检查项目包括移植肝大小和质地,肝动脉、门静脉及肝左、中、右静脉和腔静脉等血管情况,腹水情况,胸腔积液情况;术后7～14天行T管造影,了解有无吻合口瘘。胆道造影过程需注意无菌操作,并预防性使用抗生素。

第三节 重症胰腺炎

一、概述

急性胰腺炎是指胰腺分泌的消化酶被激活后对胰腺自身消化所引起的化学性炎症。根据其严重程度可分为轻型急性胰腺炎和重症急性胰腺炎。

重症急性胰腺炎(SAP)是胰酶被激活引起的自身消化,胰腺细胞坏死、胰液外渗,使周围组织器官被消化而坏死,导致毒素和胰酶被吸收,引起多器官损害的一种过程。它属于急性胰腺炎的特殊类型,是一种病情险恶、并发症多、病死率较高的急腹症,占整个急性胰腺炎的10%~20%,病死率为10%~30%。因此,及时、准确地诊断与处理SAP,可显著改善其预后。

二、病因与发病机制

(一)病因

70%~80%的重症急性胰腺炎是由胆道疾病、肝胰壶腹括约肌功能障碍、酗酒和暴饮暴食所引起的。

1.胆道疾病

急、慢性胆囊炎或胆管炎时,可伴发十二指肠乳头炎症性痉挛或狭窄而导致胆汁反流入胰管。胆结石一旦进入胰管,容易损伤胰管而引起炎症和感染。

2.肝胰壶腹括约肌功能障碍

可使壶腹部的压力升高,影响胆汁与胰液的排泄,甚至导致胆汁逆流入胰管,从而引发重症急性胰腺炎。

3.酗酒或暴饮暴食

可因大量食糜进入十二指肠、酒精刺激促胰液素和胆囊收缩素释放而使胰液分泌增加,进而引起乳头水肿和肝胰壶腹括约肌痉挛,最终导致重症急性胰腺炎发病。

(二)发病机制

1.胰酶异常激活

(1)胆汁反流:胰管与胆总管的远端形成一条共同通道,胆道结石、胆道感染、十二指肠乳头炎症性痉挛或狭窄,均可导致胆汁反流至胰管内,激活胰酶中的磷脂酶原A转变为磷脂酶A。磷脂酶A作用于胆汁中的卵磷脂,产生溶血卵磷脂而致使胰腺组织坏死,还可破坏肺泡表面的卵磷脂,改变肺泡表面张力,促使组胺释放,导致呼吸和循环衰竭。

(2)十二指肠反流:穿透性十二指肠溃疡、十二指肠炎性狭窄、十二指肠憩室等,可使十二指肠压力升高,肠内容物反流入胰管,磷脂酶A及分解蛋白的酶被激活,导致胰腺组织自身消化而发生胰腺炎。

(3)胰管结石:胰管内结石堵塞胰管,胰液不能流入肠腔内,造成胰腺组织内压升高,胰腺血流灌注量减少与缺血,致使胰腺组织坏死。

2.酒精中毒

(1)酒精的刺激作用:酒精可刺激胰腺分泌,又可引起奥迪(Oddi)括约肌痉挛和胰管梗阻，使胰管内压力升高，导致细小胰管破裂，胰液进入胰腺组织间隙，造成一系列的酶性病理损害及胰腺自身消化。

（2）酒精的直接损伤作用：血液中的酒精还可直接损伤胰腺组织，使胰腺腺泡细胞内脂质增高，线粒体肿胀并失去内膜，腺泡和胰小管上皮变性破坏，导致蛋白质合成减弱。

3.胰腺微循环障碍

胰腺小叶是胰腺循环形态学的基本单位，小叶内微动脉因痉挛、栓塞、血栓形成或间质水肿而出现所支配区域的血供不足，继而引起胰腺微循环障碍，由此激活众多的炎性介质和细胞因子，最终进入全身性炎症反应综合征状态。

4.其他因素

①暴饮暴食；②与外伤及手术相关的创伤因素；③与腮腺炎、寄生虫、败血症等有关的感染因素；④与利尿药及避孕药等有关的药物因素及精神因素；⑤与妊娠、高脂血症、高血钙等有关的内分泌和代谢因素。

三、临床评估与判断

1.病情评估

（1）腹痛：突然发生的急性腹痛是急性胰腺炎的主要表现。腹痛往往非常剧烈，一般镇痛药不能缓解，通常为中上腹、右上腹或两侧腹部疼痛。重症患者由于渗出液扩散而感觉到全腹疼痛；胆源性胰腺炎患者腹痛始于右上腹，随后转移至正中偏左的部位。

（2）黄疸：若呈进行性加重，又不能以急性胆管炎等胆道疾病来解释时，应考虑有重症急性胰腺炎的可能。

（3）休克：既可逐渐出现，也可突然发生，甚至在夜间发生胰源性猝死，或突然发生休克而死亡。部分患者可有心律不齐、心肌损害、心力衰竭等症状。

（4）高热：在急性胰腺炎感染期，由于胰腺组织坏死，加之并发感染或形成胰腺脓肿，患者多有寒战、高热，进而演变为败血症或霉菌感染。

（5）神志改变：可并发胰性脑病，表现为反应迟钝、谵妄，甚至昏迷。

（6）消化道出血：可并发呕血或便血。上消化道出血多由于急性胃黏膜病变或胃黏膜下多发性脓肿；下消化道出血多为胰腺坏死穿透横结肠。

（7）腹水：合并腹水者几乎全为重症急性胰腺炎，腹水呈血性或脓性，腹水中的淀粉酶常升高。

（8）皮肤黏膜出血：血液可呈高凝状态，皮肤黏膜有出血倾向，并常有血栓形成和局部循环障碍，严重者可出现弥散性血管内凝血（DIC）。

（9）恶心、呕吐：约有90％的患者出现恶心、呕吐，部分患者呕吐较为剧烈，多与腹痛同时发生。起病时呕吐频繁，可持续数小时，呕吐物为食物或胆汁，呕吐不能缓解疼痛。呕吐可能由肠麻痹或腹膜炎引起，也可能是剧烈腹痛或炎症波及胃后壁所致。

（10）腹胀：由局限性或弥漫性腹膜炎，以及腹膜后间隙受炎性细胞浸润引起肠麻痹所致，可与腹痛同时或相继出现。有部分患者没有腹痛，腹胀为其主要的临床表现。出现肠扩张或并发肠麻痹时，患者排气、排便停止，可持续2～3日或更长的时间。

（11）脐周及腰部皮肤表现：部分患者的脐周或腰部皮肤可出现蓝紫色斑，提示腹腔内有出血坏死及血性腹水。脐周皮肤出现蓝紫色斑者称为卡伦（Cullen）征；腰部皮肤出现蓝紫色斑者则称为格雷·特纳(Grey Tuner)征。

2.辅助检查

(1)实验室检查。

①淀粉酶 Amylase 测量:血、尿淀粉酶升高是急性胰腺炎的特征性诊断依据之一。血清淀粉酶超过正常值 3 倍可诊断本病。血清淀粉酶在发病后两小时开始升高,24 小时达高峰,持续 4～5 日。尿淀粉酶发病后 24 小时开始升高,持续 1 周后降至正常。当患者出现胸腔积液或腹水时,胸腔积液、腹水中淀粉酶含量超过血清淀粉酶时,具有诊断价值。当患者的血清淀粉酶已经降至正常,而胸腔积液、腹水中淀粉酶含量仍显著增高时,更具有诊断价值。

②血钙降低:发病后的第 2～3 日,血钙开始降低,这与胰腺炎症时,将血钙吸收至胰腺表面上有关,此过程被称为皂化作用。当血钙低于 2.0 mmol/L 时,常预示病情严重。

③血糖升高:早期由于肾上腺皮质的应激反应,胰高血糖素代偿性分泌,患者的血糖一般轻度升高。后期则是胰岛细胞破坏、胰岛素分泌不足所致。在长期禁食情况下,血糖大于 11.0 mmol/L,表示胰腺广泛坏死,预后不良。

④动脉血气分析:动态的动脉血气分析是 SAP 治疗过程中判断病情变化的重要指标之一。它不仅可以反映机体酸碱平衡与电解质的情况,也可作为诊断呼吸功能不全的依据。当患者的动脉氧分压进行性下降时,应考虑到发生 ARDS 的可能。

(2)影像学检查:ERCP、CT、MRI、B 超等影像学检查不但能展示胰腺形态、坏死、出血,还能显示胰周渗液、假性囊肿、蜂窝织炎、脓肿等并发症。动态增强 CT 扫描是目前急性胰腺炎诊断、分期、严重度分级及并发症诊断最准确的影像学方法。总的敏感性为 87%,对胰腺坏死的发现率为 90%。

CT 影像上胰腺炎症的严重程度分级为 A～E 级。CT 严重指数可以从形态学上准确划分急性胰腺炎的严重程度。严重指数(CTSI)大于等于 3 分或 Balthazar CT 评分在Ⅱ级或Ⅱ级以上者,均可定为重症急性胰腺炎(表 6-4～表 6-6)。

表 6-4　SAP Balthazar CT 分级

CT 分级	评分
A 级正常胰腺	0
B 级胰腺局灶性或弥漫性增大	1
C 级胰腺腺体异常伴有轻度的胰周炎症改变	2
D 级单个胰周积液,通常局限于肾前间隙	3
E 级有两个或多发的积液,胰腺内或胰周有气体	4

表 6-5 CT 严重指数

坏死区域	评分
1/3	2
1/2	4
大于 1/2	6

注:Balthazar CT 严重指数(CTSI)= CT 分级评分+坏死评分(0~10 分)。

表 6-6 Balthazar CT 分级的临床意义

SAP 的严重程度	并发症和病死率	并发症和病死率
Ⅰ 0~3 分	小于 2 分无死亡	A、B 级无并发症
Ⅱ 4~6 分	7~10 分的病死率为 17%	C、D、E 级脓肿发生率 34.6%
Ⅲ 7~10 分	大于 7 分可以做手术治疗	D 级病死率 8.3%
		E 级病死率 17.4%

四、监测和护理

1.非手术治疗

(1)减少胰酶分泌和抑制胰酶活性。①禁食与胃肠减压。②抑制胃酸分泌:H_2 受体阻滞药、质子泵抑制剂、降钙素、胰高血糖素等能减少胃酸和胰腺的分泌。③生长抑素:早期应用于急性胰腺炎,是目前抢救重症胰腺炎的首选药。

(2)支持疗法。①维持水、电解质及酸碱平衡。②解痉、镇痛。③营养支持:可以起到减少胃肠道负担、补充代谢所需、增强抵抗力、改善预后及降低病死率的作用。

(3)控制感染:急性胰腺炎在病程中容易继发各种感染,且一旦发生感染常使病情加重。因而选用具有抗菌谱广、对主要病原菌有强大的杀灭或抑制作用及兼顾抗厌氧菌功能的抗生素。

(4)早期血滤:有稳定血流动力学及内环境的作用,能早期清除过多的细胞因子等炎性介质,改善心、肺、肾等器官的功能。

2.手术治疗

原则上发病 14 天内不行手术治疗,但下列情况时应考虑手术:①大量渗出,有压迫症状时可行腹腔置管引流或经腹腔镜冲洗引流;②伴有局部感染,病情进一步加重;③腹腔室隔综合征,严重的应行腹腔减压;④胆石性胰腺炎合并胆管炎、梗阻性黄疸、胆管扩张、胰腺病变严重,可根据具体情况早期(72 小时内)处理;⑤甲状旁腺亢进导致胰腺炎,应及时处理甲状旁腺亢进病变。

(1)密切监测体温:SAP 早期主要是炎性介质、胰酶等毒性物质大量渗出,导致全身炎症反应,产生休克、内环境失衡、细胞凋亡、免疫抑制和器官功能衰竭。故 T 大于 39 ℃或持续低热说明有术后并发症的发生,要提高重视。

(2)严密观察 BP、P 变化:当 P 大于等于 100 次/分,收缩压小于等于 80 mmHg,脉压小于等于 20 mmHg 时,提示血容量不足和休克,需积极进行抗休克治疗。迅速建立有效的循环通道，最好行深静脉穿刺置管。准确记录24小时出入量，根据病情调节补液速度和量，保证尿量在30 mL/h以上。

(3)氧气支持与呼吸道管理：注意呼吸频率和深度，对血气进行动态分析，警惕肺部感染和ARDS。患者入院后即给予2～3 L/min的氧气吸入，当鼻导管给氧不能减轻患者的缺氧症状时，使用呼吸机辅助呼吸。进行雾化吸入，保持呼吸道通畅，协助患者拍背排痰，指导患者有效咳嗽，以预防肺部感染的发生。

(4)禁食及胃肠减压：禁食及胃肠减压的目的在于减少食物和胃酸刺激胰液的分泌，减轻呕吐、腹胀和肠道功能衰竭。患者常常禁食4～6周，行胃肠减压时注意保持胃管的通畅和有效引流，观察引流物的色、质、量。

(5)营养支持：早期肠内营养不仅不会明显刺激胰腺分泌.还有助于防治肠道功能衰竭，降低肠道菌群易位的概率和胰腺坏死组织的感染率，并能满足早期患者的能量需求。①TPN护理：术后以高渗葡萄糖、脂肪乳、白蛋白为主要能量，从深静脉供给，护理上要求严格执行无菌操作；及时对血糖、尿糖监测；观察病情变化，对各并发症的发生做到早发现、早报告、早处理。②口服饮食：术后4～5周恢复期方可经口饮食，从流质、半流质过渡至普食，饮食宜以高热量、高蛋白、低糖、低脂为主。

(6)体位：协助患者取半坐卧位，使腹腔内的炎性分泌物和坏死组织局限在盆腔，避免其在腹腔内扩散。

(7) ERCP内镜治疗的护理：做好术前准备、术中配合，术后严密观察生命体征、腹部情况、大便颜色和血尿淀粉酶等。

(8)加强管道护理：术后患者携带多根引流管，如胃管、T管、空肠造瘘管、胃造瘘管等。①患者术毕返回病房后，立即建立引流管标识系统，分别将各引流管的名称、置入部位及置入深度写在小标签上，并将小标签粘贴在相应的引流管上，以利辨别。②密切观察引流液的量、性状及颜色。③妥善固定各伤口引流管，防止变换体位时引流管脱出。④定时挤压伤口引流管，防止管道堵塞、折叠、扭曲、受压等。

(9)预防压疮：术后患者长期卧床，引流管及各种监护仪器众多，导致翻身困难，易发生压疮。积极完善各项预防措施，可给患者使用气垫床、骶尾部及足跟使用水凝胶贴剂减缓局部承受的压力。根据患者情况适时翻身(间隔时间小于6小时)，有效预防压疮的发生。

(10)预防深静脉血栓形成：高脂血症、长时间卧床及手术损伤容易导致术后患者下肢深静脉血栓形成。术后第1日开始指导患者进行下肢主动及被动运动，指导家属给患者进行有效按摩，以促进下肢血液回流；鼓励并指导患者进行床上主动运动、早下床活动，达到有效预防深静脉血栓形成的目的。

(11)心理护理：患者担心自己的病情，心理压力很大，易发生焦虑等不良情绪，与患者及家属进行有效沟通，缓解患者心理压力，帮助其树立信心以促进康复。

3.严重并发症的救治护理

(1)低血容量性休克：全身毛细血管渗漏，大量的体液渗出到胸腔或腹腔间隙，容易导致低血容量性休克。严密监测循环功能，出现异常，迅速补充循环血量，保证重要器官的组织灌注压。补充液体时提高胶体的比例(可用血浆、白蛋白等)，给予大剂量激素短程治疗，以保护毛细血管内皮。

(2)间质性肺、脑水肿：提高血浆胶体渗透压，减轻间质水肿。应用利尿药，将回吸收入血液的水分排出体外。间质性肺水肿可发生于循环血量不足至补充过量的任何阶段，因此治疗时需监测 CVP 以对血容量做出判断，从而指导实施正确的治疗方案。伴有显著低氧血症的患者，给予机械辅助通气。出现间质性脑水肿时，应用 20%甘露醇或 25%甘油果糖以迅速降低颅内压。

(3) ARDS：由于患者的血清卵磷脂的活性增高，肺泡表面活性物质的活力降低，肺泡表面张力增高、肺的顺应性降低，因此容易发生 ARDS。ARDS 早期短程大剂量应用激素，既可提高机体应激能力，降低毛细血管通透性，阻止炎症介质发生反应，稳定溶酶体膜，又可缓解小动脉和支气管痉挛，降低血管阻力，改善通气功能，并可促进肺泡表面物质的分泌，保持肺泡的稳定性，抑制 ARDS 后期肺纤维化的形成。

(4)急性肾衰竭。①少尿期：每日补充液体总量＝显性失水＋隐性失水－内生水，保持血清钠在 130～140 mmol/L 的水平。当血清尿素氮每日上升 30%或血清钾升为 6.5～7.0 mmol/L时，应行透析治疗。积极纠正水、电解质和酸碱紊乱。②多尿期：注意防治脱水、纠正电解质和酸碱平衡紊乱，适当增加营养支持，提供足够的非蛋白热量，应用复方氨基酸 18AA 注射液等代替平衡氨基酸静脉输注。

第七章　泌尿系统疾病重症患者的护理

第一节　急性肾损伤

一、概述

急性肾损伤(AKI)是指由多种病因引起短时间(数小时至数天)内肾功能突然下降而出现的临床综合征,是对既往急性肾衰竭概念扩展和向疾病早期的延伸。近年来研究发现,肾功能轻度减退即可导致肾脏并发症发生率及总体死亡率升高,故将ARF更新为AKI,以利于疾病早期诊断和防治。

目前,改善全球肾脏病预后组织(KDIGO)于2012年制定的AKI临床实践指南定义,符合以下情况之一者即为AKI:血肌酐48小时内升高大于等于0.3 mg/dL(大于等于26.5 μmol/L);7天内血肌酐较基础值升高大于等于50%;尿量值持续6小时少于0.5 mL/(kg·h)。

AKI是涉及临床各学科的常见危重病症之一,其发病率在综合性医院为3%～10%,在重症监护病房为30%～60%,危重AKI患者死亡率为30%～80%,存活患者约50%遗留永久性肾功能减退,部分需要终身透析。无论在发达国家还是发展中国家,针对AKI防治投入的医疗费用都是十分高昂的,防治形势十分严峻。

二、病因与发病机制

AKI病因众多,根据病因发生的解剖部位可分为肾前性、肾性和肾后性三大类。肾前性AKI指各种原因引起的肾实质血流灌注减少(如脓毒症),导致肾小球滤过减少和肾小球滤过率(GFR)降低。常见病因包括:各种原因导致的液体丢失或出血,引起有效动脉血容量减少;肾内血流动力学改变(包括肾前小动脉收缩或肾后小动脉扩张),导致肾血流灌注减少,约占AKI病因的55%,是ICU患者出现AKI最常见的原因。肾性AKI伴肾实质损伤,最常见的是肾缺血和肾毒性药物导致的急性肾小管坏死(ATN)。其他还包括急性间质性肾炎、肾小球疾病和血管疾病等,约占AKI病因的40%。肾后性AKI特征是急性尿路梗阻,梗阻可发生在从肾盂到尿道的任何部位,约占AKI病因的5%。这三大类AKI在临床上常相互混杂,使疾病更加复杂。

三、临床评估与判断

1.临床表现

急性肾损伤的临床表现差异很大,与病因和所处的AKI分期不同有关。AKI的早期诊断常常是基于实验室检查异常,特别是血清肌酐绝对值或相对值升高,而不是基于临床症状与体征。明显症状常出现于病程后期肾功能严重减退时,常见症状包括乏力、食欲缺乏、恶心、呕吐、瘙痒、尿量减少或尿色加深,容量过多导致急性左心衰竭时可以出现气急、呼吸困难。体检可见外周水肿、肺部湿啰音、颈静脉怒张等。

急性肾小管坏死是肾性 AKI 最常见类型，其临床病程分为 3 期。

1 期：起始期。

此期患者常有一些已知 ATN 的病因，如低血压、缺血、脓毒症和肾毒素，但尚未发生明显肾实质损伤。在此阶段如能及时采取有效措施，AKI 常常是可预防的。但随着肾小管上皮发生明显损伤，GFR 逐渐下降，从而进入维持期。

2 期：维持期。

该期一般持续 7～14 天，但也可低至数天或长至 4～6 周。GFR 维持在低水平。部分患者可出现少尿（小于 400 mL/d）和无尿（小于 100 mL/d），但也有些患者可无少尿，尿量为 400～500 mL/d。后者称为非少尿型 AKI，其病理生理基础目前尚不完全清楚，一般认为是病情较轻的表现。但不论尿量是否减少，随着肾功能减退，临床上出现一系列尿毒症表现，主要由尿毒症毒素潴留和水、电解质及酸碱平衡紊乱所致。AKI 的全身表现包括消化系统症状，如食欲减退、恶心、呕吐、腹胀、腹泻等，严重者可发生消化道出血；呼吸系统表现主要是容量过多导致的急性肺水肿和感染；循环系统多因尿少及水钠潴留，出现高血压及心力衰竭、肺水肿表现，由毒素滞留、电解质紊乱、贫血及酸中毒引起心律失常及心肌病变；神经系统受累可出现意识障碍、躁动、谵妄、抽搐、昏迷等尿毒症脑病症状；血液系统受累可有出血倾向及贫血。感染是急性肾损伤常见而严重的并发症。在 AKI 同时或疾病发展过程中还可并发多脏器功能障碍综合征，死亡率极高。此外，水、电解质和酸碱平衡紊乱表现为水过多、代谢性酸中毒、高钾血症、低钠血症、低钙和高磷血症等。

3 期：恢复期。

GFR 逐渐升高，并恢复正常或接近正常范围。少尿型患者开始出现尿量增多，继而出现多尿，再逐渐恢复正常。与 GFR 相比，肾小管上皮细胞功能恢复相对延迟，常需数月后才能恢复。部分患者最终遗留不同程度的肾脏结构和功能损伤。

2.实验室与辅助检查

（1）尿液检查：不同病因所致 AKI 的尿检异常可截然不同。肾前性 AKI 时无蛋白尿和血尿，可见少量透明管型。ATN 时可有少量蛋白尿，以小分子蛋白为主；尿沉渣检查可见肾小管上皮细胞、上皮细胞管型和颗粒管型及少许红、白细胞等；因肾小管重吸收功能减退，尿比重降低且较固定，多在 1.01 以下，尿渗透浓度小于 350 mmol/L，尿与血渗透浓度之比小于 1.1，尿钠含量增高，滤过钠排泄分数（FE_{Na}）大于 1%。应注意尿液诊断指标的检查需在输液、使用利尿药前进行，否则会影响结果。肾小球肾炎所致 AKI 常可见明显的蛋白尿和（或）血尿，FE_{Na} 小于 1%。急性间质性肾炎时可有少量蛋白尿，且以小分子蛋白为主；血尿较少，为非畸形红细胞；可有轻度白细胞尿，药物所致者可见少量嗜酸性粒细胞，当尿液嗜酸性粒细胞占总白细胞比例大于 5%时，称为嗜酸性粒细胞尿；可有明显肾小管功能障碍表现，FE_{Na} 大于 1%。肾后性 AKI 尿检异常多不明显，可有轻度蛋白尿、血尿，合并感染时可出现白细胞尿，FE_{Na} 小于1%。肾小球疾病引起者可出现大量蛋白尿或血尿，且以变形细胞为主。

（2）血液检查：可有贫血，早期程度较轻，如肾功能长时间不恢复，则贫血程度可以较重。血清肌酐和尿素氮进行性上升，高分解代谢者上升速度较快，横纹肌溶解引起肌酐上升更快。血清钾浓度升高，血 pH 值和碳酸氢根离子浓度降低，血钙降低，血磷升高。也可以计算肌酐清除率(Ccr)去估计患者的肾小球滤过率。

(3)影像学检查:尿路超声波检查有助于排除尿路梗阻及与慢性肾脏病鉴别。如有足够理由怀疑存在梗阻,且与急性肾功能减退有关,可做逆行性或静脉肾盂造影。CT 血管造影、MRI 或放射性核素检查对了解血管病变有帮助,明确诊断仍需行肾血管造影,但造影剂可加重肾损伤。

(4)肾活检:AKI 鉴别诊断的重要手段。在排除了肾前性及肾后性病因后,拟诊肾性 AKI 但不能明确病因时,均有肾活检指征。

3.诊断

根据原发病因,肾小球滤过功能急性进行性减退,结合相应临床表现及实验室与影像学检查,一般不难做出诊断,但既往 AKI 临床诊断标准并不统一。近期,KDIGO 制定的 AKI 临床实践指南规定了 AKI 的诊断(见前述)及分期标准。

需要注意的是,单独用尿量改变作为诊断与分期标准时,必须考虑其他影响尿量因素,如尿路梗阻、血容量状态、使用利尿药等。此外,由于血清肌酐影响因素众多(性别、年龄、营养状况、体重、肌肉量和代谢)且敏感性较差(GFR 下降 50%以上时血清肌酐才上升),故并非肾损伤最佳标志物。某些反映肾小管上皮细胞损伤的新型生物学标志物,如中性粒细胞明胶酶相关脂质运载蛋白(NGAL)、肾损伤分子-1(KIM-1)、白细胞介素-18(IL-18)等,可能有助于早期诊断及预测 AKI 患者预后,用于指导临床干预,值得进一步深入研究。

四、监测与护理

(一)治疗要点

AKI 是一组临床综合征,并非单一疾病,不同病因、不同类型 AKI 的治疗方法有所不同。总的治疗原则是:尽早识别并纠正可逆性病因,及时采取干预措施避免肾脏受到进一步损伤,维持水、电解质和酸碱平衡,适当营养支持,积极防治并发症,适时进行肾脏替代治疗(RRT)。AKI 治疗包括以下方面。

1.早期病因干预治疗

在 AKI 起始期及时干预能最大限度地减轻肾脏损伤,促进肾功能恢复。强调尽快纠正可逆性病因。无论何种原因引起的 AKI,都必须尽快纠正肾前性因素,包括扩容、改善低蛋白血症、降低后负荷以改善心排血量、停用影响肾灌注药物、调节外周阻力至正常范围等,钠排泄分数小于 1%时,干预容易奏效。

2.营养支持治疗

维持机体营养状况和正常代谢,有助于损伤细胞的修复和再生,提高存活率。可优先通过胃肠道提供营养,酌情限制水分、钠盐和钾盐摄入,不能口服者需要静脉营养。对于 AKI 患者,不能为了避免尿素氮升高而过度限制蛋白质摄入量。KDIGO 指南建议非高分解、不需要透析的 AKI 患者摄入蛋白质为 0.8~1.0 g/(kg·d),发生 AKI 并行 RRT 的患者为 1.0~1.5 g/(kg·d),每升连续性肾脏替代治疗的滤过液中含有约 0.2 g 氨基酸,每天丢失量为 10~15 g 氨基酸。因此,进行 CRRT 患者的营养治疗应该包括其丢失量,建议蛋白质量最多给予 1.7 g/(kg·d)。

3.液体管理

观察每日出入量及体重变化，每日补液量应为显性失液量加上非显性失液量减去内生水量。由于非显性失液量和内生水量估计常有困难，每日大致进液量，可按前一日尿量加500 mL计算。发热患者只要体重不增加，可适当增加进液量。肾脏替代治疗时补液量可适当放宽。

4.并发症治疗

AKI严重阶段可出现容量过负荷、急性左心衰、代谢性酸中毒、高钾血症、感染等并发症，需及时纠治。高钾血症是AKI主要死因之一，当血钾大于6 mmol/L或心电图有高钾表现或有神经、肌肉症状时需紧急处理。及时纠正代谢性酸中毒，可选用5%碳酸氢钠125～250 mL静滴。对于严重酸中毒患者，如HCO_3^-小于12 mmol/L或动脉血pH值小于7.2时，纠酸的同时紧急透析治疗。感染也是AKI常见并发症及少尿期主要死因，多为肺部、尿路、胆道等部位感染和败血症，应尽早根据细菌培养和药物敏感试验合理选用对肾脏无毒性作用的抗生素治疗，并注意调整药物剂量。

5.肾脏替代治疗

肾脏替代疗法是AKI治疗的重要组成部分，包括腹膜透析、间歇性血液透析和CRRT。目前，腹膜透析较少用于重症AKI的治疗。由于不同类型AKI及不同临床状况可能对肾脏替代治疗的要求不同，需要RRT的开始时机、模式及剂量也不尽相同。因此，对重症AKI患者，应针对临床具体情况，首先需明确患者治疗需求，确定RRT具体治疗目标，然后根据治疗目标决定RRT时机、剂量及模式，并在治疗期间依据疗效进行动态调整，实行目标导向的个体化肾脏替代策略。

6.恢复期治疗

AKI恢复期早期，威胁生命并发症依然存在，治疗重点仍为维持水、电解质和酸碱平衡，控制氮质血症，治疗原发病和防止各种并发症。部分急性肾小管坏死患者多尿期持续时间较长，补液量应逐渐减少，以缩短多尿期。对AKI存活患者需按照慢性肾脏病相关诊治指南要求长期随访治疗。

(二)护理

对急性肾损伤患者，在疾病不同阶段，实施不同的护理对策。

1.少尿期

(1)卧床休息：保持环境安静，绝对卧床休息以降低新陈代谢，减轻肾脏负担。

(2)饮食：尽量利用胃肠道补充营养，可进食清淡、低盐、低脂、低磷、高钙、优质低蛋白饮食，少食动物内脏和易过敏的食物等，并酌情限制水分、钠盐和含钾食物摄入。

(3)维护体液平衡：准确记录24小时出入量，每日测体重，观察水肿的部位、特点、程度，以了解水潴留情况；严格控制补液的量和速度。

(4)预防感染：口腔护理2～4次/日，定时翻身、拍背，保持皮肤清洁，减轻瘙痒不适。密切关注超敏C反应蛋白、降钙素原、白细胞计数及中性粒细胞计数等感染指标的变化。

(5)病情观察：持续心电监护，定时测量血压、体温等生命体征。密切观察血生化各项指标的动态变化，尤其是观察有无高钾血症、酸中毒，及时处理水、电解质紊乱。观察并记录尿液的颜色、性状、尿量，以及排尿时有无尿频、尿急、尿痛等情况。正确留验各种尿标本，及时送检。注意意识状态的改变，发现意识混乱或抽搐现象时，应保护患者的安全。

2.多尿期

(1)可逐渐增加活动量，以不感到疲劳为宜。

(2)准确记录24小时出入量，补充适量液体，保持液体出入平衡。

(3)监测生化指标动态变化，及时发现水、电解质紊乱。

(4)给予高糖、高维生素、高热量食物。尿量大于3 000 mL/d，可多食含钾食物，如橘子等。

(5)增加机体抵抗力，预防感染。

此外，对老年男性患者，当前列腺增生引起尿路梗阻时应及时通知医生，采取积极、有效措施解除梗阻，避免肾后性AKI的发生；对必须使用造影剂的患者应注意造影剂的选择，做到充分水化并在使用过程中严密监测肾功能的变化；患者出院后应嘱患者尽量避免使用肾损害性药物，生活规律，避免过度劳累，不适随诊。

第二节 肾移植

一、概述

肾移植是治疗肾衰竭最有效的方法，引起肾衰竭的原发疾病有肾小球肾炎、慢性肾盂肾炎、间质性肾炎、囊性肾病及肾硬化、糖尿病肾病等。慢性肾功能衰竭患者每年以每百万人口约100人的发病率在递增，慢性肾功能衰竭最终将发展为尿毒症。尿毒症是影响人类健康的重大疾病，最有效的治疗手段是肾移植。美国约瑟夫·默里(Joseph Murray)于1954年成功进行了第1例临床肾移植手术，经过70余年的发展历程，全球有近百万尿毒症患者接受肾移植手术而获得了第二次生命。

国外肾移植经历了3个阶段:第一阶段为早期实验阶段，从1902年奥地利乌尔曼(Ullmann)首先施行狗肾移植及狗-羊肾移植，到1909年德国安格(Unger)施行猴肾移植到人的尝试。第二阶段为初期临床应用阶段，从1936年苏联Voronoy为1例汞中毒所致急性肾衰竭患者施行了肾移植，到1954年默里等首次为同卵双生子间施行了肾移植，并因此获得1990年诺贝尔奖。第三阶段为20世纪70年代后期的免疫抑制剂问世，肾移植技术进入成熟阶段。

国内于20世纪50年代开展肾移植动物实验，1960年初进行两例肾移植，移植肾存活了3～4周。20世纪70年代中期是我国肾移植技术飞跃式上升阶段。目前已达到了安全性高、疗效好的阶段。据不完全统计，至2010年底，我国肾移植总数已超过95 000例，近10年每年肾移植例数已超过5 000例，仅次于美国居世界第2位。

二、病因与发病机制

(一)病因

病因肾移植是治疗尿毒症最有效的方法。尿毒症的病因主要有以下几种。

1.各型原发性肾小球肾炎

各型原发性肾小球肾炎如膜增殖性肾炎、急进性肾炎、膜性肾炎、局灶性肾小球硬化症等。

2.继发性肾脏病

继发性肾脏病如高血压及动脉硬化、系统性红斑狼疮、变态性紫癜、糖尿病、痛风等。

3.先天性肾脏疾患

先天性肾脏疾患如多囊肾、遗传性肾炎及各种先天性肾小管功能障碍等，也可引起尿毒症。

4.慢性尿路梗阻

慢性尿路梗阻如肾结石、双侧输尿管结石、尿路狭窄、前列腺增生、肿瘤等，也是尿毒症的病因。

5.慢性肾脏感染性疾患

慢性肾脏感染性疾患如慢性肾盂肾炎也可导致尿毒症。

6.其他原因

其他原因如服用肾毒性药物、盲目减肥等均有可能引发尿毒症。

(二)发病机制

各种致病因素导致肾脏功能受损，致使含氮代谢产物和其他毒性物质不能经肾脏排出，以致在体内蓄积，除了造成水、电解质和酸碱平衡的紊乱，也会引起全身多个器官和系统的病变。

三、临床评估与判断

各种肾脏疾病如慢性肾小球肾炎、慢性肾盂肾炎、多囊肾、糖尿病性肾小球硬化，某些自身免疫性疾病等导致不可逆性肾脏功能衰竭，需要依赖透析来维持生命者，均是肾脏移植的适应证。总体来说，肾移植适用于经其他治疗无效、需靠透析治疗才能维持生命的终末期肾病患者。临床上要做好对供者与受者的评估，才能最大限度地提高移植手术的成功率，提高患者的生活质量。

1.供者术前评估

我国肾移植的主要来源是公民逝世后的器官捐献。同时，亲属活体供肾移植也备受移植界关注。借鉴国外移植领域的经验，亲属活体器官捐献肾移植作为家庭自救的主要方式之一，已成为我国尿毒症患者日益重要的治疗手段。活体肾移植供者评估的首要目的是确保供者捐献肾脏的适合性，最核心的是供者的安全性问题。对活体供者的全面评估，主要目的在于确保供者在心理、生理上符合肾脏捐献的要求，保障供者的长期健康，同时兼顾受者的移植效果。

(1) ABO血型评估:ABO血型的相容性是首要鉴别条件，不相容者不能捐献。国内由于器官短缺，部分移植中心已成功开展了ABO血型不相容肾移植，但总体而言仍属探索阶段，宜谨慎进行。

(2)组织相容性评估:组织相容性评估包含3个要素，即确定供者和受者人类白细胞抗原(HLA)相合状态、检测受者抗体、供受者交叉配型。

(3)全身情况的医学鉴定:病史和体格检查、临床采样检查等一系列检查。

(4)肾脏解剖学评估:双肾体积、肾血管及其他解剖变异(如重复肾、重复肾盂、肾盂输尿管交接部狭窄等)。

(5)肾功能评估:主要是测定肾小球滤过率。标准方法为测定菊粉清除率,此法昂贵而烦琐,目前很少使用。常用方法为收集 24 小时尿液检测肌酐清除率,也可采用放射性核素等方法。

(6)年龄:我国法律规定,供者必须年满 18 岁。对供者的年龄上限,国际上并无统一标准。考虑到供者的围手术期安全,小于 65 岁可能是目前比较适宜的标准。

(7)身体质量指数(BMI):国内绝大多数移植中心认为,BMI 大于 35 kg/m^2 为肾脏捐献的绝对禁忌证。供者的理想 BMI 应该小于 30 kg/m^2。

(8)高血压:可导致供者包括肾脏在内的多器官损伤。目前的共识是药物不能控制的高血压不适合捐献。

(9)糖尿病:现有绝大部分国际指南认为,明确诊断为 1 型或 2 型糖尿病患者不能捐献。

(10)其他:评估供者是否患有心血管疾病,是否存在蛋白尿或者尿路感染等。供者术前应禁食、禁饮 6~8 小时。麻醉诱导前充分补液并留置尿管。术前单次预防性使用肾毒性较小的广谱抗生素,如第二代头孢菌素,术后不再使用。

2.受者术前评估

(1)评估受者的肾病发展情况及尿毒症发生的时间、治疗过程、严重程度,是否接受过透析治疗及透析的频率和效果。

(2)评估受者生命体征、营养状况,以及心、肝、肺、脑等其他器官是否良好,有无其他系统疾病史。

(3)评估受者与供者的血型是否相符、HLA 配型相容程度、淋巴细胞毒交叉配合试验及群体反应性抗体检测结果。

(4)心理-社会评估:评估受者有无恐惧、犹豫不决、萎靡不振、不安和失眠等症状,了解患者及家属对肾移植手术相关知识的了解和接受程度,评估受者家庭对手术风险和医疗相关费用的承受能力。

3.供者与受者手术评估

(1)术中评估:掌握术中血管吻合情况,了解术中是否有出血,术中补液的量及术中尿液的颜色及量,是否输血及输血的种类及量。了解肾源植入的部位、是否切除病肾等情况。

(2)术后评估:监测患者术后的生命体征及其变化情况,密切观察患者排尿情况,及时记录尿液的颜色、性质、量,评估移植肾的排泄功能及体液平衡情况。定期复查血肌酐及电解质变化情况,观察患者移植肾区局部有无肿胀和压痛。评估患者血压情况,观察有无出血、感染、排斥反应等。

(3)心理-社会评估:评估患者对肾源的认同程度;家属对肾移植后的保健、康复、治疗知识是否已经掌握。

四、监测与护理

1.密切观察记录生命体征变化

术后要严密监测患者的生命体征变化,每 30 分钟测血压、脉搏、呼吸,待平稳后第 2 天改为每两小时测量 1 次,及时发现病情变化。术后体温如果超过 38 ℃,提示是否发生了排斥反应或感染。

2.及时详细记录尿量和引流量变化

统计患者24小时出入量:尿量是反映移植肾功能状况及体液平衡的重要指标,每小时准确记录尿量和引流量,严密观察其颜色及性状,当尿量小于100 mL/h时要及时报告医生,及时发现急性肾小管坏死和急性排斥反应的征兆。

3.静脉补液的护理

每30分钟测中心静脉压,护士应根据CVP结合尿量及时调整输液速度,确保出入平衡。原则上不在手术侧下肢和有动静脉造瘘肢体建立静脉通路,术后早期宜建立两条静脉通路。输液要遵循“量出为入”的原则,早期一般不补钾,如出现低钙血症应适当补钙。

4.观察伤口及引流液情况

伤口有红肿热痛及分泌物时,要及时换药;髂窝引流管引出液的颜色、性质和量能及时反映是否有并发症的发生,必须严密观察。加强对移植肾质地的检查,注意移植肾局部有无压痛。

5.饮食护理

一般术后第2日即可给予少量饮食,要及时观察胃肠功能恢复情况,详细记录饮食和饮水量。肾移植患者由于术前采取低蛋白饮食及长期的血液透析,存在不同程度的营养不良。移植后长期使用免疫抑制剂,会不同程度影响机体代谢,造成低蛋白血症、高脂血症、糖尿病、高血压、电解质紊乱等,从而加重患者的营养不良状况,所以饮食护理对肾移植患者尤为重要。

6.抗排斥药物的应用及其监测

大量使用免疫抑制的药物,易引起感染、充血性心力衰竭等疾病。为了预防急性排斥反应和药物中毒,必须遵医嘱定期测量患者的血药浓度,以防血药浓度过低或过高而引起排斥反应或药物中毒。应在服药前测血药浓度,护士抽血剂量要准确,抽完后轻轻摇匀,及时送检。

7.急性排斥反应的监测与护理

排斥反应的实质是一种免疫反应。如果患者的体温突然升高且持续高热,伴有血压升高、血清肌酐上升,观察患者尿量减少、移植肾区疼痛、闷胀感,并有压痛及患者情绪改变,则提示发生了急性排斥反应,需要立即采取措施。

(1)给患者解释发生移植肾排斥的原因,消除其紧张恐惧情绪,告知其药物治疗的可靠性和成熟性,做好心理护理,使其积极配合医护的治疗。

(2)严密观察病情,尤其是患者的生命体征、尿量、肾功能及移植肾区局部的情况。

(3)加强消毒隔离工作,预防医院感染的发生。加强基础护理工作,使患者身心舒适。

(4)遵医嘱按时监测患者血药浓度情况,及时执行抗排斥的冲击治疗。

(5)排斥逆转的指征:如患者在抗排斥治疗后出现体温下降至正常,尿量增多,体重稳定,移植肾肿胀消退、质变软、无压痛,全身症状缓解或彻底消失,血肌酐、尿素氮下降,则提示排斥逆转。

8.出血和渗血的监测与护理

出血和渗血是肾移植术后常见的并发症,多发生在术后48小时内。肾移植术后出血的原因主要是肾移植受者受尿毒症的长期损害,透析不充分导致血小板功能异常和凝血机制障碍;而出血多数是由于术中止血不彻底。术后如发现患者出现心率加快,血压急速下降,中心静脉压降低，出现血尿，或者发现伤口引流管瞬间有大量鲜血涌出或者伤口敷料渗血较多，则提示患者发生了术后出血，需要做好各项护理工作。

(1)做好巡视工作，密切观察患者的神志、生命体征变化情况。

(2)运用评判性思维观察外周循环情况、伤口和各引流管引流情况，注意保持引流管通畅。

(3)正确记录每小时出入量，详细描述尿液量及颜色的变化。

(4)及时送检血标本，按时查询结果，及时报告医生异常结果。

(5)做好各项抢救工作的准备：如备血、准备白蛋白和代血浆用品、手术探查等。

9.感染的预防及护理

感染是肾移植术后常见的死亡原因，病死率可为40%～78%。因此，必须做好感染预防及护理。

(1)做好病室消毒隔离工作，严格病房管理，严格遵守无菌操作原则，确保病室符合器官移植病房的感染控制规范要求。

(2)患者物品专人专用，使用的衣被等物品需灭菌后才能使用。

(3)认真做好各项基础护理工作，保持口腔、会阴部、皮肤、创口、留置导尿和引流管的清洁卫生，及时更换渗湿敷料。

(4)预防坠积性肺炎，鼓励患者床上活动，按时翻身叩背。

(5)预防交叉感染，医护人员进入病室前应洗手并穿戴隔离衣帽、口罩和鞋。术后早期，患者不宜外出；若必须外出检查或治疗时，应注意保暖，并戴好口罩、帽子。

(6)定期检查血、尿、大便、痰、咽拭子、引流液的培养及药敏，及时回报检查结果，以早期发现感染病灶。

(7)一旦出现疑似感染的症状，遵医嘱应用敏感抗菌药物或抗病毒药物，及时有效控制感染。

10.健康教育

(1)指导患者正确认识疾病，告知移植术后可以适当参加户外活动，但不可过度劳累，注意保护移植肾，防止外来损伤。

(2)告知患者服用免疫抑制剂的重要性，加强自身依从性，正确、准时服用各种药物，不自行增减或替换药物。教会患者观察排斥反应的表现和药物的不良反应。

(3)饮食宜少食多餐，给予高糖、高蛋白、丰富维生素、低脂、易消化及少渣饮食。量出为入，控制体重，高血压患者限制盐的摄入。禁止服用增强免疫功能的滋补品，如人参或人参制品。

(4)一般肾移植术后3个月内每周门诊随访1次，术后4～6个月每两周随访1次，6个月～1年每月1次。根据患者的身体状况及医嘱安排，每年至少要门诊随访两次。如有不适及时就诊。

第八章　脓毒症及相关并发症护理

第一节　脓毒症/败血性休克/多器官功能障碍综合征

一、概述

脓毒症是指由感染引起的全身炎症反应综合征，临床上证实有细菌存在或有高度可疑感染灶。虽然脓毒症是由感染引起的，但是一旦发生，其发生、发展遵循其自身的病理过程和规律，故从本质上讲，脓毒症是机体对感染性因素的反应。按脓毒症严重程度可分脓毒症、严重脓毒症和脓毒性休克/败血性休克及多器官功能障碍综合征。尽管临床上针对重症的医护技术在不断改善，抗感染治疗和器官功能支持技术也取得了长足的进步，但脓毒症的发病率仍以每年1.5%～8.0%的速度增加。据欧美各国的统计，全球每天约1.4万人死于其并发症，美国每年大约有75万例脓毒症患者，其中22万～23万人死亡，病死率为30%～70%。脓毒症治疗花费高，医疗资源消耗大，严重影响人类的生活质量，已经对人类健康造成巨大威胁。因此，2001年欧洲危重病协会、美国危重症学会和国际脓毒症论坛发起“拯救脓毒症运动”(SCC)，2002年欧美国家多个组织共同发起并签署《巴塞罗那宣言》，进一步制定基于对脓毒症研究的循证医学证据，并不断更新脓毒症治疗指南即SSC指南，以改进脓毒症的治疗措施，降低脓毒症的死亡率。SSC指南于2004年第一次制定，之后隔几年修订一次，最近一次修订是在2016年。

二、病因与发病机制

脓毒症可以由任何部位的感染引起，临床上常见于肺炎、腹膜炎、胆管炎、泌尿系统感染、蜂窝织炎、脑膜炎、脓肿等。其病原微生物包括细菌、真菌、病毒及寄生虫等，但并非所有的脓毒症患者都有引起感染的病原微生物的阳性血培养结果，仅45%的脓毒性休克患者可获得阳性血培养结果。

脓毒症常常发生在有严重疾病的患者中，如严重烧伤、多发伤、外科手术后患者。脓毒症也常见于有慢性疾病的患者，如糖尿病、白血病、再生障碍型贫血和尿路结石患者。

脓毒症感染的入侵部位主要有呼吸道、胃肠道、泌尿道、创伤创面及皮肤等。

脓毒症的根本发病机制尚未明了，涉及复杂的全身炎症连锁效应、基因多态性、免疫功能障碍、凝血功能异常、组织损伤，以及宿主对不同感染病原微生物及其毒素的异常反应等多个方面，与机体多系统、多器官病理生理改变密切相关，脓毒症的发病机制仍需进一步阐明。

1.细菌内毒素

研究表明，细菌的内毒素可以诱发脓毒症，脓毒症病理生理过程中出现的失控炎性反应、免疫功能紊乱、高代谢状态及多器官功能损害均可由内毒素直接或间接触发。

2.炎症介质

脓毒症中感染因素激活机体单核巨噬细胞系统及其他炎症反应细胞,产生并释放大量炎性介质。脓毒症时,内源性炎性介质,包括血管活性物质、细胞因子、趋化因子、氧自由基、急性期反应物质、生物活性脂质、血浆酶系统产物及血纤维蛋白溶解途径等相互作用形成网络效应,并引起全身各系统、器官的广泛损伤。同时,某些细胞因子,如肿瘤坏死因子(TNF)-α等可能在脓毒症的发生、发展中起到重要作用。

3.免疫功能紊乱

脓毒症免疫障碍特征主要为丧失迟发性变态反应、不能清除病原体、易感医源性感染。脓毒症免疫功能紊乱的机制,一方面是作为免疫系统的重要调节细胞T细胞功能失调,炎症介质向抗炎反应漂移,致炎因子减少,抗炎因子增多;另一方面,表现为免疫麻痹,即细胞凋亡与免疫无反应性,T细胞对特异性抗原刺激不发生反应性增殖或分泌细胞因子。

4.肠道细菌/内毒素移位

20世纪80年代以来,人们注意到应激发生时机体最大的细菌及内毒素储存库——肠道发生功能失调,进而引起肠道细菌/内毒素移位导致感染,其与随后发生的脓毒症及多器官功能不全密切相关。研究表明,严重损伤后的应激反应可造成肠黏膜屏障破坏,肠道菌群生态失调及机体免疫功能下降,从而发生肠道细菌/内毒素移位,触发机体过度炎症反应与器官功能损害。

5.凝血功能紊乱

凝血系统在脓毒症的发病过程中起着重要作用,它与炎症反应相互促进,共同构成脓毒症发生、发展中的关键因素。内毒素和TNF通过诱发巨噬细胞和内皮细胞释放组织因子,可激活外源性凝血途径,被内毒素激活的凝血因子Ⅻ也可进一步激活内源性凝血途径,最终导致弥散性血管内凝血。

6.基因多态性

临床上常见受到同一致病菌感染的不同个体的临床表现和预后截然不同,提示基因多态性等遗传因素也是影响人体对应激打击易感性与耐受性、临床表现多样性及药物治疗反应差异性的重要因素。

三、临床评估与判断

1.临床评估

(1)全身炎症反应综合征的评估:具有两项或两项以上的下述临床表现。①体温大于38 ℃或小于36 ℃;②心率大于90次/分;③呼吸频率大于20次/分或$PaCO_2$小于32 mmHg;④外周血白细胞大于12×10^9/L或小于4×10^9/L,或未成熟细胞大于10%。

(2)脓毒症的评估:患者一般都会有SIRS的一种或多种表现。最常见的有发热、心动过速、呼吸急促和外周血白细胞增加。2016年2月,在第45届危重病医学年会上,美国重症医学会(SCCM)与欧洲重症医学会(ESICM)联合发布脓毒症3.0定义及诊断标准,相关内容同期发表于《美国医学会》杂志。SOFA评分是用来预测死亡率的评分。它从6个方面去评估,包括:呼吸功能、凝血功能、肝功能、心血管功能、神经功能及肾功能。每一个功能的评分是0～4分。SOFA评分小于9的预测死亡率是33%;SOFA大于11的预测死亡率是95%。

(3)严重脓毒症的评估:患者出现脓毒症合并器官功能障碍或组织低灌注的征象,包括低血压、少尿、血清乳酸增高。

(4)脓毒症休克的评估:患者出现脓毒症合并持续性低血压,对输液没反应,而必须采用升压药。

(5)多器官功能障碍综合征的评估:患者出现两个或两个以上的器官功能障碍(如呼吸衰竭合并休克)。

2.判断

由于认为既往"感染+SIRS表现"的诊断指标过于敏感,目前临床上诊断成人脓毒症要求有明确感染或可疑感染加上以下指标。

(1)全身情况:发热(大于38.3 ℃)或低体温(小于36 ℃);心率增快(大于90次/分)或大于年龄正常值之上两个标准差;呼吸增快(大于30次/分);意识改变;明显水肿或液体正平衡大于20 mL/kg,持续时间超过24小时;高血糖症(血糖大于7.7 mmol/L)而无糖尿病史。

(2)炎症指标:白细胞增多(大于12×10^9/L)或白细胞减少(小于4×10^9/L)或白细胞正常但不成熟细胞大于10%;血浆C反应蛋白大于正常值两个标准差;血浆降钙素原大于正常值两个标准差。

(3)血流动力学指标:低血压(收缩压小于90 mmHg,平均动脉压小于70 mmHg或成人收缩压下降大于40 mmHg,或低于年龄正常值之下两个标准差);混合静脉血氧饱和度(SvO_2)大于70%;心脏指数(CI)大于3.5 L/(min·m^2)。

(4)组织灌注参数:高乳酸血症(大于4 mmol/L);毛细血管再充盈时间延长或皮肤出现花斑。

四、监测与护理

(一)监测

准确了解脓毒症患者的疾病状态是治疗脓毒症休克不可缺少的部分,其中能够反映机体血流动力学和微循环灌注的指标尤为重要,因此掌握脓毒症常用的监测指标方法及临床意义是临床医护人员的重要技能。

1.中心静脉压和肺动脉楔压(PAWP)

CVP和PAWP分别反映右心室舒张末压和左心室舒张末压,是反映前负荷的压力指标。中心静脉导管应该在严重脓毒症患者中尽早放置,肺动脉漂浮导管则根据病情考虑放置。

2.中心静脉血氧饱和度($ScvO_2$)和混合静脉氧饱和度

在严重脓毒症和脓毒症休克的早期,即使此时机体的血压、心率、尿量和CVP处于正常范围内,全身组织灌注也已经发生灌注不足,$ScvO_2$和SvO_2也能较早地反映组织这种灌注状态。研究表明,在严重脓毒症和脓毒症休克中,SvO_2小于70%提示病死率显著增加。

3.血乳酸

血乳酸是反映组织是否处于低灌注状态和是否缺氧的灵敏指标,如乳酸水平高于4 mmol/L时死亡率明显升高。而动态监测血乳酸变化或计算乳酸清除率对疾病状态的评估更有价值。目前,血乳酸指标的监测越来越受到重视。

4.组织氧代谢

脓毒症导致的胃肠道血流低灌注可致其黏膜细胞缺血、缺氧，H^+释放增加与CO_2积聚。但关于消化道黏膜pH值的循证不多，所以在世界各地ICU的采用情况没有统一。

5.密切观察生命体征变化

生命体征变化是机体炎症反应，休克、内环境失衡、细胞凋亡、免疫抑制和器官功能衰竭等主要体现。当P大于等于100次/分，收缩压小于等于80 mmHg，脉压小于等于20 mmHg时，提示血容量不足和休克。特别是对脓毒症患者，其更是病情变化的重要指标。

(二)护理

脓毒症的并发症实质上是脓毒症病理生理各阶段过程中的临床表现，常见的并发症包括休克、急性肺损伤/急性呼吸窘迫综合征、深静脉血栓形成、应激性溃疡、代谢性酸中毒、弥散性血管内凝血直至多器官功能不全。针对这些并发症，我们应该做好临床护理。

1.执行2016年脓毒症集束干预策略

(1)首6小时干预：①在给予患者抗生素前，先进行细菌培养；②检查血清乳酸；③入ICU后或确诊脓毒症后两小时内要给予患者广谱抗生素。

(2)开展早期目标指导性治疗EGDT策略：①如果患者出现血压低或血清乳酸大于4 mmol/L，应给予输液晶体20 mL/kg或胶体5 mL/kg；②如果输液无效，应给予升压素(如去甲肾上腺素)，维持平均血压大于65 mmHg。急救的目标是CVP大于8 mmHg，$ScvO_2$大于70%，MAP大于65 mmHg，尿量大于0.5 mL/(kg·h)。

(3)首24小时内干预：①低剂量类固醇；②控制血糖；③采用肺部保护通气策略进行机械通气，以防止容量创伤及压力创伤。

2.感染控制

(1)获取生物学证据：尽可能在使用抗生素之前留取生物学标本，进行细菌/真菌培养，标本包括血液、痰液、尿液、伤口分泌物等标本，培养结果有助于进行针对性的抗生素治疗。但并非脓毒症所有的生物学标本培养都会有阳性结果，临床上正确、及时采集生物标本是保障培养结果准确性的基础。

(2)使用抗生素：早期不可能很快获得细菌培养的结果，因此脓毒症早期应尽快给予经验性抗生素治疗。所谓经验性抗生素治疗应是根据本地区细菌流行病学特点和疾病的特点，有针对性地选择一种或多种抗生素，所选抗生素应对所有可能的病原微生物(细菌/真菌)均有效，并能到达足够的治疗浓度，同时根据病情进行疗效评估，既保证疗效又要防止细菌耐药。一旦获得细菌培养结果，应根据药敏结果结合临床情况尽快改为靶向治疗，使用有效的窄谱抗生素。合理进行经验性抗生素治疗和靶向治疗，是避免抗生素滥用和抗生素耐药的重要措施。

(3)祛除感染源：在治疗脓毒症的同时，即应该积极寻找引起感染的原因，如涉及外科感染(如化脓性胆管炎、脓肿形成、肠梗阻、化脓性阑尾炎等)，应及时手术干预，清除病灶或进行引流；如为医源性材料感染(如静脉导管、导尿管或植入人工器材等)，应及时取出材料并做微生物培养。

3.血管活性药物

血管活性药物的应用最好在便于血流动力学监测的ICU内进行。

(1)如果液体复苏后仍不能使患者的血压和脏器低灌注状态得到改善,就应给予血管活性药物升压治疗,而如果患者面临威胁生命的休克,那么即使其低容量未被纠正,此时亦应该给予升压治疗。

(2)对出现脓毒性休克的患者,去甲肾上腺素和多巴胺是首选药物,此外亦可选择多巴酚丁胺、血管升压素等。

(3)对出现心脏低心排血量的患者,多巴酚丁胺是首选的心肌收缩药物。

需要注意的是,如果患者处于严重代谢性酸中毒的情况下(pH 值小于 7.15),使用血管活性药物效果往往欠佳,就需积极纠正酸中毒。

4.糖皮质激素

严重脓毒症患者和脓毒症患者往往有肾上腺皮质功能不全症状,因此对经液体复苏后仍需给予升压药物维持血压的患者,可以考虑给予小剂量的糖皮质激素治疗,通常选择氢化可的松,每日剂量为 200～300 mg。

5.机械通气辅助呼吸

严重脓毒症患者在出现急性肺损伤/急性呼吸窘迫综合征时,应及时进行机械通气治疗以缓解组织缺氧状态,并且建议选择低平台压、小潮气量通气、允许性高碳酸血症的保护性肺通气策略。床头抬高 30°、防止胃内容物反流、做好口腔护理是预防呼吸机相关肺炎的重要措施。

6.血糖控制

脓毒症患者存在胰岛素抵抗情况,而循证医学证实脓毒症患者的血糖过高是其不良预后的危险因素,因此应把脓毒症患者的血糖控制在合理的水平(小于 8.3 mmol/L),但同时应注意防止患者发生低血糖,故应加强血糖监测。既往强调对脓毒症患者进行强化血糖控制,但近年来的研究证实,强化血糖控制并未显著降低患者的整体病死率,反而容易导致严重的低血糖发生。

7.营养支持

对耐受肠内营养的患者,应该早期启动肠内营养,不推荐早期使用肠外营养或者联合使用肠内、肠外营养。如果早期肠内营养不可行,在前 7 天推荐使用静脉葡萄糖结合可耐受的肠内营养,而不是早期使用肠外营养或者联合使用肠内、肠外营养。

此外,可给予适当镇静,加强肾脏、肝脏等脏器支持,防止出现应激性溃疡、深静脉血栓、DIC 等并发症。

第二节　弥散性血管内凝血(DIC)

一、概述

弥散性血管内凝血是不同致病因素使凝血因子激活:①大量消耗凝血因子(纤维蛋白原及血小板下跌)并形成微血栓(FDP 及 D-dimer 升高);②微血栓堵塞身体器官导致多样器官功能障碍(如急性肾衰);③当身体再出现伤口时就再没有凝血因子去进行凝血,患者便出现流血不止(PT 及 APTT 升高)症状。DIC 一般多有较重的基础性疾病,一旦发生 DIC,患者病性加剧,预后差,死亡率为50%～60%。

二、病因与发病机制

(一)病因

1.感染性疾病

感染性疾病占DIC发病数的31%～43%。细菌性败血症是引起急性DIC的常见病因。革兰氏阴性菌感染如脑膜炎球菌、大肠杆菌、绿脓杆菌感染等。革兰氏阳性菌感染如金黄色葡萄球菌感染等。病毒性重症肝炎、流行性出血热、麻疹、病毒性心肌炎、立克次体感染、斑疹伤寒等也易引起DIC。

2.恶性肿瘤

恶性肿瘤占DIC发病数的24%～34%。以急性早幼粒白血病常见,占总DIC总发生率的20%～28.3%,其他如恶性淋巴瘤、前列腺癌、胰腺癌、肝癌、绒毛膜上皮癌、肾癌、肺癌、恶性血管内皮瘤、平滑肌肉瘤也可合并DIC,如以反复发作的游走性动静脉血栓为首发表现的低钙束臂征(Trousseau sign)。

3.病理产科

病理产科占DIC发病数的4%～12%。常见于羊水栓塞、死胎滞留、重症妊娠高血压综合征、子宫破裂、胎盘早剥。

4.外科手术及广泛组织损伤

外科手术及广泛组织损伤占DIC发病数的1%～5%。脑、前列腺、胰腺、子宫等组织富含组织因子(TF),以上器官的手术及创伤可致TF释放,诱发DIC。大面积烧伤、严重挤压伤、骨折、蛇咬伤也易发生DIC。

5.全身系统性疾病

系统性疾病,如恶性高血压、肺心病合并重症感染、巨大血管瘤、ARDS、急性胰腺炎、肝功能衰竭、溶血性贫血、血型不合输血、糖尿病酮症酸中毒、系统性红斑狼疮、中暑、脂肪栓塞、移植物抗宿主病(GVHD)、疟疾等。

此外,在疾病过程中某些因素也能触发凝血系统和促进DIC发生、发展,如体温升高、酸中毒、休克、缺氧引起血管内皮细胞损伤,可诱发或加重DIC。

(二)发病机制

1.高凝状态的产生

严重感染及创伤、大型手术、肿瘤治疗过程中肿瘤溶解、组织破坏或分解、血管损伤及组织因子类物质释放入血,使外源凝血途径激活,其中TF释放是加剧DIC最主要因素。蛇毒等类毒素亦可激活外源凝血途径或直接毒害FX及凝血酶。

2.血管内皮损伤

细菌、病毒、内毒素、抗原-抗体复合物、持续性缺氧、酸中毒、颗粒或胶体物质进入体内都可以损伤内皮,尤其是微血管内皮。损伤的血管内皮可通过以下五方面诱使DIC发生。

(1)表达、释放大量TF并激活凝血系统。

(2)暴露的内皮下胶原等组织可以直接激活因子Ⅻ或因子Ⅺ启动内源性凝血系统。

(3)触发血小板活化，血小板发生黏附、聚集和释放并形成微血栓。另外，各种炎症性细胞释放 TNF、IL-1、IL-6、IFN、血小板活化因子、补体成分 C3a 与 C5a 和氧自由基等体液因子又加剧血管内皮损伤并刺激 TF 表达，进一步促进和加速凝血过程。

(4)天然抗凝机制受损：溶血时会有粒细胞大量破坏并释放出大量活性较高的促凝物质，如 TF、溶酶体酶、胰蛋白酶等，胰蛋白酶能降解和灭活 FV、FⅧ、AT-Ⅲ、TFPI 和 PAI 等，导致凝血-抗凝血平衡紊乱。异型输血、恶性疟疾、输入大量库存血可造成红细胞被大量破坏，并大量释放 ADP 使血小板活化。炎症、药物、缺氧等因素可致血小板损伤，血小板膜内侧酸性磷脂暴露，激活血小板膜糖蛋白 GPⅡb/Ⅲa 促使血小板聚集并发生结构变化，其表面磷脂酰丝氨酸或肌醇磷脂等带负电荷使凝血因子在血小板磷脂表面被浓缩、局限，促使凝血酶原激活，形成纤维蛋白网并使血细胞形成血凝块，在血小板作用下血凝块回缩形成血栓。

(5)纤溶系统激活：细菌感染后，血管内皮细胞损伤并放 TF 而促进凝血。补体与凝血、纤溶及激肽系统的激活也有密切关系。革兰氏阴性菌感染时，内毒素致单核细胞膜产生组织因子活性。革兰氏阳性菌胞壁中的 Peptidogyciw(一种诱发 DIC 的肽醣)与 techoic 酸的含量与 DIC 发生也有关。肿瘤细胞分泌的黏蛋白、TF、蛋白分解酶等可促进凝血并诱发 DIC。毒蛇咬伤引起 DIC 除与蛇毒可使纤维蛋白原转为纤维蛋白有关外，组织损伤后 TF 释放均是 DIC 发生因素。

三、临床评估与判断

1.临床评估

根据病情进展速度，DIC 可分为急性、亚急性和慢性(表 8-1)。DIC 通常分为三期，即高凝期、消耗性低凝期和继发性纤溶亢进期(表 8-2)。

表 8-1　DIC 的分类及各类型特点

分类	基本特点	表现
急性 DIC	在几小时或 1～2 天发生，病情凶险，进展迅速；症状明显，以休克和出血为主	败血症休克、异型输血、移植后急性排斥反应等
亚急性 DIC	在数日到几周逐渐发生	恶性肿瘤转移、宫内死胎等
慢性 DIC	病程可达数月至数年，症状轻微，轻度出血，少见休克，以器官功能障碍为主	恶性肿瘤、胶原病、溶血性贫血等

表 8-2　DIC 的分期及各期特点

分期	基本特点	表现
高凝期	凝血系统被激活，血中凝血酶量增多，导致微血栓形成	血液处于高凝状态
消耗性低凝期	凝血因子和血小板因消耗而减少，继发纤维蛋白原减少，纤溶过程逐渐加强	出血
继发性纤溶亢进期	纤溶系统异常活跃，纤维蛋白降解产物形成且具有很强的抗凝作用	出血十分明显

2.临床判断

DIC 的临床表现复杂多样，与基础疾病有关。但主要表现是出血、休克、微血管栓塞、溶血。

(1)出血症状:DIC最初及最常见的临床表现,发生率为80%~90%。患者可有多部位出血倾向,最常见出血部位是皮肤,其次为肾、黏膜、胃肠道,表现为皮肤瘀斑、紫癜、咯血、消化道出血等。轻者仅表现为局部(如注射针头处)渗血,重者可发生多部位出血。

(2)休克:广泛的微血栓形成使回心血量明显减少,加上广泛出血造成的血容量减少等因素,使心排血量减少,加重微循环障碍而引起休克。DIC形成过程中产生多种血管活性物质(激肽、补体C3a和C5a),造成微血管平滑肌舒张,血管扩张,通透性增高,回心血量减少。

(3)微血栓形成及缺血性组织坏死:小动脉、毛细血管或小静脉内血栓可引起各种器官微血栓阻塞,导致器官灌注不足而发生功能障碍,严重者甚至发生衰竭,引起缺血性坏死。皮肤末端小动脉阻塞时出现出血性死斑。暴发型则表现为手指或足趾坏疽。肾脏受累肾皮质坏死引起血尿、少尿甚至无尿,继发肾小管坏死,肾功能进一步受损。肺间质出血对呼吸功能有影响,伴有不同程度的低氧血症。胃及十二指肠黏膜下坏死可产生浅表性溃疡,导致消化道出血。患者可出现肝细胞性黄疸,长期存在感染和低血压常使肝损害进一步加重。肾上腺皮质出血及坏死造成急性肾上腺皮质功能衰竭,称为沃-弗综合征;垂体微血栓引起的垂体出血、坏死,导致垂体功能衰竭,即希恩综合征。

(4)微血管病性溶血性贫血:由于出血和红细胞破坏,DIC患者可伴有微血管病性溶血性贫血。不稳定的、疏松的纤维蛋白丝在小血管沉积,循环中的红细胞流过由纤维蛋白丝构成的网孔时,常会粘着或挂在纤维蛋白丝上,加上血流的不断冲击,引起红细胞破裂。外周血涂片中可见红细胞碎片。临床表现为贫血、血红蛋白血症及血红蛋白尿。

2001年,国际血栓与止血协会(ISTH)制定的DIC诊断积分系统,将DIC分为显性DIC(包括急性DIC、失代偿性DIC)和非显性DIC(包括慢性DIC、代偿性DIC)。

3.计算分值

判断标准:分值大于等于5分,判为DIC,每天计算一次积分值;分值小于5分,提示非显性DIC,1~2天重复计分值。

四、监测与护理

监测与护理的目标是:①处理成因;②补充凝血因子;③器官支持;④控制出血;⑤处理并发症。

(一)监测

1.血小板计数

参考值为100×10^9~300×10^9/L,如PLT小于100×10^9/L(肝病、白血病患者PLT小于50×10^9/L)或进行性下降,提示有异常改变。

2.凝血酶原时间(PT)

参考值为12~14秒,新生儿可延长2~3秒。国际标准化比值具有可比性。DIC早期、高凝状态PT明显缩短,但出现消耗性低凝及继发性纤溶亢进时PT延长。但在严重肝脏病变,如急性重型肝炎、肝硬化;阻塞性黄疸、维生素K缺乏及肠道菌群失调并影响维生素K生成也可延长,需与DIC鉴别。

3.纤维蛋白原含量测定(Fg)

参考值为2~4 g/L。Fg属急性期反应蛋白,在DIC高凝血期可增高(大于4.0 g/L),在消耗性低凝血期和继发性纤溶期常减低(小于 2.0 g/L)。Fg 减低见于 70%的病例,其特异性为22%,敏感性为 87%,

4.纤维蛋白(原)降解产物(FDP)测定

参考值为 0～5 mg/L。DIC 时,由于纤维蛋白(原)被降解,故 FDP 增高,其阳性率可为 85%～100%,准确性达 75%。但 FDP 超过 20 mg/L(肝病大于 60 mg/L)才有诊断价值。

D-二聚体为纤维蛋白降解产物,其水平升高表明体内存在着纤维蛋白降解过程。在深静脉血栓(DVT)、肺动脉血栓塞(PE)形成后激活纤溶酶并使之降解,纤维 D-二聚体升高。DIC 过程中同样有纤维蛋白的形成,因此 D-二聚体也是 DIC 诊断的关键指标。正常情况下,D-二聚体定性检测为阴性,定量检测值小于 200 μg/L。

5.凝血酶时间(TT)

参考值为 16～18 秒。超过正常对照 3 秒为异常。TT 与患者体内内凝途径相关凝血因子水平及患者的凝血状况相关,在 DIC 消耗性低凝期或血浆纤维蛋白原减低、DIC 应用肝素治疗情况下可延长,DIC 继发性纤维蛋白溶解系统功能亢进及纤维蛋白(原)降解产物增多也可出现血浆凝血酶时间延长。

6.凝血时间(CT)

参考值:玻璃管法为 5～10 分钟;塑料管法为 10～19 分钟;硅管法为 15～32 分钟。反映患者体内内凝途径相关凝血因子水平及患者的凝血状况。DIC 初期因促凝物质进入血液及凝血因子的活性增高多表现为 CT 时间缩短。凝血因子消耗后,血浆 FⅧ、FⅨ、FⅪ水平减低;凝血酶原(FⅡ)、FV、FX 和纤维蛋白原缺乏,或在 DIC 抗凝治疗过程中因抗凝药物的应用可出现 CT 时间延长。

7.白陶土部分凝血活酶时间(KPTT)

参考值为 35～45 秒。DIC 早期、高凝状态 KPTT 明显缩短。但 DIC 过程中出现消耗性低凝、继发性纤溶亢进及凝血酶原、纤维蛋白原严重缺乏者或抗凝物质增多时,KPTT 可明显延长。

8.抗凝血酶Ⅲ活性(AT-Ⅲ)测定

参考值:AT-Ⅲ,A 为(108.5±5.3)%,Ag 为(290±30.2) mg/L。AT-Ⅲ是体内最重要的抗凝蛋白,它是凝血酶和凝血过程中许多丝氨酸蛋白酶(因子 Xa、Ⅸa、Ⅺa、Ⅻa 等)的主要抑制物。DIC 时,凝血酶、因子 Xa 与Ⅸa 等大量形成,并与 AT-Ⅲ结合,因此 AT-Ⅲ水平明显减低。因此,测定 AT-Ⅲ活性(AT-Ⅲ:A)比测定 AT-Ⅲ抗原含量(AT-Ⅲ:Ag)对 DIC 诊断更为重要。80%～90%DIC 患者血浆 AT-Ⅲ:A 水平减低。

9.组织因子测定

参考值 TF 活性为(1.02±0.91) U/L,TF 抗原为 30～220 ng/L。TF 大量释放并进入血流是大多数 DIC 发生的直接原因。因此,血浆中 TF 水平升高是 DIC 存在的证据之一。TF 不仅可以反映 DIC 的发生,而且可以反映感染、炎症、休克、白血病等诱发 DIC 的原因。DIC 时,60%以上患者 TF 活性升高。

10.血涂片

在 DIC 患者的血涂片中,血细胞碎片很少超过红细胞的 10%,但在某些伴 D-D 升高的慢性DIC患者,其凝血筛查试验正常,红细胞碎片的存在可提供有力的证据。

(二)护理

1.病情观察

(1)观察出血症状:可有广泛自发性出血,皮肤黏膜瘀斑,伤口、注射部位渗血,内脏出血如呕血、便血、泌尿道出血、颅内出血意识障碍等症状。应观察出血部位、出血量。

(2)观察有无MODS症状给予器官支持(如给予升压素去支持血压,给予机械通气去支持呼吸衰竭,开展CRRT去处理急性肾衰)。

(3)观察有无高凝和栓塞症状:静脉采血血液迅速凝固时应警惕高凝状态,内脏栓塞可引起相关症状,如肾栓塞引起腰痛、血尿、少尿,肺栓塞引起呼吸困难、发绀,脑栓塞引起头痛、昏迷等。

(4)观察有无黄疸溶血症状。

(5)观察实验室检查结果,如血小板计数、凝血酶原时间、血浆纤维蛋白含量、3P试验等。如有需要,输液补充凝血因子。

(6)观察原发性疾病的病情变化。

2.一般患者的护理措施

(1)严密观察血压、脉搏、呼吸、尿量,每小时1次。

(2)严密观察皮肤色泽、温度,每两小时1次。

(3)监测血小板、凝血酶原时间,若有异常,及时报告医师。

(4)置患者于休克卧位,分别抬高头、床尾30°,以利回心血量及呼吸的改善。

(5)吸入氧气6～8 L/min,并予以湿化。

(6)尽快建立静脉通道,并保持输液途径通畅。

(7)遵医嘱使用止血药物如止血芳酸(氨甲苯酸)等。

(8)随时备好抢救仪器如抢救车、吸痰器、呼吸机、心电监护仪等。

(9)肝素疗法的护理:肝素能阻止凝血活性和防止微血栓形成,但不能溶解已经形成的血栓,故DIC早期治疗首选肝素,但在治疗过程中一定要注意观察疗效和副作用。

3.出血的护理

(1)尽量减少创伤性检查和治疗。

(2)静脉注射时,止血带不宜扎得过紧,力争一针见血,操作后用干棉球压迫穿刺部位5分钟以上。

(3)出血的预防:①静脉输注完毕后,适当加压穿刺处。②保持皮肤清洁,避免搔抓、碰撞。③尽量避免肌内注射。③留取血标本时,尽量避免反复静脉穿刺取血,可在动脉插管处或在三通处抽取。⑤在渗血部位加压包扎。⑥测血压时,不要将袖带充气太足。⑦吸痰时,动作要轻柔,避免损伤呼吸道黏膜。⑧保持鼻腔湿润。⑨进食营养、易消化、富含维生素C的食物,避免粗硬食物刺激胃黏膜。

4.心理护理

(1)为患者提供一个安全舒适的环境,减少干扰。

(2)及时向患者和家属解释病情,解释时要合乎实际,减少患者的疑虑和恐惧。

(3)护理操作时要准确、亲切、细心,以增强患者的信任感和安全感。

(4)指导患者放松技巧,如深呼吸等。

5.肝素治疗的护理

(1)滴注肝素的剂量,应根据实验室结果和患者的临床情况而定。首次按 1 mg/kg 静脉注射,每小时给 0.5 mg/kg;若持续滴注,首次 50 mg,以后每 24 小时 100～200 mg 加葡萄糖溶液静脉滴注。

(2)有肝、肾功能衰竭的患者,要改变剂量。

(3)严密监测凝血时间、凝血酶原时间,每小时 1 次。

6.皮肤的护理

(1)保持皮肤清洁、干燥。

(2)被褥、衣服保持清洁、柔软。

(3)护理操作动作轻柔、敏捷。

(4)协助翻身,每两小时 1 次,减轻局部受压。

(5)避免搔抓、碰撞。

7.健康指导

根据病因或原发性疾病进行相关指导,促进患者进一步康复。

第九章　创伤重症患者的护理

第一节　概　　述

创伤是指外界各种致伤因素作用于机体引起的组织器官形态破坏或功能障碍。随着社会的发展和疾病谱的改变，创伤已成为继心脏病、恶性肿瘤、脑血管病之后第四大常见死因，且是44岁以下人群最常见的死因。创伤与致伤因素密不可分，现代社会致伤因素越来越多，越来越复杂。广义的创伤是指人体受到外界物理因素（机械力、电击、火源、温度）、化学因素（强酸、强碱、糜烂性毒物）或生物因素（虫、蛇、犬、螯）等作用所引起的组织结构破坏或功能障碍。狭义的创伤是指人体受到机械力打击，如汽车撞击、高处坠落、重物挤压和利器切割后导致的机体结构完整性的破坏。

一、创伤分类

为了尽快对患者进行正确诊断和有效救治，必须对创伤做出迅速分类，以提高抢救的时效性和成功率。创伤的分类方法很多，常用的如下。

（一）按致伤因素分类

1.刺伤

刺伤为利器（刀具、铁钉、钢丝）所致，其特点是皮肤伤口小而深，可直达深部体腔。一般污染较轻，如未伤及重要器官，愈合较快。

2.钝挫伤

由钝性暴力引起的机体软组织损伤。可分为撕裂伤、撕脱伤、扭伤、挫裂伤、震荡伤、毁损伤等。此类伤口形态不同，多有不同程度的污染。

3.挤压伤

躯干或四肢肌肉丰富的部位受到外力或自身固定体位的长时间挤压，导致受压部位严重缺血、缺氧，肌肉组织出现不同程度的广泛坏死，分解出大量有害物质，表现为以高钾血症和肌红蛋白尿为主要特征的急性肾衰竭和休克，即挤压综合征。

4.玻璃碎片伤

玻璃碎片伤是由飞散的玻璃碎片击中人体导致的损伤，其严重程度与玻璃碎片质量、撞击速度和部位有关。特点是受伤范围大、暴露部位多。轻者愈合快，重者也可穿透体腔损伤脏器和大血管。

5.火器伤

火器伤是由枪、炮、地雷等武器发射的投射物导致损伤。火器损伤后出现弹道区、挫伤区和震荡区。由于投射物的能量和速度各异，挫伤区和震荡区的范围也不一样。早期仅能处理弹道区，而挫伤区和震荡区的病理改变尚未出现，故火器伤的处理与其他损伤不同。

6.烧伤

烧伤泛指由热力、电流、化学物质、激光、放射线等引起的组织损伤,可分为热烧伤、电烧伤和化学烧伤。热烧伤是指热液、蒸汽、高温气体、火焰、炽热金属(固体或液体)所引起的组织损害。电烧伤是电流通过人体引起的烧伤,其严重程度取决于电流强度、性质、电压、接触部位的电阻等。化学烧伤是由各种强酸、强碱、糜烂性毒剂引起的损伤,其处理方法不尽相同。

7.冻伤

冻伤是由低温寒冷侵袭引起的损伤,可分为非冻结性冻伤和冻结性冻伤。非冻结性冻伤是由零摄氏度以上的低温加上潮湿条件所造成的,如冻疮、战壕足、水浸足等。冻结性冻伤是由零摄氏度以下的低温所造成的,分为局部冷伤(冻伤)和全身冷伤(冻僵)。

(二)按伤口是否开放分类

1.开放性损伤

伤口与外界相通,受伤处皮肤和皮下组织破裂,可有血液或组织液流出,周围出现不同程度炎症反应。如擦伤、撕裂伤、利器伤等。

2.闭合性损伤

受伤处皮肤黏膜完整,未与外界相通,损伤后出血常积聚在组织内。如挫伤、挤压伤、扭伤、关节脱位或半脱位、闭合性骨折、震荡伤、闭合性内脏损伤等。

(三)按致伤部位分类

1.颅脑损伤

颅腔包括眉间、眶上缘、颧骨上缘、颞颌关节、外耳道、乳突根部及枕骨粗隆以上的部分。该部位颅骨完整,脑组织位于颅腔内。常见损伤有脑震荡、脑挫裂伤、颅骨骨折和颅内出血等。

2.胸部损伤

从解剖位置看,上至颈部,下至胸骨剑突向外斜行,沿肋下缘到第 8 肋间,后至 12 胸椎下缘,心、肺、大血管等重要器官均在胸腔。常见损伤有胸壁外伤、血气胸、心肺损伤等。

3.腹部损伤

腹部上界与胸部下界相连,下至骨盆上缘。腹腔内有许多重要脏器,如肝、胆、脾、胰、胃、小肠、大肠等。腹腔面积大且无骨性组织保护,易受到损伤。常见损伤有脏器穿孔、破裂、出血和腹腔感染等。

4.脊柱脊髓损伤

单纯脊柱损伤包括颈椎移位、胸腰椎移位、脱位、半脱位、骨折等。合并脊髓损伤时,可发生不同平面和程度的截瘫,甚至造成终身残疾。

5.四肢伤

四肢伤指由外力作用导致四肢长骨干骨折、关节脱位、肢体离断、毁损伤等。

二、创伤机制与修复过程

创伤发生后,人体会产生创伤反应和修复反应两个过程。第一阶段是调动全身力量保持内环境稳定,减轻创伤后全身和局部损害,维持生命。第二阶段为组织和细胞的修复过程。

(一)创伤机制

1.创伤的局部反应

创伤的局部反应主要表现为创伤性炎症。机体受伤后出血,产生血凝块,组织细胞失活。

此时，体内白细胞、吞噬细胞活跃，产生抗体，清除有害物质。失活的组织细胞产生炎性代谢产物，激活蛋白分解酶、脂肪分解酶、淀粉酶，组织液化加速，酸中毒加重。同时，周围组织水肿、渗出液增加，炎性细胞向损伤区浸润。创伤局部充血扩张，血流增多、水肿、淤滞。中性粒细胞、吞噬细胞对创口内的坏死组织、细菌进行吞噬，淋巴细胞产生淋巴因子及抗体增强局部防御功能，促使各种化学介质渗出，加速成纤维细胞和毛细血管的增生。血浆中产生并释放多种细胞因子和炎症介质，参与创伤的局部反应。

(1)溶肽酶和抑肽酶：主要影响血管舒缩、血液凝集、组织分解、微生物失活等。其通过改善纤维蛋白酶原活性以增加血管通透性和白细胞的趋向性，通过补体系统中的过敏毒素及第三、第五补体成分碎片等释放各种介质来影响组织的组胺水平。

(2) 5-羟色胺和组胺：可增强血管平滑肌的收缩，增加毛细血管通透性，促进白细胞的趋化作用。

(3)慢反应过敏物质和前列腺素：可增强白细胞的趋化能力，增强机体防御力和免疫力，有助于创伤局部的愈合。

2.创伤的全身反应

(1)体温变化：伤后由于炎症介质的作用，体温可略有上升。若合并感染则体温明显升高，若累及体温中枢可出现体温过高或过低。

(2)神经内分泌系统变化包括：下丘脑-垂体功能变化和肾上腺功能变化。

①下丘脑-垂体是中枢神经系统调节内分泌的主要器官，可直接分泌少量激素和各种促激素，包括促肾上腺皮质激素（ACTH）、促甲状腺素释放素（TRH）、生长激素释放激素（GRH）等。ACTH 可以破坏肝水解酶，灭活皮质醇，使人体应激能力下降，随之引起神经、心、肺、肝、肾和血管功能下降，血压不升，气体交换障碍；同时，抗利尿激素增多导致醛固酮增加，水钠潴留，临床上出现少尿、水肿、心功能不全、缺氧、休克，以及水、电解质紊乱和酸碱平衡失调。TRH、GRH 分泌减少促使全身代谢能力降低、体温不升、抵抗力降低。肾上腺皮质功能受损造成体内糖原合成和分解功能障碍，影响全身康复。

②创伤时肾上腺素分泌急剧增加，使皮肤、黏膜、肾组织、脂肪组织和腹腔脏器血管暂时收缩，以保障心、脑等重要器官血液供应。同时，抑制胰岛素分泌以提高血糖，增加嘌呤代谢影响脂肪和蛋白质合成。肾上腺皮质分泌多种类固醇物质，包括糖皮质激素、盐皮质激素和氮类皮质激素（主要为性激素）三大类，创伤时体内皮质激素的水平可急剧升高。

(3)代谢变化：创伤时蛋白质、糖和脂肪均发生相应的代谢反应。创伤愈重，蛋白质消耗愈多，体内血浆蛋白和肌蛋白分解加速，尿素氮排出量显著增加，补充不及时会造成负氮平衡。蛋白质过量分解不仅影响创伤修复，也会使球蛋白供应不足，增加炎症反应和病菌侵人的风险。较大创伤每日需要 20～35 g 蛋白质，严重创伤每日需要 120 g 以上。创伤时，机体动员体内的肝糖原、肌糖原、乳酸盐和甘油等迅速分解为葡萄糖，同时对抗胰岛素分泌，抑制胰岛素的功能，促进糖异生。人体脂肪的储备是碳水化合物和蛋白质两者储能总和的 6 倍，每一例较大的创伤每日可消耗 250～500 g 脂肪，因此在创伤治疗中，改善脂肪类物质的补给，是减少糖、蛋白质消耗的重要手段。

(4)免疫功能变化：严重创伤时，应激性皮质激素可降低中性粒细胞、巨噬细胞的功能；儿茶酚胺可影响淋巴细胞的功能。由于免疫功能降低,增加了感染的发生率。

(二)修复机制

修复是指组织缺损后由周围健康组织再生来修补、恢复的过程。创伤的修复分局部炎症反应、细胞增生和组织塑形三个阶段。

1.局部炎症反应阶段

此过程于伤后立即启动,伤后 72 小时达高峰,持续 3～5 天。创伤后,由于血凝块充填,血小板聚集与胶原接触和血管收缩使出血停止,修复即开始进入炎症期,水、电解质、血浆蛋白、抗体、补体漏入毛细血管内皮细胞间隙,纤维蛋白充填伤口。

2.细胞增生阶段

一般清洁伤口 6 小时即可出现成纤维细胞,24～48 小时有血管内皮细胞增生,毛细血管增生。由成纤维细胞、内皮细胞和新生的毛细血管共同构成肉芽组织充填伤口,原来的血凝块、坏死组织被分解、吞噬、吸收和析出。最后,肉芽组织变成纤维组织,形成瘢痕或骨痂,伤口收缩,趋向修复。

3.组织塑形阶段

瘢痕内的胶原和其他基质被转化、吸收,瘢痕软化;骨痂被吸收,新骨变坚硬。

三、创伤评分

随着医学的发展,出现了许多判断创伤严重程度的方案。现代创伤评分始于 20 世纪 70 年代,可分为两大类,一类是用于现场急救和后送的院前评估,另一类是用于院内救治和创伤研究的院内评估。

(一)院前评分

1.创伤计分

创伤计分从呼吸次数、呼吸状态、收缩压、毛细血管充盈程度和格拉斯哥昏迷量表五个方面进行评价,五部分测算的分值相加即为创伤计分,分值合计 1～16 分。有学者指出,TS 为 14～16 分者,生理变化小,存活率高(96%);TS 为 4～13 分者,生理变化明显,救治效果显著;TS 为 1～3 分者,生理变化很大,死亡率高(96%以上)。

2.CRAMS 评分

CRAMS 评分法以循环、呼吸、腹部情况、运动、语言等 5 项指标作为评估依据。每项评估内容赋 0～2 分,5 项评估分值相加即为 CRAMS 得分。总分 9～10 分为轻伤,7～8 分为重伤,6 分及以下为极重度伤。

3.院前指数

该评分表采用收缩压、脉搏、呼吸、神志等 4 项生理指标作为参数,每项分 3～4 个级别,4 项参数得分之和即为 PHI。胸腹有穿透伤员在其 PHI 值上另加 4 分。

(二)院内评分

1.AIS-ISS 系统

20 世纪 70 年代推出第 1 版简明损伤定级(abbreviated injury scale, AIS)手册,最初主要是用于对撞击伤的评估,后来扩大到贯通伤、胸腹损伤等。目前,AIS-2005 制定了大约 2 000 条损伤编码,每一条编码都可按照手册中的精确方法定位到身体的细小部位(表 9-1)。

虽然AIS在损伤严重性和致死性伤与死亡率密切相关,但它不评价多发伤的综合影响。20世纪70年代中期,有学者提出损伤严重度评分,此法以解剖部位为基础,用于评价多发伤的严重程度。

表9-1 ISS评分示例

部位损伤	AIS	前3位AIS平方
头部、颈部、大脑挫伤	3	9
面部无损伤	0	
胸部连枷胸	4	16
腹部、肝脏轻度挫伤	2	
复杂的脾破裂	5	25
四肢股骨骨折	3	
体表无损伤	0	
ISS评分=9+16+25=50		

AIS-ISS系统是将二者结合起来,评分方法为把人体分为6个区域,ISS是身体3个最严重损伤区域的最高AIS值的平方和。ISS分值范围为1~75。ISS的6个损伤分区为:①头和颈部:脑或脊髓损伤,颅骨或颈椎骨折。②面部:口、眼、耳、鼻、颌面部损伤。③胸部:膈肌、肋骨、胸椎和胸腔脏器损伤。④腹部和盆腔:腰椎和腹盆腔脏器损伤。⑤四肢和骨盆:四肢、骨盆及肩胛带损伤等。⑥体表:身体任何部位的擦伤、挫伤、烧伤等。(表9-1、表9-2)

表9-2 AIS及ISS评分分级

AIS评分损伤分级		ISS评分损伤分级	
1	轻度	1~8	轻度
2	中度	9~15	中度
3	重度	16~24	重度
4	极重	25~49	极重
5	危急	50~74	危急
6	致命	75	极值

2.ISS及NISS系统

ISS是目前应用最广泛的解剖学创伤评分方法,但其不能反映统一区域单一损伤与多发损伤的差异,不能反映分值相近但伤情不同的实际差异,对不同区域的损伤给予相同的权重等。有学者在ISS的基础上,提出了NISS的理念。该评分法无论损伤发生的区域,只记录3个最严重损伤部位的AIS分值,各分值平方和即为NISS值。

四、创伤评估

美国急救医技协会(national association of emergency medical technicians,NAEMT)的院前创伤生命支持(PHTLS)把创伤分为现场评估和伤员评估。

1.现场评估

现场评估的内容包括:现场环境是否安全;意外类型、伤员数目及严重程度,是否需增援。在进行伤员评估前要穿上个人防护衣物。

2.伤员评估

伤员评估可以分为两个阶段:基本评估及进一步评估。

(1)基本评估:要找出并处理能够导致致命的创伤。评估的步骤及优先次序包括:①打开气道及固定颈椎;②人工呼吸;③循环及控制出血;④意识残缺;⑤暴露及全身快速检查。

如发现患者是危殆及不稳定,应立刻把患者放在脊椎板上,并及时送上救护车。

(2)进一步评估:要在救护车内转运途中做检查,目的是要评估及处理其他伤员。评估的步骤包括:①获取病史;②生命体征;③检查伤员的气道、呼吸、循环及格拉斯哥昏迷量表,再做从头到脚的检查。

最后就是向医院报告,内容包括:意外机制及种类;患者的受伤情况;患者现在的生命体征;已给予患者治疗及预计到达的时间。

第二节　多发性创伤

一、概述

多发性创伤,简称"多发伤",是指在同一机械致伤因素作用下,人体同时或相继有两个或两个以上的解剖部位或器官受到创伤。多发伤常见于自然灾害、交通事故、战争、工程事故及坠落等,是导致患者脏器功能衰竭、致死和致残的重要原因。

二、病因与临床特点

发生多发伤的原因很多,包括钝性损害和锐器伤,较常见于自然灾害、交通事故、战争、工程事故及坠落等,一般以交通事故最为多见,其次为高处坠落、挤压伤、刀伤和塌方等。多发伤具有作用机制复杂、伤情严重、变化快、容易漏诊、并发症多,在临床上伤情彼此掩盖、相互左右等特征。多发伤伤情特点如下。

1.伤情重且变化快,死亡率高

由于多发伤损伤范围广,伤情涉及多个部位和多个脏器,引起的创伤反应严重,且多发伤失血多,体液丢失快,休克发生率较高,极易造成机体的生理功能紊乱,容易发生凝血功能紊乱、急性呼吸窘迫综合征和多器官功能衰竭等严重并发症,导致患者早期死亡率较高。据统计,涉及两个部位的多发伤,死亡率约为49.3%,涉及3、4、5个部位的多发伤,死亡率分别为60.4%、80.3%和71.4%。如果合并严重的颅脑损伤,死亡率高达62.5%。

2.低血容量性休克发生率高

伤情复杂、严重的多发伤由于损伤范围广、失血量大,容易发生低血容量性休克(失血性和创伤性),尤其是胸腹部联合伤。休克的发生率不低于50%,大多为中度休克和重度休克。严重的心、胸外伤可并发心源性休克,高位脊髓损伤还会导致神经源性休克的发生。

3.低氧血症发生率高

几乎所有的多发伤患者都存在缺氧的症状，多发伤患者早期发生低氧血症的发生率高达90%，特别是合并颅脑损伤、胸部损伤或伴休克和昏迷者。若损伤严重可导致急性肺损伤的发生，或直接并发急性呼吸窘迫综合征。早期发生低氧血症可进一步加重器官损害和多器官功能障碍。低氧血症中尤以隐匿性低氧血症较为凶险，患者有时仅表现为烦躁不安，极易漏诊，如给予强止痛药物则会导致呼吸暂停。

4.感染发生率高

由于多发伤伤情复杂，机体抵抗力急剧下降，病理生理变化严重，软组织损害，开放性或闭合性伤口处理不当等原因，机体极易发生局部感染和肺部感染，更为严重者可有脓毒血症等全身感染的表现。严重感染造成死亡的伤员占后期死亡的78%以上。

5.多器官功能障碍发生率高

多发伤伤情复杂，创伤时多伴有较为严重的组织损伤和大量的坏死组织，机体极易发生全身性的炎症反应，同时机体由于休克、免疫力紊乱、应激等反应，容易发生急性肾衰竭、心力衰竭、ARDS和多脏器功能衰竭。多个脏器的衰竭，导致死亡。

6.诊断困难，容易漏诊和误诊

由于多发伤受伤部位多，受伤范围广，伤情复杂，病史收集困难，如果未能按照多发伤的抢救流程进行伤情评估和分类就极易造成多发伤的漏诊和误诊。

三、临床评估与判断

与疾病不同，多发伤伤情的评估更为强调动态性和全身整体情况。因而对多发伤的检查应遵循初步评价—处理—再评价—再处理的反复循环原则。多发伤的评估和判断主要包括初级评估、重点评估、确立诊断和持续评估。

1.初级评估

初级评估主要是指快速地评估伤员，确认伤员有无危及生命的严重损伤并立即实施干预，以挽救伤员生命。初级评估一般要求在两分钟内完成，主要是针对伤员的神经系统、呼吸系统、循环系统及内脏器官等进行评估。

初级评估的目的：①确认伤员是否存在危及生命的损伤并需要立即处理；②明确潜在损伤；③判断伤员的优先处理顺序；④根据伤情评估实施适当的救护，以降低多发伤死亡率和致残率。

(1)意识状态：主要用于评价伤员的神经系统，包括伤员的意识、瞳孔变化、对光反应、眼球运动、有无肢体偏瘫等。①用AVPU法进行快速评估伤员的意识情况。A：清醒。V：对语言刺激有反应。P：对疼痛刺激有反应。U：全无反应。意识障碍包括意识模糊、嗜睡、谵妄、昏迷。②评估瞳孔大小、形状、对光反射及眼球运动。③格拉斯哥昏迷量表：确定颅脑损伤和创伤程序的标准。④伤员手指和脚趾的感觉，判断伤员是否存在肢体偏瘫等。

(2)呼吸状况：重点了解伤员有无呼吸道梗阻。评估时注意保持呼吸道通畅和保护颈椎。①保护颈椎：检查前伤员应处于仰卧位，保持身体处于轴向稳定，同时固定伤员颈椎，禁止自行活动。对疑似有脊椎损伤的伤员应立即进行制动，以免造成瘫痪。②保持呼吸道通畅：了解伤员能否正常发声，评估伤员呼吸的频率和节律，如果呼吸小于10次/分或大于30次/分，提示创伤严重。注意伤员有无异常呼吸音。注意观察口腔内有无异物堵塞,如呕吐物、血块或食物、义齿等,面色、口唇和甲床是否有发绀的表现。

(3)循环状况:通过检查大动脉搏动判断伤员有无心搏骤停的表现。了解伤员脉搏的频率和节律,血压是否正常,有无外出血,皮肤的颜色和温度,毛细血管是否充盈等。如无大动脉搏动,应立即进行心肺复苏,必要时进行开胸手术。若不能扪及桡动脉搏动或收缩压小于90 mmHg,心率小于50次/分或大于120次/分,则提示创伤严重。

(4)其他内脏损伤:应观察伤员有无内脏活动性出血的可能。对于颅脑损伤的患者,要严密观察患者的神志、瞳孔大小、眼球运动及肢体活动。对于胸部损伤要重点观察患者有无胸腔内或心包积血,必要时进行胸腔穿刺来明确伤情的严重程度。对于腹部穿透伤要注意观察腹部移动性浊音的存在。

需要注意的是,在进行初级评估时,应及时对清醒伤员或目击者了解主诉、受伤史、既往史和过敏史,包括事故经过、伤前情况和受伤情况,了解致伤原因,明确创伤类型、性质及程度,包括受伤时间、地点及受伤的体位,伤后采取的措施、现场急救及采取的措施等,以利于帮助准确判断伤员的伤情。同时注意给予伤员语言安慰,以减轻其痛苦和不安的情绪。

2.重点评估

及早、准确地判断伤情是提高严重多发伤抢救成活率的关键。因而在判断伤员是否存在危及生命的损伤后需进行重点评估,重点及详细地检查伤员的受伤部位,以确定救治的先后顺序及治疗方案。目前采用的是弗里兰(Freeland)等建议的“CRASHPLAN”系统评估。

(1)心脏及循环系统:了解伤员的脉搏、血压及心率,注意伤员有无颈静脉怒张、心音遥远及血压下降的心脏压塞BECK三联征。注意观察伤员有无休克及组织灌注。

(2)胸部及呼吸系统:了解伤员有无呼吸困难,气管有无偏移,胸廓外形是否正常,有无伤口、出血或畸形,有无反常呼吸、皮下气肿及压痛;叩诊音是否正常,呼吸音是否减弱等。常规可使用胸部X线、CT检查,以及心脏超声检查、胸腔穿刺等。

(3)腹部:评估的关键在于确定有无腹内的脏器损伤。实质性脏器损伤及大血管的损伤能引起严重内出血和失血性休克,腹膜炎较轻,可根据血流动力学、超声、CT等检查确诊。空腔脏器的损伤可由腹内内容物污染而引发腹膜炎。如果同时存在空腔脏器破裂和实质脏器破裂,则出血和腹膜炎可能同时存在。因而在进行腹部评估时应注意外力作用腹部的位置,注意有无腹胀、腹痛及腹膜炎的范围和程度。腹腔穿刺是闭合性腹外伤的一种较为简单和有效的方法。

(4)脊柱:脊柱损伤一般有严重的外伤史,如高空坠落或重物撞击等。是否伴有脊髓损伤是评估的关键。注意脊柱有无畸形、压痛和叩击痛,有无运动障碍,四肢感觉和运动有无异常或减弱。如怀疑有颈椎损伤,则应及时进行颈椎固定,同时进行脊柱各部位X线、CT和MRI检查。

(5)头部:了解患者的意识状况、瞳孔变化及眼球运动。检查伤员头部有无伤口、凹陷及血肿,检查12对脑神经有无异常和GCS评分。观察伤员肢体运动和感觉情况,肌张力是否正常,生理反射和病理反射的情况,病情允许时,尽早进行CT和MRI检查,及时发现颅脑损伤。

(6)骨盆:占多发伤的40%～60%。骨盆创伤一般有强大的暴力外伤史,主要表现为骨盆分离实验和骨盆挤压征阳性、骨盆明显变形等,可经X线和CT检查确诊。骨盆骨折常伴有较为严重的并发症,且比骨折更为严重。骨盆骨折容易导致失血性休克、膀胱破裂、尿道损伤、直肠损伤等并发症,应引起重视。

(7)肢体:多发伤中最常见四肢伤,占60%～90%。常规进行视、触、动、量检查,必要时进行X线检查。大多数骨折只引起局部症状,多发性骨折和股骨骨折会导致休克等。检查时应注意伤肢疼痛程度、肿胀、功能障碍,是否有局部压痛、反常活动和畸形,是否有骨擦音和骨擦感。注意有无血管损伤的征象,常规检查伤肢动脉搏动情况和有无缺血的表现。注意是否发生周围神经损伤,是否可能并发骨筋膜室综合征及脂肪栓塞综合征等。

(8)动脉:注意观察外周动脉搏动和损伤的情况,必要时进行超声多普勒、血管造影等检查。

(9)神经:注意检查感觉、运动情况,明确各重要部位有无神经损伤和定位体征。

3.确立诊断

凡遭受两个以上解剖部位的损伤,并符合下列伤情两条及两条以上者可确定为多发伤。

(1)颅脑损伤:颅骨骨折伴有昏迷、伴有昏迷的颅内血肿、颌面部骨折及脑挫伤。

(2)颈部损伤:颈部外伤同时伴有大血管损伤、血肿和颈椎损伤。

(3)胸部损伤:多发性肋骨骨折、肺挫伤、血气胸、心脏、纵隔、大血管和气管破裂。

(4)腹部损伤:腹腔内出血、腹内脏器破裂和腹膜后大血肿。

(5)泌尿生殖系统损伤:肾破裂、尿道断裂、膀胱破裂、子宫破裂和阴道破裂。

(6)骨盆骨折伴有休克。

(7)脊椎骨折和脱位并伴有脊髓损伤,或多发脊椎骨折。

(8)上肢肩胛骨和长骨干骨折,上肢离断。

(9)下肢长骨干骨折,下肢离断。

(10)四肢广泛撕脱伤。

4.持续评估

持续评估是对伤员在给予治疗和处理后病情变化再次进行的评估。通过严密监测伤员的各项辅助检查结果和体征,了解伤员病情进展的实时动态,掌握伤员的病理生理变化和心理状态,以及时给予相应的护理干预。如果伤员病情恶化,需要重新进行伤情评估,找出原因和处理措施,并进行记录。

四、监测与护理

(一)救治原则与程序

多发伤伤情一般都相对严重,处理是否正确与及时直接关系到能否挽救伤员的生命。因此,早期的救治与处理多发伤非常重要。在处理较为复杂的伤情时,应先救治危及伤员生命的损伤,初步控制伤情,然后再进行后续处理,以最大限度地挽救生命。目前比较通用的是根据VIPCO法的流程进行救治。

1.保持呼吸道通畅

颅脑损伤患者昏迷后,舌根后坠可阻塞咽喉入口,面颊部和颈部损伤的血凝块及移位肿胀的软组织可阻塞气道,呕吐物、痰液、义齿和泥土等也可阻塞气道。上述情况均可导致窒息,因而急救时应及时解除呼吸道梗阻，保持呼吸道通畅，充分给氧。

2.建立静脉通道

多发伤患者大多伴有低血容量性休克。迅速建立两条以上的静脉通道，必要时可进行深静脉穿刺置管，以便输液和监测。

3.监测心电和血压，及时发现和处理休克

持续监测患者的生命体征，严密观察患者的血压、脉搏、呼吸、皮温和面色，并控制外出血。一旦发现有呼吸心搏骤停的表现，立即进行心肺复苏。针对病因进行胸腔闭式引流、心包穿刺和控制输液量，可适当使用血管活性药物。

4.控制出血

对于开放性伤口且出血较严重者，应给予敷料加压包扎止血。对于大血管损伤，经压迫止血后需迅速进行手术止血。一旦明确腹腔、胸腔内有活动性出血的征象，应创造条件迅速进行手术探查止血。

5.急诊手术治疗

急诊手术治疗是治疗创伤的决定性措施，而手术控制出血是最有效的复苏措施。危重伤员应在伤后1小时内尽快进行手术治疗。多发伤抢救手术的原则是在充分复苏的前提下，用最简单的手术方式、最快的速度来修补损伤的脏器，从而挽救患者的生命。

(二)护理措施

对于多发伤伤员的抢救，一般应遵循“先救命，后治伤”的原则，快速、准确、有效地进行救治，最大限度地抢救患者的生命。

1.现场救护

现场救护原则是先抢救生命，后保护功能；先重后轻，先急后缓。在现场救护时，优先救治心搏骤停、窒息、大出血、张力性气胸及休克等危及生命的损伤。

(1)尽快脱离危险环境，保持合适体位：抢救人员到现场后，应迅速帮助伤员脱离危险环境，以免造成继续伤害。比如，将伤员从战场或者倒塌的建筑物中转运到安全、通风的地方进行抢救。搬运时动作要轻，不可直接拽拉伤肢，避免发生继发性损伤。对疑似有脊柱损伤的伤员应立即进行制动，以免发生瘫痪。在不影响救治的前提下，应保持伤员处于平卧位，头偏向一侧或者屈膝侧卧位，并注意患者保暖。

(2)心肺复苏：在现场救治中，张力性气胸、呼吸道梗阻、大出血和严重的颅脑损伤均会导致心跳和呼吸骤停。一旦发生心跳和呼吸骤停，应立即现场进行心肺复苏。

(3)保持呼吸道通畅：在多发伤救治中，呼吸道梗阻是患者死亡的主要原因。在进行救治时，要时刻警惕会引起呼吸道梗阻的创伤。例如，颅脑损伤昏迷引起的舌根后坠，面颊部和颈部损伤所致的血凝块移位和软组织肿胀，口腔内的异物、呕吐物及痰液、义齿和泥土等均可阻塞气道。救治时注意保持呼吸道通畅。

(4)处理活动性出血：应迅速采取有效措施进行局部止血，对出血较严重者，应给予敷料加压包扎止血。必要时进行手术探查止血。

(5)处理血气胸：对开放性气胸应迅速用无菌敷料封闭伤口；对张力性气胸应迅速进行排气减压；对血气胸要迅速进行胸腔闭式引流。在处理血气胸时同时应注意抗休克治疗。

(6)保存离断肢体:伤员的离断肢体应用无菌敷料或干净的纱布包好后置于无菌或干净的塑料袋内,袋口封闭并置于密闭的容器内,容器内应盛冰水混合物进行低温(0～4 ℃)保存,以防止细菌繁殖和组织变性,冷藏时不可将冰水浸入离断创面,不可将离断肢体浸泡在任何液体中。离断肢体应随患者一同送往医院,进行手术治疗。

(7)处理伤口:主要是进行伤口包扎,目的是保护伤口,压迫止血,减少污染,固定骨折并止痛。在处理伤口时,不可随意除去伤口内的异物和血凝块,以防止再出血;不可将外露的骨折断端、肌肉和脏器回纳,不可将脱出的脑组织回纳。如遇脑组织脱出,应在伤口周围加垫圈以保护脑组织,不可进行加压包扎。如遇脱出的腹内组织或脏器,不应回纳,应用干净的器皿保护后包扎,不可将敷料直接包扎在脱出的组织上。

(8)抗休克治疗:迅速进行止血,建立两条以上的静脉通道进行补液,必要时可使用抗休克裤。

(9)现场观察:了解伤员受伤原因、现场情况、暴力情况、受伤时的体位、神志、出血量、现场采取的措施等,以便及时向接收患者的人员提供伤情记录。

2.转运和途中的救护

经过现场的紧急救护后,病情稳定的伤员可送至有条件的医疗单位进行进一步救治。因而转运和途中的救护也是救治环节中的重要一环。在转运中,应尽量选择快速、舒适的交通工具,交通工具应配有一定的急救设施。根据患者的伤情选择合适的体位,在转运途中应有医务人员的陪同,密切观察患者的伤情变化,避免颠簸,保证患者安全送达。

3.急诊科救护

经现场急救被送至医院的急诊科后,急诊科的医务人员应对伤情进行进一步判断和分类,并迅速采取针对性措施进行处理。

伤情判断一般可分为三类。①第一类:致命性创伤,如危及生命的大出血、窒息、张力性气胸、开放性气胸。对此类伤员在进行紧急复苏后需立即进行手术治疗。②第二类:生命体征相对平稳的伤员。此类伤员可进行密切观察或复苏 1～2 小时,争取时间进行配血,同时做好术前准备。③第三类:潜在性创伤,性质不明确,需进一步检查以明确是否需要进行手术治疗。

(1)呼吸支持:保持患者呼吸道通畅,充分给氧,必要时进行气管插管、呼吸机辅助呼吸和气管切开等。

(2)循环支持:进行抗休克治疗。在已建立的静脉通道上,遵医嘱进行补液治疗,必要时进行输血治疗。避免在受伤肢体远端进行输液治疗。观察患者尿量。

(3)控制出血:在原伤口包扎的外面再次用敷料加压包扎,患肢抬高制动。对于较大的活动性出血应立即进行清创止血,对内脏大出血者应立即进行手术处理。

(4)镇静止痛及心理治疗:在明确诊断的情况下可遵医嘱进行镇静止痛治疗。鼓励安慰患者,根据患者的心理状况给予针对性护理措施。

(5)预防和控制感染:遵医嘱使用抗生素进行抗感染治疗。如有开放性伤口,需加用破伤风抗毒素。

(6)密切观察:严密观察患者的病情变化。尤其是对严重创伤且怀疑有潜在性创伤的患者,需持续监测生命体征。如果发现病情变化,及时报告医生进行处理。

(7)对症支持治疗:维持水、电解质和酸碱平衡,保护重要的脏器,并给予营养支持。

第三节　骨盆创伤及挤压伤

一、骨盆创伤

(一)概述

骨盆为一个环形结构,由一块骶骨和两块髋骨组成。前方由耻骨联合连接,后方由左右骶髂关节连接。骨盆两侧通过髋关节与双下肢相连接,近端则通过腰骶关节与脊柱相连接。骨盆是人体中轴骨与下肢主要承重、运动结构的连接纽带,起到承上启下的作用。骨盆由两个环组成,前环由耻骨和坐骨支组成,后环由骶骨、髂骨和坐骨结节组成。骨盆的稳定与骨盆的结构有关,也与骨盆的韧带有关。骨盆后环韧带包括骶髂韧带、骶结节韧带和骶棘韧带,骨盆前韧带由耻骨上韧带和耻股弓韧带组成。骨盆的损伤会造成严重的后果,可能会致死或致残。创伤后对骨盆损伤的治疗本身也可能造成对功能恢复的严重影响。目前,临床上骨盆创伤以骨盆骨折最为常见。骨盆骨折多由高能量暴力所致,约占全身骨折的4.21%。造成骨盆骨折主要有四种类型:前后挤压暴力、侧方挤压暴力、垂直挤压暴力和混合暴力。年轻人骨盆骨折主要是由交通事故和高处坠落伤引起的,老年人主要是由摔倒引起的。

(二)骨盆骨折的分类

骨盆骨折的分类方法主要根据损伤的暴力、骨折的稳定性和骨折的部位来划分。

1.按照损伤暴力——杨-伯吉斯(Young-Burgess)分类系统

(1)前后挤压型(APC):分为三型。①APC-Ⅰ型:稳定型损伤,前环损伤为单纯耻骨联合或耻骨支损伤。②APC-Ⅱ型:旋转不稳定损伤,前环损伤合并骶结节、骶棘韧带及骶髂前韧带损伤。③APC-Ⅲ型:骨盆前后环均完全断裂,发生旋转与垂直不稳定。

(2)侧方挤压型(LC):侧方的挤压力量使骨盆的前后机构及骨盆韧带发生损伤。

(3)垂直剪力损伤(VS):轴向暴力作用于骨盆,骨盆的稳定性结构和骨盆韧带全部撕裂,存在垂直方向不稳定。

(4)混合暴力损伤(CM):由多种机制造成的损伤,APC、LC、VS三种暴力中任意两种或三种损伤联合,为混合性骨盆骨折。

2.按照骨盆环的稳定性——Tile分类系统分类

(1)A型。稳定型,分为三个亚型:A1(后环完整,髋骨撕脱骨折);A2(后环完整,髋骨直接骨折);A3(后环完整,骶骨在S_2以下的横断骨折)。

(2)B型。旋转不稳定,垂直稳定,分为三个亚型:B1(开书型损伤,单侧外旋不稳定);B2(侧方挤压型,单侧内旋不稳定);B(双侧B型损伤)。

(3)C型。旋转和垂直均不稳定,分为三个亚型:C1(单侧垂直不稳定性损伤);C2(双侧损伤,一侧为旋转不稳定,另一侧为垂直不稳定);C3(双侧均为垂直不稳定性损伤)。

(三)临床评估与判断

1.临床表现

(1)症状:患者髋部肿胀、疼痛明显,无法坐起或站立,骨盆有反常活动,两侧肢体不等长。

伴大出血或严重脏器损伤时,常常合并休克。

(2)体征。①骨盆分离试验与挤压试验阳性:检查者双手交叉撑开两髂嵴,两骶髂关节的关节面更紧贴,而骨折的骨盆环产生分离,如出现疼痛则为骨盆分离试验阳性。检查者用双手挤压患者的两髂嵴,伤处出现疼痛则为骨盆挤压试验阳性。②两侧肢体长度不等长:用皮尺测量胸骨剑突与两髂前上棘之间的距离,骨盆骨折向上移位的一侧长度较短。③会阴部瘀斑:耻骨和坐骨骨折的特有体征。

2.辅助检查

影像学检查对骨盆骨折的诊断非常重要,标准的检查包括骨盆正位、出口位、入口位和CT。X线检查可以显示骨盆骨折的类型及骨块移位的情况。CT检查可以详细显示骨盆骨折断层信息,对判断骨盆后环损伤有重要意义。

(四)处理原则

由于骨盆骨折可能会造成大量失血及合并性损伤,故应先处理休克及各种危及生命的损伤,再处理骨盆骨折。

1.非手术治疗

(1)卧床休息:对无骨盆环移位的骨折大多以卧床休息为主,3~4周症状可缓解。

(2)牵引:对单纯性耻骨联合分离且症状较轻者可用骨盆兜带牵引。

2.手术治疗

骨盆骨折的最终固定主要依赖于骨折分型的准确判断。手术固定手段主要包括外固定架和内固定。外固定架是治疗骨盆骨折的常用方法,手术创伤小,技术相对简单。内固定则是不稳定骨盆骨折的主要选择。

(五)监测与护理

1.急救处理

患者骨盆骨折并发有其他危及生命的创伤或并发症时,优先处理危及患者生命的创伤或并发症。

2.补充血容量和正常的组织灌注

(1)严密监测生命体征:骨盆骨折合并静脉丛或动脉出血时,可能会出现低血容量性休克。注意严密监测患者的体温、脉搏、呼吸、血压和尿量,尽早发现和处理早期休克,保持正常的组织灌注。

(2)建立静脉输液通道:遵医嘱进行输液或输血,保持血容量稳定。

(3)及时处理腹腔内脏器损伤:若经抗休克治疗和护理仍不能将血压升至正常水平,应尽快通知医生进行手术止血。

3.预防压疮

定时翻身是预防压疮最有效的方法。压疮最常发生于骶尾部、股骨大转子、髂嵴和足跟等处。骨盆骨折患者需卧床治疗,应严格执行每2~3小时进行一次翻身。注意观察患者受压部位皮肤颜色和血运等情况。保持床单位清洁、干燥和舒适,有条件可使用气垫床以保持患者皮肤干燥。同时注意保护患者骨突部位,定时对受压部位进行按摩。

4.并发症的预防和护理

骨盆骨折常会伴有严重的并发症,如腹膜后血肿、腹腔内脏器损伤、膀胱损伤或尿道损伤和神经损伤。此类并发症往往较骨折本身更严重,因此应重点对此类并发症进行预防和护理。

(1)腹膜后血肿及腹腔内脏器损伤:注意观察患者是否有腹痛、腹胀等腹膜刺激征表现。骨盆骨折患者并发肝、肾、脾等实质性脏器损伤时可有腹痛与失血性休克,并发胃肠等空腔脏器出血时可出现急性腹膜炎。因而,应注意观察患者的意识和生命体征,及时发现脏器出血,防止发生出血性或感染性休克。

(2)膀胱或尿道损伤:尿道损伤较膀胱损伤常见。注意观察患者排尿功能是否正常,有无血尿或无尿,是否并发急性腹膜炎。若患者留置导尿管,则做好无菌操作和留置导尿管的护理,保持尿管通畅,观察尿液的颜色、量及性质。

(3)神经损伤:骨盆骨折患者极易发生腰骶神经丛和坐骨神经损伤。应注意观察患者下肢是否有感觉功能障碍、肌肉萎缩或无力,甚至瘫痪等表现,一旦发现异常应及时报告医师。

5.骨盆兜带悬吊牵引的护理

应选择宽度适宜的骨盆兜带,悬吊重量以将臀部抬离床面为宜,避免随意移动。保持兜带的干燥和整洁。

6.体位和活动

帮助患者更换体位,待骨折愈合后方可行患侧卧位。根据骨盆骨折的程度帮助患者制订可行的康复锻炼计划并指导实施。长期卧床患者需进行深呼吸练习,同时进行床上功能锻炼,如肢体肌肉的等长舒缩。下床时,需使用助行器或拐杖减轻骨盆负重。

二、挤压伤

挤压伤也称创伤性横纹肌溶解症,指肢体等肌肉丰富部位受压引起肌肉神经缺血、缺氧,水肿、渗出,四肢筋膜腔压力增高,组织坏死及功能障碍。挤压伤可导致大量肌肉坏死、肌红蛋白入血、肢体肿胀、肌红蛋白尿、高血钾等急性肾功能衰竭等一系列临床表现,称为挤压综合征。挤压伤多发生于各种自然灾害和人为灾害中,如地震、飓风、山崩、泥石流、战争、采矿事故和恐怖事件中。

(一)病因

1.肢体受重压或其他严重创伤

自然灾害和人为灾害使肢体遭受重压、挤压、掩埋或其他创伤,进而发生肢体缺血、缺氧、变性和坏死。

2.肢体血管损伤

创伤导致肢体主要的动脉发生断裂,动脉供血区域的肌肉组织因长时间缺血、缺氧而发生变性和坏死。

3.身体自压

身体自压多见于CO中毒、昏迷、乙醇或药物中毒及外科手术时间过长等,患者意识丧失而肢体长时间处于固定体位导致肢体发生自压性损伤。

4.医源性因素

①医疗措施处置不当,如使用止血带时间过长或加压包扎过紧;②治疗并发症,如骨折脱

位的并发症，充气型抗休克裤的应用不当等。

(二)发病机制

1.肌肉缺血性坏死

当肢体受到严重挤压或者血液中断时，软组织及肌肉的血液循环发生障碍导致小血管内皮细胞因缺血而受到不同程度的损害。解除外界压力后，尽管局部血液循环恢复，但肌肉因缺血产生的组胺物质使毛细血管扩张，造成血管通透性增加和肌肉发生缺血性水肿，肌肉组织的局部循环发生障碍，造成缺血—水肿的恶性循环，从而使肢体组织发生缺血性坏死。

2.肾功能障碍

随着肌肉坏死，大量肌红蛋白、磷、钾等有害物质释放，并迅速进入解压后的肢体及全身，加重了创伤后的机体反应，造成肾功能出现一定程度的损害。创伤后，机体处于全身性的应激状态，出现反射性血管痉挛，肾小球滤过率下降，肾间质发生水肿，肾小管功能也发生恶化，随之肌红蛋白在肾小管内沉积，造成堵塞和毒性作用，发生少尿甚至无尿，从而导致急性肾功能衰竭的发生。

(三)临床评估与判断

1.临床表现

(1)局部症状和体征：受压皮肤可见明显的压痕、皮下淤血，皮肤变硬，皮肤张力增加和水疱。

(2)全身表现：伤员出现头晕、恶心、呕吐、食欲下降、发热、胸闷和腹胀。

(3)肌红蛋白尿：诊断挤压综合征的重要依据之一。伤后早期尿液呈红棕色、深褐色或茶色，一般在伤肢解压后 12 小时达到高峰，24 小时候尿液逐渐变为正常。

(4)尿量：早期尿量明显较少。

(5)其他临床表现：患者会出现高钾血症、氮质血症、代谢性酸中毒、高血磷及低血钙等临床表现。挤压综合征发生急性肾功能衰竭时，可合并有消化道出血和急性呼吸窘迫综合征，并发多器官功能衰竭等，最终因抢救无效死亡。

2.诊断

(1)病史：患者有肢体长时间受压，伤后肢体表现出明显的压痕、肿胀、皮下淤血、皮肤变硬等体征，伴有相应的全身症状。伤后出现红棕色、深褐色或茶色尿液，尿量减少。其中，肌红蛋白尿是诊断挤压综合征的重要条件。

(2)有挤压综合征特有的症状和体征。

(3)实验室检查包括尿液、血清酶、血常规、血小板和出、凝血时间及血生化检查。

(4)影像学检查 X 线拍片可显示挤压伤软组织的机化和钙化点及挤压伤合并的骨骼损伤；超声检查能显示动脉、静脉斑块和血流动力变化；CT 可精确地分辨骨骼、肌腱、韧带、肌肉、气体和液体，对挤压伤的诊断有重要价值；MRI 能评价骨骼肌肿胀的程度、范围，以及指示活检的部位等。

(四)处理原则

1.现场抢救

现场抢救基本原则是快速解除局部压迫，改善循环，减少有害物质吸收入血，预防感染的发生。固定伤肢时应避免肢体受压,伤肢应保持与心脏平行。对昏迷患者应定时进行翻身,防止肢体受压。对使用止血带者要记录使用止血带的时间,及时处理出血、去除止血带。定时检查包扎伤肢的血液循环状态。

2.筋膜间隙切开减压

挤压伤所致肌细胞损伤导致挤压综合征,产生筋膜间室高压,需及时切开减压。首先去除异常疼痛患者过紧的夹板、绷带或石膏。如筋膜间室压力超过 30～50 mmHg 或肢体进行性肿胀,持续疼痛,被动牵拉痛和麻痹等应及时切开减压。一般在 6～12 小时早期切开,解除筋膜间室压力,改善肢体血供,减轻肢体肿胀,移除坏死组织,减少肾功能损害等。

3.抗休克治疗

根据患者挤压伤发生的时间、发展程度、肌红蛋白量及尿量等进行补液治疗,使尿量保持在每小时 50～60 mL,酌情使用血管活性药物以扩张血管和改善肾脏血流灌注,同时监测中心静脉压。同时可应用碳酸氢钠静滴以碱化尿液。

4.防治感染

因挤压伤存在开放性伤口或行切开减压,故挤压伤患者可能发生感染。在现场抢救过程中注意保护患者伤口,早期清创和包扎,防止气性坏疽等特殊感染的发生。遵医嘱使用抗生素及破伤风抗毒素等。

5.处理患肢

处理患肢时,在挤压伤阶段必要时进行早期切开减压,或截肢。截肢后应注意观察患者每小时尿量、尿比重、颜色等。

6.综合治疗

在挤压伤救治过程中,如患者有合并其他部位的损伤,应进行对症处理。如发生急性肾功能衰竭,则应尽快按照急性肾功能衰竭的处理原则进行处理,必要时进行血液净化治疗。

(五)监测与护理

1.严密观察病情变化

严密监测患者的意识、脉搏、呼吸、体温和血压的变化,观察患肢伤口出血情况,肢端皮肤颜色、温湿度,判断患者有无血压下降、脉搏细速等休克的早期表现。注意观察患者肢体疼痛的性质、持续时间、有无压痛等表现,患肢肿胀程度、张力大小、皮肤颜色、感觉及活动觉、温觉等,有无足背动脉减弱,伤口渗血、渗液等,注意有无筋膜间隙综合征的发生。注意监测患者的尿量,尿液的颜色、性质、比重及酸碱度,有无肌红蛋白尿等。

2.患肢的护理

尽快解除重物压力,避免肢体长时间受压,防止发生挤压综合征。患肢应制动,固定患肢时应避免肢体受压,患肢应保持与心脏平行。有开放性创口时应及时清创和止血,避免使用加压包扎和止血带包扎。对于切开减压的患肢,应保持伤口局部干燥,若渗液过多应及时更换敷料。及时清除坏死的肌肉组织,以免再次发生感染。严密观察患者伤口渗液的性质、颜色、量等,如有异常,及时报告医师处理。

3.预防感染

挤压伤的伤员,开放性伤口较多,容易并发感染。进行治疗护理时,应严格执行消毒隔离制度，进行无菌操作。做好病房的清洁和卫生工作，定时开窗通风，保持床单位的整洁和干燥。遵医嘱使用抗生素。

4.饮食护理

进食高热量、高脂肪、高维生素、低蛋白质饮食，少食多餐。禁食含钾较高的食物，如鲜橙汁、马铃薯、香蕉、菠菜和花菜等。

5.心理护理

由于挤压伤多发生于自然灾害和人为事故中，受伤比较突然，患者面临躯体伤残和生命危险，容易出现急性应激障碍和创伤后应激综合征，严重影响患者的心理健康。因此，应根据患者的心理特点，制订个性化的护理计划，以增强其战胜疾病的信心，积极配合治疗。患者因遭受意外伤害、损伤和手术等均会产生不良的感受，应耐心倾听患者的主诉，安慰和劝慰患者。进行各项治疗时耐心向患者解释各项操作的目的、必要性，消除患者对疾病的顾虑。对截肢患者，在治疗的同时，要详细介绍假肢安装及功能重建，以及可能发生的并发症，以取得伤员及家属的理解和信任。帮助制订术后康复训练计划，介绍同类疾病的康复效果，消除患者的自卑心理，积极应对疾病。

第十章　心内科护理

第一节　心　绞　痛

心绞痛是冠状动脉供血不足，心肌急剧、暂时缺血与缺氧引起的临床综合征。其特点为有阵发性的前胸压榨性疼痛感觉，主要位于胸骨后部，可放射至心前区和左上肢，常发生于劳动或情绪激动时，持续数分钟，休息或用硝酸酯制剂后消失。

一、病因和发病机制

本病多见于男性，多数患者在40岁以上，劳累、情绪激动、饱食、受寒、阴雨天气、急性循环衰竭等为常见诱因。除冠状动脉粥样硬化外，本病还可由主动脉瓣狭窄或关闭不全、梅毒性主动脉炎、原发性肥厚型心肌病、先天性冠状动脉畸形、风湿性冠状动脉炎等引起。

对心脏予以机械性刺激并不引起疼痛，但心肌缺血与缺氧则引起疼痛。当冠状动脉的供血与心肌的需血之间发生矛盾，冠状动脉血流量不能满足心肌代谢的需要，引起心肌急剧、暂时缺血与缺氧时，即产生心绞痛。

心肌耗氧量的多少由心肌张力、心肌收缩强度和心率决定。心肌张力＝左室收缩压（动脉收缩压）×心室半径。心肌收缩强度和心室半径经常不变，因此常用"心率×收缩压"（二重乘积）作为估计心肌氧耗的指标。心肌能量的产生要求大量的氧供，心肌细胞摄取血液氧含量的65%～75%，而身体其他组织则仅摄取10%～25%，因此心肌平时对血液中氧的吸收已接近于最大量，氧需要增加时已难以从血液中摄取更多的氧，只能依靠增加冠状动脉的血流量来提供。在正常情况下，冠状循环有很大的储备力，其血流量可增加到休息时的6～7倍。缺氧时，冠状动脉也扩张，能使其流量增加4～5倍。动脉粥样硬化而致冠状动脉狭窄或部分分支闭塞时，其扩张性减弱，血流量减少，且对心肌的供血量相对比较稳定。心肌的血液供给如减低到尚能应付心脏平时的需要，则休息时可无症状。心脏负荷突然增加，如劳累、激动、左心衰竭等，使心肌张力增加（心腔容积增加、心室舒张末期压力增高）、心肌收缩力增加（收缩压增高、心室压力曲线最大压力随时间变化率增加）和心率增快等致心肌氧耗量增加时，心肌对血液的需求增加；或当冠状动脉发生痉挛（如吸烟过度或神经体液调节障碍）时，冠状动脉血流量进一步减少；或在突然发生循环血流量减少的情况下（如休克、极度心动过速等），心肌血液供求之间的矛盾加深，心肌血液供给不足。一旦发生以上情况，遂引起心绞痛。严重贫血的患者，在心肌供血量虽未减少的情况下，可由红细胞减少、血液携氧量不足而引起心绞痛。

在多数情况下，劳累诱发的心绞痛常在同一"心率×收缩压"值的水平上发生。

产生疼痛的直接因素，可能是在缺血、缺氧的情况下，心肌内积聚过多的代谢产物，如乳酸、丙酮酸、磷酸等酸性物质，或类似激肽的多肽类物质，刺激心脏内自主神经的传入纤维末梢，经第1～5胸交感神经节和相应的脊髓段传至大脑，产生疼痛的感觉。这种痛觉反应与自主神经进入水平相同脊髓的脊神经所分布的皮肤区域，即胸骨后及两臂的前内侧与小指，尤其是在左侧，而多不在心脏解剖位置处。有人认为，在缺血区内富有神经供应的冠状血管的异常牵拉和收缩，可以直接产生疼痛冲动。

病理解剖检查显示，心绞痛患者至少有一支冠状动脉的主支管腔显著狭窄，为横切面的75%以上。有侧支循环形成者，则冠状动脉的主支有更严重的阻塞才会发生心绞痛。此外，冠状动脉造影发现，5%～10%的心绞痛患者，其冠状动脉的主要分支无明显病变，提示这些患者的心肌血供和氧供不足，可能是由冠状动脉痉挛、冠状循环的小动脉病变、血红蛋白和氧的离解异常、交感神经过度活动、儿茶酚胺分泌过多或心肌代谢异常等所致。

患者在心绞痛发作之前，常有血压增高、心率增快、肺动脉压增高和肺毛细血管压增高的变化，反映心脏和肺的顺应性减低，发作时可有左心室收缩力和收缩速度降低、喷血速度减慢、左心室收缩压下降、心搏量和心排血量降低、左心室舒张末期压和血容量增加等左心衰竭的病理生理变化。左心室壁可呈收缩不协调或部分心室壁有收缩减弱的现象。

二、临床表现

（一）症状

1.典型发作

突然发生的胸骨后上、中段可波及心前区压榨性、闷胀性或窒息性疼痛，可放射至左肩、左上肢前内侧及无名指和小指。重者有濒死的恐惧感和出冷汗，往往迫使患者停止活动。疼痛历时1～5分钟，很少超过15分钟，休息或含化硝酸甘油多在1～2分钟（很少超过5分钟）缓解。

2.不典型发作

（1）疼痛部位可出现在上腹部、颈部、下颌、左肩胛或右前胸、左大腿内侧等。

（2）疼痛轻微或无疼痛，出现胸部闷感、胸骨后烧灼感等，称心绞痛的相当症状。上述症状亦应为发作型，休息或含化硝酸甘油可缓解。

心前区刺痛，手指能明确指出疼痛部位，以及持续性疼痛或胸闷，多不是心绞痛。

（二）体征

平时一般无异常体征。心绞痛发作时可出现心率增快、血压增高、表情焦虑、出汗，有时出现第三或第四心音奔马律，可有暂时性心尖区收缩期杂音（乳头肌功能不全）。

（三）心绞痛严重程度的分级

根据加拿大心血管协会分类分为四级。①Ⅰ级：一般体力活动（如步行和登楼）不受限，仅在强、快或长时间劳力时发生心绞痛。②Ⅱ级：一般体力活动轻度受限。快步、饭后、寒冷或在风中、精神应激或醒后数小时内步行或登楼，步行两个街区以上、登楼一层以上和爬山，均引起心绞痛。③Ⅲ级：一般体力活动明显受限，步行1～2个街区、登楼一层引起心绞痛。④Ⅳ级：一切体力活动都引起不适，静息时可发生心绞痛。

三、分型

（一）劳力性心绞痛

劳力性心绞痛由活动和其他可引起心肌耗氧量增加的情况而诱发，可分为以下三种。

1.稳定型劳力性心绞痛

(1)病程超过1个月。

(2)胸痛发作与心肌耗氧量增加多有固定关系,即心绞痛阈值相对不变。

(3)诱发心绞痛的劳力强度相对固定,并可重复。

(4)胸痛发作在劳力当时,被迫停止活动,症状可缓解。

(5)心电图运动试验多呈阳性。

此型冠状动脉固定狭窄度超过管径的70%,多支病变居多,冠状动脉动力性阻塞多不明显,粥样斑块无急剧增大或破裂出血,故临床病情较稳定。

2.初发型劳力性心绞痛

(1)病程小于1个月。

(2)年龄较轻。

(3)男性居多。

(4)临床症状差异大。①轻型:中等程度劳力时偶发。②重型:轻微用力或休息时频发;梗塞前心绞痛为回顾性诊断。

此型单支冠状动脉病变多,侧支循环少,因冠状动脉痉挛或粥样硬化进展迅速,斑块破裂出血,血小板聚集,甚至有血栓形成,以致病情不稳定。

3.恶化型劳力性心绞痛

(1)心绞痛发作次数、持续时间、疼痛程度在短期内突然加重。

(2)活动耐量较以前明显降低。

(3)日常生活中轻微活动均可诱发,甚至安静睡眠时也可发作。

(4)休息或用硝酸甘油对缓解疼痛作用差。

(5)发作时心电图有明显的缺血性ST-T改变。

(6)血清心肌酶正常。

此型多属多支冠状动脉严重粥样硬化,并存在左主干病变,病情突然恶化可能因斑块脂质浸润急剧增大或破裂、出血,血小板凝聚血栓形成,使狭窄管腔更堵塞,致活动耐量下降。

(二)自发性心绞痛

自发性心绞痛发作与心肌耗氧量增加无明显关系,与冠状血流储备量减少有关,可单独发生或与劳力性心绞痛并存。与劳力性心绞痛相比,其疼痛持续时间一般较长,程度较重,且不易为硝酸甘油所缓解。其包括以下四种类型。

1.卧位型心绞痛

(1)有较长的劳力性心绞痛史。

(2)平卧时发作,多在午夜前,即入睡1～2小时发作。

(3)发作时需坐起甚至站立。

(4)疼痛较剧烈,持续时间较长。

(5)发作时ST段下降显著。

(6)预后差,可发展为急性心肌梗死或发生严重心律失常而死亡。

此型发生机制尚有争论,可能与夜梦、夜间血压降低或发生未被察觉的左心室衰竭,以致狭窄的冠状动脉远端心肌灌注不足,或平卧时静脉回流增加、心脏工作量增加、需氧增加等有关。

2.变异型心绞痛

(1)发病年龄较轻。

(2)发作与劳累或情绪多无关。

(3)易于午夜到凌晨时发作。

(4)几乎在同一时刻呈周期性发作。

(5)疼痛较重,历时较长。

(6)发作时心电图显示有关导联的 ST 段抬高,与之相对应的导联 ST 段可压低。

(7)含化硝酸甘油可使疼痛迅速缓解,抬高的 ST 段随之恢复。

(8)血清心肌酶正常。

本型心绞痛是在冠状动脉狭窄的基础上,该支血管发生痉挛,引起一片心肌缺血所致。冠状动脉造影正常的患者,也可由该动脉痉挛引起。冠状动脉痉挛可能与 α 肾上腺素能受体受到刺激有关,患者迟早会发生心肌梗死。

3.中间综合征

中间综合征亦称急性冠状动脉功能不全。

(1)心绞痛发作持续时间长,可在 0.5 至 1 小时,甚至 1 小时以上。

(2)常在休息或睡眠中发作。

(3)心电图、放射性核素和血清学检查无心肌坏死的表现。

本型心绞痛其性质介于心绞痛与心肌梗死之间,常是心肌梗死的前奏。

4.梗死后心绞痛

梗死后心绞痛是急性心肌梗死发生后 1 月内(不久或数周)又出现的心绞痛。由于供血的冠状动脉阻塞发生心肌梗死,但心肌尚未完全坏死,一部分未坏死的心肌处于严重缺血状态下又发生疼痛,随时有再发生梗死的可能。

(三)混合性心绞痛

混合性心绞痛的特点为以下两点。

(1)劳力性与自发性心绞痛并存,如兼有大支冠状动脉痉挛,除劳力性心绞痛外可并存变异型心绞痛,如兼有中等大冠状动脉收缩,则劳力性心绞痛可在通常能耐受的劳动强度下发生。

(2)心绞痛阈值可变性大,临床表现为在当天不同时间、当年不同季节的心绞痛阈值有明显变化,如伴有 ST 段压低的心绞痛患者运动能力的昼夜变化,或一天中首次劳力性发作的心绞痛。劳力性心绞痛患者遇冷诱发及餐后发作的心绞痛多属此型。

此类心绞痛为一支或多支冠状动脉有临界固定狭窄病变限制了最大冠状动脉储备力,同时有冠状动脉痉挛收缩的动力性阻塞使血流减少,故心肌耗氧量增加与心肌供氧量减少两个因素均可诱发心绞痛。

近年"不稳定型心绞痛"一词在临床上被广泛应用,指介于稳定型劳力性心绞痛与急性心肌梗死和猝死之间的中间状态。它包括除稳定型劳力性心绞痛外的上述所有类型的心绞痛,还包括冠状动脉成形术后心绞痛、冠状动脉旁路术后心绞痛等新近提出的心绞痛类型。其病理基础是在原有病变基础上发生冠状动脉内膜下出血、粥样硬化斑块破裂、血小板或纤维蛋白凝集、形成血栓、冠状动脉痉挛等。

四、辅助检查

(一)心电图

1.静息时心电图

约半数患者在正常范围,也可有非特异性ST-T异常或陈旧性心肌梗死图形,有时有房室或束支传导阻滞、期前收缩等。

2.心绞痛发作时心电图

绝大多数患者可出现暂时性心肌缺血引起的ST段移位;ST段水平或下斜压低大于等于1 mm,ST段抬高大于等于2 mm(变异型心绞痛);T波低平或倒置,平时T波倒置者发作时变直立(伪改善)。可出现各种心律失常。

3.心电图负荷试验

心电图负荷试验用于心电图正常或可疑时。有双倍二级梯运动试验、活动平板运动试验、蹬车试验、潘生丁负荷试验、心房调搏和异丙肾上腺素静脉滴注试验等。

4.动态心电图

24小时持续记录以证实患者胸痛时有无心电图缺血改变及无痛性心肌缺血发作。

(二)放射性核素检查

1.^{201}铊(^{201}Tl)心肌显像或兼做负荷(运动)试验

休息时铊显像所示灌注缺损主要见于心肌梗死后瘢痕部位。而缺血心肌常在心脏负荷后显示灌注缺损,并在休息后复查出现缺损区再灌注现象。近年用^{99m}Tc-MIBI做心肌灌注显像(静息或负荷)取得良好效果。

2.放射性核素心腔造影

静脉内注射焦磷酸亚锡被细胞吸附后,再注射^{99m}Tc,即可使红细胞被标记放射性核素,得到心腔内血池显影。可测定左心室射血分数及显示室壁局部运动障碍。

(三)超声心动图

二维超声心动图可检出部分冠状动脉左主干病变,结合运动试验可观察到心室壁节段性运动异常,有助于心肌缺血的诊断,静息状态下心脏图像阴性,尚可通过负荷试验确定。近年,三维超声检查,以及经食管、血管和心内超声检查增加了其诊断的阳性率和准确性。

(四)心脏X线检查

心脏X线检查无异常发现或见心影增大、肺充血等。

(五)冠状动脉造影

冠状动脉造影可直接观察冠状动脉解剖及病变程度与范围,是确诊冠心病的最可靠方法。但它是一种有一定危险的有创检查,不宜作为常规诊断手段。其主要指征为以下两点。

(1)胸痛疑似心绞痛不能确诊者。

(2)内科治疗无效的心绞痛,需明确冠状动脉病变情况而考虑手术者。

(六)激发试验

为诊断冠状动脉痉挛,常用冷加压、过度换气及麦角新碱做激发试验,前两种试验较安全,但敏感性差,麦角新碱可引起冠状动脉剧烈收缩,仅适用于造影时冠状动脉正常或固定狭窄病变小于50%的可疑冠状动脉痉挛患者。

五、诊断

根据典型的发作特点和体征,含用硝酸甘油后缓解,结合年龄和存在冠心病易患因素,除外其他原因所致的心绞痛,一般即可建立诊断。下列几方面有助于临床上判别心绞痛。

(一)性质

心绞痛应是压榨紧缩、压迫窒息、沉重闷胀性疼痛,而非刀割样尖锐痛或抓痛、短促的针刺样或触电样痛或昼夜不停的胸闷感觉。其实也并非都感到“绞痛”,少数患者可为烧灼感、紧张感或呼吸短促伴有咽喉或气管上方紧窄感。疼痛或不适感开始时较轻,逐渐增剧,然后逐渐消失,很少受体位改变或呼吸影响。

(二)部位

疼痛或不适处常位于胸骨或其邻近处,也可发生在上腹部至咽部之间的任何水平处,但极少在咽部以上。有时可位于左肩或左臂,偶尔也可位于右臂、下颌、下颈椎、上胸椎、左肩胛骨间或肩胛骨上区,然而位于左腋下或左胸下者很少。对于疼痛或不适感分布的范围,患者常需用整个手掌或拳头来指示,仅用一手指的指端来指示者极少。

(三)时限

时限为1~15分钟,多数为3~5分钟,偶有达30分钟的(中间综合征除外)。疼痛持续仅数秒钟或不适感(多为闷感)持续整天或数天者均不似心绞痛。

(四)诱发因素

诱发因素以体力劳累为主,其次为情绪激动,再次为寒冷环境、进冷饮及身体其他部位的疼痛。在体力活动后而不是在体力活动当时发生的不适感,不似心绞痛。体力活动再加情绪激动更易诱发,自发性心绞痛可在无任何明显诱因下发生。

(五)硝酸甘油的效应

舌下含用硝酸甘油片如有效,心绞痛应于1~2分钟缓解(也有需5分钟的,要考虑到患者可能对时间的估计不够准确),对卧位型的心绞痛,硝酸甘油可能无效。在评定硝酸甘油的效应时,还要注意患者所用的药物是否已经失效或接近失效。

(六)心电图

发作时心电图检查可见以R波为主的导联,ST段压低,T波平坦或倒置(变异型心绞痛者则有关导联ST段抬高),发作过后数分钟内逐渐恢复。心电图无改变的患者可考虑做负荷试验。发作不典型者,诊断要依靠观察硝酸甘油的疗效和发作时心电图的改变;如仍不能确诊,可多次复查心电图、心电图负荷试验或24小时动态心电图连续监测,如心电图出现阳性变化或负荷试验诱致心绞痛发作时亦可确诊。

六、鉴别诊断

(一)特纳综合征

目前,临床上被称为特纳综合征的有两种情况:一是1973年肯普(Kemp)提出的原因未明的心绞痛;二是1988年基文(Keaven)提出的与胰岛素抵抗有关的代谢失常。心绞痛需与Kemp的特纳综合征相鉴别。特纳综合征目前被认为是由小的冠状动脉舒缩功能障碍所致,以反复发作劳力性心绞痛为主要表现,疼痛亦可在休息时发生,发作时或负荷后心电图可显示心肌缺血表现、核素心肌灌注可显示灌注缺损、超声心动图可显示节段性室壁运动异常。本病多见于女性,冠心病的易患因素不明显,疼痛症状不甚典型,冠状动脉造影阴性,左心室无肥厚表现,麦角新碱试验阴性,若治疗反应不稳定而预后良好则与冠心病心绞痛不同。

(二)心脏神经官能症

本病多发于青年或更年期的女性患者,心前区刺痛或经常性胸闷,与体力活动无关,常伴心悸及叹息样呼吸、手足麻木等。过度换气或自主神经功能紊乱时可有T波低平或倒置,但心电图普萘洛尔试验或氯化钾试验时T波多能恢复正常。

(三)急性心肌梗死

本病疼痛部位与心绞痛相仿,但程度更剧烈,持续时间多在半小时以上,硝酸甘油不能缓解。常伴有休克、心律失常及心衰;心电图面向梗死部位的导联ST段抬高,常有异常Q波;血清心肌酶增高。

(四)其他心血管疾病

其他心血管疾病如主动脉夹层形成、主动脉窦瘤破裂、主动脉瓣病变、肥厚型心肌病、急性心包炎等。

(五)颈胸疾患

颈胸疾患如颈椎病、胸椎病、肋软骨炎、肩关节周围炎、胸肌劳损、肋间神经痛、带状疱疹等。

(六)消化系统疾病

消化系统疾病如食管裂孔疝、贲门失弛症、胃及十二指肠溃疡、急性胰腺炎、急性胆囊炎及胆石症等。

七、治疗

预防主要是防止动脉粥样硬化的发生和发展。治疗原则是改善冠状动脉的供血和减少心肌耗氧量,同时治疗动脉粥样硬化。

(一)发作时的治疗

1.休息

发作时立刻休息,一般患者在停止活动后症状即可消除。

2.药物治疗

较重的发作,可使用作用快的硝酸酯制剂。这类药物除扩张冠状动脉、降低其阻力、增加其血流量外,还通过对周围血管的扩张作用,减少静脉回心血量,降低心室容量、心腔内压、心排血量和血压,减低心脏前后负荷和心肌的需氧,从而缓解心绞痛。

(1)硝酸甘油:可用0.3～0.6 mg片剂,置于舌下含化,使其迅速为唾液所溶解而吸收,1～2分钟即开始起作用,半小时后作用消失,对约92%的患者有效,其中对76%的患者在3分钟内见效。延迟见效或完全无效时提示患者并非患冠心病或患严重的冠心病,也可能所含的药物已失效或未溶解,如属后者可嘱患者轻轻嚼碎继续含化。长期反复应用可产生耐药性而效力减低,停用10天以上,可恢复有效性。近年还有喷雾剂和胶囊制剂,能达到迅速起效的目的。不良反应有头昏、头胀痛、头部跳动感、面红、心悸等,偶尔有血压下降,因此第一次用药时,患者宜取平卧位,必要时吸氧。

(2)硝酸异山梨酯(消心痛):可用5～10 mg,舌下含化,2～5分钟见效,作用维持2～3小时,或用喷雾剂喷到口腔两侧黏膜上,每次1.25 mg,1分钟见效。

(3)亚硝酸异戊酯:极易气化的液体,盛于小安瓿内,每安瓿0.2 mL,用时以小手帕包裹敲碎,立即盖于鼻部吸入。作用快而短,10～15秒起效,几分钟即消失。本药作用与硝酸甘油相同,其降低血压的作用更明显,有引起晕厥的可能,目前多数学者不推荐使用。同类制剂还有亚硝酸辛酯。

在应用上述药物的同时,可考虑用镇静药。

(二)缓解期的治疗

宜尽量避免各种足以诱致发作的因素。调节饮食,特别是每次进食不应过饱,禁烟、酒。调整日常生活与工作量;减轻精神负担;保持适当的体力活动,但以不致发生疼痛症状为度;有血脂质异常者积极调整血脂;一般不需卧床休息。初次发作(初发型),或发作增多、加重(恶化型),或卧位型、变异型、中间综合征、梗死后心绞痛等疑为心肌梗死前奏的患者,应休息一段时间。

使用作用持久的抗心绞痛药物,应防止心绞痛发作,可单独选用、交替应用或联合应用下列作用持久的药物。

1.硝酸酯制剂

(1)硝酸异山梨酯。①硝酸异山梨酯:口服后半小时起作用,持续3～5小时,常用量为10～20 mg/4～6 h,初服时常有头痛反应,可将单剂改为5 mg,以后逐渐加量。②单硝酸异山梨酯(异乐定):口服后吸收完全,解离缓慢,药效达8小时,常用量为20～40 mg/8～12 h。近年倾向于应用缓释制剂以减少服药次数,硝酸异山梨酯的缓释制剂1次口服作用持续8小时,可用20～60 mg/8 h。单硝酸异山梨酯的缓释制剂用量为50 mg,每天1～2次。

(2)长效硝酸甘油制剂。①硝酸甘油缓释制剂:口服后使硝酸甘油部分药物得以避免被肝脏代谢,进入体循环而发挥其药理作用。一般服后半小时起作用,时间为8～12小时,常用剂量为2.5 mg,每天两次。②硝酸甘油软膏和贴片制剂:前者为2%软膏,均匀涂于皮肤上,每次直径2～5 cm,涂药60～90分钟起作用,维持4～6小时;后者每贴含药20 mg,贴于皮肤后1小时起作用,维持12～24小时。胸前或上臂皮肤是最适合涂或贴药的部位。

患青光眼、颅内压增高、低血压或休克者不宜选用本类药物。

2.β肾上腺素能受体阻滞剂(β受体阻滞剂)

β受体有β_1和β_2两个亚型。心肌组织中β_1受体占主导地位,而支气管和血管平滑肌中以β_2受体为主。所有β受体阻滞剂对两型β受体都能抑制,但有些制剂对心脏有选择性作用。它们具有阻断拟交感胺类药物对心率和心收缩力受体的刺激作用,减慢心率,降低血压,减低心肌收缩力和氧耗量,从而缓解心绞痛的发作。此外,还降低运动时血流动力的反应,使在同一运动量水平上心肌耗氧量减少,使不缺血的心肌区小动脉(阻力血管)缩小,从而使更多的血液通过极度扩张的侧支循环(输送血管)流入缺血区。国外学者建议用量要大。不良反应有心室射血时间延长和心脏容积增加,这虽可能使心肌缺血加重或引起心力衰竭,但其使心肌耗氧量减少的作用远超过其不良反应。常用制剂如下。

(1)普萘洛尔(心得安):每天3～4次,开始时每次10 mg,逐步增加剂量为每天80～200 mg;其缓释制剂用160 mg,每天1次。

(2)氧烯洛尔(心得平):每天3～4次,每次20～40 mg。

(3)阿普洛尔(心得舒):每天2～3次,每次25～50 mg。

(4)吲哚洛尔(心得静):每天3～4次,每次5 mg,逐步增至60 mg/d。

(5)索他洛尔(心得怡):每天2～3次,每次20 mg,逐步增至200 mg/d。

(6)美托洛尔(美多心安):每天两次,每次25～100 mg;其缓释制剂用200 mg,每天1次。

(7)阿替洛尔(氨酰心安):每天两次,每次12.5～75 mg。

(8)醋丁洛尔(醋丁酰心安):每天200～400 mg,分2～3次服。

(9)纳多洛尔(康加多尔):每天1次,每次40～80 mg。

(10)噻吗洛尔(噻吗心安):每天两次,每次5～15 mg。

本类药物有引起心动过缓、降低血压、抑制心肌收缩力、引起支气管痉挛等作用,长期应用有些可以引起血脂增高,故在选用药物时和用药过程中要加以注意和观察。新一代制剂中,赛利洛尔具有心脏选择性β_1受体阻滞作用,同时具有部分β_2受体激动作用。其减缓心率的作用较轻,甚至可使夜间心率增快;有轻度兴奋心脏的作用;有轻度扩张支气管平滑肌的作用;使血胆固醇、低密度脂蛋白和甘油三酯降低,高密度脂蛋白胆固醇增高;使纤维蛋白降低,纤维蛋白原增高;长期应用对血糖无影响,因而更适用于老年冠心病患者。剂量为200～400 mg,每天1次。我国患者对降受体阻滞剂的耐受性较差,宜用低剂量。

β受体阻滞剂可与硝酸酯合用,但要注意:①β受体阻滞剂可与硝酸酯有协同作用,因而剂量应偏小,开始剂量尤其要注意减小,以免引起体位性低血压等不良反应。②停用β受体阻滞剂时应逐步减量,如突然停用有诱发心肌梗死的可能。③心功能不全、支气管哮喘及心动过缓者不宜用。其有减慢心律的不良反应,因而限制了剂量的加大。

3.钙通道阻滞剂(钙拮抗剂)

此类药物抑制钙离子进入细胞内,也抑制心肌细胞兴奋,收缩耦联中钙离子的利用。因而,其能抑制心肌收缩,减少心肌耗氧量;扩张冠状动脉,解除冠状动脉痉挛,改善心内膜下心肌的血供;扩张周围血管,降低动脉压,减轻心脏负荷;还降低血液黏度,抗血小板聚集,改善心肌的微循环。常用制剂有以下三种。

(1)苯烷胺衍生物。最常用的是维拉帕米(异搏定),80～120 mg,每天3次;其缓释制剂240～480 mg,每天1次。不良反应有头晕、恶心、呕吐、便秘、心动过缓、PR间期延长、血压下降等。

(2)二氢吡啶衍生物。①硝苯地平(心痛定):10～20 mg,每4～8小时1次,口服;舌下含用3分钟后起效;其缓释制剂用量为20～40 mg,每天1～2次。②氨氯地平(络活喜):5～10 mg,每天1次。③尼卡地平:10～30 mg,每天3～4次。④尼索地平:10～20 mg,每天2～3次。⑤非洛地平(波依定):5～20 mg,每天1次。⑥伊拉地平:2.5～10 mg,每12小时1次。

本类药物的不良反应有头痛、头晕、乏力、面部潮红、血压下降、心率增快、下肢水肿等,也可有胃肠道反应。

(3)苯噻氮唑衍生物。最常用的是地尔硫䓬(恬尔心、合心爽),30～90 mg,每天3次,其缓释制剂用量为45～90 mg,每天两次。

不良反应有头痛、头晕、皮肤潮红、下肢水肿、心率减慢、血压下降、胃肠道不适等。

以钙通道阻滞剂治疗变异型心绞痛的疗效最好。本类药可与硝酸酯同服,其中二氢吡啶衍生物类如硝苯地平尚可与β阻滞剂同服,但维拉帕米和地尔硫䓬与β阻滞剂合用时则有过度抑制心脏的危险。停用本类药时也宜逐渐减量然后停服,以免发生冠状动脉痉挛。

4.冠状动脉扩张剂

冠状动脉扩张剂为能扩张冠状动脉的血管扩张剂,从理论上说能增加冠状动脉的血流,改善心肌的血供,缓解心绞痛。但由于冠心病时冠状动脉病变情况复杂,有些血管扩张剂如双嘧达莫,可能扩张无病变或轻度病变的动脉较扩张重度病变的动脉更为显著,减少侧支循环的血流量,引起所谓“冠状动脉窃血”,增加正常心肌的供血量,使缺血心肌的供血量反而减少,因而不再用于治疗心绞痛。目前仍用的有以下七种。

(1)吗多明:1～2 mg,每天2～3次,不良反应有头痛、面红、胃肠道不适等。

(2)胺碘酮:100～200 mg,每天3次,也用于治疗快速心律失常,不良反应有胃肠道不适、药疹、角膜色素沉着、心动过缓、甲状腺功能障碍等。

(3)乙氧黄酮:30～60 mg,每天2～3次。

(4)卡波罗孟:75～150 mg,每天3次。

(5)奥昔非君:8～16 mg,每天3～4次。

(6)氨茶碱:100～200 mg,每天3～4次。

(7)罂粟碱:30～60 mg,每天3次。

(三)中医中药治疗

根据祖国医学辨证论治,采用治标和治本两法。治标,主要在疼痛期应用,以“通”为主,有活血、化瘀、理气、通阳、化痰等法;治本,一般在缓解期应用,以调整阴阳、脏腑、气血为主,有补阳、滋阴、补气血、调理脏腑等法。其中,以“活血化瘀”法(常用丹参、红花、川芎、蒲黄、郁金等)和“芳香温通”法(常用苏合香丸、苏冰滴丸、宽胸丸、保心丸、麝香保心丸等)最为常用。此外,针刺或穴位按摩治疗也有一定疗效。

(四)其他药物和非药物治疗

右旋糖酐40或羟乙基淀粉注射液:250～500 mL/d,静脉滴注14～30天为一疗程,作用为改善微循环的灌流,改善心肌的血流灌注,可用于心绞痛的频繁发作。高压氧治疗增加全身的氧供应,可使顽固的心绞痛得到改善,但疗效不易巩固。体外反搏治疗可能增加冠状动脉的血供,也可考虑应用。兼有早期心力衰竭者,治疗心绞痛的同时宜用快速作用的洋地黄类制剂。鉴于不稳定型心绞痛的病理基础是在原有冠状动脉粥样硬化病变上发生冠状动脉内膜下出血、斑块破裂、血小板或纤维蛋白凝集形成血栓,近年对其采用抗凝血、溶血栓和抗血小板药物治疗,收到较好的效果。

(五)冠状动脉介入性治疗

1.经皮冠状动脉腔内成形术(PTCA)

用带球囊的心导管经周围动脉送到冠状动脉,在导引钢丝的引导下进入狭窄部位,向球囊内注入造影剂使之扩张，在有指征的患者中可收到与外科手术治疗同样的效果。过去认为，理想的指征为以下四点。

(1)心绞痛病程(小于1年)药物治疗效果不佳，患者失健。

(2)1支冠状动脉病变，且病变在近端，无钙化或痉挛。

(3)有心肌缺血的客观证据。

(4)患者有较好的左心室功能和侧支循环。施行本术如不成功，需做紧急主动脉冠状动脉旁路移植手术。

近年，随着技术的改进、经验的累积，手术指征已扩展到：①治疗多支或单支多发病变。②治疗近期完全闭塞的病变，包括发病6小时内的急性心肌梗死。③治疗病情初步稳定两周的不稳定型心绞痛。④行主动脉冠状动脉旁路移植术后血管狭窄。无血供保护的左冠状动脉主干病变为用本手术治疗的禁忌。本手术即时成功率在90%左右，但术后3～6个月，25%～35%患者可再发生狭窄。

2.冠状动脉内支架安置术

以不锈钢、钴合金或钽等金属和高分子聚合物制成的筛网状、含槽的管状和环绕状的支架，通过心导管置入冠状动脉，支架自行扩张或借球囊膨胀作用使其扩张，支撑在血管壁上，从而维持血管内血流畅通。其用于以下五方面。

(1)改善PTCA的疗效，降低再狭窄的发生率，尤其适用于PTCA扩张效果不理想者。

(2)PTCA术时由冠状动脉内膜撕脱、血管弹性回缩、冠状动脉痉挛或血栓形成而出现急性血管闭塞者；

(3)慢性病变冠状动脉近于完全阻塞者。

(4)旁路移植血管段狭窄者。

(5)急性心肌梗死者。术后使用抗血小板治疗预防支架内血栓形成，目前认为，新一代的抗血小板制剂——血小板GPⅡb/Ⅲ受体阻滞剂有较好效果。可用abciximab静脉注射0.25 mg/kg，然后静脉滴注10 μg/(kg·h)，共12小时；或eptifibatibe静脉注射180 μg/kg，然后静脉滴注每分钟2 μg/kg，共96小时；或tirofiban静脉滴注每分钟0.4 μg/kg，共30分钟，然后每分钟0.1 μg/kg，滴注48小时。口服制剂有：xemilofiban 5～20 mg，每天两次。也可口服常用的抗血小板药物，如阿司匹林、双嘧达莫、噻氯吡啶或较新的氯吡格雷等。

3.其他介入性治疗

尚有冠状动脉斑块旋切术、冠状动脉斑块旋切吸引术、冠状动脉斑块旋磨术、冠状动脉激光成形术等，这些在PTCA的基础上发展的方法，期望使冠状动脉再通更好，使再狭窄的发生率降低。近年还有用冠状动脉内超声、冠状动脉内放射治疗的介入性方法，其结果有待观察。

(六)运动锻炼疗法

谨慎安排进度适宜的运动锻炼有助于促进患者侧支循环的发展，提高体力活动的耐受量，改善症状。

(七)不稳定型心绞痛的处理

各种不稳定型心绞痛的患者均应住院卧床休息，在密切监护下，进行积极的内科治疗，尽快控制症状和防止发生心肌梗死。需取血测血清心肌酶和观察心电图变化以排除急性心肌梗死,并注意胸痛发作时的 ST 段改变。胸痛时可先含硝酸甘油 0.3～0.6 mg,如反复发作可舌下含硝酸异山梨酯 5～10 mg,每两小时 1 次,必要时加大剂量,以收缩压不过于下降为度,症状缓解后改为口服。如无心力衰竭可加用β受体阻滞剂和/或钙通道阻滞剂,剂量可偏大些。胸痛严重且频繁或难以控制者,可静脉内滴注硝酸甘油,以 1 mg 溶于 5%葡萄糖溶液 50～100 mL 中,开始时 10～20 μg/min,需要时逐步增加至 100～200 μg/min;也可用硝酸异山梨酯10 mg溶于 5%葡萄糖溶液 100 mL 中,以 30～100 μg/min 静脉滴注。对发作时 ST 段抬高或有其他证据提示其发作主要由冠状动脉痉挛引起者,宜用钙通道阻滞剂取代β受体阻滞剂。鉴于本型患者常有冠状动脉内粥样斑块破裂、血栓形成、血管痉挛及血小板聚集等病变基础,近年主张用阿司匹林口服、肝素或低分子肝素皮下或静脉内注射以预防血栓形成。情况稳定后,行选择性冠状动脉造影,考虑介入或手术治疗。

八、护理

(一)护理评估

1.病史

询问患者有无高血压、高脂血症、吸烟、糖尿病、肥胖等危险因素,以及劳累、情绪激动、饱食、寒冷、吸烟、心动过速、休克等诱因。

2.身体状况

主要评估患者胸痛的特征,包括诱因、部位、性质、持续时间、缓解方式及心理感受等。典型心绞痛的特征为:①发作在劳力等诱因的当时。②疼痛部位在胸骨体上段或中段之后,可波及心前区约手掌大小范围,甚至横贯前胸,界限不是很清楚,常放射至左肩臂内侧达无名指和小指,或至颈、咽、下颌部。③疼痛性质为压迫、紧缩性闷痛或烧灼感,偶伴濒死感,迫使患者立即停止原来的活动,直至症状缓解。④疼痛一般持续 3～5 分钟,经休息或舌下含化硝酸甘油,几分钟内缓解,可数日或数周发作 1 次,或 1 日发作多次。⑤发作时多有紧张或恐惧情绪,发作后有焦虑、多梦。

发作时体检常有心率加快、血压升高、面色苍白、出冷汗,部分患者有暂时性心尖部收缩期杂音、舒张期奔马律、交替脉。

3.实验室及其他检查

(1)心电图检查:主要是在以 R 波为主的导联上,ST 段压低,T 波平坦或倒置等。

(2)心电图负荷试验:通过增加心脏负荷及心肌氧耗量,激发心肌缺血性 ST-T 改变,有助于临床诊断和疗效评定等。常用的方法有:饱餐试验、双倍阶梯运动试验及次极量运动试验(蹬车运动试验、活动平板运动试验)等。

(3)动态心电图:可以连续 24 小时记录心电图,观察缺血时的 ST-T 改变,有助于诊断、观察药物治疗效果及有无心律失常。

(4)超声波检查:二维超声显示左主冠状动脉及分支管腔可能变窄,管壁不规则增厚及回声增强。心绞痛发作时或运动后,局部心肌运动幅度减低或无运动及心功能减低。超声多普勒于二尖瓣上取样,可测出舒张早期血液速度减低,舒张末期流速增加,表示舒张早期心肌顺应性减低。

(5)X 线检查:冠心病患者在合并有高血压病或心功能不全时,可有心影扩大、主动脉弓屈曲延长；心衰重时，可合并肺充血改变；有陈旧心肌梗死合并室壁瘤时，X线下可见心室反向搏动（记波摄影）。

(6)放射性核素检查：静脉注射^{201}铊，心肌缺血区不显像。^{201}铊运动试验以运动诱发心肌缺血，可使休息时无异常表现的冠心病患者呈现不显像的缺血区。

(7)冠状动脉造影：可发现由中动脉粥样硬化引起的狭窄性病变及其确切部位、范围和程度，并能估计狭窄处远端的管腔情况。

(二)护理目标

(1)患者主诉疼痛次数减少，程度减轻。

(2)患者能够掌握活动规律并保持最佳活动水平，表现为活动后不出现心律失常和缺氧表现。心率、血压、呼吸维持在预定范围。

(3)患者能够运用有效的应对机制减轻或控制焦虑。

(4)患者能了解本病防治常识，说出所服用药物的名称、用法、作用和不良反应。

(5)无并发症发生。

(三)护理措施

1.一般护理

(1)患者应卧床休息，嘱患者避免突然用力的动作，饭后不宜进行体力活动，防止精神紧张、情绪激动，避免受寒、饱餐及吸烟、酗酒，宜少食多餐，用清淡饮食，不宜进含动物脂肪及高胆固醇的食物。

对有恐惧和焦虑心理的患者，应向患者解释冠心病的性质，只要注意生活保健、坚持治疗，可以防止病情的发展；对情绪不稳者，可适当应用镇静剂。

(2)保持大小便通畅，做好皮肤及口腔的护理。

2.病情观察与护理

(1)不稳定型心绞痛患者应放监护室予以监护，密切观察病情和心电图变化，观察胸痛持续的时间、次数，并注意观察硝酸盐类等药物的不良反应。发现异常，及时报告医师，并协助相应的处理。

(2)患者心绞痛发作时，嘱其安静卧床休息，做心电图检查观察其ST-T的改变，并给予舌下含化硝酸甘油0.6 mg，吸氧。对有频繁发作的心绞痛或属自发型心绞痛的患者，需提高警惕，用心电监护观察有无发展为心肌梗死。如有上述变化，应及时报告医师。

(四)健康教育

(1)向患者及家属讲解有关疾病的病因及诱发因素。嘱患者防止过度脑力劳动，适当参加体力活动；合理搭配饮食结构；肥胖者需限制饮食；戒烟、酒。积极防治高血压、高脂血症和糖尿病。有上述疾病家族史的青年，应在早期注意血压及血脂变化，争取早期发现，及时治疗。

(2)嘱患者心绞痛症状控制后，应坚持服药治疗，避免导致心绞痛发作的诱因。对不经常发作者，需鼓励做适当的体育锻炼如散步、打太极拳等，这样有利于冠状动脉侧支循环的建立。嘱患者随身携带硝酸甘油片或亚硝酸异戊酯等药物，以备心绞痛发作时自用。

(3)出院时指导患者根据病情调整饮食结构，坚持医师、护士建议的合理化饮食。教会家属正确测量血压、脉搏、体温的方法。教会患者及家属识别与自身有关的诱发因素，如吸烟、情绪激动等。

(4)出院带药,给患者提供有关的书面材料,指导患者正确用药。

(5)教会患者门诊随访知识。

第二节 急性心肌梗死

急性心肌梗死是急性心肌缺血性坏死。AMI是在冠状动脉病变的基础上,发生冠状动脉血供急剧减少或中断,使相应的心肌严重而持久地急性缺血所致。其通常是在冠状动脉样硬化病变的基础上继发血栓形成所致。非动脉粥样硬化所致的心肌梗死可由感染性心内膜炎、血栓脱落、主动脉夹层形成、动脉炎等引起。

本病在欧洲国家和美国常见。20世纪50年代,美国本病死亡率大于300/10万人;20世纪70年代以后,死亡率小于200/10万人。美国35～84岁人群中,年发病率男性为71‰,女性为22‰,每年约有80万人发生心肌梗死,45万人再梗死。在我国本病不多见,20世纪70年代和20世纪80年代,河北、黑龙江、北京、上海、广州等省市年发病率仅为0.2‰～0.6‰,其中以华北地区最高。

一、病因和发病机制

急性心肌梗死绝大多数(90%以上)是由冠状动脉粥样硬化所致。由于冠状动脉有弥漫且广泛的粥样硬化病变,故管腔有大于75%的狭窄。侧支循环尚未充分建立。一旦由管腔内血栓形成、劳力、情绪激动、休克、外科手术或血压剧升等诱因而致血供进一步急剧减少或中断,使心肌严重而持久急性缺血在1小时以上,即可发生心肌梗死。

冠状动脉闭塞后约半小时,心肌开始坏死,1小时后心肌凝固性坏死,心肌间质充血、水肿、炎性细胞浸润。以后坏死心肌逐渐溶解,形成肌溶灶,随后渐有肉芽组织形成,坏死组织1周后开始吸收,逐渐纤维化,在6～8周形成瘢痕而愈合,即为陈旧性心肌梗死。坏死心肌波及心包可引起心包炎。心肌全层坏死,可产生心室壁破裂,游离壁破裂或室间隔穿孔,也可引起乳头肌断裂。若仅有心内膜下心肌坏死,则在心室腔压力的冲击下,外膜下层向外膨出,形成室壁膨胀瘤,造成室壁运动障碍甚至矛盾运动,严重影响左心室射血功能。冠状动脉可有1支或几支闭塞而引起所供血区部位的梗死。

急性心肌梗死时,心脏收缩力减弱,顺应性减低,心肌收缩不协调,心排血量下降,严重时发生泵衰竭、心源性休克及各种心律失常,病死率高。

二、病理生理

病理生理主要出现左心室舒张和收缩功能障碍的一些血流动力学变化,其严重程度和持续时间取决于梗死的部位、程度和范围。心脏收缩力减弱、顺应性减低、心肌收缩不协调,左心室压力曲线最大上升速度(dp/dt)减低,左心室舒张末期压增高、舒张和收缩末期容量增多。射血分数减低,心搏量和心排血量下降,心率增快或有心律失常,血压下降,静脉血氧含量降低。心室重构出现心壁厚度改变、心脏扩大和心力衰竭(先左心衰竭然后全心衰竭),可发生心源性休克。右心室梗死在心肌梗死患者中少见,其主要病理生理改变是右心衰竭的血流动力学变化，右心房压力增高，高于左心室舒张末期压，心排血量减低，血压下降。

急性心肌梗死引起的心力衰竭称为泵衰竭，按 Killip 分级法可分为：Ⅰ级尚无明显心力衰竭；Ⅱ级有左心衰竭；Ⅲ级有急性肺水肿；Ⅳ级有心源性休克等不同程度或阶段的血流动力学变化。心源性休克是泵衰竭的严重阶段，但如兼有肺水肿和心源性休克则情况最严重。

三、临床表现

(一)病史

发病前常有明显诱因，如精神紧张、情绪激动、过度体力活动、饱餐、高脂饮食、糖尿病未控制、感染、手术、大出血、休克等。少数在睡眠中发病。约有半数以上的患者过去有高血压及心绞痛史。部分患者则无明确病史及先兆表现，首次发展即是急性心肌梗死。

(二)症状

1.先兆症状

急性心肌梗死多突然发病，少数患者起病症状轻微。1/2～2/3 的患者起病前 1～2 日至 1～2 周或更长时间有先兆症状，其中最常见的是稳定型心绞痛转变为不稳定型；或既往无心绞痛，突然出现心绞痛，且发作频繁、程度较重，用硝酸甘油难以缓解，持续时间较长。伴恶心、呕吐、血压剧烈波动。心电图显示 ST 段一时性明显上升或降低，T 波倒置或增高。这些先兆症状如诊断及时、治疗得当，约半数以上患者可免于发生心肌梗死。即使发生，症状也较轻，预后较好。

2.胸痛

胸痛为最早出现且突出的症状。其性质和部位多与心绞痛相似，但程度更为剧烈，呈难以忍受的压榨、窒息，甚至“濒死感”，伴有大汗淋漓及烦躁不安。持续时间可为 1～2 小时甚至 10 小时以上，或时重时轻达数天之久。用硝酸甘油无效，需用麻醉性镇痛药才能减轻。疼痛部位多在胸骨后，但范围较为广泛，常波及整个心前区，约 10％的病例波及剑突下及上腹部或颈、背部，偶尔到下颌、咽部及牙齿处。约 25％的病例无明显疼痛，多见于老年人、糖尿病(由于感觉迟钝)患者、神志不清患者或有急性循环衰竭患者，疼痛被其他严重症状所掩盖。15％～20％的病例在急性期无症状。

3.心律失常

心律失常见于 75％～95％的患者，多发生于起病后 1～2 周，以在 24 小时内发生最多见。经心电图观察可出现各种心律失常，可伴乏力、头晕、晕厥等症状，且为急性期引起死亡的主要原因之一。其中，最严重的心律失常是室性异位心律(包括频发性期前收缩、阵发性心动过速和颤动)。频发(大于 5 次/分)、多源、成对出现或 R 波落在 T 波上的室性期前收缩可能为心室颤动的先兆。房室传导阻滞和束支传导阻滞也较多见，严重者可出现完全性房室传导阻滞。室上性心律失常则较少见，多发生于心力衰竭患者。前壁心肌梗死易发生室性心律失常。下壁(膈面)梗死易发生房室传导阻滞。

4.心力衰竭

心力衰竭主要是急性左心衰竭，由心肌梗死后收缩力减弱或不协调所致，可出现呼吸困难、咳嗽、烦躁及发绀等症状。严重时两肺满布湿啰音，形成肺水肿，进一步则导致右心衰竭。右心室心肌梗死者可一开始就出现右心衰竭。

5.低血压和休克

仅于疼痛剧烈时血压下降,未必是休克。但如疼痛缓解而收缩压仍低于 10.7 kPa (80 mmHg),伴有烦躁不安、大汗淋漓、脉搏细快、尿量减少(小于 20 mL/h)、神志恍惚甚至晕厥时,则为休克,主要为心源性,由心肌广泛坏死、心排血量急剧下降所致。而神经反射引起的血管扩张尚属次要,有些患者还有血容量不足的因素参与。

6.胃肠道症状

疼痛剧烈时,伴有频繁的恶心呕吐、上腹胀痛、肠胀气等,与迷走神经张力增高有关。

7.坏死物质吸收引起的症状

症状主要是发热,一般在发病后 1~3 天出现,体温在 38 ℃左右,持续约 1 周。

(三)体征

①约半数患者心浊音界轻度至中度增大,有心力衰竭时较显著。②心率多增快,少数可减慢。③心尖区第一心音减弱,有时伴有奔马律。④10%~20%的患者在病后 2~3 天出现心包摩擦音,多数在几天内又消失,这是坏死波及心包面引起的反应性纤维蛋白性心包炎所致。⑤心尖区可出现粗糙的收缩期杂音或收缩中晚期喀喇音,为二尖瓣乳头肌功能失调或断裂所致。⑥可听到各种心律失常的心音改变。⑦常见到血压下降到正常以下(病前高血压者血压可降至正常),且可能不再恢复到起病前水平。⑧还可有休克、心力衰竭的相应体征。

(四)并发症

心肌梗死除可并发心力衰竭及心律失常外,还可有下列并发症。

1.动脉栓塞

动脉栓塞主要由左室壁血栓脱落引起。根据栓塞的部位,可能产生脑部或其他部位的相应症状,常在起病后 1~2 周发生。

2.心室膨胀瘤

梗死部位在心脏内压的作用下,显著膨出。心电图常显示持久的 ST 段抬高。

3.心肌破裂

心肌破裂少见。可在发病 1 周内出现,患者常突然休克甚至死亡。

4.乳头肌功能不全

乳头肌功能不全的病变可分为坏死性与纤维性两种,在发生心肌梗死后,心尖区突然出现响亮的全收缩期杂音,第一心音减低。

5.心肌梗死后综合征

发生率约为 10%,于心肌梗死后数周至数月出现,可反复发生,表现为发热、胸痛、心包炎、胸膜炎或肺炎等症状、体征,可能为机体对坏死物质的变态反应。

四、诊断要点

(一)诊断标准

诊断 AMI 必须至少具备以下标准中的两条。

(1)有缺血性胸痛的临床病史,疼痛常持续 30 分钟以上。

(2)心电图的特征性改变和动态演变。

(3)心肌坏死的血清心肌标记物浓度升高和动态变化。

(二)诊断步骤

对疑为 AMI 的患者,应争取在 10 分钟内完成诊断。

(1)临床检查(问清患者缺血性胸痛病史,如疼痛性质、部位、持续时间、缓解方式、伴随症状;查明心、肺、血管等的体征)。

(2)描记 18 导联心电图(常规 12 导联加 $V_7 \sim V_9$,$V_3R \sim V_5R$),并立即进行分析、判断。

(3)迅速进行简明的临床鉴别诊断后做出初步诊断(老年人突发原因不明的休克、心衰、上腹部疼痛伴胃肠道症状、严重心律失常或较重且持续性胸痛或胸闷,应慎重考虑有无本病的可能)。

(4)对病情做出基本评价并确定即刻处理方案。

(5)尽快进行相关的诊断性检查和监测,如血清心肌标记物浓度的检测,结合缺血性胸痛的临床病史、心电图的特征性改变,做出 AMI 的最终诊断。此外,尚应进行血常规、血脂、血糖、凝血时间、电解质等检测,以及二维超声心动图检查、床旁心电监护等。

(三)危险性评估

(1)伴下列任意一项者,如高龄(大于 70 岁)、既往有心肌梗死史、心房颤动、前壁心肌梗死、心源性休克、急性肺水肿或持续低血压等可确定为高危患者。

(2)病死率随心电图 ST 段抬高的导联数的增加而增加。

(3)血清心肌标记物浓度与心肌损害范围呈正相关,可助估计梗死面积和患者预后。

五、鉴别诊断

(一)不稳定型心绞痛

其疼痛的性质、部位与心肌梗死相似,但发作持续时间短、次数频繁、含服硝酸甘油有效。心电图的改变及酶学检查是其与心肌梗死鉴别的主要依据。

(二)急性肺动脉栓塞

大块的栓塞可引起胸痛、呼吸困难、咯血、休克,但多出现右心负荷急剧增加的表现,如有心室增大,P_2 亢进、分裂和有心衰体征。无心肌梗死时的典型心电图改变和血清心肌酶的变化。

(三)主动脉夹层

该病也具有剧烈的胸痛,有时出现休克,其疼痛常为撕裂样,一开始即达高峰,多放射至背部、腹部、腰部及下肢。两上肢的血压和脉搏常不一致是本病的重要体征。可出现主动脉瓣关闭不全的体征,心电图和血清心肌酶学检查无 AMI 时的变化。X 线和超声检查可出现主动脉明显增宽。

(四)急腹症

急性胆囊炎、胆石症、急性坏死性胰腺炎、溃疡病穿孔等常出现上腹痛及休克的表现,但应有相应的腹部体征,心电图及酶学检查有助于鉴别。

(五)急性心包炎

急性心包炎,尤其是非特异性急性心包炎,也可出现严重胸痛、心电图 ST 段抬高,但该病发病前常有上呼吸道感染,呼吸和咳嗽时疼痛加重,早期即有心包摩擦音。无心电图的演变及酶学异常。

六、处理

(一)治疗原则

改善冠状动脉血液供给,减少心肌耗氧量,保护心脏功能,挽救因缺血而濒死的心肌,防止梗死面积扩大,缩小心肌缺血范围,及时发现、处理、防治严重心律失常、泵衰竭和各种并发症,防止猝死。

(二)院前急救

流行病学调查发现,50%的患者发病后1小时在院外猝死,死因主要是可救治的心律失常。因此,院前急救的重点是尽可能缩短患者就诊延误的时间和院前检查、处理、转运所用的时间;尽量帮助患者安全、迅速地转送到医院;尽可能及时给予相关急救措施,如嘱患者停止任何主动性活动和运动,舌下含化硝酸甘油,高流量吸氧,镇静止痛(吗啡或哌替啶),必要时静脉注射或滴注利多卡因,或给予除颤治疗和心肺复苏;缓慢性心律失常给予阿托品肌内注射或静脉注射;及时将患者情况通知急救中心或医院,在严密观察、治疗下迅速将患者送至医院。

(三)住院治疗

急诊室医师应力争在10～20分钟完成病史采集、临床检查和记录18导联心电图,尽快明确诊断。对ST段抬高者应在30分钟内收住冠心病监护病房(CCU)并开始溶栓,或在90分钟内开始行急诊PTCA治疗。

1.休息

患者应卧床休息,保持环境安静,减少探视,防止不良刺激。

2.监测

在冠心病监护室进行心电图、血压和呼吸监测5～7日,必要时进行床旁血流动力学监测,以便于观察病情和指导治疗。

3.护理

第一周完全卧床,加强护理,进食、漱洗、大小便、翻身等都需要别人帮助。第二周可从床上坐起,第三至四周可逐步离床和室内缓步走动。但病重或有并发症者,卧床时间宜适当延长。食物以易消化的流质或半流质为主,病情稳定后逐渐改为软食。便秘3日者可服轻泻剂或用甘油栓等,必须防止用力大便造成病情突变。焦虑、不安患者可用地西泮等镇静剂。禁止吸烟。

4.吸氧

在急性心肌梗死早期,即便未合并左侧心力衰竭或肺疾病,也常有不同程度的动脉低氧血症。其原因可能是细支气管周围水肿,使小气道狭窄,增加小气道阻力,气流量降低,局部换气量减少,特别是两肺底部最为明显。有些患者虽未测出动脉低氧血症,但由于增加肺间质液体,肺顺应性一过性降低,故有气短症状。因此,应给予吸氧,通常在发病早期用鼻塞给氧24～48小时,3～5 L/min。有利于氧气运送到心肌,可能减轻气短、疼痛或焦虑症状。严重左侧心力衰竭、肺水肿和有机械并发症的患者,多伴有严重低氧血症,需面罩加压给氧或气管插管并机械通气。

5.补充血容量

心肌梗死患者发病后出汗、呕吐或进食少,以及应用利尿药等,引起血容量不足和血液浓缩,从而加重缺血和血栓形成,有导致心肌梗死面积扩大的危险。因此,如每天摄入量不足,应适当补液,以保持出入量的平衡。一般可用极化液。

6.缓解疼痛

AMI时,剧烈胸痛使患者交感神经过度兴奋,产生心动过速、血压升高和心肌收缩力增强,从而增加心肌耗氧量。易诱发快速性室性心律失常,应迅速给予有效镇痛药。本病早期疼痛难以区分坏死心肌疼痛和可逆性心肌缺血疼痛,二者常混杂在一起。先予含服硝酸甘油,随后静脉点滴硝酸甘油,如疼痛不能迅速缓解,应立即用强的镇痛药,吗啡和派替啶最为常用。吗啡是解除急性心肌梗死后疼痛最有效的药物。其作用于中枢阿片受体而发挥镇痛作用,并阻滞中枢交感神经冲动的传出,导致外周动、静脉扩张,从而降低心脏前后负荷及心肌耗氧量。镇痛可减轻疼痛引起的应激反应,使心率减慢。1次给药后10～20分钟发挥镇痛作用,1～2小时作用最强,持续4～6小时。通常静脉注射吗啡3 mg,必要时每5分钟重复1次,总量不宜超过15 mg。吗啡在治疗剂量时即可发生不良反应,随剂量增加,发生率增加。不良反应有恶心、呕吐、低血压和呼吸抑制。其他不良反应有眩晕、嗜睡、表情淡漠、注意力分散等。一旦出现呼吸抑制,可每隔3分钟静脉注射纳洛酮有拮抗吗啡的作用,剂量为0.4 mg,总量不超过1.2 mg。一般用药后呼吸抑制症状可很快消除,必要时采用人工辅助呼吸。哌替啶有消除迷走神经作用和镇痛作用,其血流动力学作用与吗啡相似,75 mg哌替啶相当于10 mg吗啡,不良反应有致心动过速和呕吐,但较吗啡轻。可用阿托品0.5 mg对抗之。临床上可肌内注射25～75 mg,必要时2～3小时重复,过量时会出现麻醉作用和呼吸抑制,当引起呼吸抑制时,也可应用纳洛酮治疗。对重度烦躁者可应用冬眠疗法,经肌内注射哌替啶25 mg、异丙嗪(非那根)12.5 mg,必要时4～6小时重复1次。

中药可用复方丹参滴丸、麝香保心丸口服,或复方丹参注射液16 mL加入5%葡萄糖溶液250～500 mL中静脉滴注。

(四)再灌注心肌

起病3～6小时,再灌注心肌使闭塞的冠状动脉再通,心肌得到再灌注,濒临坏死的心肌可能得以存活或坏死范围缩小、预后改善,是一种积极的治疗措施。

1.急诊溶栓治疗

溶栓治疗是20世纪80年代初兴起的一项新技术,其治疗原理是针对急性心肌梗死发病的基础,即大部分穿壁性心肌梗死是由冠状动脉血栓性闭塞引起的。凝血酶原在异常刺激下被激活,形成凝血酶,使纤维蛋白原转化为纤维蛋白,然后与其他有形成分如红细胞、血小板一起形成血栓。机体内存在一个纤维蛋白溶解系统,它是由纤维蛋白溶解原和内源性或外源性激活物组成的。在激活物的作用下,纤维蛋白溶酶原被激活,形成纤维蛋白溶酶,它可以溶解稳定的纤维蛋白血栓,还可以降解纤维蛋白原,促使纤维蛋白裂解,使血栓溶解。但是纤维蛋白溶酶的半衰期很短,要想获得持续的溶栓效果,只能依靠连续输入外源性补给激活物的办法。现在临床常用的纤溶激活物有两大类,一类为非选择性纤溶剂,如链激酶、尿激酶。它们除激活与血栓相关的纤维蛋白溶酶原外,还激活循环中的纤溶酶原,导致全身呈纤溶状态,因此可以引起出血并发症。另一类为选择性纤溶剂,有重组组织型纤溶酶原激活物(rt-PA)、单链尿激酶型纤溶酶原激活物(scu-PA)及乙酰化纤溶酶原-链激酶激活剂复合物(APSAC)。它们选择性地激活与血栓有关的纤溶酶原,而对循环中的纤溶酶原仅有中等强度的作用。这样可以避免或减少出血并发症。

(1)溶栓疗法的适应证:①持续性胸痛超过半小时,含服硝酸甘油片后症状不能缓解。②相邻两个或更多导联 ST 段抬高大于 0.2 mV。③发病 6 小时内,或虽超过 6 小时,患者仍有严重胸痛,并且 ST 段抬高的导联有 R 波者,也可考虑溶栓治疗。

(2)溶栓治疗的禁忌证:①近 10 天内施行过外科手术者,包括活检、胸腔或腹腔穿刺和心脏体外按压术等。②10 天内行过动脉穿刺术者。③颅内病变,包括出血、梗死或肿瘤等。④有明显出血或潜在的出血性病变,如溃疡性结肠炎、胃和十二指肠溃疡或有空洞形成的肺部病变。⑤有出血性或脑栓死倾向的疾病,如各种出血性疾病、肝肾疾病、心房纤颤、感染性心内膜炎、收缩压大于 24 kPa(180 mmHg),舒张压大于 14.7 kPa(110 mmHg)等。⑥妊娠期和分娩后前 10 天。⑦在半年至 1 年内进行过链激酶治疗者。⑧年龄大于 65 岁,因为高龄患者的溶栓疗法引起颅内出血者多,而且其冠状动脉再通率低于中年。

链激酶(streptokinase, SK):SK 是 C 类乙型链球菌产生的酶,在体内将前活化素转变为活化素,后者将纤溶酶原转变为纤溶酶。有抗原性,用前需做皮肤变态反应试验。静脉滴注常用量为 50 万～100 万 U 加入 5% 葡萄糖溶液 100 mL 内,30～60 分钟滴完,后每小时给予 10 万 U,滴注 24 小时。治疗前半小时肌内注射异丙嗪 25 mg,加少量(2.5～5 mg)地塞米松同时滴注可减少变态反应的发生。用药前后进行凝血方面的化验检查,用量大时尤应注意出血倾向。冠状动脉内注射时先做冠状动脉造影,经导管向闭塞的冠状动脉内注入硝酸甘油 0.2～0.5 mg,后注入 SK 2 万 U,继之每分钟 2 000～4 000 U,共 30～90 分钟,至再通后继续用每分钟 2 000 U,共 30～60 分钟。患者胸痛突然消失、ST 段恢复正常、心肌酶峰值提前出现为再通征象,可每分钟注入 1 次造影剂观察是否再通。

尿激酶(urokinase, UK):作用于纤溶酶原使之转变为纤溶酶。本品无抗原性,作用较 SK 弱。50 万～100 万 U 静脉滴注,60 分钟滴完。冠状动脉内应用时每分钟 6 000 U 持续 1 小时以上至溶栓后再维持 0.5～1 小时。

重组组织型纤溶酶原激活物(rt-PA):本品对血凝块有选择性,故疗效高于 SK。冠状动脉内滴注 0.375 mg/kg,持续 45 分钟。静脉滴注用量为 0.75 mg/kg,持续 90 分钟。

其他制剂还有单链尿激酶型纤溶酶原激活物、异化纤溶酶原-链激酶激活剂复合物等。

(3)以上溶栓剂的选择:文献资料显示,用药 2～3 小时的开通率 rt-PA 为 65%～80%,SK 为 65%～75%,UK 为 50%～68%,APSAC 为 68%～70%。究竟选用哪一种溶栓剂,不能根据以上数据武断选择,而应根据患者的病变范围、部位、年龄、起病时间的长短及经济情况等因素选择。比较而言,如果患者年轻(年龄小于 45 岁)、大面积前壁 AMI、到达医院时间较早(两小时内)、无高血压,应首选 rt-PA。如果年龄较大(大于 70 岁)、下壁 AMI、有高血压,应选 SK 或 UK。APSAC 的半衰期最长(70～120 分钟),因此它可在患者家中或救护车上一次性快速静脉注射;rt-PA 的半衰期最短(3～4 分钟),需静脉持续滴注 90～180 分钟;SK 的半衰期为 18 分钟,给药持续时间为 60 分钟;UK 半衰期为 40 分钟,给药时间为 30 分钟。SK 与 APSAC 可引起低血压和变态反应,UK 与 rt-PA 无这些不良反应。rt-PA 需要联合使用肝素,SK、UK、APSAC 除具有纤溶作用外,还有明显的抗凝作用,不需要积极使用静脉肝素。另外,rt-PA 价格较高,SK、UK 较低廉。以上这些因素在临床选用溶栓剂时应予以考虑。

(4)溶栓治疗的并发症。

出血。①轻度出血：皮肤、黏膜、肉眼及显微镜下血尿或小量咯血、呕血等(穿刺或注射部位少量瘀斑不作为并发症)。②重度出血：大量咯血或消化道大出血，腹膜后出血等引起失血性休克或低血压，需要输血者。③危及生命部位的出血：颅内、蛛网膜下隙、纵隔内或心包出血。

再灌注心律失常，注意其对血流动力学的影响。

一过性低血压及其他的变态反应。

溶栓治疗急性心梗的价值是肯定的。加速血管再通，减少和避免冠状动脉早期血栓性再堵塞，可进一步增加疗效。已证实有效的抗凝治疗可加速血管再通，有助于保持血管通畅。今后的研究应着重改进治疗方法或使用特异性溶栓剂，以减少纤维蛋白分解，防止促凝血活动和纤溶酶原偷窃，还应着重研制合理的联合使用的药物和方法。如此，可使现已明显降低的急性心梗死亡率进一步下降。

2.经皮腔内冠状动脉成形术

(1)直接 PTCA：急性心肌梗死发病后直接做 PTCA。指征：静脉溶栓治疗有禁忌证者；合并心源性休克者(急诊 PTCA 挽救生命是作为首选治疗)；诊断不明患者，如急性心肌梗死病史不典型或左束支传导阻滞(LBBB)者，可从直接冠状动脉造影和 PTCA 中受益；有条件在发病后数小时内行 PTCA 者。

(2)补救性 PTCA：在发病 24 小时内，静脉溶栓治疗失败，患者胸痛症状不缓解时，行急诊 PTCA，以挽救存活的心肌，限制梗死面积进一步扩大。

(3)半择期 PTCA：溶栓成功患者在梗死后 7～10 天，有心肌缺血指征或冠状动脉再闭塞者。

(4)择期 PTCA：在急性心肌梗死后 4～6 周，用于再发心绞痛或有心肌缺血客观指征，如运动试验、动态心电图、^{201}Tl 运动心肌断层显像等证实有心肌缺血。

(5)冠状动脉旁路移植术(CABG)：适用于溶栓疗法及 PTCA 无效，而仍有持续性心肌缺血；急性心肌梗死合并有左房室瓣关闭不全或室间隔穿孔等机械性障碍需要手术矫正和修补，同时进行 CABG；多支冠状动脉狭窄或左冠状动脉主干狭窄。

(五)缩小梗死面积

AMI 是心肌氧供/氧需的严重失衡，纠正这种失衡，就能挽救濒死的心肌，限制梗死的扩大，有效减少并发症和改善患者的预后。控制心律失常、适当补充血容量和治疗心力衰竭，均有利于减少梗死区。目前多主张采用以下几种药物。

1.扩血管药物

扩血管药物必须应用于梗死初期的发展阶段，即起病后 4～6 小时。一般首选硝酸甘油静脉滴注或消心痛舌下含化，也可在皮肤上用硝酸甘油贴片或软膏。使用时应注意：静脉给药时，最好有血流动力学监测，当肺动脉楔嵌压小于 2 kPa，动脉压正常或增高时，其疗效较好，反之，则可使病情恶化；应从小剂量开始，在应用过程中保持肺动脉楔嵌压不低于 2 kPa(2～2.4 kPa)，且动脉压不低于正常低限，以保证必需的冠状动脉灌注。

2.β 受体阻滞剂

大量临床资料表明，在 AMI 发生后的 4～12 小时，给普萘洛尔或阿普洛尔、阿替洛尔、美括洛尔等药治疗(最好是早期静脉内给药),常能明显降低患者的最高血清酶水平,有限制梗死范围扩大的作用。但因这些药的负性肌力、负性频率作用,故在临床应用时,当心率低于每分钟 60 次、收缩压小于等于 14.6 kPa、有心衰及下壁心梗者应慎用。

3.低分子右旋糖酐及复方丹参等活血化瘀药物

一般可选用低分子右旋糖酐每天静脉滴注 250~500 mL,7~14 天为一疗程。在低分子右旋糖酐内加入活血化瘀药物如血栓通 4~6 mL、川芎嗪 80~160 mg 或复方丹参注射液12~30 mL,疗效更佳。心功能不全者低分子右旋糖酐者慎用。

4.极化液

极化液可减少心肌坏死,加速缺血心肌的恢复。但近几年其效果不显著,已趋向不用,仅用于 AMI 伴有低血容量者。其他改善心肌代谢的药物有维生素 C(3~4 g)、辅酶 A(50~100 U)、肌苷(0.2~0.6 g)、维生素 B_6(50~100 mg),每天 1 次静脉滴注。

5.其他

有人提出用大量激素(氢化可的松 150 mg/kg)或透明质酸酶(每次 500 U/kg,每 6 小时 1 次,每日 4 次),或用钙拮抗剂(心痛定 20 mg,每 4 小时 1 次)治疗 AMI,但对此分歧较大,尚无统一结论。

(六)严密观察,及时处理并发症

1.左心功能不全

AMI 时,左心功能不全因病理生理改变的程度不同,可表现为轻度肺淤血、急性左心衰(肺水肿)、心源性休克。

(1)急性左心衰(肺水肿)的治疗:可选用吗啡、利尿剂(呋塞米等)、硝酸甘油(静脉滴注),尽早口服 ACEI 制剂(以短效制剂为宜)。肺水肿合并严重高血压时应静脉滴注硝普钠,从小剂量(10 μg/min)开始,据血压调整剂量。伴严重低氧血症者可行人工机械通气治疗。洋地黄制剂在 AMI 发病 24 小时内不主张使用。

(2)心源性休克:在严重低血压时应静脉滴注多巴胺 5~15 μg/(kg·min),一旦血压升为 90 mmHg 以上,则可同时静脉滴注多巴酚丁胺 3~10 μg/(kg·min),以减少多巴胺用量。如血压不升,应使用大剂量多巴胺[大于等于 15 μg/(kg·min)]。大剂量多巴胺无效时,可静脉滴注去甲肾上腺素 2~8 μg/min。轻度低血压时,可用多巴胺或与多巴酚丁胺合用。药物治疗无效者,应使用主动脉内球囊反搏(IABP)。AMI 合并心源性休克提倡 PTCA 再灌注治疗。中药可酌情选用独参汤、参附汤、生脉散等。

2.抗心律失常

急性心肌梗死有 90%以上出现心律失常,绝大多数发生在梗死后 72 小时内,无论是快速性还是缓慢性心律失常,对急性心肌梗死患者均可引起严重后果。因此,应及早发现心律失常,特别是严重的心律失常前驱症状,并给予积极的治疗。

(1)对出现室性期前收缩的急性心肌梗死患者,均应进行严密心电监护及处理。频发的室性期前收缩或室速,应以利多卡因 50~100 mg 静脉注射,无效时 5~10 分钟可重复,控制后以每分钟1~3 mg 静脉滴注维持,情况稳定后可改为药物口服;美西律 150~200 mg、普鲁卡因酰胺250~500 mg、溴苄胺 100~200 mg 等,每 6 小时维持 1 次。

(2)对已发生室颤者应立即行心肺复苏术,在进行心脏按压和人工呼吸的同时争取尽快实行电除颤,一般首次即采取较大能量(200～300 J),争取1次成功。

(3)对窦性心动过缓如心率小于每分钟50次,或心率在每分钟50～60次但合并低血压或室性心律失常者,可以阿托品每次0.3～0.5 mg静脉注射,无效时5～10分钟重复,但总量不超过2 mg,也可以氨茶碱0.25 g或异丙基肾上腺素1 mg分别加入300～500 mL液体中静脉滴注,但这些药物有可能增加心肌氧耗或诱发室性心律失常,故均应慎用。以上治疗无效症状严重时可采用临时起搏措施。

(4)对房室传导阻滞Ⅰ度和Ⅱ度量型者,可应用肾上腺皮质激素、阿托品、异丙肾上腺素治疗,但应注意其不良反应。对Ⅲ度及Ⅱ度Ⅱ型者宜行临时心脏起搏。

(5)对室上性快速心律失常,可选用β阻滞剂、洋地黄类(24小时内尽量不用)、异搏定、乙胺碘呋酮、奎尼丁、普鲁卡因酰胺等治疗,对阵发性室上性、房颤及房扑药物治疗无效,可考虑直流同步电转复或人工心脏起搏器复律。

3.机械性并发症的处理

(1)心室游离壁破裂:可引起急性心包填塞致突然死亡,临床表现为电-机械分离或心脏停搏,常因难以即时救治而死亡。亚急性心脏破裂应积极争取冠状动脉造影后行手术修补及血管重建术。

(2)室间隔穿孔:伴血流动力学失代偿者,提倡在血管扩张剂和利尿剂治疗及IABP支持下,早期或急诊手术治疗。如穿孔较小、无充血性心衰、血流动力学稳定,可保守治疗,6周后择期手术。

(3)急性二尖瓣关闭不全:急性乳头肌断裂时突发左心衰和(或)低血压,主张用血管扩张剂、利尿剂及IABP治疗,在血流动力学稳定的情况下急诊手术。因左心室扩大或乳头肌功能不全者,应积极应用药物治疗心衰,改善心肌缺血并行血管重建术。

(七)恢复期处理

住院3周后,如病情稳定、体力增进,可考虑出院。近年主张出院前做症状限制性运动负荷心电图、放射性核素和(或)超声显像检查,如显示心肌缺血或心功能较差,宜行冠状动脉造影检查考虑进一步处理。心室晚电位检查有助于预测发生严重室性心律失常的可能性。

七、护理

(一)护理评估

1.病史

发病前常有明显诱因,如精神紧张、情绪激动、过度体力活动、饱餐、高脂饮食、糖尿病未控制、感染、手术、大出血、休克等。少数在睡眠中发病。有半数以上的患者过去有高血压及心绞痛史。部分患者则无明确病史及先兆表现,首次发展即是急性心肌梗死。

2.身体状况

(1)先兆:约半数以上患者在梗死前数日至数周,有乏力、胸部不适、活动时心悸、气急、心绞痛等,最突出为心绞痛发作频繁,持续时间较长,疼痛较剧烈,甚至伴恶心、呕吐、出大汗、心动过缓、硝酸甘油疗效差等,特称为梗前先兆。应警惕近期内发生心肌梗死的可能,要及时住院治疗。

(2)症状:急性心肌梗死的临床表现与梗死的大小、部位、发展速度及原来心脏的功能情况等有关。①疼痛:最常见的起始症状。典型的疼痛部位和性质与心绞痛相似,但疼痛更剧烈,诱因多不明显，持续时间较长，多在30分钟以上，也可达数小时或更长，休息和含服硝酸甘油多不能缓解。患者常烦躁不安、出汗、恐惧，或有濒死感。老年人、糖尿病患者及脱水、休克患者常无疼痛。少数患者以休克、急性心力衰竭、突然晕厥为始发症状。部分患者疼痛位于上腹部，或者疼痛放射至下颌、颈部、背部上方，易被误诊，应与相关疾病鉴别。②全身症状：有发热和心动过速等。发热由坏死物质吸收引起，一般在疼痛后24～48小时出现，体温一般在38℃左右，持续约1周。③胃肠道症状：常伴有恶心、呕吐、肠胀气和消化不良，特别是下后壁梗死者。重症者可发生呃逆。④心律失常：见于75%～95%的患者，以发病24小时内最多见，可伴心悸、乏力、头晕、晕厥等症状。其中以室性心律失常居多，可出现室性期前收缩、室性心动过速、心室颤动或加速性心室自主心律。如出现频发的、成对的、多源的和R落在T的室性期前收缩，或室性心动过速，常为心室颤动的先兆。室颤是急性心肌梗死早期主要的死因。室上性心律失常则较少，多发生在心力衰竭者中。缓慢型心律失常中以房室传导阻滞最为常见，束支传导阻滞和窦性心动过缓也较多见。⑤低血压和休克：见于20%～30%的患者。疼痛期的血压下降未必是休克。如疼痛缓解后收缩压仍低于10.7 kPa(80 mmHg)，伴有烦躁不安、面色苍白、皮肤湿冷、大汗淋漓、脉细而快、少尿、精神迟钝甚或昏迷者，则为休克表现。休克多在起病后数小时至1周发生，主要是心源性，由心肌收缩力减弱、心排血量急剧下降所致，尚有血容量不足、严重心律失常、周围血管舒缩功能障碍和酸中毒等因素参与。⑥心力衰竭：主要为急性左心衰竭，可在发病最初的几天内发生，或在疼痛、休克好转阶段出现，是由心肌梗死后心脏收缩力显著减弱或不协调所致。患者可突然出现呼吸困难、咳泡沫痰、发绀等，严重时可发生急性肺水肿，也可继而出现全心衰竭。

(3)体征。①一般情况：患者常焦虑不安或恐惧、手抚胸部、面色苍白、皮肤潮湿、呼吸增快；如左心功能不全时呼吸困难，常采半卧位或咳粉红色泡沫痰；发生休克时四肢厥冷，皮肤有蓝色斑纹。多数患者于发病第2天体温升高，一般在38℃左右，1周内退至正常。②心脏：心脏浊音界可轻至中度增大；心率增快或减慢；可有各种心律失常；心尖部第一心音常减弱，可出现第三或第四音奔马律；一般听不到心脏杂音，二尖瓣乳头肌功能不全或腱索断裂时心尖部可听到明显的收缩期杂音；室间隔穿孔时，胸骨左缘可闻及响亮的全收缩期杂音；发生严重的左心衰竭时，心尖部也可闻及收缩期杂音；1%～20%的患者可在发病1～3天出现心包摩擦音，持续数天，少数可持续1周以上。③肺部：发病早期肺底可闻及少数湿啰音，常在1～2天消失，啰音持续存在或增多常提示左心衰竭。

3.实验室及其他检查

(1)心电图：可起到定性、定位、定期的作用。透壁性心肌梗死典型改变：出现异常、持久的Q波或QS波。损伤型ST段的抬高，弓背向上与T波融合形成单向曲线，起病数小时之后出现，数日至数周回到基线。T波改变：起病数小时内异常增高，数日至两周变为平坦，继而倒置。但有5%～15%的病例心电图表现不典型，其原因为小灶梗死、多处或对应性梗死、再发梗死、心内膜下梗死及伴室内传导阻滞、心室肥厚或预激综合征等。以上情况可不出现坏死性Q波，只表现为QRS波群高度、ST段、T波的动态改变。另外，右心梗死、真后壁和局限性高侧壁心肌梗死，常规导联中不显示梗死图形，应加做特殊导联以明确诊断。

(2)心向量图：当心电图不能肯定诊断为心肌梗死时，往往可通过心向量图得到证实。

(3)超声心动图：并不用来诊断急性心肌梗死，但对探查心肌梗死的各种并发症极有价值，尤其是室间隔穿孔破裂，乳头肌或腱索断裂或功能不全造成的二尖瓣关闭不全、脱垂、室壁瘤和心包积液。

(4)放射性核素检查：放射性核素心肌显影及心室造影^{99m}锝及^{131}碘等形成热点成像或^{201}铊^{42}钾等冷点成像可判断梗死的部位和范围。用门电路控制γ闪烁照相法进行放射性核素血池显像，可观察壁动作及测定心室功能。

(5)心室晚电位(LPs)：心肌梗死时，LPs阳性率为28%～58%，其出现不似陈旧性心梗稳定，但与室速、室颤有关，阳性者应进行心电监护及予以有效治疗。

(6)磁共振成像：易获得清晰的空间隔像，故对发现间隔段运动障碍、间隔心肌梗死并发症较其他方法优越。

(7)血常规：白细胞计数上升为10×10^9～20×10^9/L，中性粒细胞增加75%～90%。

(8)红细胞沉降率：增快，可持续1～3周。

(9)血清酶学检查：心肌细胞内含有大量的酶，受损时这些酶进入血液，测定血中心肌酶谱对诊断及估计心肌损害程度有十分重要的价值。常用的有：①肌酸激酶(creatine kinase，CK)，发病4～6小时在血中出现，24小时达峰值，后很快下降，2～3天消失。②乳酸脱氢酶(lactate dehydrogenase，LDH)在起病8小时后升高，达到高峰时间在2～3天，持续1～2周恢复正常。其中，CK的同工酶CK-MB和LDH的同工酶CDH，诊断的特异性最高，其增高程度还能更准确地反映梗死的范围。

(10)肌红蛋白测定：血清肌红蛋白升高出现时间比CK略早，约为4小时，多数24小时即恢复正常；尿肌红蛋白在发病后5～40小时开始排泄，持续时间平均达83小时。

(二)护理目标

(1)患者疼痛减轻。

(2)患者能遵医嘱服药，说出治疗的重要性。

(3)患者的活动量增加、心率正常。

(4)生命体征维持在正常范围。

(5)患者看起来放松。

(三)护理措施

1.一般护理

(1)安置患者于冠心病监护病房，连续监测心电图、血压、呼吸5～7日，对行漂浮导管检查者做好相应护理，询问患者有无心悸、胸闷、胸痛、气短、乏力、头晕等不适。

(2)病室保持安静、舒适，限制探视，有计划地护理患者，减少对患者的干扰，保证患者充足的休息和睡眠时间，防止任何不良刺激。据病情安置患者于半卧位或平卧位。第1～3日绝对卧床休息，翻身、进食、洗漱、排便等均由护理人员帮助料理；第4～6日可在床上活动肢体，无并发症者可在床上坐起，逐渐过渡到坐在床边或椅子上，每次20分钟，每天3～5次，鼓励患者深呼吸；第1周后开始在室内走动，逐步过渡到室外行走；第3～4周可试着上下楼梯或出院。病情严重或有并发症者应适当延长卧床时间。

(3)介绍本病知识和监护室的环境。关心、尊重、鼓励、安慰患者，以和善的态度回答患者提出的问题，帮助其树立战胜疾病的信心。

(4)给予低钠、低脂、低胆固醇、无刺激、易消化的饮食，少食多餐，避免进食过饱。

(5)由于卧床休息、消化功能减退、哌替啶或吗啡等止痛药物的应用,心肌梗死患者的胃肠功能和膀胱收缩无力抑制,易发生便秘和尿潴留。应予以足够的重视,酌情给予轻泻剂,嘱患者排便时勿屏气,避免增加心脏负担和导致附壁血栓脱落。排便不畅时宜加用开塞露,对5日无大便者可保留灌肠或给低压盐水灌肠。对排尿不畅者,可采用物理或诱导法,协助排尿,必要时行导尿。

(6)吸氧:氧治疗可改善低氧血症,有利于心肌梗死的康复。急性期给患者高流量吸氧,持续48小时。氧流量在每分钟3～5 L,病情变化可延长吸氧时间。待疼痛减轻、休克解除,可减低氧流量。注意鼻导管的通畅,24小时更换1次。如果合并急性左心衰竭,出现重度低氧血症时,死亡率较高,可采用加压吸氧或酒精除泡沫吸氧。

(7)防止血栓性静脉炎或深部静脉血栓形成:血栓性静脉炎表现为受累静脉局部红、肿、痛,可延伸呈条索状,多由反复静脉穿刺输液和多种药物输注所致。所以行静脉穿刺时应严格无菌操作,患者感觉输液局部皮肤疼痛或红肿,应及时更换穿刺部位,并予以热敷或理疗。下肢静脉血栓形成一般在血栓较大引起阻塞时才出现患肢肤色改变、皮肤温度升高和可凹性水肿。应注意每天协助患者做被动下肢活动2～3次,注意下肢皮肤温度和颜色的变化,避免选用下肢静脉输液。

2.病情观察与护理

急性心肌梗死系危重疾病,应早期发现危及患者生命的先兆表现,如能得到及时处理,可使病情转危为安。故需严密观察以下情况。

(1)血压:始发病时应0.5～1小时测量一次血压,随血压恢复情况逐步减少测量次数为每天4～6次,基本稳定后每天1～2次。若收缩压在12 kPa(90 mmHg)以下,脉压减小,且音调低落,要注意患者的神志状态、脉搏、面色、皮肤色泽及尿量等,是否有心源性休克的发生。此时,在通知医师的同时,对休克者采取抗休克措施,如补充血容量,应用升压药、血管扩张剂,以及纠正酸中毒,避免脑缺氧,保护肾功能等。有条件者应准备好中心静脉压测定装登或漂浮导管测定肺微血管楔嵌压设备,以正确应用输液量及调节液体滴速。

(2)心率、心律:在冠心病监护病房进行连续的心电、呼吸监测,在心电监测示波屏上,应注意观察心率及心律变化。及时检出可能作为恶性心动过速先兆的任何室性期前收缩,以及室颤或完全性房室传导阻滞、严重的窦性心动过缓、房性心律失常等。如发现室性期前收缩为每分钟5次以上,呈二、三联律,多原性期前收缩,以及室性期前收缩的R波落在前一次主搏的T波之上,均为转变阵发性室性心动过速及心室颤动的先兆,易造成心搏骤停。遇有上述情况,在立即通知医师的同时,需应用相应的抗心律失常药物,并准备好除颤器和人工心脏起搏器,协同医师抢救处理。

(3)胸痛:急性心肌梗死患者常伴有持续剧烈的胸痛,因此应注意观察患者的胸痛程度,剧烈胸痛可导致低血压,加重心肌缺氧,扩大梗死面积,引起心力衰竭、休克及心律失常。常用的止痛剂有罂粟碱肌肉注射或静脉滴注,硝酸甘油0.6 mg含服,疼痛较重者可用哌替啶或吗啡。在护理中应注意可能出现的药物不良反应,同时注意观察血压、尿量、呼吸及一般状态,确保用药的安全。

(4)呼吸急促:注意观察患者的呼吸状态,对有呼吸急促的患者应注意观察血压、皮肤黏膜的血循环情况、肺部体征的变化,以及血流动力学和尿量的变化。发现患者有呼吸急促、不能平卧、烦躁不安、咳嗽、咳泡沫样血痰时，立即取半坐位，给予吸氧，准备好快速强心、利尿剂，配合医师按急性心力衰竭处理。

(5)体温：急性心肌梗死患者可有低热，体温在 37～38.5 ℃，持续 3 天左右。如体温持续升高，1 周后仍不下降，应疑有继发肺部或其他部位感染，及时向医师报告。

(6)意识变化：如发现患者意识恍惚、烦躁不安，应注意观察血流动力学及尿量的变化。警惕心源性休克的发生。

(7)器官栓塞：在急性心肌梗死第 1、2 周内，注意观察组织或脏器有无发生栓塞现象。左心室内附壁血栓脱落而引起脑、肾、四肢、肠系膜等动脉栓塞，应及时向医师报告。

(8)心室膨胀瘤：在心肌梗死恢复过程中，心电图表现虽有好转，但患者仍有顽固性心力衰竭或心绞痛发作，应疑有心室膨胀瘤的发生。这是由于在心肌梗死区愈合过程中，心肌被结缔组织替代，成为无收缩力的薄弱纤维瘢痕区。该区内受心腔内的压力而向外呈囊状膨出，造成心室膨胀瘤。应配合医师进行 X 线检查以确诊。

(9)心肌梗死后综合征：需注意在急性心肌梗死后两周、数月甚至两年内，可并发心肌梗死后综合征。其表现为肺炎、胸膜炎和心包炎征象，同时也有发热、胸痛、血沉和白细胞升高现象，酷似急性心肌梗死的再发。这是由坏死心肌引起机体自身免疫变态反应所致。如心肌梗死的特征性心电图变化有好转现象又有上述表现时，应做好 X 线检查的准备，配合医师做出鉴别诊断。因本病应用激素治疗效果良好，若因误诊而用抗凝药物，可导致心腔内出血而发生急性心包填塞。故应严密观察病情，在确诊为本病后，应向患者及家属做好解释工作，解除顾虑，必要时给患者应用镇痛及镇静剂；做好休息、饮食等生活护理。

(四)健康教育

(1)嘱患者注意劳逸结合，根据心功能进行适当的康复锻炼。

(2)嘱患者避免紧张、劳累、情绪激动、饱餐、便秘等诱发因素。

(3)嘱患者节制饮食，禁烟、酒、咖啡、酸辣刺激性食物，多吃蔬菜、蛋白质类食物，少食动物脂肪、胆固醇含量较高的食物。

(4)嘱患者按医嘱服药，随身常备硝酸甘油等扩张冠状动脉药物，定期复查。

(5)指导患者及家属，病情突变时，采取简易应急措施。

第三节　风湿性心脏瓣膜病

风湿性心脏病简称“风心病”。本病多见于 20～40 岁，女性多于男性，约 1/3 的患者无典型风湿热病史。二尖瓣病变最常见，发生率为 95%～98%；主动脉瓣病变次之，发生率为 20%～35%；三尖瓣病变为 5%；肺动脉瓣病变仅为 1%；联合瓣膜病变占 20%～30%。非风湿性心瓣膜病见于老年瓣膜病、二尖瓣脱垂综合征、先天性瓣膜异常、感染性心内膜炎、外伤等。

一、二尖瓣狭窄

(一)病因和发病机制

二尖瓣狭窄(MS)几乎均为风湿性，2/3 为女性，急性风湿热一般 10 年后(至少两年)才出现杂音,常于25～30岁时出现症状。先天性MS罕见,患儿的存活时间一般不超过两年。老年性二尖瓣狭窄患者并不罕见。占位性病变,如左心房黏液瘤或血栓形成很少导致MS。

MS是一种进行性损害性病变,狭窄程度随年龄增加而逐渐加重。无症状期为10～20年。多数患者在风湿热发作后10年内无狭窄的临床症状。在随后的10年内,多数患者可做出二尖瓣狭窄的诊断,但患者常无症状。正常二尖瓣瓣口面积为4～6 cm^2,当瓣口缩小到1.5～2.5 cm^2 时,才出现明显的血流动力学障碍,患者可感到劳累时心悸气促,此时患者一般在20～40岁。再过10年,当瓣口缩小到1.1～1.5 cm^2 时,就会出现明显的左心衰竭症状。当瓣口小于1.0 cm^2 时,肺动脉压明显升高,患者出现右心衰竭的症状和体征,随后因反复发作心力衰竭而死亡。

(二)临床表现

1.症状

MS的临床表现主要有呼吸困难、咯血、咳嗽、心悸,少数患者可有胸痛、晕厥。合并快速性心房颤动、肺部感染等,可发生急性左心衰竭。有胸痛者,常提示合并冠心病、严重主动脉瓣病变或肺动脉高压(致右心室缺血)等。出现晕厥者少见,如反复发生晕厥多提示合并主动脉瓣狭窄、左心房球形血栓、并发肺栓塞或左心房黏液瘤等。由患者左心房扩大和肺动脉扩张而挤压左喉返神经引起声音嘶哑,压迫食管可引起吞咽困难。肺水肿为重度二尖瓣狭窄的严重并发症,患者突然出现重度呼吸困难、不能平卧、咳粉红色泡沫样痰、双肺布满啰音,如不及时抢救,往往致死。长期的肺淤血可引起肺动脉高压、右心衰竭而使患者出现颈静脉怒张、肝大、直立性水肿、胸腔积液、腹水等;右心衰竭发生后,患者的呼吸困难减轻,发生急性肺水肿和大咯血的危险性减少。

MS常并发心房颤动(发生率为20%～60%,平均为50%),主要见于病程晚期;房颤发生后心排血量减少20%左右,可诱发、加重心功能不全,甚至引起急性肺水肿。房颤发生后平均存活年限为5年,但也有存活25年以上者。由于房颤后心房内血流缓慢及淤滞,故易促发心房内血栓形成,血栓脱落后可引起栓塞。其他并发症有感染性心内膜炎(8%)、肺部感染等。

2.体征

查体可有二尖瓣面容——双颧绀红色,心尖区第一心音(S_1)亢进和开瓣音(如瓣膜钙化僵硬则第一心音减弱、开瓣音消失),心尖区有低调的隆隆样舒张中晚期杂音,常伴舒张期震颤。肺动脉高压时可有肺动瓣第二音(P_2)亢进,也可有肺动脉扩张及三尖瓣关闭不全的杂音。心房颤动特别是伴有较快心室率时,心尖区舒张期杂音可发生改变或暂时消失,心率变慢后杂音又重新出现。所谓"哑型MS"是指有MS存在,但临床上未能闻及心尖区舒张期杂音,这种情况可见于快速性心房颤动、合并重度二尖瓣反流或主动脉瓣病变、心脏重度转位、合并肺气肿、肥胖及重度心功能不全等。

(三)诊断

1.辅助检查

(1)X线:典型表现为二尖瓣型心脏、左心房大、右心室大、主动脉结小、食管下段后移、肺淤血、间质性肺水肿和含铁血黄素沉着等征象。

(2)心电图:可出现二尖瓣型P波、PTFV1(+)、心电轴右偏和右心室肥厚。

(3)超声心动图:可确定狭窄瓣口面积及形态,M型超声可见二尖瓣运动曲线呈典型"城垛样改变”。

2.诊断要点

查体发现心尖区隆隆样舒张期杂音、心尖区 S_1 亢进和开瓣音、P_2 亢进，可考虑 MS 的诊断。辅助检查可明确诊断。

依瓣口大小，将 MS 分为轻、中、重度；其瓣口面积分别为 1.5～2.0 cm^2、1.0～1.5 cm^2、小于 1.0 cm^2。

3.鉴别诊断

临床上应与下列情况的心尖区舒张期杂音相鉴别，如功能性 MS、左心房黏液瘤或左心房球形血栓、扩张型或肥厚型心肌病、三尖瓣狭窄、奥斯汀·弗林特杂音、舒张中期杂音，以及甲状腺功能亢进、贫血、二尖瓣关闭不全等流经二尖瓣口的血流增加时产生的舒张期杂音。

(四)治疗

MS 患者左心室并无压力负荷或容量负荷过重，因此没有任何特殊的内科治疗。内科治疗的重点是针对房颤和防止血栓栓塞并发症。对出现肺淤血或肺水肿的患者，可慎用利尿药和静脉血管扩张药，以减轻心脏前负荷和肺淤血。洋地黄仅适用于控制快速性房颤时的心室率。β 受体阻滞剂仅适用于房颤并有快速心室率或有窦性心动过速时。MS 的主要治疗措施是手术。

二、二尖瓣关闭不全

(一)病因和发病机制

二尖瓣关闭(MR)包括急性和慢性两种类型。急性二尖瓣关闭不全起病急、病情重。急性 MR 多由腱索断裂或乳头肌断裂引起。此外，感染性心内膜炎所致的瓣膜穿孔、二尖瓣置换术后发生的瓣周漏、MS 的闭式二尖瓣分离术或球囊扩张术的瓣膜撕裂等也可引起。慢性 MR 在我国以风心病为最常见原因，在西方国家则以二尖瓣脱垂为常见原因。其他原因有冠心病、老年瓣膜病、感染性心内膜炎、左心室显著扩大、先天畸形、特发性腱索断裂、系统性红斑狼疮、类风湿关节炎、肥厚型梗阻性心肌病、心内膜心肌纤维化和左心房黏液瘤等。

急性 MR 时，左心房压急速上升，进而导致肺淤血，甚至急性肺水肿，相继出现肺动脉高压及右心衰竭，而左心室的前向排血量明显减少。慢性 MR 时，左心房顺应性增加，左心房扩大。同时，扩大的左心房、左心室在较长时间内适应容量负荷增加，使左心房室压不至于明显上升，故肺淤血出现较晚。持续的过度负荷，终致左心衰竭，肺淤血、肺动脉高压、右心衰竭相继出现。

(二)临床表现

1.症状

轻度 MR 患者，如无细菌性心内膜炎等并发症，可无症状。最早症状常为活动后易疲乏，或体力活动后心悸、呼吸困难。当出现左心衰竭时，可表现为活动后呼吸困难或端坐呼吸，但较少发生肺水肿及咯血。一旦出现左心衰竭，多呈进行性加重，病情多难以控制。急性 MR 时，起病急、病情重，出现肺淤血甚至急性肺水肿，相继出现肺动脉高压及右心衰竭。

2.体征

查体于心尖区可闻及全收缩期吹风样高调一贯性杂音，可伴震颤；杂音一般向左腋下和左肩胛下区传导。心尖搏动呈高动力型；瓣叶缩短所致重度关闭不全者，第一心音常减弱。

二尖瓣脱垂者的收缩期非喷射性喀喇音和收缩晚期杂音为本病的特征。凡使左心室舒张末期容积减少的因素,如从平卧位到坐位或直立位、吸入亚硝酸异戊酯等都可以使喀喇音提前和收缩期杂音延长;凡使左心室舒张末期容积增加的因素,如下蹲、握拳、使用普萘洛尔(心得安)等均使喀喇音出现晚和收缩期杂音缩短。严重的二尖瓣脱垂产生全收缩期杂音。

(三)诊断

1.辅助检查

(1)左心室造影:本病半定量反流严重程度的"金标准"。

(2)多普勒超声:诊断 MR 敏感性几乎达 100%,左心房内最大反流面积小于4 cm^2 为轻度反流,4~8 cm^2 为中度反流,大于 8 cm^2 为重度反流。

(3)超声心动图:可显示二尖瓣形态特征,并提供心腔大小、心功能及并发症等情况。

2.诊断要点

MR 的主要诊断依据为心尖区响亮而粗糙的全收缩期杂音,伴左心房、左心室增大。确诊有赖于超声心动图等辅助检查。

3.鉴别诊断

因非风湿性 MR 占全部 MR 的 55%,加之其他心脏疾患也可在心尖区闻及收缩期杂音,故应注意鉴别。非风湿性 MR 杂音可见于房缺合并 MR、乳头肌功能不全或断裂、室间隔缺损、三尖瓣关闭不全、主动脉瓣狭窄及关闭不全、二尖瓣腱索断裂或瓣叶穿孔、二尖瓣脱垂、二尖瓣环钙化、扩张型心肌病、直背综合征等。

(四)治疗

1.二尖瓣关闭不全

无症状的慢性 MR、左心室功能正常时,并无公认的内科治疗。如无高血压,也无应用扩血管药或 ACEI 的指征。主要的治疗措施是手术。

2.二尖瓣脱垂

二尖瓣脱垂不伴有 MR 时,内科治疗主要是预防心内膜炎和防止栓塞。β受体阻滞剂可应用于二尖瓣脱垂患者伴有心悸、心动过速或伴交感神经兴奋增加的症状,以及有胸痛、忧虑的患者。

三、主动脉瓣狭窄

(一)病因和发病机制

主动脉瓣狭窄(AS)的主要原因是风湿性、先天性和老年退行性瓣膜病变。风湿性 AS 约占慢性风湿性心脏病的 25%,男性多见,几乎均伴发二尖瓣病变和主动脉瓣关闭不全。

正常瓣口面积为大于或等于 3.0 cm^2。当瓣口面积减少一半时,收缩期无明显跨瓣压差;小于或等于 1.0 cm^2 时,左心室收缩压明显增高,压差显著。左心室对慢性 AS 所致后负荷增加的代偿机制为进行性左心室壁向心性肥厚,顺应性降低,左心室舒张末期压力进行性增高,进而导致左心房代偿性肥厚,最终由室壁应力增高、心肌缺血和纤维化而致左心衰竭。严重的 AS 致心肌缺血。

(二)临床表现

1.症状

AS 可多年无症状,一旦出现症状患者平均寿命仅 3 年。典型的 AS 三联症是晕厥、心绞痛和劳力性呼吸困难。呼吸困难是最常见的症状，约见于90%的患者，先是劳力性呼吸困难，进而发生端坐呼吸、阵发性夜间呼吸困难和急性肺水肿。心绞痛见于60%的有症状患者，多发生于劳累或卧床时，3%～5%的患者可发生猝死。晕厥或晕厥先兆可见于1/3的有症状患者，可发生于用力或服用硝酸甘油时，表明AS严重。晕厥也可由心室纤颤引起。少部分患者可发生心律失常、感染性心内膜炎、体循环栓塞、胃肠道出血和猝死等。

2.体征

查体心尖部抬举性搏动十分有力且有滞留感，心尖部向左下方移位。80%的患者于心底部主动脉瓣区可能触及收缩期震颤，反映跨膜压差大于5.3 kPa(40 mmHg)。典型的AS收缩期杂音在3/6级以上，为喷射性，呈递增-递减型，菱峰位于收缩中期，在胸骨右缘第2肋间及胸骨左缘第3～4肋间最清楚。主动脉瓣区第二心音减弱或消失。收缩压显著降低，脉压小，脉搏弱。高度主动脉瓣狭窄时，杂音可不明显，而心尖部可闻及第四心音，提示狭窄严重，跨膜压差在9.3 kPa(70 mmHg)以上。

(三)诊断

1.辅助检查

(1)心电图：可表现为左心室肥厚，伴ST-T改变和左心房增大。

(2)超声心动图：有助于确定瓣口狭窄的程度和病因诊断。

(3)心导管检查：可测出跨瓣压差并据此计算出瓣口面积，大于1.0 cm^2 为轻度狭窄，0.75～1.0 cm^2 为中度狭窄，小于0.75 cm^2 为重度狭窄。根据压差判断，则平均压差大于6.7 kPa(50 mmHg)或峰压差大于9.3 kPa(70 mmHg)为重度狭窄。

2.诊断和鉴别诊断

根据病史、主动脉瓣区粗糙而响亮的喷射性收缩期杂音和收缩期震颤，诊断多无困难。应鉴别是风湿性、先天性、老年钙化性AS还是特发性肥厚型主动脉瓣下狭窄(IHSS)。病史、超声心动图等可助鉴别。

(四)治疗

无症状的AS患者并无特殊内科治疗。有症状的AS则必须手术。有肺淤血的患者，可慎用利尿药。ACEI具有血管扩张作用，应慎用于瓣膜狭窄的患者，以免前负荷过度降低致心排血量减少，引起低血压、晕厥等。AS患者亦应避免应用β受体阻滞剂等负性肌力药物。重度AS患者应选用瓣膜置换术。经皮主动脉球囊成形术尚不成熟，仅适用于不能手术患者的姑息治疗。

四、主动脉瓣关闭不全

(一)病因和发病机制

主动脉瓣关闭不全(AR)系由主动脉瓣和主动脉根部病变引起，分急性与慢性两类。慢性AR的病因有风湿性、先天性畸形、主动脉瓣脱垂、老年瓣膜病变、主动脉瓣黏液变性、梅毒性AR、升主动脉粥样硬化与扩张、马方综合征、强直性脊柱炎、特发性升主动脉扩张、严重高血压和(或)动脉粥样硬化等，其中2/3的AR由风心病引起，单纯风湿性AR少见。

急性AR的原因有：感染性心内膜炎、主动脉根部夹层或动脉瘤、由外伤或其他原因导致的主动脉瓣破裂或急性脱垂、AS行球囊成形术或瓣膜置换术的并发症。

急性AR时，心室舒张期血流从主动脉反流入左心室，左心室同时接受左心房和主动脉反流的血液，左心室急性扩张以适应容量过度负荷的能力有限，故左心室舒张压急剧上升，随之左心房压升高、肺淤血、肺水肿。同时，AR使心脏前向排血量减少。

慢性AR时，常缓慢发展、逐渐加重，故左心室有充足的时间进行代偿，左心室能够在反流量在心排血量80%左右的情况下，多年不出现严重循环障碍的症状，晚期才出现心室收缩功能降低、左心衰竭。

(二)临床表现

1.症状

急性AR，轻者可无症状，重者可出现急性左心衰竭和低血压。慢性AR可多年(5～10年)无症状，首发症状可为心悸、胸壁冲撞感、心前区不适、头部强烈搏动感。随着左心功能减退，出现劳累后气急或呼吸困难，左心衰竭逐渐加重后，可随时发生阵发性夜间呼吸困难、肺水肿及端坐呼吸，随后发生右心衰竭。亦可发生心绞痛(较主动脉瓣狭窄少见)和晕厥。在出现左心衰竭后，病情呈进行性恶化，常于1～2年死亡。

2.体征

查体在胸骨左缘第3～4肋间或胸骨右缘第2肋间闻及哈气样递减型舒张期杂音。该杂音沿胸骨左缘向下传导，达心尖部及腋前线，取坐位、前倾、深呼气后屏气最清楚。主动脉瓣区第二心音减弱或消失。脉压升高，有水冲脉，周围血管征常见。

(三)诊断

1.辅助检查

(1)X线胸片：表现为左心室、左心房大，心胸比率增大，左心室段延长及隆突，心尖向下延伸，心腰凹陷，心脏呈主动脉型，主动脉继发性扩张。

(2)心电图：表现为左心室肥厚伴劳损。

(3)超声心动图：可见主动脉增宽，AR时存在裂隙或瓣膜撕裂、穿孔等，二尖瓣前叶舒张期纤细扑动或震颤(为AR的可靠征象，但敏感性只有43%)，左心室扩大，室间隔活动增强并向右移动等。

(4)心脏多普勒超声心动图：可显示血液自主动脉反流入左心室。

(5)主动脉根部造影：诊断本病的"金标准"，若注射造影剂后，造影剂反流到左心室，可确定AR的诊断。若左心室造影剂浓度低于主动脉内造影剂浓度，则提示为轻度AR；若两者浓度相近，则提示中度反流；若左心室浓度高于主动脉浓度，则提示重度反流。

2.诊断要点

如在胸骨左缘或主动脉瓣区有哈气样舒张期杂音，左心室明显增大并有周围血管征，则对AR的诊断不难确立。超声心动图、心脏多普勒超声心动和主动脉根部造影可明确诊断。风湿性AR常与AS并存，同时合并二尖瓣病变。

3.鉴别诊断

风湿性AR需与老年性和梅毒性AR、马方综合征及瓣膜松弛综合征、先天性主动脉瓣异常、细菌性心内膜炎、高血压和动脉粥样硬化性主动脉瓣病变、主动脉夹层、动脉瘤及外伤等所致的AR相鉴别。

(四)治疗

有症状的AR患者必须进行手术治疗，而不是长期内科治疗的对象。血管扩张药(包括

ACEI)应用于慢性 AR 患者,目的是减轻后负荷,增加前向心排血量而减轻反流,但是否能有效降低左心室舒张末容量,增加 LVEF 尚不肯定。

五、护理措施

注意休息,劳逸结合,避免过重体力活动。但在心功能允许情况下,可进行适量的轻体力活动或轻体力的工作。预防感冒,防止扁桃体炎、牙龈炎等。如果发生感染可选用青霉素治疗。对青霉素过敏者可选用红霉素或林可霉素治疗。心功能不全者应控制水分的摄入,饮食中适量限制钠盐,每天以 10 g 以下为宜,切忌食用盐腌制品。服用利尿剂者应吃些水果,如香蕉、橘子等。房颤的患者不宜做剧烈活动。应定期门诊随访;在适当时期要考虑行外科手术治疗,何时进行,应由医师根据具体情况定。如需拔牙或做其他小手术,术前应采用抗生素预防感染。

第四节　先天性心脏病

先天性心脏病简称"先心病",是胎儿时期心脏血管发育异常而致的畸形,是小儿时期最常见的心脏病。根据左、右心腔或大血管间有无直接分流和临床有无青紫,可将先心病分为三大类:①左向右分流型(潜伏青紫型),常见有室间隔缺损、房间隔缺损、动脉导管未闭。②右向左分流型(青紫型),常见有法洛四联症和大动脉错位。③无分流型(无青紫型),常见有主动脉缩窄和肺动脉狭窄。

小儿先天性心脏病中最常见的是室间隔缺损、房间隔缺损、动脉导管未闭、肺动脉狭窄、法洛四联症和大动脉错位。

一、临床特点

(一)室间隔缺损

室间隔缺损(VSD)为小儿最常见的先天性心脏病,缺损可单独存在,亦可为其他畸形的一部分。按缺损部位可分为室上嵴上方、室上嵴下方、三尖瓣后方、室间隔肌部四种类型。临床症状与缺损大小及肺血管阻力有关。大型 VSD(缺损 1～3 cm 者)可继发肺动脉高压,当肺动脉压超过主动脉压时,造成右向左分流而产生发绀,称为艾森曼格综合征。

1.症状

小型室间隔缺损可无症状;中型室间隔缺损易患呼吸道感染,或在剧烈运动时发生呼吸急促,生长发育多正常,偶有心力衰竭;大型室间隔缺损在婴幼儿时期由于缺损较大,左向右分流量多超过肺循环量的 50%,体循环内血量显著减少,而肺循环内明显充血,可于出生后 1～3 个月即发生充血性心力衰竭,平时反复呼吸道感染、肺炎、哭声嘶哑、喂养困难、乏力、多汗等,并有生长发育迟缓。

2.体征

心前区隆起;胸骨左缘 3～4 肋间可闻及Ⅲ～Ⅳ/6 级全收缩期杂音,在心前区广泛传导;肺动脉第二心音显著增强或亢进。

3.辅助检查

(1)X 线检查:肺充血,心脏左室或左、右室大;肺动脉段突出,主动脉结缩小。

(2)心电图:小型室间隔缺损时,心电图多数正常;中等大小室间隔缺损时,心电图显示左心室增大或左、右心室增大;大型室间隔缺损或有肺动脉高压时,心电图显示左、右心室增大。

(3)超声心动图:室间隔回声中断征象,左、右心室增大。

(二)房间隔缺损

房间隔缺损(ASD)按病理解剖分为继发孔(第二孔)缺损和原发孔(第一孔)缺损,以继发孔缺损为多见。继发孔缺损为较常见的先天性心脏病之一,以女性较多见,缺损位于房间隔中部卵圆窝处,血流动力学特点为右心室舒张期负荷过重。原发孔缺损位于房间隔下端,是由心内膜垫发育障碍未能与第一房间隔融合所致,常合并二尖瓣裂缺。

1.症状

在初生后及婴儿期大多无症状,偶有暂时性青紫。年龄稍大,症状渐渐明显,患儿发育迟缓,体格瘦小,易反复呼吸道感染,活动耐力减低,有劳累后气促、咳嗽等症状。左胸部常隆起,一般无青紫或杵状指(趾)。

2.体征

胸骨左缘第2～3肋间闻及柔和的喷射性收缩期杂音,肺动脉瓣区第二心音可增强或亢进、固定分裂。

3.辅助检查

(1)X线检查:右心房、右心室扩大,主动脉结缩小,肺动脉段突出,肺血管纹理增多,肺门舞蹈。

(2)心电图:电轴右偏,完全性或不完全性右束支传导阻滞,右心房、右心室增大;原发孔ASD常见电轴左偏及心室肥大。

(3)超声心动图:右心房右心室增大,右心室流出道增宽,室间隔与左心室后壁呈同向运动。二维切面可显示房间隔缺损的位置及大小。

(三)动脉导管未闭

动脉导管未闭(PDA)是临床较常见的先天性心脏病,女性多于男性。开放的动脉导管位于肺总动脉分叉与主动脉之间,有管型、漏斗型和窗型,以漏斗型为多见。

1.症状

导管较细时,临床无症状。导管较粗时临床表现为反复呼吸道感染、肺炎,发育迟缓,早期即可发生心力衰竭。重症病例常有呼吸急促、心悸。临床无青紫,但若合并肺动脉高压,即出现青紫。

2.体征

胸骨左缘第2肋间可闻及粗糙、响亮、机器样的连续性杂音,向心前区、颈部及左肩部传导,肺动脉第二音亢进。脉压增宽,出现股动脉枪击音、毛细血管搏动和水冲脉。

3.辅助检查

(1)X线检查:分流量小者,心影正常;分流量大者,多见左心房、左心室增大,主动脉结增宽,可有漏斗征,肺动脉段突出,肺血增多,重症病例左右心室均肥大。

(2)心电图:左心房、左心室增大或双心室肥大。

(3)超声心动图:左心房、左心室大,肺动脉与降主动脉之间有交通。

(四)法洛四联症

法洛四联症(TOF)是临床上最常见的发绀型先天性心脏病,病变包括肺动脉狭窄、室间隔缺损、主动脉骑跨及右心室肥大,其中肺动脉狭窄程度是决定病情严重程度的主要因素。主动脉骑跨及室间隔缺损的存在使体循环血液中混有静脉血，临床上出现发绀与缺氧，并代偿性引起红细胞增多现象。

1.症状

发绀是主要症状，它出现的时间早、晚和程度与肺动脉狭窄程度有关，多见于毛细血管丰富的浅表部位，如唇、指(趾)甲床、球结膜等。患儿活动后有气促、易疲劳、蹲踞等，并常有缺氧发作，表现为呼吸加快、加深，烦躁不安，发绀加重，持续数分钟至数小时，严重者可表现为神志不清、惊厥、偏瘫、死亡。发作多在清晨、哭闹、吸乳或用力后诱发，发绀严重者常有鼻出血和咯血。

2.体征

生长发育落后，全身发绀，结膜充血，杵状指(趾)；多有行走不远自动蹲踞姿势或膝胸位。胸骨左缘第 2～4 肋间闻及粗糙收缩期杂音；肺动脉第二心音减弱。

3.辅助检查

(1)X 线检查：心影呈靴形，上纵隔增宽，肺动脉段凹陷，心尖上翘，肺纹理减少，右心房、右心室肥厚。

(2)心电图：电轴右偏，右心房、右心室肥大。

(3)超声心动图：显示主动脉骑跨及室间隔缺损，右心室流出道、肺动脉狭窄，右心室内径增大、左心室内径缩小。

(4)血常规：血红细胞增多，一般在 5.0×10^{12}～9.0×10^{12}/L，血红蛋白为 170～200 g/L，红细胞容积为 60%～80%。当有相对性贫血时，血红蛋白低于 150 g/L。

二、护理评估

(一)健康史

了解母亲妊娠史，在孕期最初 3 个月内有无病毒感染、放射线接触和服用过影响胎儿发育的药物，孕母是否有代谢性疾病。患儿出生有无缺氧、心脏杂音，出生后各阶段的生长发育状况。是否有下列常见表现：喂养困难，哭声嘶哑，易气促、咳嗽，青紫，蹲踞现象，突发性晕厥。

(二)症状、体征

评估患儿的一般情况，生长发育是否正常，皮肤发绀程度，有无气急、缺氧、杵状指(趾)、哭声嘶哑、蹲踞现象，胸廓有无畸形。听诊心脏杂音位置、性质、程度，尤其要注意肺动脉第二心音的变化。评估有无肺部啰音及心力衰竭的表现。

(三)社会、心理

评估家长对疾病的认知程度和对治疗的信心。

(四)辅助检查

了解并分析 X 线图、心电图、超声心动图、血液等检查结果。较复杂的畸形者还应了解心导管检查和心血管造影的结果。

三、常见护理问题

(一)活动无耐力

这与氧的供需失调有关。

(二)有感染的危险

这与机体免疫力低下有关。

(三)营养失调

低于机体需要量,与缺氧使胃肠功能障碍、喂养困难有关。

(四)焦虑

这与疾病严重、花费大、预后难以估计有关。

(五)合作性问题

脑血栓、脑脓肿、心力衰竭、感染性心内膜炎、晕厥。

四、护理措施

(1)休息:制定适合患儿活动的生活制度,轻症无症状者可与健康儿童一样生活,但要避免剧烈活动;有症状患儿应限制活动,避免情绪激动和剧烈哭闹;重症患儿应卧床休息,给予妥善的生活照顾。

(2)饮食护理:给予高蛋白、高热量、高维生素饮食,适当限制食盐摄入,并给予适量的蔬菜类粗纤维食品,以保证大便通畅。重症患儿喂养困难,应有耐心,少食多餐,以免导致呛咳、气促、呼吸困难等,必要时从静脉补充营养。

(3)预防感染:病室空气清新,穿着衣服冷热要适中,防止受凉,应避免与感染性疾病患儿接触。

(4)注意心率、心律、呼吸、血压变化,必要时使用监护仪监测。

(5)防止法洛四联症:患儿由哭闹、进食、活动、排便等引起缺氧发作,一旦发生可立即置于胸膝卧位、吸氧,遵医嘱应用普萘洛尔、吗啡和纠正酸中毒。

(6)青紫型先天性心脏病患儿由于血液黏稠度高,暑天、发热、吐泻时体液量减少,加重血液浓缩,易形成血栓,有造成重要器官栓塞的危险,故应注意多饮水,必要时静脉输液。

(7)合并贫血者可加重缺氧,导致心力衰竭,需及时纠正。

(8)合并心力衰竭者按心力衰竭护理。

(9)做好心理护理,关心患儿,建立良好护患关系,充分理解家长及患儿对检查、治疗、预后的期望心理,介绍疾病的有关知识、诊疗计划、检查过程、病室环境,消除恐惧心理。

(10)健康教育:①向家长讲述疾病的相关护理知识和各种检查的必要性,以取得配合。②指导患儿及家长掌握活动种类和强度。③告知家长如何观察病情变化,一旦发现异常(婴儿哭声无力,呕吐,不肯进食,手脚发软,皮肤出现花纹,较大患儿自诉头晕等),应立即呼叫。④向患儿及家长讲述重要药物如地高辛的作用及注意事项。

五、出院指导

(1)饮食宜高营养、易消化,少食多餐。人工喂养患儿用柔软的、奶头孔稍大的奶嘴,每次喂奶时间不宜过长。

(2)根据患者耐受力确立适宜的活动,以不出现乏力、气短为度,重者应卧床休息。

(3)避免感染。居室空气新鲜,经常通风,不去公共场所、人群集中的地方。注意气候变化,及时添减衣服,预防感冒。按时预防接种。

(4)发热、出汗时要给足水分,呕吐、腹泻时应到医院就诊补液,以免血液黏稠发生脑血栓。

(5)保证休息,避免哭闹,减少外界刺激以预防晕厥的发生。当患儿在吃奶、哭闹或活动后出现气急、青紫加重或年长儿诉头痛、头晕时,应立即将患儿取胸膝卧位并送医院。

第五节　主动脉夹层动脉瘤

主动脉夹层动脉瘤(DAA)又叫主动脉夹层血肿(简称“主动脉夹层”),是主动脉内膜撕裂、血液进入动脉壁中层形成的血肿或血流旁路,男性发病率是女性的2～3倍。DAA如未得到及时、有效的治疗死亡率极高,有58%死亡于24小时以内,仅30%～35%的患者可过渡为慢性。

一、病因与发病机制

任何破坏中层弹性或肌肉成分完整性的疾病都可使主动脉易患夹层分离。中层胶原及弹性硬蛋白变性所致的中层退行性病变是首要的易患因素。囊性中层退行性病变是多种遗传性结缔组织缺陷(马方综合征和埃勒斯-当洛斯综合征)的内在特点。年龄增长和高血压可能是中层退行性病变的两个重要因素。主动脉夹层的好发年龄为60～70岁,男性为女性发病率的2倍。某些其他先天性心血管畸形,如主动脉瓣单瓣畸形和主动脉缩窄也易并发主动脉夹层。另外,动脉内导管术及主动脉球囊反搏等诊疗操作也可能引起主动脉夹层。

主动脉夹层开始于主动脉内膜撕裂,血液穿透病变中层,将中层平面一分为二,主动脉壁即出现夹层。由于管腔压力不断推动,分离过程沿主动脉壁推进,典型的为顺行推进,即被主动脉血流向前的力推动,有时也可见从内膜撕裂处逆向推进。主动脉壁分离层之间被血液充盈的空间成为一个假腔,剪切力可能导致内膜进一步撕裂,为假腔内的血流提供出口或额外的进口。假腔可由血液充盈而扩张,引起内膜突入真腔内,使血管腔狭窄变形。

二、分类

绝大多数主动脉夹层起源于升主动脉和/或降主动脉。主动脉夹层有三种主要的分类方法,对累及的主动脉的部位及范围进行定义(表10-1)。考虑预后及治疗的不同,所有这三种分类方法都是基于主动脉夹层是否累及升主动脉而定。一般而言,夹层分离累及升主动脉有外科手术指征,而对那些未累及升主动脉的夹层分离可考虑药物保留治疗。

表10-1　常用的主动脉夹层分类方法

分类	起源和累及的主动脉范围
DeBakey分类法	
Ⅰ型	起源于升主动脉,扩展至主动脉弓或其远端
Ⅱ型	起源并局限于升主动脉
Ⅲ型	起源于降主动脉沿主动脉向远端扩展
Stanford分类法	
A型	所有累及升主动脉的夹层分离
B型	所有不累及升主动脉的夹层分离
解剖描述分类法	
近端	包括DeBakeyⅠ型和Ⅱ型、Stanford法A型
远端	包括DeBakeyⅢ型、Stanford法B型

三、诊断

(一)临床表现特点

1.症状

急性主动脉夹层最常见的症状是剧烈疼痛,而慢性夹层分离多数可能并无疼痛。典型的疼痛突然发生,开始时即为剧痛。患者主诉疼痛呈撕裂、撕扯或刀刺样。当夹层分离沿主动脉伸展时,疼痛可沿着夹层分离的走向逐步向其他部位转移。疼痛部位对判断主动脉夹层的部位有帮助,因为局部的症状通常反应累及的主动脉。如胸痛只在前胸部,或最痛之处在前胸部,提示夹层绝大多数累及升主动脉。如胸痛只在肩胛之间,或最痛之处在肩胛之间,则绝大部分累及降主动脉。颈、喉、颌、面部的疼痛强烈提示夹层累及升主动脉。另外,疼痛在背部的任何部位,或腹部和下肢,强烈提示累及降主动脉。

其他一些不常见情况包括充血性心力衰竭、晕厥、脑血管意外、缺血性周围神经病变、截瘫、猝死等。急性充血性心力衰竭几乎均由近端主动脉夹层所致的严重主动脉瓣反流引起。无神经定位体征的晕厥占主动脉夹层的4%～5%,一般需紧急外科手术。

2.体征

在一些患者中,单纯的体检结果就足以提示诊断,而在另外一些情况下,即使存在广泛的主动脉夹层,相应的体征也不明显。远端主动脉夹层患者80%～90%存在高血压,但在近端主动脉夹层患者中高血压较少见。近端主动脉夹层患者与远端主动脉夹层患者相比更易发生低血压。低血压通常是由心脏压塞、胸腔或腹腔内动脉破裂所致。与主动脉夹层相关的最典型体征,如脉搏短缺、主动脉反流杂音、神经系统表现更多见于近端夹层分离。急性胸痛伴脉搏短缺(减弱或缺如)强烈提示主动脉夹层。近端主动脉夹层分离中的50%有脉搏短缺,而远端主动脉夹层中只占15%。

主动脉瓣反流是近端主动脉夹层的重要并发症,一些患者可听到主动脉瓣反流杂音。与近端主动脉夹层相关的主动脉瓣膜反流杂音常呈乐音样,胸骨右缘比胸骨左缘听诊更清晰。根据反流的严重程度不同,可能存在其他主动脉瓣关闭不全的周围血管征象,如水冲脉和脉压增宽。

许多疾病的表现可酷似主动脉夹层,包括急性心肌梗死或严重心肌缺血,非主动脉夹层引起的急性主动脉反流,非夹层分离引起的胸主动脉瘤、腹主动脉瘤、心包炎、肌肉骨骼痛或纵隔肿瘤。

(二)实验室和其他辅助检查特点

临床上,一旦诊断上已怀疑主动脉夹层,必须迅速并准确地确定诊断。目前可用的诊断方法包括主动脉造影、造影增强CT扫描、磁共振成像、经胸或经食管的心脏超声。

1.胸片

胸片最常见的异常是主动脉影变宽,占患者的80%～90%,局限性的膨出往往出现于病变起源部位。一些患者可出现上纵隔影变宽。如见主动脉内膜钙化影,则可估测主动脉壁的厚度,正常为2～3 mm,如主动脉壁厚度增加为10 mm以上,高度提示主动脉夹层。虽然绝大多数患者有一种或多种胸片的异常表现,但相当部分患者胸片改变不明显。因此,正常的X线胸片绝不能排除主动脉夹层。

2.主动脉造影

逆行主动脉造影是主动脉夹层最可靠的诊断技术,如考虑行手术治疗或血管内支架治疗,术前需行主动脉造影。血管造影诊断主动脉夹层的直接征象包括主动脉双腔或分离内膜片，提示夹层分离的间接征象包括主动脉腔变形、主动脉壁变厚、分支血管异常，以及主动脉瓣反流。主动脉造影的主要优点在于能明确主动脉夹层和累及的分支血管范围，也能显示主动脉夹层的一些主要并发症，如假腔内血栓和主动脉瓣反流。

3.计算机体层摄影(CT)

增强 CT 扫描时，如发现内膜片分割或以造影剂密度差来区分的两个明显的主动脉腔时即可诊断主动脉夹层。与主动脉造影不同，CT 扫描的优点在于它是无创的，但需要使用静脉内造影剂。CT 还有助于识别假腔内的血栓，发现心包积液。但 CT 扫描不能可靠地发现主动脉瓣反流和分支血管病变。

4.磁共振成像

MRI 特别适用于诊断主动脉夹层，能显示主动脉夹层的真假腔、内膜的撕裂位置、剥离的内膜片和可能存在的血栓等。MRI 是无创性检查，也不需使用静脉内造影剂从而避免了离子辐射。虽然 MRI 以其高度的准确性成为目前无创性诊断主动脉夹层的主要标准，但它存在一些缺点，如对已植入起搏器、血管夹、人工金属心脏瓣膜和人工关节患者禁忌。MRI 也仅提供有限的分支血管图像，不能可靠地识别主动脉瓣反流的存在。另外，由于显影所需时间较长，急性主动脉夹层患者行 MRI 有风险。

5.超声心动图(UCG)

UCG 对诊断升主动脉夹层具有重要意义，且易识别并发症(如心包积血、主动脉瓣关闭不全和胸腔积血等)。在 M 型超声中可见主动脉根部扩大，夹层分离处主动脉壁由正常的单条回声带变成两条分离的回声带。在二维超声中可见主动内分离的内膜片呈内膜摆动征，主动脉夹层形成主动脉真假双腔征。有时可见心包或胸腔积液。多普勒超声不仅能检出主动脉夹层管壁双重回声之间的异常血流，而且对主动脉夹层的分型、破口定位及主动脉瓣反流的定量分析都具有重要的诊断价值。经食管超声心动图(TEE)克服了经胸廓 UCG 的一些局限性。它可以采用更高频率的超声检查，从而提供更好的解剖细节。

几种影像方法都各有其特定的优缺点。在选择时，必须考虑各种检查的准确性、安全性和可行性(表 10-2)。

表 10-2　几种影像学方法诊断主动脉夹层的性能

诊断性能	ANGIO	CT	MRI	TEE
敏感性	++	++	+++	+++
特异性	+++	+++	+++	++/+++
内膜撕裂部位	++	+	+++	+
有无血栓	+++	++	+++	+
有无主动脉关闭不全	+++	−	+	+++
心包积液	−	++	+++	+++
分支血管累积	+++	+	++	+
冠状动脉累及	++	−	−	++

注：+++为极好，++为好，+为一般，−为无法检测；ANGLO 为主动脉造影，CT 为计算机体层摄影，MRI 为磁共振成像，TEE 为经食管超声心动图。

四、治疗

治疗主动脉夹层的主要目的在于阻止夹层分离的进展。那些致命的并发症并不是内膜撕裂本身,而是随之而来的主动脉夹层的并发症,如分离主动脉破裂、急性主动脉瓣关闭不全、急性心包压塞等。如果不进行及时、适当的治疗,主动脉夹层有很高的死亡率。

(一)紧急内科处理

所有高度怀疑有急性主动脉夹层的患者必须予以监护。首要的治疗目的在于解除疼痛并将收缩压降为 13.3～14.7 kPa(100～110 mmHg)[平均动脉压为 8.0～9.3 kPa(60～70 mmHg)]。无论是否存在疼痛和高血压,均应使用β受体阻滞剂以降低 dp/dt。对可能要进行手术的患者要避免使用长效降压药物,以免使术中血压控制变得复杂。疼痛本身可以加重高血压和心动过速,可静脉注射吗啡以缓解疼痛。

硝普钠对紧急降低动脉血压十分有效。开始滴速为 20 μg/min,然后根据血压反应调整滴速,最高可达 800 μg/min。当单独使用时,硝普钠可能升高 dp/dt,这一作用可能潜在地促进夹层分离的扩展。因此,同时使用足够剂量的β受体阻滞剂十分必要。

为了迅速降低 dp/dt,应静脉内剂量递增地使用β受体阻滞剂,直至出现满意的β受体阻滞效应(心率 60～70 次/分)。超短效β受体阻滞剂艾司洛尔对动脉血压不稳定准备行手术治疗的患者十分有用,因为如果需要可随时停用。当存在使用β受体阻滞剂的禁忌证,如窦缓、二度或三度房室传导阻滞、充血性心力衰竭、气管痉挛,应当考虑使用其他降低动脉压和 dp/dt 的药物,如钙通道阻滞剂。

当分离的内膜片损害一侧或双侧肾动脉时,可引起肾素大量释放,导致顽固性高血压。在这种情况下,可静脉内注射血管紧张素转化酶(ACE)抑制剂。

如果患者血压正常而非高血压,可单独使用β受体阻滞剂降低 dp/dt,如果存在禁忌证,可选择使用非二氢吡啶类钙阻滞剂,如地尔硫䓬或维拉帕米。

如果可疑主动脉夹层的患者表现为严重低血压,提示可能存在心脏压塞或主动脉破裂,应快速扩容。如果迫切需要升压药治疗顽固性低血压,可使用去甲肾上腺素。

治疗后一旦患者情况稳定,应立即进行诊断检查。如果病情不稳定,优先使用 TEE,因为它能在急诊室或重症监护病房床边操作而不需停止监护和治疗。如果一个高度可疑夹层分离的患者病情变得极不稳定,很可能发生了主动脉破裂或心脏压塞,患者应立即送往手术室而不是进行影像学诊断。在这种情况下可使用术中 TEE 确定诊断,同时指导手术修补。

(二)心脏压塞的处理

急性近端主动脉夹层经常伴有心脏压塞,这是患者死亡的最常见原因。心脏压塞往往是主动脉夹层患者低血压的常见原因。在这种情况下,在等待外科手术修补时通常应进行心包穿刺以稳定病情。

(三)外科手术治疗

主动脉夹层的手术指征见表 10-3。应该尽可能在患者就诊之初决定是否手术,因为这将帮助选择何种诊断检查方法。手术目的包括切除最严重的主动脉病变节段及内膜撕裂部分,通过缝合夹层分离动脉的近端和远端以闭塞假腔的入口。下列因素增加患者的手术风险:高龄、伴随其他严重疾病(特别是肺气肿)、动脉瘤破裂、心脏压塞、休克、心肌梗死、脑血管意外等。

表 10-3　主动脉夹层外科手术和药物治疗的指征

手术指征	药物治疗指征
急性近端夹层分离	无并发症的远端夹层分离
急性远端夹层分离伴下列情况之一	稳定的、孤立的主动脉弓夹层分离
重要脏器进行性损害	稳定的慢性夹层分离
主动脉破裂或接近破裂	
主动脉瓣反流	
夹层逆行进展至升主动脉	
马方综合征并发夹层分离	

(四)血管内支架技术

使用血管内介入技术可治疗主动脉夹层的高危患者。如夹层分离累及肾动脉或内脏动脉时手术死亡率超过 50%，血管内支架置入可降低死亡率。带膜支架植入血管隔绝术主要适用于 stanford B 型夹层。

五、急救护理

(一)护理目标

(1)密切注意病情变化，维持生命体征稳定性。

(2)协助患者迅速进入诊疗程序，适应监护室环境，挽救患者生命。

(3)做好各项基础护理，增加患者舒适感。

(4)加强心理护理，增强患者战胜疾病的信心。

(5)加强术后监护，提高患者生存质量。

(6)帮助患者及家人了解疾病，掌握自护知识。

(二)护理措施

1.密切注意病情变化

严密监测患者呼吸、血压、脉搏的变化，以及颈静脉充盈度、末梢循环情况，持续心电图监护，观察患者心电图、心率、心律的变化。严格记录出入量，备好抢救药品、物品等，做好心肺复苏等应急准备。

(1)休克的观察和护理：注意休克的特殊性。在急性发病期约有 1/3 的患者出现面色苍白、出汗、四肢皮肤湿冷、脉搏快且弱和呼吸急促等休克现象。休克早期患者血压反而升高，这种情况下有效降压、止痛是治疗休克的关键。

(2)血肿压迫症状的观察：夹层动脉瘤可向近段扩展，影响主动脉瓣的功能和冠状动脉血流，导致急性左心衰竭、急性心肌缺血甚至急性心肌梗死。因此，要经常听诊心脏杂音，严密监测心电图，观察有无 P 波和 ST 段改变，及早发现冠状动脉供血不足和缺血征象。

(3)神经系统的观察：夹层动脉瘤向远段扩展，影响主动脉弓的三大分支。任何一支发生狭窄，均可引起脑部或上肢供血不足，出现偏瘫甚至昏迷。注意观察患者意识、肢体活动情况。

(4)泌尿系统和胃肠道的观察：夹层动脉瘤向远段发展，可延及腹主动脉下端，累及肠系膜上动脉或肾动脉，引起器官供血不足和缺血症状。每 1～2 小时观察 1 次尿量、尿色、性状，准确记录 24 小时出入量，并观察有无便秘、便血、呕血、腹痛。

(5)下肢及脏器功能观察:部分主动脉夹层动脉瘤患者因夹层隔膜阻塞主动脉分支开口,往往会引起肢体及重要器官急性缺血,必须密切观察肢体的皮温、皮色、动脉搏动情况,有无腹痛、腹胀情况,密切观察患者的肌酐、尿素氮及尿量变化。

(6)周围血管搏动观察:本病发病后数小时常出现周围动脉阻塞现象,经常检查四肢动脉(桡、股、足背动脉)和颈动脉搏动情况,观察搏动是否有消失现象或双侧足背动脉是否对称。

2.协助患者迅速进入诊疗程序,适应监护室环境,挽救患者生命

(1)确诊为夹层动脉瘤的患者立即入急诊监护室,绝对卧床休息,镇痛,吸氧,进行心电监护及血压监测,迅速建立静脉通道,确保静脉降压药物的使用。

(2)疼痛的护理:剧烈的疼痛为DAA发病时最明显的症状。注意疼痛的性质、部位、时间及程度。DAA疼痛的高峰时间一般较急性心肌梗死早,并为持续性、撕裂样尖锐疼痛或跳痛,有窒息甚至伴濒死感。动脉夹层撕裂部位不同,疼痛的部位及放射方向各异。疼痛一般是沿着血管夹层分离的走向放射至头颈、胸腹、背部等引起疼痛。疼痛缓解是夹层血肿停止扩展和治疗显效的重要指标,如果疼痛减轻后再出现,提示夹层动脉瘤继续扩展;疼痛突然加重则提示血肿有破裂趋势;血肿溃入血管腔,疼痛可骤然减轻。因此,疼痛性质及部位的改变都是病情变化的重要标志。护士一旦发现应立即测量生命体征,同时报告医师处理。本病引起的疼痛用一般镇痛药效果较差,可遵医嘱给予吗啡5～10 mg、哌替啶(杜冷丁)50～100 mg,肌内注射,同时嘱患者疼痛处忌拍打、按压、热敷。使用吗啡等镇痛药物时,注意观察呼吸、血压,呕吐时防止窒息、误吸。

(3)严密监测血压,避免其过高或过低。迅速建立静脉液路,同时每5～10分钟测量血压,血压明显升高可增加主动脉管壁压力,易导致血管瘤破裂。护士遵医嘱及时、准确地给予静脉降压药物,根据血压调整给药量。病情平稳后继续遵医嘱给予硝普钠等药物,每30～60分钟测量1次血压。同时积极予以镇痛治疗,提供舒适的环境,保证患者能够得到充分的休息和稳定的心理状态,从而减少诱发血压升高的因素。另外,夹层动脉瘤影响主动脉弓的三大分支,导致上肢供血不足,可出现受累侧上肢脉搏减弱、血压降低。因此,测量血压应该双侧对比,避免提供错误信息。

(4)安全护送患者病情稳定时,应及时遵医嘱送患者做必要的检查(CT、MRI)以进一步确诊,或及时送患者入CCU继续治疗,而主动脉夹层患者在运送途中常由路上车床推动引起的振动而发生病情突变,因此在运送患者前,应做好充分的准备。

3.加强基础护理

(1)患者应绝对卧床休息,避免情绪激动,以免交感神经兴奋,导致心率加快、血压升高,加重血肿形成。床上用餐、大小便。避免体位突然改变,避免引起腹压升高的因素,如震动性咳嗽、屏气等。

(2)饮食以粗纤维、低脂、易消化、营养丰富的流质及半流质饮食或软食为主,少食多餐,每餐不宜过饱。

(3)保持大便通畅,预防便秘。主动脉夹层动脉瘤患者发病急性期常常是绝对卧床休息,大部分患者由活动减少或不习惯床上大小便而引起便秘。便秘时,由用力排便使腹压增加导致血压增高易引起夹层动脉血肿的破裂,所以在急性期,常采用如下的护理措施:指导患者养成按时排便的习惯;合理调节饮食,每天补充足够的水分,多食新鲜的水果、蔬菜及粗纤维食

物;按摩、热敷下腹部,促进肠蠕动。常规给予缓泻剂,如酚酞等口服,以保证每天排便1次。

(4)病室整洁、安静、通风,保持合适温湿度,限制探视。

4.心理护理

该病起病突然、进展迅速、病情凶险、有剧烈疼痛感受,以及特殊的住院监护环境、绝对卧床的限制,使患者紧张、无助,易产生恐惧、焦虑心理。护理人员要避免只忙于抢救而忽略患者的感受。对于意识清楚的患者,用和蔼的语言安慰、体贴患者,消除患者的紧张、恐惧情绪,增强患者的信任和安全感,树立战胜疾病的信心。可将Orem护理系统理论中的支持教育、部分补偿性护理,用于主动脉夹层动脉瘤患者的护理,给患者提供情感支持,以启发患者乐观期待,淡化对预后的忧虑。同时,给予患者信息支持,使他们获得疾病治疗及护理知识,从被动接受治疗、护理转为主动参与治疗、护理,帮助他们形成新的生活方式,为回归家庭、社会及提高生存质量打下良好的基础。

5.加强术后监护,提高患者生存质量

(1)术后出血的观察:因为转机时间长,凝血功能破坏,吻合口张力过大,主动脉压力过高而发生手术创面及人造血管吻合口渗血或裂开,如不及时处理可导致休克、缺血性肾衰竭、心律失常等。术后应派专人护理,持续心电、血压监测,常规使用止血药,随时观察引流液的量、颜色、性质,定时挤压胸管,保持引流管在位通畅。如引流液超过100 mL/h,连续两小时或短期内引流出大量鲜红色血液,要警惕活动性出血的可能并及时向医师报告病情的变化。值班护士必须严格记录出入量,保持出入量平衡,特别是尿量的观察。

(2)循环系统的观察与护理:术中失血、心肌创伤都会导致术后患者血容量不足、心肌收缩无力、血管扩张改变,植入的人造血管渗血及大量利尿剂的使用均使血容量更加不足,因此要尽快补充血容量,以提高心室充盈度、增加心排量。值班护士必须严格记录出入量,保持出入量平衡,特别是对尿量的观察。动脉瘤患者术后大部分表现为高动力状态,心率快,血压高,术后尽早使用血管扩张剂减轻血管阻力,首选药物为硝普钠,使动脉平均压维持正常较低水平,以防止高血压所致的吻合口出血或破裂。同时适量应用正性肌力药物如多巴胺或毛花苷丙(西地兰)强心,用药期间严密观察血压。

(3)神经系统的观察:手术经股动脉插管逆行转机,阻断主动脉时间较长,术后吻合口及移植血管内血栓形成易导致脑组织缺血,也可因血供恢复后引起脑组织缺血、再灌注损伤等引起神志异常和肢体功能障碍,出现昏迷、抽搐、偏瘫等。因此,护理方面要特别注意患者术后神志是否清醒,瞳孔大小、双侧是否对称、对光反射及有无病理反射,肢体的感觉、运动功能有无障碍。

(4)呼吸道的护理:术后常规应用呼吸机辅助呼吸,由于术后早期需充分镇静,故辅助时间应适当延长。每30分钟听肺部呼吸音1次,如有痰鸣音,及时吸痰。定时监测血气,根据血气结果,调整呼吸机参数。严禁使用呼气末正压,以减少胸腔内压力,使吻合口承受最小压力。拔除气管插管后,给予面罩吸氧,鼓励咳嗽、排痰,无肺部并发症。咳嗽时不宜过于剧烈,以免增加吻合口张力。

(5)消化系统的观察:夹层动脉瘤或腹部主动脉手术可累及腹腔动脉、肠系膜动脉,引起消化道出血、坏死。临床表现为便血、肠梗阻、腹痛等症状。故应注意有无发热、恶心、食欲下降、黄疸等症状。还应注意胃液的颜色、量和性状,听诊肠鸣音,监测腹围的变化。

(6)预防感染:术后遵医嘱进行抗菌治疗,预防感染,伤口敷料遵循外科换药原则,严格无菌操作,监测体温变化,如有异常及时向医师汇报。病情稳定后,尽早拔除体内各种管道,减少异物感染机会。给予患者高热量、高蛋白饮食,以促进吻合口愈合。

6.介入手术后的护理

(1)术后患者返回 CCU,严密监测生命体征的变化,特别是血压、心率、血氧饱和度、尿量等。

(2)术后护理同时应注意切口护理,由于术中应用抗凝剂,术后应严密观察切口出血、渗血情况,动脉穿刺口加压包扎止血,用 1 kg 沙袋放在右侧股动脉处压迫止血 8 小时。观察伤口有无血肿或瘀斑及感染。若发现敷料浸润,要及时更换敷料。术后 3 周内避免剧烈活动,以利于血管内、外膜的生长。

(3)肢体血供的观察及护理。术中在支架释放后有可能将左锁骨下动脉封堵,导致左上肢缺血。带膜支架也可能封堵脊椎动脉,影响脊髓供血导致截瘫。因此,应密切注意监测患者上下肢的血压、动脉搏动(桡动脉、足背动脉)、皮肤颜色及温度,同时注意患者的肢体感觉、运动及排便情况。

(三)健康教育

1.宣传、教育

在疾病的不同阶段根据患者的文化程度做好有关知识的宣传和教育,讲解急性期绝对卧床休息的意义和必要性,让患者知晓需控制血压骤升、警惕瘤体破裂,若出现突发胸、背、腰、腹剧烈疼痛应及时报告,以便医务人员立即采取有效降压止痛措施。

2.活动和休息

本病急性期应严格卧床休息。提供舒适、安静的环境以利于患者休息,指导患者平卧位休息,预防体位改变的血压变化对动脉瘤的不利压力,不可活动过度,最重要的是防止跌倒。由于跌倒可致动脉瘤破裂,所以降低环境中跌倒的潜在危险因素很重要。恢复期患者生命体征稳定后可逐步开展床上、床边活动,并嘱避免剧烈咳嗽、活动过度和情绪波动等。

3.用药

嘱患者严格按医嘱用药,按时服药,不要随意增减药物剂量及种类。行主动脉瓣置换术者需终身服用华法林。在服药过程中,需定期抽血监测凝血酶,以指导用药剂量。

4.观察病情

教育患者自己观察病情变化,如有背痛、胸痛、肢体活动障碍时,及时报告医护人员。密切观察血压变化,保持血压的稳定状态,并指导患者掌握自测血压的方法。另外,需密切观察有无出血倾向,如牙龈出血、血尿、皮肤瘀斑等,如有不适随时就诊。

5.饮食

夹层动脉瘤的患者多与动脉硬化有关,因此饮食治疗是必要的。嘱患者采用低盐、低脂、低胆固醇饮食,不宜过饱,并戒烟、酒,多食新鲜水果、蔬菜及富含粗纤维的食物,以保持大便通畅。

6.预防感冒

及时增减衣服，冬、春季节尽量避免到人群集中的场所。

7.心理护理

不管患者是否接受外科手术治疗，多会害怕和恐惧夹层动脉瘤的破裂及其可能死亡的后果。护士评估患者对其潜在危险性的理解程度，鼓励患者改变高危行为，密切配合医护人员，避免动脉瘤的破裂。评估患者的焦虑程度，向患者解释治疗原则，焦虑可导致血流动力学改变，必要时可遵医嘱使用镇静剂。指导患者学会自我调整心理状态，调控不良情绪。

8.出院指导

指导患者出院后仍以休息为主，活动量要循序渐进。

9.复查

出院后1个月内来院复查1～2次，出现情况随时来院复查。

第六节　慢性肺源性心脏病

慢性肺源性心脏病简称“慢性肺心病”，是由肺组织、肺血管或胸廓的慢性病变引起的肺组织结构和功能异常，导致肺血管阻力增加、肺动脉压力增加，使右心室扩张、肥大，是伴或不伴有右心衰竭的心脏病。

肺心病是我国中老年人的常见病、多发病，患病年龄多在40岁以上，随年龄增长患病率增高。我国肺心病的平均患病率约为0.4%，农村高于城市，吸烟者比不吸烟者明显增多。急性呼吸道感染是肺心病急性发作的主要诱因，常导致肺、心功能衰竭。目前，重症肺心病的病死率仍然较高。

一、病因及发病机制

按原发病的不同部位，其病因分为三类。

（一）支气管、肺疾病

支气管、肺疾病以慢性阻塞性肺疾病最为多见，占80%～90%。其次为支气管哮喘、支气管扩张、重症肺结核、尘肺、慢性弥漫性肺间质纤维化、结节病等。

（二）胸廓运动障碍性疾病

胸廓运动障碍性疾病较少见，例如：脊椎后凸或侧凸、脊椎结核、类风湿关节炎等引起的严重胸廓或脊柱畸形；神经肌肉疾患，如脊髓灰质炎、多发性神经炎等，引起胸廓活动受限、肺受压、支气管扭曲或变形、肺功能受损。

（三）肺血管疾病

肺血管疾病甚少见，如广泛或反复发生的多发性肺小动脉栓塞及肺小动脉炎，以及原因不明的原发性肺动脉高压等。引起右心室肥大的因素很多，但先决条件是肺的结构和功能的不可逆性改变。气道的反复感染、低氧血症和（或）高碳酸血症等一系列体液因子和肺血管的变化,使肺血管阻力增加和肺动脉血管重构、血容量增多和血液黏稠度增加,导致肺动脉高压,而肺动脉高压的形成是肺心病发生的关键因素。

二、临床表现

本病发展缓慢,临床上除原有肺、心疾病的各种症状和体征外,还逐步出现肺、心功能衰竭和其他器官损害的表现。

(一)肺、心功能代偿期

1.症状

咳嗽、咳痰、气促,以及活动后有心悸、呼吸困难、乏力和活动耐力下降。急性感染可使上述症状加重。少有胸痛或咯血。

2.体征

可有不同程度的发绀和肺气肿体征。偶有干、湿性啰音,心音遥远。肺动脉瓣区第二心音亢进,提示有肺动脉高压。三尖瓣区出现收缩期杂音,或剑突下心脏搏动增强,提示有右心室肥厚。部分患者因肺气肿胸膜腔内压升高,阻碍腔静脉回流,可见颈静脉充盈。因膈肌下降,有肝界下移。

(二)肺、心功能失代偿期

1.呼吸衰竭

(1)症状:呼吸困难加重,夜间为甚,常有头痛、失眠、食欲下降,但白天嗜睡,甚至有表情淡漠、神志恍惚、谵妄等肺性脑病的表现。

(2)体征:明显发绀,球结膜充血、水肿,严重时可有视网膜血管扩张、视盘水肿等颅内压升高的表现。腱反射减弱或消失,出现病理反射。因高碳酸血症可出现周围血管扩张的表现,如皮肤潮红、多汗。

2.右心衰竭

(1)症状:气促更明显,心悸、气急、腹胀、食欲不振、恶心、呕吐等。

(2)体征:发绀更明显,颈静脉怒张,心率增快,可出现心律失常,三尖瓣区可闻及收缩期杂音,甚至出现舒张期杂音。肝大伴压痛,肝颈静脉回流征阳性,下肢水肿,严重者有腹水。少数患者可出现肺水肿及全心衰竭的体征。

(三)并发症

低氧血症和高碳酸血症使多个重要脏器受累,出现严重并发症,如肺性脑病、酸碱失衡及电解质紊乱、心律失常、休克、消化道出血、弥散性血管内凝血等。

三、辅助检查

(一)胸部X线检查

除原发病的X线征象外,尚有肺动脉高压和右心室肥大的征象。

(二)心电图检查

心电图检查主要为右心室肥大的改变。

(三)血气分析

出现低氧血症、高碳酸血症,当PaO_2<8.0 kPa(60 mmHg)、$PaCO_2$>6.6 kPa(50 mmHg)

时，提示呼吸衰竭。

（四）血液检查

红细胞和血红蛋白升高，全血黏度和血浆黏度增加；并发感染时，白细胞总数增高，中性粒细胞增加。部分患者血清学检查有肾功能、肝功能的异常及电解质紊乱。

（五）其他检查

肺功能检查对早期或缓解期肺心病患者有意义。痰细菌学检查对急性加重期肺心病可以指导抗生素的选用。

四、诊断要点

有慢性支气管、肺、胸疾患的病史，有肺动脉高压、右心室肥大或伴有右心功能不全的表现，结合实验室检查，可做出诊断。但需排除其他心脏病的存在，如冠心病、风心病等。

五、治疗要点

（一）急性加重期

1.控制感染

社区获得性感染以革兰氏阳性菌占多数，医院感染则以革兰氏阴性菌为主。选用两者兼顾的抗生素，如青霉素类、氨基糖苷类、喹诺酮类及头孢菌素类等控制感染。

2.合理用氧

纠正缺氧和 CO_2 潴留，维持呼吸道通畅，改善呼吸功能。

3.控制心力衰竭

慢性肺心病患者一般在积极控制感染、改善呼吸功能后，心力衰竭便能得到改善；对治疗无效的重症患者，适当选用利尿、强心或血管扩张药物控制心力衰竭。

(1)利尿药：以缓慢、小量和间歇用药为原则。常用药物有氢氯噻嗪；尿量多时需加用10%的氯化钾，或选用保钾利尿药，如氨苯喋定。重度或需要快速利尿者，肌内注射或口服呋塞米。

(2)强心剂：宜选用速效、排泄快的制剂，剂量宜小。常用药物有毒毛花苷 K 0.125～0.25 mg，或毛花苷丙 0.2～0.4 mg 加入 10%葡萄糖溶液内缓慢静脉推注。

(3)控制心律失常：一般经过治疗肺心病的感染、缺氧后，心律失常自行消失；如果持续存在，根据心律失常的类型选用药物。

（二）缓解期

以中西医结合的综合措施为原则，防治原发病，去除诱发因素，避免或减少急性发作，提高机体免疫功能，延缓病情的发展。

六、常用护理诊断

（一）气体交换受损

这与呼吸道阻塞、呼吸面积减少引起通气和换气功能障碍有关。

（二）清理呼吸道无效

这与呼吸道感染、痰液过多而黏稠或咳嗽无力有关。

（三）体液过多

这与右心功能不全、静脉回流障碍、静脉压升高有关。

(四)潜在并发症

潜在并发症如肺性脑病。

七、护理措施

(一)一般护理

1.休息与活动

急性发作期应卧床休息,取半卧位,减少机体耗氧量,减轻心脏负担。缓解期应在医护人员指导下根据肺心功能状况适当地活动,增强体质,改善心肺功能。

2.合理氧疗

翻身、拍背排出呼吸道分泌物,使呼吸道保持通畅,是改善通气功能的一项有效措施。在此基础上持续低流量、低浓度给氧,氧流量为1～2 L/min,浓度在25%～29%,可纠正缺氧,并且防止高浓度吸氧抑制呼吸,加重CO_2潴留,导致肺性脑病。

3.饮食护理

摄取低盐、低热量、清淡、易消化和富含维生素及纤维的饮食。限制钠盐摄入,液体摄入量限制在1～1.5 L/d。根据患者饮食习惯,少食多餐。应用排钾利尿剂的患者注意钾的摄入,鼓励患者多吃含钾高的食物,如香蕉、枣子等,保持大便通畅。

4.皮肤护理

对久病卧床、水肿明显者应加强皮肤护理。避免腿部和踝部交叉受压;保持衣服宽大、柔软;在受压部位垫气圈或海面垫,有条件者用气垫床;帮助患者抬高下肢,促进静脉回流;定时变换体位,预防压疮。

(二)病情观察

密切观察患者病情变化,监测生命体征及血气分析。观察呼吸频率、节律、深度及其变化特点。如患者出现点头、提肩等呼吸,或呼吸由深而慢,转为浅而快等不规则呼吸,提示呼吸衰竭。如果患者出现注意力不集中、好言多动、烦躁不安、昼睡夜醒、神志恍惚等,提示肺性脑病的先兆症状,立即报告医师,并协助抢救。

(三)用药护理

1.利尿剂

尽可能在白天给药,以免因频繁排尿而影响患者夜间睡眠。用药后应观察精神症状、痰液黏稠度、有无腹胀、四肢无力等,准确记录液体出入量。过多应用利尿剂可能导致:①脱水使痰液黏稠不易咳出,加重呼吸衰竭。②低钾、低氯性碱中毒,抑制呼吸中枢,通气量降低,耗氧量增加,加重神经精神症状。③血液浓缩增加循环阻力,且易发生弥散性血管内凝血。

2.强心剂

遵医嘱给药,注意药效并观察毒性反应。由于肺心病患者长期处于缺氧状态,对洋地黄类药物耐受性很低,故疗效差、易中毒,用药前注意纠正缺氧。

3.呼吸兴奋剂

遵医嘱使用呼吸兴奋剂。注意保持呼吸道通畅,适当增加吸入氧浓度。用药过程中如出现恶心、呕吐、震颤甚至惊厥，提示药物过量，及时通知医师。

(四)心理护理

关爱患者，多与患者交谈，给予患者理解与支持，鼓励患者积极配合治疗与护理，树立信心；教会自我护理，避免各种诱发因素，保护肺、心功能；动员患者的家人与亲友多陪护、探视，增强患者的支持系统。

(五)健康教育

1.疾病知识指导

使患者和家属了解疾病的发生、发展过程及防止原发病的重要性，减少反复发作的次数。积极防治原发病，避免和防治各种可能导致病情急性加重的诱因。坚持家庭氧疗等。

2.生活指导

加强饮食营养，以保证机体康复的需要。病情缓解期应根据肺、心功能及体力情况进行适当的体育锻炼和呼吸功能锻炼，如散步、打太极拳、腹式呼吸、缩唇呼吸等，改善呼吸功能，提高机体免疫功能。

3.用药指导

向患者介绍药物的用法和注意事项，观察疗效及不良反应。

4.自我监测指导

告知患者及家属病情变化的征象，如体温升高、呼吸困难加重、咳嗽剧烈、咳痰不畅、尿量减少、水肿明显，或发现患者神志淡漠、嗜睡、躁动、口唇发绀加重等，均提示病情变化或加重，需及时就医诊治。

第十一章　感染科护理

第一节　感染科一般护理

一、观察要点

(1)热型:稽留热、弛张热、间歇热、回归热。

(2)皮疹:形态、色泽、数量、分布、感觉、出疹时间和顺序、持续时间及消退情况。

(3)毒性症状:疲乏、全身不适、厌食、头痛、肌肉关节骨骼疼痛。重者可有意识障碍、谵妄、脑膜刺激征、中毒性脑病、呼吸及循环衰竭。

(4)消化道症状:恶心、呕吐、腹泻。

(5)皮肤、黏膜状况:黄疸、皮疹、瘙痒。

(6)心理反应:恐惧、焦虑、抑郁、内疚、愤怒、孤独。

(7)腹围、体重、出入量。

(8)药物的疗效和不良反应。

二、护理措施

(1)按一般患者入、出院护理常规。热情、及时、完整地做好入院介绍。根据病情选择合适的腕带识别标志。患者离开后,床单及其用物进行有效的消毒处理。

(2)准确执行医嘱,及时完成各项治疗护理工作。准确、及时、严格地执行疫情报告制度。加强医院内消毒隔离措施,减少和防止交叉感染和耐药菌株的传播。

(3)根据病情选择实施预防压疮、防止跌倒及坠床的护理措施。及时了解患者的心理变化,提高患者对住院隔离的认识,提高家属、朋友等对疾病的理解。

(4)消灭"四害"(老鼠、蟑螂、苍蝇、蚊子)。

(5)各项工作符合《中华人民共和国传染病防治法》(简称《传染病防治法》)。

三、健康教育

(1)急性期绝对卧床休息,预防坠床及压疮,恢复期可逐渐增加活动量,告知预防跌倒的措施。

(2)饮食以高热量、易消化、富含营养的流质及半流质为宜。

(3)常用药物(抗生素、化学治疗制剂、血清免疫制剂、干扰素)的作用机制、分类等。常用检查、治疗的目的,注意事项。腕带使用的目的、意义。

(4)宣传感染性疾病预防和消毒隔离基本知识。对接触者进行检疫和其他预防措施(人工自动免疫和被动免疫)。

(5)改善不良生活方式及饮食方式、锻炼身体,提高人体非特异性免疫功能。

第二节　手 足 口 病

一、疾病概述

(一)概念和特点

手足口病是肠道病毒引起的常见传染病之一，以婴幼儿发病为主。多数患儿表现为手、足、口腔等部位的皮疹、疱疹，大多预后良好。但少数患儿可表现为严重的中枢神经系统损害，引起神经源性肺水肿、无菌性脑膜炎、急性迟缓性麻痹等，病情进展迅速，病死率高。

(二)发病机制与相关病理生理

手足口病是肠道病毒包括柯萨奇病毒 A16 和肠道病毒 EV71 引起的小儿急性传染病，发病人群主要为婴幼儿、学龄前儿童，多发生于夏、秋季。口腔溃疡性损伤和皮肤斑丘疹为手足口病的特征性病变。光镜下斑丘疹可见表皮内水疱，水疱内有中性粒细胞、嗜酸性粒细胞碎片，水疱周围上皮有细胞间和细胞内水肿，水疱下真皮有多种白细胞的混合型浸润。电镜下可见上皮细胞内有嗜酸性包涵体。脑膜脑炎表现为淋巴细胞性软脑膜炎，脑灰质和白质血管周围淋巴细胞、浆细胞浸润，局灶性出血和局灶性神经细胞坏死及胶质反应性增生。心肌炎表现为局灶性心肌细胞坏死，偶见间质淋巴细胞和浆细胞浸润。肺炎表现为弥漫性间质淋巴细胞浸润、肺泡损伤、肺泡内出血和透明膜形成，可见肺细胞脱落和增生，有片状肺不张。

(三)临床特点

手足口病的潜伏期多为 2～10 天，平均 3～5 天。

1.一般症状

急性起病，发热，口腔黏膜、手、足和臀部出现斑丘疹、疱疹，疱疹周围可有炎性红晕，疱内液体较少。可伴有咳嗽、流涕、食欲缺乏等症状。部分病例仅表现为皮疹或疱疹性咽峡炎。多在一周内痊愈，预后良好。

2.重症病例表现

少数病例(尤其是小于 3 岁者)皮疹出现不典型，病情进展迅速，在发病 1～5 天出现脑膜炎、脑炎(以脑干脑炎最为凶险)、脑脊髓炎、肺水肿、循环障碍等，可留有后遗症。极少数病例病情危重，可致死亡。

(1)神经系统表现：精神差、嗜睡、易惊、头痛、呕吐、谵妄甚至昏迷；肢体抖动、肌阵挛、眼球震颤、共济失调、眼球运动障碍；无力或急性弛缓性麻痹；惊厥。查体可见脑膜刺激征，腱反射减弱或消失，巴氏征等病理征阳性。

(2)呼吸系统表现：呼吸浅促、呼吸困难或节律改变，口唇发绀，咳嗽，咳白色、粉红色或血性泡沫样痰液；肺部可闻及湿啰音或痰鸣音。

(3)循环系统表现：面色苍灰、皮肤花纹、四肢发凉，指(趾)发绀，出冷汗，毛细血管再充盈时间延长。心率增快或减慢，脉搏浅速或减弱甚至消失。

(四)辅助检查

1.血常规

白细胞计数正常或降低,病情危重者白细胞计数可明显升高。重症病例白细胞计数可明显升高(大于 $15\times10^9/L$)或显著降低(小于 $2\times10^9/L$),恢复期逐渐恢复正常。

2.血生化检查

部分病例可有轻度谷丙转氨酶(ALT)、天冬氨酸转氨酶(AST)、肌酸激酶同工酶(CK-MB)升高,病情危重者可有肌钙蛋白(cTnI)、血糖升高。C反应蛋白(CRP)一般不升高。乳酸水平升高。

3.血气分析

轻症患者血气分析在正常范围。重症患者呼吸系统受累时可有动脉血氧分压降低、血氧饱和度下降、二氧化碳分压升高、代谢性酸中毒。

4.脑脊液检查

脑脊液外观清亮,压力增高,白细胞计数增多,多以单核细胞为主,蛋白正常或轻度增多,糖和氯化物正常。脑脊液病毒中和抗体滴度增高有助于明确诊断。

5.病原学检查

用组织培养分离肠道病毒是目前诊断的标准,但CoxA16、EV71等肠道病毒特异性核酸是手足口病病原确认的主要方法。咽拭子、气道分泌物、疱疹液、粪便阳性率较高。

6.血清学检查

恢复期与急性期血清手足口病肠道病毒中和抗体IgG滴度4倍或4倍以上升高,证明手足口病病毒感染。

7.胸部放射学检查

胸部放射学检查可表现为双肺纹理增多,网格状、斑片状阴影,部分病例以单侧为著。

8.磁共振成像检查

神经系统受累者可有异常改变,以脑干、脊髓灰质损害为主。

9.脑电图

脑电图可表现为弥漫性慢波,少数可出现棘(尖)慢波。

10.心电图

心电图无特异性改变。少数病例可见窦性心动过速或过缓,Q-T间期延长,ST-T改变。

(五)治疗原则

1.普通病例

一般治疗:注意隔离,避免交叉感染。适当休息,清淡饮食,做好口腔和皮肤护理。

2.重症病例

(1)控制颅内高压限制入量,积极给予甘露醇降颅压治疗,每次0.5～1.0 g/kg,每4～8小时一次,20～30分钟快速静脉注射。根据病情调整给药间隔时间及剂量。必要时加用呋塞米。

(2)保持呼吸道通畅,吸氧;呼吸衰竭者,尽早给予气管插管机械通气。

(3)早期抗休克处理:扩充血容量,10～20 mL/kg快速静脉滴入,之后根据脑水肿、肺水肿的具体情况边补边脱，决定再次快速静脉滴入和24小时的需要量，及时纠正休克和改善循环。

(4)及时使用肾上腺糖皮质激素：可选用甲泼尼龙、氢化可的松、地塞米松。病情稳定后，尽早停用。

(5)掌握静脉注射免疫球蛋白的指征，建议应用指征：精神萎靡、抽搐、安静状态下呼吸频率超过30～40次/分；出冷汗、四肢发凉、皮肤花纹，心率增快，大于140～150次/分(按年龄)。

(6)合理应用血管活性药物，常用米力农注射液：维持量在0.25～0.75 μg/(kg·min)，一般使用不超过72小时。血压高者，控制血压，可用酚妥拉明2～5 μg/(kg·min)，或硝普钠0.5～8 μg/(kg·min)，一般由小剂量开始逐渐增加剂量，逐渐调整至合适剂量。如血压下降，低于同年龄正常下限，停用血管扩张剂，可使用正性肌力及升压药物，如多巴胺、多巴酚丁胺、肾上腺素、去甲肾上腺素等。

(7)注重对症支持治疗：①降温。②镇静、止惊。③保护各器官功能：特别注意神经源性肺水肿、休克和脑疝的处理。④纠正水、电解质失衡。

(8)确保两条以上静脉通道通畅，监测呼吸、心率、血压和血氧饱和度，有条件监测有创动脉血压。

二、护理评估

(一)流行病学史评估

注意当地流行情况，评估患者病前1周内有无接触史。

(二)一般评估

注意患者有无发热、拒食、流涎、口腔疼痛、呕吐、腹泻等症状，注意皮疹出现部位和演变，有无脑膜炎、脑炎及心肌炎症状。

(三)身体评估

注意手、足、臀及其他体表部位有无斑丘疹和疱疹，其形状及大小，周围有无红晕及化脓感染。注意唇、口腔黏膜有无红斑、疱疹及溃疡。有无局部淋巴结肿大。

(四)心理-社会评估

此病的患者多为小儿，评估小儿的状况、家长的关心和支持程度、家庭经济状况。

(五)辅助检查结果评估

白细胞计数及分类，咽拭子培养。疱疹如有继发感染，必要时取其内容物送涂片检查及细菌培养。咽拭子病毒分离；疱疹液以标记抗体染色检测病毒特异抗原，或PCR技术检测病毒核糖核酸(RNA)。如有神经系统症状应做脑脊液常规、生化及病毒RNA。必要时取血清检测病毒抗体。疑有心肌炎者检查心电图。

三、护理诊断/问题

(一)潜在并发症

潜在并发症如神经源性肺水肿、心力衰竭。

(二)体温升高

体温升高与病毒感染有关。

(三)皮肤完整性受损

皮肤完整性受损与手、足、口腔黏膜、臀部存在疱疹有关。

(四)营养失调

低于机体需要量与口腔存在疱疹不易进食有关。

(五)有传播感染的可能

传播感染与病原体排出有关。

四、护理措施

(一)隔离要求

将患者及时安置在负压隔离病房内进行单间隔离。严格执行消毒隔离措施,操作前、后应严格洗手,做好手卫生。病房内每天以 600 mg/L 的含氯消毒剂对床及地面进行彻底消毒,医疗垃圾放入双层黄色垃圾袋中,外贴特殊标签,直接送至垃圾处理中心,不在其他地方中转。出院或转科后严格执行终末消毒。一旦诊断,医生应立即上报医院感染管理科,并留取大便标本备检。

(二)饮食护理

发热 1 周内应卧床休息,多饮开水。饮食宜给予营养丰富易消化的清淡、温凉的流质或半流质食物,如牛奶、米粥、面条等,禁食冰冷、辛辣等刺激性食物。意识障碍者暂禁食,逐渐改鼻饲流质,最后过渡到半流质饮食。

(三)病情观察

密切观察患儿的病情变化,24 小时监测心率、血氧饱和度、呼吸及面色,常规监测体温并观察热型和变化趋势。同时注意观察发热与皮疹出现的顺序。评估患儿的意识,大多数患儿神经系统受损发生在病程早期。持续发热不退的患儿,早期仅出现皮疹,但 1 天后继发高热者需引起重视。

(四)对症护理

1.高热的护理

(1)体温超过 39 ℃且持续不退的患儿除给布洛芬混悬液等退热药物外,还需以温水擦浴、冰袋或变温毯降温。使用降温毯时严密监测生命体征,观察末梢循环,出现异常及时汇报医生。

(2)注意肢体保暖,防止冻伤,勤翻身,检查皮肤有无发红、发紫,衣被有无潮湿,防止压疮。

(3)遵医嘱给予抗病毒的药物。

2.口腔的护理

(1)每天四次口腔护理,常规的口腔护理用 0.05%的醋酸氯己定清洗口腔,然后喷活性银离子喷雾剂(银尔通),经口气管插管的患儿,采用口腔冲洗。

(2)患儿原有口腔疱疹,极易出现口腔溃疡,若出现溃疡,可给予复方维生素 B_{12} 溶液(贯新克)喷溃疡处,促进伤口的愈合。

3.皮肤黏膜的护理

(1)保持皮肤及床单位干燥清洁,剪短患儿指(趾)甲,必要时包裹患儿双手,避免抓破皮疹,防止感染。

(2)臀部有皮疹时要保持臀部干燥清洁,避免皮疹感染。皮疹或疱疹已破裂者,局部皮肤可涂抹抗生素药膏或炉甘石洗剂。

(五)并发症的护理

1.神经系统

EV71具有嗜神经性,病毒在早期即可侵犯枢神经系统,密切观察患儿入院后第1～3天的病情变化,重点观察患儿有无惊跳、意识、瞳孔、生命体征、前囟张力、肢体活动情况等,注意有无精神差、嗜睡、烦躁、易呕吐等神经系统病变的早期症状和体征。患儿呕吐时应将其头偏向一侧,保持呼吸的通畅,及时清除口腔内的分泌物,防止误吸;观察呕吐物的性质,记录呕吐的次数、呕吐物的颜色及量。

2.循环系统

持续心电监护,注意有无心率增快或缓慢、血压升高或下降、中心静脉压过高或过低、尿量减少;观察有无面色苍白、四肢发凉、指(趾)甲发绀、毛细血管再充盈时间延长(大于两秒)、出冷汗、皮肤花纹;听诊有无心音低钝、奔马律及心包摩擦音等。如有以上症状,立即报告医生,遵医嘱给予适当镇静,并遵医嘱给予强心、升压等处理,维持循环系统的稳定。

3.呼吸系统

严密观察呼吸形态、频率、节律,注意有无呼吸浅快、节律不规则、血氧饱和度下降、三凹征、鼻翼扇动等呼吸困难表现。神经源性肺水肿是手足口病常见的死亡原因,临床上以急性呼吸困难和进行性低氧血症为特征,早期仅表现为心率增快、血压升高、呼吸急促等非特异性表现,一旦出现面色苍白、发绀、出冷汗、双肺湿啰音、咳粉红色泡沫痰、严重低氧血症时应及时通知医生,备好各类急救用品,紧急气管内插管辅助呼吸。使用呼吸机可减轻心肺功能,缓解呼吸困难症状,早期的心肺功能支持可改善EV71病毒感染患儿的预后。

(六)心理护理

由于患儿患病突然,尤其确诊后家长担心患儿的生命危险和后遗症。患儿住隔离病室,限制探视,病情变化时及时跟家长沟通,评估患儿家长的心理承受能力,帮助家长树立信心,同时帮助家长接受现实,以取得家长的支持与配合。

五、护理效果评估

(1)患者的疱疹、斑丘疹消退,自感舒适。

(2)患者未发生并发症或发生但被及时发现和处理。

(3)患者的家属学会如何进行皮肤的护理,并对疾病的预防知识有一定的了解。

第三节 流行性感冒

流行性感冒简称"流感",是由流感病毒引起的一种急性呼吸道传染性疾病。临床主要表现为急起高热,全身酸痛、乏力,头痛,多伴有相对较轻的呼吸道症状。老年、幼儿或原有慢性病者易发生流感病毒性肺炎和继发其他细菌感染。本病潜伏期短、传染性强、传播迅速,流感病毒主要通过飞沫传播。

流感病毒属正黏液病毒科有包膜的 RNA 病毒,根据核心抗原性不同分为甲、乙、丙三型,各型之间无交叉免疫。流感病毒不耐热,100 ℃时 1 分钟或 56 ℃时 30 分钟灭活,对常用消毒剂(1%甲醛、过氧乙酸、含氯消毒剂等)及紫外线敏感,耐低温和干燥,真空干燥或-20 ℃以下仍可存活。甲型流感病毒最易发生变异,常引起大流行,曾引起过 5 次世界大流行和若干次小流行;乙型流感病毒变异缓慢,多引起小流行;丙型流感病毒较稳定,常呈散发。

一、护理评估

(一)健康史

询问周围环境是否有类似的患者,是否与其进行过接触,有无共用过毛巾等物品,症状是否相同,有无接种过流感疫苗等。

(二)身体状况

典型流感起病急,潜伏期为数小时至 4 天,一般为 1～2 天;高热,体温可为 39～40 ℃,伴畏寒,一般持续 2～3 天;全身中毒症状重,如乏力、头痛、头晕、全身酸痛;持续时间长,体温正常后乏力等症状可持续1～2 周;呼吸道症状轻微,常有咽痛,少数有鼻塞、流涕等;部分患者有恶心、呕吐、食欲不振、腹泻、腹痛等消化道症状。老人、婴幼儿、有心肺疾病者或接受免疫抑制剂治疗者,患流感后可发展成为肺炎。

1.临床分型

(1)单纯型流感:急性起病,体温为 39～40 ℃,伴畏寒、乏力、头痛、肌肉关节酸痛等全身症状明显,呼吸道卡他症状轻微,可有流涕、鼻塞、干咳等。查体:急性病容,咽部充血红肿,无分泌物,肺部可闻及干性啰音。

(2)肺炎型流感:较少见,多发生于老人、小孩、原有心肺疾患的人群。①原因:原发病毒性肺炎、继发细菌性肺炎和混合细菌病毒性肺炎。②表现:高热持续不退、剧烈咳嗽、咯血痰、呼吸急促、发绀、肺部可闻及湿性啰音。可因呼吸循环衰竭而死亡,死亡率高。

2.护理体检

患者呈急性发热面容,面颊潮红,结膜及咽部充血,双肺听诊呼吸音低,可闻及干、湿性啰音,但无肺实变体征。

(三)心理-社会状况

患者因发热、全身酸痛而疲惫不堪,情绪低落。

(四)辅助检查

1.血常规

白细胞计数正常或减少,继发细菌感染时,白细胞显著增多。

2.病原学检查

起病 3 天内用咽部含漱口液、棉拭子或痰液进行病毒分离,是确定诊断的重要依据。

3.血清学检查

恢复期抗体滴度有 4 倍或以上升高者,可以确诊。

4.X 线检查

双肺絮状阴影,散在分布,近肺门处较多。

二、诊断护理及合作性问题

(1)体温过高:与病毒感染或继发细菌感染引起体温调节中枢失调有关。

(2)气体交换受损:与肺部感染使有效肺组织减少、分泌物增多有关。

(3)急性疼痛:与病毒感染有关。

(4)疲乏:与病毒感染或继发细菌感染造成机体能量代谢障碍有关。

三、预期目标

体温恢复正常;躯体不适感减轻或消除,身心舒适;无并发症发生;消毒与隔离得当。

四、护理措施

(一)一般护理

1.休息与隔离

急性期应卧床休息,取舒适体位,协助患者做好生活护理。患者宜安置在单人房间,保持环境安静,室温控制在16～18 ℃,湿度在60%左右。执行呼吸道隔离1周或至主要症状消失。

2.饮食护理

发热期应多饮水,给予易消化、营养丰富的富含维生素的流质或半流质饮食。

(二)病情观察

观察患者的生命体征,即症状、体征的变化;有无继发性感染及烦躁不安、情绪低落等不良心理反应。

(三)对症护理

(1)高热,嘱患者卧床休息,监测体温,可用冰袋冷敷、温水或乙醇擦浴等物理方法降温。

(2)并发肺炎:协助患者取半卧位,予以吸氧,必要时吸痰。

(四)用药护理

(1)遵医嘱对患者进行药物治疗,常用的抗病毒药物有利巴韦林(病毒唑)、奥司他伟(达菲)和金银花、连翘、黄芪等中草药,金刚烷胺和金刚乙胺(甲基金刚烷胺)只对甲型流感病毒有效。

(2)注意观察用药后的疗效和不良反应,金刚烷胺可有中枢神经系统不良反应,老年及有血管硬化者慎用,孕妇及有癫痫史者禁用。

五、健康教育

(1)平时要注意锻炼身体,增强机体抵抗力。

(2)流感流行期间,应根据天气变化增减衣服,尽可能减少公众集会和集体娱乐活动,暂不探亲访友,出门戴口罩。

(3)房间和公共场所要保持清洁,室内每天用食醋熏蒸,进行空气消毒或开窗通风换气。对患者呼吸道分泌物、污物等应消毒处理,对患者的食具、用具及衣服等宜煮沸、用含氯消毒液消毒或日光暴晒两小时,患者住过的房间,可用漂白粉擦拭或过氧乙酸熏蒸,进行终末消毒。

(4)每年秋季让老人、儿童、免疫受抑制者等易感人群和易出现并发症的人群接种流感疫苗是预防流感的基本措施。

第四节　流行性腮腺炎

一、疾病概述

(一)概念和特点

流行性腮腺炎是在儿童和青少年中常见的急性呼吸道传染病,由腮腺炎病毒引起,其临床特征为发热和腮腺非化脓性肿胀、疼痛。病毒可累及各种腺组织、神经系统,以及心、肝、肾、关节等器官,因而易并发脑膜脑炎、睾丸炎、胰腺炎、乳腺炎、卵巢炎等。

腮腺炎病毒属副黏液病毒,是核糖核酸型病毒,直径为 85～300 nm。病毒存在于早期患者的唾液、血液、脑脊液、尿液及甲状腺中。病毒对理化因素的作用均十分敏感,来苏尔、乙醇、甲醛等可于 2～5 分钟将其灭活,暴露于紫外线下迅速死亡。在 4 ℃时其活力可保持两个月,37 ℃时可保持 24 小时,加热至55～60 ℃,10～20 分钟即失去活力。

传染源为早期患者和隐性感染病例。实验证明,隐性感染病例在流行时所占比例较大,为30%～50%,由于本身无症状,易被忽略而不予以隔离造成疾病广为传播。自腮腺肿大前 6 天至肿大后 9 天具有高度传染性。本病通过飞沫经呼吸道感染。人群普遍易感,但由于 1 岁以内婴儿体内尚有获自母体的特异性抗体,成人中约 80%通过显性或隐性感染而产生一定的特异性抗体,因此约 90%的病例发生于1～15 岁的儿童。流行性腮腺炎为世界各地常见的传染病,全年均可发病,在温带地区以春、冬季最多,在热带无明显季节性差异。在儿童集体机构、部队及卫生条件不良的拥挤人群中易造成暴发流行。病后可获持久免疫力。

(二)发病机制与相关病理生理

腮腺炎病毒侵入口腔黏膜和鼻黏膜,在上皮组织中大量增殖后进入血循环(第一次病毒血症),经血流累及腮腺及一些组织,并在其中增殖,再次进入血循环(第二次病毒血症),侵犯未受累及的一些脏器,引起相应器官的炎症。各种腺组织如睾丸、卵巢、胰腺、胸腺、甲状腺等均有受侵的可能,脑、脑膜、肝及心肌也常被累及,脑膜脑炎就是病毒直接侵犯中枢神经系统的后果,故腮腺炎的临床表现变化多端。

腮腺的非化脓性炎症为本病的主要病变。由于腮腺导管的部分阻塞,唾液的排出受到阻碍,唾液中的淀粉酶排泄受阻而循淋巴进入血流,再从尿中排出,故患者血清及尿淀粉酶升高。本病病毒易侵犯成熟的睾丸,幼年患者很少发生睾丸炎。胰腺可充血、水肿,胰岛有轻度退化及脂肪性坏死。

(三)临床特点

流行性腮腺炎潜伏期为 8～30 天,平均为 18 天。患者大多无前驱期症状,而以耳下部肿大为首发征象。少数病例可出现肌肉酸痛、食欲不振、倦怠、头痛、低热、结膜炎、咽炎等症状。本病大多起病较急,有发热、畏寒、头痛、咽痛、食欲不佳、恶心、呕吐、全身疼痛等,数小时至两天腮腺即显肿大。腮腺肿大最具特征性,一侧先肿胀,也有两侧同时肿胀者,一般以耳垂为中心,向前、后、下发展,状如梨形而具坚韧感,边缘不清。当腺体肿大明显时出现胀痛及感觉过敏,张口咀嚼及进酸性饮食时更甚。局部皮肤紧张发亮,表面灼热,有轻触痛。颌下腺或舌下腺也可肿大,腮腺四周的蜂窝组织亦可呈水肿。舌下腺肿大时可见舌及颈部肿胀,可出现吞咽困难。

腮腺管口(位于上颌第二磨牙旁的颊黏膜上)在早期常有红肿。唾液开始分泌增加,后因潴留而减少。腮腺肿胀大多于1～3天达高峰,持续4～5天逐渐恢复正常,整个病程10～14天。不典型病例可以单纯有睾丸炎或脑膜脑炎的症状出现,也有仅见颌下腺或舌下腺肿胀者。

(四)辅助检查

1.常规检查

白细胞计数大多正常或稍增高,有睾丸炎者白细胞可以增高。有并发症时白细胞计数可增高,偶有类白血病反应。尿常规一般正常,有肾损害时可出现尿蛋白和管型。

2.血清和尿淀粉酶测定

90%患者的血清淀粉酶有轻至中度增高,尿中淀粉酶也增高,有助诊断。淀粉酶增高程度往往与腮腺肿胀程度成正比。血脂肪酶增高,有助于胰腺炎的诊断。

3.血清学检查

(1)中和抗体试验:低滴度如1∶2即提示现症感染。近年来应用凝胶内溶血法,与中和试验基本一致,比中和抗体的检测简便迅速,但方法上还需进一步改进。

(2)补体结合试验:病程早期及第2～3周双份血清效价有4倍以上增高,或一次血清效价达1∶64即有诊断意义。

(3)血凝抑制试验:用鸡胚受病毒感染,其羊水及尿囊液可使鸡的红细胞凝集。流行性腮腺炎患者恢复期血清有很强的抑制凝集作用,而早期血清的抑制凝集作用较弱,如两次测定效价相差4倍以上,即为阳性。

4.病原学检测

(1)特异性抗体检测:常用ELISA法检。血清流行性腮腺炎特异性IgM抗体效价增高是近期感染的诊断依据。对流行性腮腺炎病毒感染后不表现腮腺炎,但呈脑膜脑炎或脑炎的病例,可检测脑脊液中特异性IgM抗体来明确诊断。

(2)抗原检测:近年来有用特异性抗体或单克隆抗体来检测流行性腮腺炎病毒抗原,可做早期诊断。

(3)RNA检测:应用RT-PCR和巢式PCR技术检测流行性腮腺炎病毒RNA敏感度高,可明显提高患者的诊断率。此外,TaqMan探针的一步法实时定量PCR可测定从10～10^8 copies/mL的病毒载量,该法敏感度和特异度均高。

(4)病毒分离:腮腺肿大前6天至肿大后9天可从唾液中分离到病毒。并发脑膜脑炎或脑炎时,脑脊液也常可分离到病毒。起病两日内血中可查到病毒。起病两周内尿液可查到病毒。

(五)治疗原则

1.一般治疗

按呼吸道传染病隔离。卧床休息,注意口腔卫生,饮食以流质、软食为主,适当增加维生素。

2.对症治疗

高热头痛和腮腺胀痛,可用解热镇痛药。并发睾丸炎者可予以睾丸冷敷,己烯雌酚1 mg,

每天3次,疗程5～7天。颅内高压患者可用20%甘露醇1～2 g/kg,静脉推注,每4～6小时1次。

3.抗病毒治疗

发病早期可用利巴韦林,1 g/d,儿童15 mg/kg,静脉滴注,疗程5～7天。亦可应用小剂量干扰素,100万～300万U皮下注射,每天1次,疗程5～7天,能使腮腺炎和睾丸炎症状较快消失。

4.肾上腺皮质激素

尚无肯定疗效,重症或并发脑膜炎、心肌炎、睾丸炎时可考虑短期使用。地塞米松5～10 mg,静脉滴注,疗程3～5天。

5.预防睾丸炎

青春期及男性成人患者,为预防睾丸炎的发生,早期可应用己烯雌酚1 mg,每天3次,疗程3～5天。

二、护理评估

(一)流行病学史评估

注意询问当地有无腮腺炎流行史,在2～3周有无与腮腺炎患儿的密切接触史。有无麻疹、腮腺炎、风疹疫苗接种史,既往有无腮腺炎病史。

(二)症状、体征评估

评估患儿有无上呼吸道感染的前驱症状,重点评估有无腮腺炎症状、体征,如有无耳痛、咀嚼困难及以耳垂为中心的局部肿胀、压痛,有无腮腺管口的红肿。其他腺体如颌下腺、舌下腺、睾丸有无肿胀,有无发热、头痛、呕吐、颈项强直、神志改变等中枢神经系统受累的表现。

(三)心理-社会评估

流行性腮腺炎是一种常见的急性传染病,可累及包括腮腺在内的多个器官,临床症状多变,且易产生生殖系统、神经系统并发症,患者易产生惊慌失措等不良心理反应。要评估患者对疾病的心理状态、产生的相应情绪反应及对疾病知识的了解情况。要评估流行区儿童群体机构对疾病的应对方式及参与防治的态度。

(四)辅助检查结果评估

白细胞计数大多正常或稍增加,淋巴细胞相对增多。90%的患者血清淀粉酶有轻至中度增高,尿中淀粉酶也增高,有助于诊断。淀粉酶增高程度往往与腮腺肿胀程度成正比。脑脊液压力稍高,细胞数及蛋白量稍增多,符合病毒性感染的表现,对非典型病例,有条件时可做病毒分离和血清中特异性抗体测定。

三、护理诊断/问题

(一)疼痛

疼痛与腮腺肿胀有关。

(二)体温过高

体温过高与病毒感染有关。

(三)知识缺乏

患者及家属缺乏家庭护理及预防知识。

(四)有传播感染的危险

传播感染与病原体播散有关。

(五)潜在并发症

睾丸炎、卵巢炎与病毒侵入生殖腺体有关;脑膜脑炎与病毒侵入脑组织有关。

四、护理措施

(一)隔离要求

按呼吸道传染病隔离,一般患者可家庭隔离,病情较重或有并发症者需住院隔离。隔离期限自发病开始至腮腺消肿和症状消失为止,一般不少于10天。因被传染源唾液所污染的物品,在短时间接触易感者的口腔亦能引起感染,故患者用过的食具、毛巾等应予煮沸消毒,患者使用过的被褥及玩具等,可置于日光下暴晒或以紫外线照射消毒。

(二)休息和活动

保持病房安静,发热期及有并发症者均应卧床休息,热退及轻症患者可允许在室内活动,但要适当限制活动,不可劳累。

(三)营养与饮食

张口及咀嚼食物可使患者局部疼痛加重,宜给予其富有营养且易消化的半流质或软食,如稀饭、面汤、面条等。不宜给予酸、辣、甜及硬且干燥的食物,否则会刺激唾液腺分泌增多,可排出通路受阻而致腺体肿痛加剧。

(四)病情观察

密切观察患者有无高热、寒战、头痛、睾丸肿痛、坠胀感等,如有异常应立即与医生联系处理。

(五)对症护理

1.发热的护理

密切监测患者体温,对体温超过39 ℃以上者,可用物理降温或给予适当的退热剂口服。鼓励患者多饮水,成人每天保持饮水1 500～2 000 mL。遵医嘱给予板蓝根冲剂、补液等治疗。保持皮肤清洁、干燥,出汗后及时擦干并更换衣服,保持口腔清洁,预防继发细菌感染。指导和协助患者经常用生理盐水或复方硼酸溶液漱口,以清除口腔内食物残渣。

2.疼痛的护理

患者急性期应卧床休息。保持口腔清洁,协助患者饭后、睡前用生理盐水或朵贝氏溶液漱口。常规给予如意金黄散或青黛散调醋敷局部,每天1～2次。疼痛较剧者,可进行腮腺局部间歇冷敷。忌食酸、辣等食物,以防加剧疼痛。

(六)心理护理

本病多发生于儿童及青少年,其易产生恐惧心理,故护士需耐心与患者交谈,介绍疾病的特点和发展趋势,使其消除不良心理反应,主动配合治疗和护理。

(七)并发症的观察与护理

1.脑膜脑炎

脑膜脑炎多见于腮腺肿胀后1周,可有高热、嗜睡、头痛、呕吐、脑膜刺激征阳性等表现,应密切观察生命体征及瞳孔变化,若有变化应立即告知医生,保持患儿安静,限制探视。嘱患者卧床休息,颅内压较高者注意取去枕平卧位。呕吐频繁者可暂禁饮食,给予静脉补液。有高热、头痛及烦躁不安者,可给予头部冷敷或服用退热止痛剂,重症患者可静脉滴注肾上腺皮质激素。颅内压增高者应静脉给予甘露醇或山梨醇等脱水剂。

2.睾丸炎

睾丸炎多见于10岁以上的男孩,发生于腮腺肿大后1周,表现为寒战、高热、睾丸肿痛、质硬、压痛明显,可伴阴囊水肿。护理人员应主动关心患者,密切观察病情,若出现上述症状,应立即与医生联系处理。嘱患者卧床休息,用丁字带将睾丸托起。每4小时监测体温一次,遵医嘱给予解热止痛剂,静脉滴注氢化可的松或口服泼尼松。疼痛难忍者给予局部冷敷,严重者可用2%普鲁卡因局部封闭。

3.胰腺炎

注意观察患者有无发热、腹痛、恶心、呕吐、血及尿淀粉酶增高等急性胰腺炎表现,有异常者按急腹症处理。暂禁食,静脉输液,腹胀严重者可行胃肠减压,腹痛缓解后从少量清淡流质开始,逐渐恢复饮食。上腹部置冰袋或肌内注射阿托品、东莨菪碱等用于解痉止痛,病情较重者可遵医嘱静脉滴注氢化可的松或地塞米松。便秘者可用开塞露通便。必要时给予抗生素。

(八)健康教育

(1)单纯性腮腺炎患者,一般不需住院治疗。护士应向家属介绍腮腺炎的症状、流行特点及可能产生的并发症,并指导家属做好隔离、用药、饮食等护理工作。一旦发现并发症,应立即到医院就诊。

(2)告知家属学龄前期或学龄期的患儿在患病期间应在家隔离,疾病愈后要加强体质锻炼。做好各种计划免疫,提高机体抗病能力。

五、护理效果评估

(1)患者体温逐渐下降至正常。

(2)腮腺肿痛消失。

(3)患者能按要求进行休息和饮食。

(4)患者及家属能积极配合医务人员进行隔离、消毒工作,掌握对疾病的正确应对方式。

(5)住院期间没有发生新的潜在并发症和新的感染病例。

第五节　流行性出血热

一、疾病概述

(一)概念和特点

流行性出血热亦称肾综合征出血热,是由流行性出血热病毒(EHFV)引起的急性、地方性、经鼠传播的自然疫源性传染病。临床上以发热、休克、充血、出血和急性肾功能损害为主要表现。

EHFV不耐热和不耐酸,37 ℃和pH值在5.0以下易灭活,56 ℃高温30分钟和100 ℃高温1分钟可灭活。对紫外线、酒精和碘酒等消毒剂敏感。在我国,传染源是鼠类,主要通过不同途径接触鼠类带有病毒的排泄物而感染。人群普遍易感。有明显高峰季节,主要与传染源的密度和带毒率改变有关。

(二)发病机制与相关病理生理

本病发病机制未完全清楚,多数研究认为是病毒直接作用与病毒感染诱发免疫损伤及细胞因子和介质共同作用的结果,以小血管和肾脏病变最明显。基本病变是全身小血管广泛受损,可见其内皮肿胀、变性和坏死,引起各脏器病变。

(三)临床特点

特征性临床表现为发热、出血和肾损害。典型病例、病程中有发热期、低血压休克期、少尿期、多尿期和恢复期的五期经过。

1.发热期

除发热外,主要表现有全身中毒症状、毛细血管损伤和肾损害征。毛细血管损伤,主要表现为充血、出血和渗出水肿征。患者面部、颈部及上胸部明显充血潮红(三红)。腋下、胸背部皮肤呈条索点状或搔抓样瘀点。肾损害主要表现为蛋白尿和尿镜检发现管型等。

2.低血压期

多数患者发热末期或热退同时出现血压下降,甚至休克,可出现烦躁、谵妄。休克持续过久,可出现 DIC、休克肺、脑水肿、急性肾衰竭等。

3.少尿期

少尿期主要临床表现为尿毒症、酸中毒和水、电解质紊乱。严重患者发生高血容量综合征和肺水肿。

4.多尿期

尿量逐渐增加,若水和电解质补充不足或继发感染,可发生继发性休克,也可发生低钠、低钾症状。

5.恢复期

尿量逐渐恢复至正常,精神及食欲恢复。

(四)辅助检查

1.血常规

白细胞计数逐渐升高,出现异常淋巴细胞,血小板下降。

2.尿常规

患者可出现尿蛋白,尿液中还可有红细胞、管型或膜状物。

3.血液生化检查

血尿素氮及肌酐在低血压休克期开始升高,多尿后期开始下降。血钾在发热期和休克期处于低水平,少尿期升高,多尿期又降低。

4.凝血功能检查

高凝期凝血时间缩短,消耗性低凝血期则纤维蛋白原降低,凝血酶原时间延长和凝血酶时间延长,进入纤溶亢进期则出现纤维蛋白降解物升高。

5.免疫学检查

早期患者的血清及尿沉渣细胞均可检出 EHF 病毒抗原,有助于病原诊断。特异性抗体检查包括血清 IgM 和 IgG 抗体。IgM(1∶20)为阳性。IgG(1∶40)为阳性,双份血清滴度 4 倍以上有确诊价值。

(五)治疗原则

(1)抓好“三早一就近”(早诊断、早休息、早治疗,就近到有医疗条件的医疗机构救治)是本病治疗的关键。

(2)治疗中要注意防治休克、肾衰竭和出血。

(3)发热期应控制感染,减轻外渗,中毒症状重者可给予地塞米松 5～10 mg 静脉滴注。预防 DIC。

(4)低血压休克期应补充血容量,纠正酸中毒,应用血管活性药物与肾上腺皮质激素。

(5)少尿期应稳定内环境,促进利尿,可用甘露醇或呋塞米,也可使用导泻疗法或透析疗法。

(6)多尿期主要是维持水与电解质平衡,防治继发感染。

(7)恢复期应补充营养,逐步恢复工作。

二、护理评估

(一)流行病学史评估

评估患者居住地是否多老鼠,有无接触死鼠或鼠类排泄物,有无被鼠类咬伤史等。

(二)一般评估

1.生命体征

患者体温以稽留热和弛张热多见,心率加快或有心律不齐,呼吸急促。高血容量综合征血压升高、脉搏洪大、脉压增大和心率增快等。肺水肿时患者呼吸急促、呼吸困难、发绀等。

2.患者主诉

评估患者有无全身中毒症状,如疲乏、全身酸痛等和消化道症状。

3.相关记录

记录患者神志、皮肤、出入量等。

(三)身体评估

1.头颈部

观察充血、渗出及出血的表现:有无“三红”的表现,皮肤瘀斑的分布和范围,以及皮肤有无破溃出血、颜面部有无水肿等。

2.肺部

听诊有无呼吸音粗,有无干湿啰音。

3.腹部

触诊患者腹部有无压痛、反跳痛。肾脏有无叩击痛。

(四)心理-社会评估

评估患者对疾病知识的了解情况,患者在疾病治疗过程中的心理反应与需求,家庭及社会支持情况。

(五)辅助检查结果评估

实验室检查有无血液浓缩、异型淋巴细胞、血小板减少和蛋白尿。血液和尿沉渣细胞中是否检出特异性抗原,血清中是否检出特异性抗体。有无水、电解质、酸碱平衡失调。

(六)常用药物治疗效果的评估

(1)低分子右旋糖酐偶可见变态反应,如发热、胸闷、呼吸困难、荨麻疹等。

(2)碳酸氢钠溶液剂量偏大或存在肾功能不全时,可出现水肿、精神症状、肌肉疼痛或抽搐、呼吸减慢、口内异味、异常疲倦虚弱等。

三、护理诊断(问题)

(一)体温过高

体温过高与病原体感染有关。

(二)组织灌注量改变

组织灌注量改变与出血、感染、少尿和多尿等有关。

(三)疼痛

疼痛与全身中毒血症有关。

(四)潜在并发症

1.出血

出血与毛细血管损伤、凝血功能异常有关。

2.电解质紊乱

电解质紊乱与利尿、脱水、补液等有关。

3.肺水肿

肺水肿与少尿血容量增多有关。

4.感染

感染与抵抗力下降有关。

5.急性肾衰竭

急性肾衰竭与肾血流不足有关。

四、护理措施

(一)病情观察

观察生命体征和神志变化。注意有无出血,尿量及尿的颜色变化,记录 24 小时出入量。

(二)休息和饮食

急性期需绝对卧床休息,避免随意搬动患者,至恢复期逐渐增加活动量。发热期给予高热量、高维生素、富有营养的流质或半流质饮食,少食多餐。少尿期,严格控制入量,限制钠盐及钾盐的食物。

(三)疼痛的护理

患者有头痛、腰痛、眼眶痛等症状时,给予相应的解除疼痛的护理,创造舒适、安静的环境,减少噪声对患者的刺激,给予按摩止痛或按医嘱给予止痛药。

(四)发热的护理

观察发热的程度、热型、伴随症状并记录。每 4 小时测体温 1 次,体温大于 38.5 ℃时,可在体表大血管处进行冷敷,不宜用酒精擦浴,禁忌使用发汗退热药,以防出大汗引起休克。遵医嘱补充液体。

(五)并发症的观察及护理

1.出血

观察出血的表现,有无咯血、呕血、便血、血尿、鼻衄,以及注射部位有无渗血等。嘱患者勿用手挖鼻孔,以免损伤黏膜,引起出血。注意口腔清洁,刷牙尽量使用软毛牙刷,勿用牙签剔牙。勿用力搔抓皮肤。注射后针眼按压时间需延长,以防止出血及皮下血肿。遵医嘱应用药物。

2.心力衰竭、肺水肿

注意观察有无呼吸困难、烦躁、心率增快、咳粉红色泡沫痰、肺底啰音等。发现左心功能不全表现后应立即停止输液或控制输液速度,并报告医生按医嘱用药,给予20%～30%酒精湿化给氧。

(六)健康教育

(1)预防出血热的根本措施是灭鼠。搞好环境卫生和室内卫生,清除垃圾,消灭老鼠的栖息场所。严防鼠类污染食物,做好个人防护。

(2)患者出院后仍应休息1～3个月。生活要有规律,保证足够睡眠,安排力所能及的体力活动,以不感疲劳为度。

(3)预防接种:重点人群可行沙鼠肾细胞灭活疫苗(1型汉坦病毒)和地鼠肾细胞灭活疫苗(2型汉坦病毒)注射。

五、护理效果评估

(1)患者体温恢复正常。

(2)患者血压平稳。

(3)患者自觉疼痛减轻、疲乏好转、食欲好转。

(4)患者尿量恢复正常,渗出征减轻,皮肤黏膜出血好转。

(5)患者维持水、电解质平衡。

第六节　流行性乙型脑炎

一、疾病概述

(一)概念和特点

流行性乙型脑炎简称"乙脑",由乙型脑炎病毒引起,以脑实质炎症为主要病变的中枢神经系统急性传染病。其临床特征为高热、意识障碍、抽搐、呼吸衰竭。重症患者可留有后遗症。

乙脑病毒抵抗力不强,对温度、乙醚和酸均很敏感。加热100℃,两分钟可以灭活;56℃,30分钟可以灭活。乙脑是人畜共患的自然疫源性疾病,动物(家畜如猪、牛,家禽如鸭、鸡等)或人受感染后出现病毒血症是本病的传染源。蚊虫为其主要传播媒介,流行于夏、秋季。人群普遍易感,感染后可获持久免疫力。

(二)发病机制与相关病理生理

病毒随蚊虫叮咬侵入机体，在单核-吞噬细胞内繁殖，继而进入血液循环引起病毒血症。若不侵入中枢神经系统则呈隐性或轻型感染，仅在少数情况下，如机体免疫力低下、病毒量多、毒力强时，病毒才通过血-脑脊液屏障进入中枢神经系统，引起脑炎。主要病理变化：神经细胞变性、肿胀与坏死，可形成大小不等、散在的软化灶。脑实质中有淋巴细胞和大单核细胞浸润。脑实质和脑膜血管扩张、充血，大量浆液性渗出，产生脑水肿。

(三)临床特点

典型乙脑临床表现分为初期、极期、恢复期和后遗症期。极期临床表现主要有持续高热、意识障碍、惊厥或抽搐和呼吸衰竭。高热、惊厥及呼吸衰竭是乙脑极期的严重症状，三者相互影响，其中呼吸衰竭常为致死的主要原因。后遗症可表现为意识障碍、痴呆、失语，以及肢体瘫痪、癫痫等。癫痫后遗症可持续终身。

临床上根据发热、意识障碍、抽搐程度、病程长短、有无后遗症等病情轻重不同，把乙脑分为轻型、普通型、重型及极重型。

(四)辅助检查

1.血常规检查

血常规检查显示白细胞计数增高。

2.脑脊液检查

脑脊液检查显示为无菌性脑膜炎改变：压力增高，外观无色透明或微浊，白细胞计数轻度增加，氯化物正常，糖正常或偏高。

3.血清学检查

特异性 IgM 抗体测定和补体结合试验。

4.病原学检查

病毒分离和病毒核酸检测。

(五)治疗原则

(1)主要为对症治疗，处理高热、抽搐和呼吸衰竭等危重症状是乙脑患者抢救成功的关键。

(2)高热以物理降温为主，可用小量阿司匹林。

(3)持续高热伴反复抽搐者可加用亚冬眠疗法。

(4)惊厥或抽搐给予去除病因及镇静止痉。

(5)脑水肿以脱水治疗为主。

(6)呼吸道痰阻者，应及时吸痰，并给予吸氧，必要时气管切开。

(7)脑实质炎症应及时予镇静止痉。

(8)呼吸衰竭应根据引起呼吸衰竭的原因给予相应的治疗。

(9)中枢性呼吸衰竭可用呼吸兴奋剂。

(10)恢复期及后遗症期应进行功能训练。

二、护理评估

(一)流行病学史评估

评估患者是否有家畜、家禽，特别是猪的接触史；是否被蚊子叮咬；是否有乙脑感染史；是否发生在夏、秋季节,以及患者的年龄。

(二)一般评估

1.生命体征

体温在39 ℃以上,呼吸衰竭时表现为呼吸表浅、节律不整、叹息样呼吸、潮式呼吸以致呼吸停止;发生循环衰竭时,血压可下降,脉搏细速,颅内高压时可出现血压升高,脉搏变慢。有无出现意识障碍,如嗜睡、昏迷。

2.患者主诉

患者常有发热、头疼症状,伴有恶心、呕吐等,患儿家长诉有昏迷和抽搐等。

3.相关记录

记录生命体征、神志、瞳孔大小及对光反射、肌张力、神经反射等。

(三)身体评估

1.头颈部

观察有无急性面容,有无口唇发绀,双瞳孔直径及对光反射情况,有无局部小抽搐。婴幼儿颅内高压时可见前囟隆起;重症患者恢复期可出现神志迟钝、痴呆。

2.肺部

并发支气管肺炎听诊呼吸音粗,坠积性肺炎可闻及湿啰音。

3.其他

观察患者有无肢体阵挛性抽搐、全身抽搐或强制性痉挛等。

4.神经系统评估

(1)较大儿童及成人均有不同程度的脑膜刺激征。

(2)若锥体束受损,常出现肢体痉挛性瘫痪、肌张力增强,Babinski征阳性。

(3)小脑及动眼神经受累时,可发生眼球震颤、瞳孔扩大或缩小、不等大、对光反应迟钝等。

(4)自主神经受损常有尿潴留、大小便失禁;浅反射减弱或消失,深反射亢进或消失。

(四)心理-社会评估

患者在疾病治疗过程中的心理反应与需求,家长的反应及支持系统,后遗症期的康复需求等。

(五)辅助检查结果评估

白细胞及中性粒细胞有无升高;氯化物、糖是否正常;脑脊液压力有无增高,脑脊液外观颜色等。

(六)常用药物治疗效果的评估

1.亚冬眠疗法的评估

(1)评估生命体征变化:观察神志、体温、瞳孔变化,以及四肢和皮肤颜色;呼吸节律、幅度、方式、呼吸音;评估肌张力。

(2)观察抗惊厥药对呼吸的抑制作用,有无发生误吸。

(3)评估对外界的刺激反应有无减弱,有无瞳孔缩小及对光反射迟钝、呼吸深慢、深反射减弱或消失。

2.呼吸衰竭用药评估

(1)评估呼吸形态有无改变。

(2)指尖血氧饱和度和血气分析结果。

3.脱水治疗的评估

(1)有无电解质紊乱;生化检查有无低钾、低钙。

(2)准确记录出入量。

三、护理诊断/问题

(一)体温过高

体温过高与病毒血症及脑部炎症有关。

(二)意识障碍

意识障碍与中枢神经系统、脑实质损害、抽搐、惊厥有关。

(三)气体交换受损

气体交换受损与呼吸衰竭有关。

(四)躯体移动障碍

躯体移动障碍与意识障碍、感觉运动缺失、瘫痪、长期卧床有关。

(五)有皮肤完整性受损的危险

皮肤完整性受损与昏迷、长期卧床有关。

(六)有受伤的危险

受伤与惊厥、抽搐发作有关。

四、护理措施

(一)隔离要求

按接触传播隔离,预防蚊虫叮咬,病房有防蚊和降温设备,亚冬眠治疗者室内温度应维持在 30 ℃以下。

(二)休息与环境

患者应卧床休息。环境安静、光线柔和,防止声音、强光刺激患者。

(三)病情观察

注意观察患者的意识状态,瞳孔大小及对光反射,体温变化,血压改变,呼吸频率、节律、幅度的改变,以发现早期脑疝的临床表现。观察惊厥发作先兆,如烦躁不安、口角抽动、指(趾)抽动、两眼凝视、肌张力增高等,以及发作次数、发作持续时间、抽搐的部位和方式。准确记录出入量。

(四)意识障碍的护理

根据意识障碍不同的原因,给予相应的护理,脑水肿所致者以脱水为主。呼吸道分泌物堵塞者,应清除口咽分泌物,以保持呼吸道通畅,并吸氧。舌后坠阻塞呼吸道可用缠有纱布的舌钳拉出后坠舌体并使用简易口咽通气管,必要时行气管切开。

(五)生活护理

做好眼、鼻、口腔的清洁护理,每天用漱口液清洁口腔两次,口唇涂以石蜡油,以防干裂。定时翻身、拍背,骶尾部等受压处应经常按摩,防止压疮。注意患者安全,防止坠床,必要时用床栏或约束带约束。有吞咽困难或昏迷者,以鼻饲或静脉补充足够水分和营养。

(六)健康教育

(1)康复期有肢体瘫痪者,应注意协助使其肢体保持功能位,并进行按摩和被动运动,防止肌肉挛缩和功能障碍。失语、痴呆等神经精神症状者,应鼓励其坚持康复训练和治疗,使残疾程度降到最低。

(2)流行季节前对猪进行疫苗接种,能有效控制乙脑在人群中的流行。大力开展防蚊、灭蚊工作。对10岁以下儿童和初进入流行区的人员进行疫苗接种。

五、护理效果评估

(1)患者体温下降。

(2)患者意识恢复、水电碱质平衡。

(3)患者呼吸平稳。

(4)患者皮肤完整性良好。

第七节 肺 结 核

肺结核是结核分枝杆菌入侵机体后在一定条件下引发的肺部慢性感染性疾病,其中痰排菌者为传染性肺结核病。

一、病因和发病机制

(一)病原

结核分枝杆菌属抗酸杆菌,经革兰染色后,结核分枝杆菌多呈弱阳性反应。

(二)流行病学

开放性肺结核患者的排菌为主要传染源,呼吸道传播为主要途径。

(三)发病机制

当微小飞沫核(每颗粒含结核分枝杆菌1～3条)进入肺泡后,结核分枝杆菌为肺泡巨噬细胞吞噬。因菌量、毒力和巨噬细胞的酶及杀菌素含量不同,被吞噬的结核分枝杆菌的命运有所不同。经过2～4周,机体产生两种形式的免疫反应,即细胞介导免疫(CMI)和迟发型变态(DTH)反应,构成对结核病发病和预后具有决定性影响的两大因素。

二、临床表现

(一)症状

1.全身症状

发热,多为长期午后低热,可伴倦怠、乏力、夜间盗汗。当病灶急剧进展扩散时则出现高热,呈稽留热型或弛张热型,可有畏寒。另外,可有食欲减退、体重减轻、妇女月经不调、易激惹、心悸、面颊潮红等轻度毒性和自主神经功能紊乱现象。

2.呼吸系统症状

可干咳或伴咳少量黏液痰,继发感染时咳脓痰、咯血、胸痛、气急。

(二)体征

体征取决于病变性质、部位、范围或程度。病灶以渗出为主或干酪性肺炎且病变范围较广时,出现实变体征,叩诊浊音,听诊闻及支气管呼吸音和细湿啰音。继发性肺结核在肩胛间区闻及细湿性啰音提示有极大诊断价值。空洞性肺结核位置表浅而引流支气管通畅时有支气管呼吸音或伴湿啰音;巨大空洞可出现带金属调空瓮音。慢性纤维空洞性肺结核的体征有胸廓塌陷、气管和纵隔移位,叩诊浊音,听诊呼吸音降低或有湿啰音及肺气肿体征。粟粒性肺结核肺部体征很少,偶可并发 ARDS。

(三)临床分型

(1)原发性肺结核(Ⅰ型):吸入感染的结核分枝杆菌在肺部形成渗出性炎症病灶,多发生在上叶底部、中叶或下叶上部(肺通气较大部位),引起淋巴管炎和淋巴结炎。从 X 线表现分为原发综合征和胸内淋巴结核两个亚型,而临床上则分为隐匿型和典型原发性肺结核。

(2)血行播散型肺结核(Ⅱ型):多由原发性肺结核发展而来,但成人更多见的是由继发于肺或肺外结核病灶(如泌尿生殖道的干酪样病灶)溃破到血管引起。根据结核分枝杆菌侵入血液循环的途径、数量、次数、间隔时间和机体反应的不同,分为急性、亚急性和慢性 3 种类型。

(3)继发性肺结核(Ⅲ型):临床上又分为浸润性和慢性纤维空洞性肺结核,结核球及干酪性肺炎属于浸润性肺结核。浸润性肺结核是原发感染经血行播散(隐性菌血症)而潜伏在肺内的结核分枝杆菌,绝大多数逐渐死亡。只有当人体免疫力下降时原先潜伏在病灶内的结核分枝杆菌才有机会重新繁殖,形成以渗出和细胞浸润为主、伴有不同程度的干酪样病灶。而慢性纤维空洞性肺结核为继发性进展未得到及时合理治疗、反复恶化的晚期结果。

(4)结核性胸膜炎(Ⅳ型)。

(5)肺外结核(Ⅴ型):按病变部位及其脏器命名,如骨结核、结核性脑膜炎、肾结核等。

三、辅助检查

(一)胸部 X 线

可早期发现病灶,并可对病灶部位、范围、性质、发展情况和治疗效果做出判断。常见的 X 线表现有纤维钙化的硬结病灶(斑点、条索、结节状,密度较高,边缘清晰)、浸润性病灶(云雾状、密度较淡、边缘模糊)、干酪性病灶(密度较高、浓密不一)和空洞(有环形边界的透光区)。胸部 CT 检查对于发现微小或隐蔽性病变、了解病变范围及组成有重要意义。

(二)痰结核分枝杆菌检查

痰结核分枝杆菌检查为确诊肺结核的特异性方法。

1.厚涂片抗酸染色镜检

快速、简便,阳性率高,假阳性少,目前普遍推荐。

2.结核分枝杆菌培养

结核分枝杆菌生长缓慢,使用改良罗氏培养液,一般需 4～8 周始能报告。

3.聚合酶链反应方法

该方法使标本中所含微量结核分枝杆菌 DNA 得到扩增,用电泳法检出。其特异性强、快速、简便,还可做菌型鉴定,但时有假阳性或假阴性。

(三)结核菌素试验

结核菌素是结核分枝杆菌的代谢产物,主要成分为结核蛋白,是从液体培养液生长的人型结核分枝杆菌中提炼出来的。旧结素(OT)抗原不纯,可引起非特异性反应。结核菌素纯蛋白衍生物(PPD)优于OT,但PPD的抗原仍然比较复杂。流行病学调查和临床一般均以5 U为标准剂量。结果判断以72小时局部肿结直径大小为依据,见表11-1。PPD 0.1 mL为5 U,用于临床诊断,硬结平均直径大于等于5 mm为阳性反应。

表11-1 OT试验结果判断

局部肿结直径	结果及临床意义
小于等于4 mm	阴性(-)
5～9 mm	弱阳性(提示结核分枝杆菌或非结核分枝杆菌感染)(+)
10～19 mm	阳性反应(++)
小于等于20 mm或虽然水疱不超过此直径但有水疱、坏死	强阳性反应(+++)

四、诊断要点

痰结核分枝杆菌检查是诊断肺结核的主要依据,也是考核疗效、随访病情的重要指标。肺结核患者咳痰有时呈间歇排菌,故常需连续多次查痰方能确诊。

五、鉴别诊断

(一)伤寒

伤寒可表现为高热、表情淡漠、皮疹、相对缓脉、肝脾肿大、白细胞计数降低。在疾病早期与急性血行播散型肺结核很难鉴别。加以近来血肥达反应阳性率下降,不典型临床表现增多,更给诊断带来困难。

(二)肺泡细胞癌和转移性肺癌

二者也可表现为两肺粟粒状结节,但分布不均,肺尖部一般不受累。此外,肺泡细胞癌常有某一部位特别浓集,而转移性肺癌的结节以下肺阴影明显,均有助鉴别。

(三)肺含铁血黄素沉积症

肺含铁血黄素沉积症以咯血为主要症状,两肺结节以下肺野为多,除非合并感染,一般无高热,继发性者可有心脏病和肺部淤血的临床和X线表现。

(四)肺尘埃沉着病

高热等临床表现和胸部X线也不支持该病诊断。

六、治疗

抗结核化学药物治疗对结核病的控制起着决定性作用,合理的化疗可使病灶全部灭菌、痊愈。传统的休息和营养疗法都只起辅助作用。

(一)抗结核药物

一般可分为抗结核药物(一线药物)及次要抗结核药物(二线抗结核药物,复治用药)两大类,随着耐多药结核病的增多,还有新药类。

(1)基本抗结核药物:WHO所用的基本药物有异烟肼、利福平、吡嗪酰胺、链霉素、乙胺丁醇及氨硫脲。

(2)次要抗结核药物:卡那霉素、阿米卡星、卷曲霉素、对氨柳酸、乙硫异烟胺、丙硫异烟胺、环丝胺酸。

(二)化疗原则

结核病化疗需要从结核分枝杆菌、抗结核药物和宿主三者关系的诸多因素加以考虑。现代化疗的目标包括:①杀菌以控制疾病,临床细菌学转阴。②防治耐药以保持药效。③灭菌以杜绝或防止复发。鉴于结核分枝杆菌的生物学特性、抗结核药的作用特点及两者相互作用的特有规律,抗结核化疗必须掌握和贯彻正确的原则,即早期、联合、规则、足量、全程,尤以联合、规则用药和完成计划疗程最为重要。

七、护理评估

(一)健康史

评估时,要仔细询问了解患者的年龄、机体免疫情况、既往健康状况等,特别要注意询问接触史和预防接种史。原发性肺结核多见于儿童,或边远山区、农村初次进城的成人,而浸润性肺结核多见于成人。年老体弱、营养不良、糖尿病、硅肺及有免疫缺陷或使用免疫抑制剂等使机体全身或局部抵抗力下降时,易感染发病或引起原已稳定的病灶重新活动。应了解既往有无淋巴结炎、胸膜炎、咯血或肺结核病史;是否进行过正规的抗结核化学治疗,疗效如何;有无与确诊的肺结核患者特别是痰菌阳性的患者接触,是否按常规接种过卡介苗等。

(二)身体状况

1.主要症状

(1)全身中毒症状:多数患者起病缓慢,常有午后低热、盗汗、乏力、食欲不振、体重下降等。当肺部病变急剧进展播散时,可有不规则高热,女性患者可有月经失调或闭经等自主神经功能紊乱的症状。

(2)呼吸道症状主要包括以下几种。①咳嗽、咳痰。一般为干咳或带少量黏液痰,继发感染时痰液呈黏液脓性且量增多。②咯血。约1/3患者有不同程度的咯血。根据咯血量的多少可分为:少量咯血,24小时咯血量在100 mL以内或仅痰中带血,主要由炎症病变的毛细血管扩张引起;中等量咯血,24小时咯血量在100~500 mL,可因小血管损伤或来自空洞的血管瘤破裂;大量出血,24小时咯血量在500 mL以上,或一次咯血量大于300 mL,大咯血时可发生失血性休克,有时血块阻塞大气道可引起窒息。③胸痛。因炎症波及壁层胸膜,可有相应部位胸痛,且随呼吸和咳嗽而加重。④呼吸困难。慢性重症肺结核时,呼吸功能减退,常出现渐进性呼吸困难,甚至发绀,如并发气胸或大量胸腔积液可急剧出现呼吸困难。

2.护理体检

早期病灶小或位于肺组织深部一般无明显体征。病变范围较大时,患侧呼吸运动减弱,叩诊浊音,可闻及支气管呼吸音或湿啰音。锁骨上下、肩胛区于咳嗽后可闻及湿啰音,对肺结核的诊断具有重要参考意义。病变广泛纤维化或胸膜增厚粘连时,可发现患侧胸廓塌陷、肋间隙变窄、气管向病侧移位,健侧有代偿性肺气肿。

3.临床类型

绝大多数人因机体免疫功能健全,感染结核分枝杆菌后并不发病,称为结核感染。根据感染结核分枝杆菌的来源,可分为原发性肺结核和继发性肺结核。原发性肺结核即初次感染所致的肺结核,多见于儿童;继发性肺结核多数为内源性感染,即潜伏在体内的结核分枝杆菌在机体免疫力下降时,重新活动、再次繁殖而发病,也可因外源性感染(再感染)而发病。此时,机体已有相当的免疫力,结核分枝杆菌一般不侵犯局部淋巴结,血行播散也少见,但肺内局部变态反应剧烈,容易发生干酪样坏死和形成空洞。临床上将肺结核分为五个类型。

Ⅰ型:原发性肺结核。初次感染所致的肺结核,多见于儿童,或边远山区、农村初次进城的成人。症状轻、病程短,主要表现为微热、咳嗽、食欲不振、体重减轻等,数周好转。绝大多数患病儿童和青少年,病灶逐渐自行吸收或钙化,少数肺门淋巴结炎可经久不愈,甚至蔓延至附近纵隔淋巴结。肺部原发病灶的少量结核分枝杆菌常可进入血循环播散到身体各脏器,因人体抵抗力强,仅产生肺尖等部位的孤立性病灶而逐渐愈合。但病灶内的结核分枝杆菌由于可存活数年,当机体抵抗力下降时,可潜伏再发而发展为继发性肺结核。X线表现为原发病灶-淋巴管炎-淋巴结炎三者组成的哑铃状双极征象。

Ⅱ型:血行播散性肺结核。包括急性、慢性或亚急性血行播散性肺结核。儿童多由原发性肺结核发展而来,成人多继发于肺或肺外结核病灶破溃至血管引起。急性血行播散性肺结核多见于儿童,当机体免疫力下降时,结核分枝杆菌一次性或短期大量进入血液循环引起肺内广泛播散,常伴结核性脑膜炎和其他脏器结核。发病急剧,全身中毒症状严重,X线胸片见粟粒样大小的病灶,其分布和密度十分均匀。慢性或亚急性血行播散性肺结核系少量结核分枝杆菌在较长时间内反复多次进入血流形成肺部播散。机体免疫力较强,病灶多以增殖为主,因此病情发展较缓慢,病程长,全身毒血症状轻,有些患者常无自觉症状,偶于X线检查时才被发现,X线可见两中上肺野粟粒状阴影,病灶可融合,密度不一,大小不等。

Ⅲ型:浸润型肺结核。本型为临床上最常见的继发性肺结核,多见于成人。当人体免疫力下降时,潜伏在肺部病灶内的结核分枝杆菌重新繁殖,引起以渗出和细胞浸润为主的肺部病变,可伴有不同程度的干酪样坏死。症状随病灶性质、范围及机体反应性而不同,轻者可无明显症状,或仅有低热、盗汗等;重者可有明显全身毒血症状和呼吸道症状,如发热、咳嗽、咳痰、咯血及呼吸困难等。X线胸片表现多种多样,多在肺尖、锁骨下区或下叶背段出现片状、絮状阴影,边缘较模糊。

Ⅳ型:慢性纤维空洞性肺结核。浸润型肺结核未及时发现或治疗不及时、不彻底,或病情随机体免疫力的高低波动,病灶吸收、修复与恶化交替出现而导致空洞长期不愈、病灶出现广泛纤维化。本型病程长,患者可出现慢性咳嗽、咳痰、反复咯血和呼吸困难,严重者可发生呼吸困难。X线可见一侧或两侧有单个或多个厚壁空洞,伴有支气管播散病灶及明显的胸膜增厚,肺门向上牵拉,纵隔向患侧移位,肺纹理呈垂柳状,健侧呈代偿性肺气肿。

Ⅴ型:结核性胸膜炎。当机体处于高敏状态时,结核分枝杆菌侵入胸膜腔可引起渗出性胸膜炎。除全身中毒症状外,有胸痛和呼吸困难。早期出现局限性胸膜摩擦音,随着积液增多出现胸腔积液体征。X线检查可见中下肺野呈现一片均匀致密影,上缘呈外高内低凹面向上的弧形曲线。

4.并发症

并发症有自发性气胸、脓气胸、支气管扩张、肺心病等。结核分枝杆菌随血行播散可并发脑膜、心包、泌尿生殖系统及骨结核。

(三)实验室及其他检查

1.结核分枝杆菌检查

痰中找到结核分枝杆菌是确诊肺结核的主要依据。直接涂片、厚涂片、荧光显微镜检查等,能快速找到结核分枝杆菌。必要时留取24小时痰做浓缩细菌检查,应连续多次送检。痰菌阳性,说明病灶是开放性的,具有较强的传染性。如临床上高度怀疑肺结核,而细菌涂片检查又连续多次阴性者,宜取痰液标本进行细菌培养,不但可以提高阳性率,还可以鉴定菌型,做药物敏感试验。聚合酶链反应法检查阳性率高,标本中有少量细菌即可获得阳性结果。

2.影像学检查

胸部X线检查不但可早期发现肺结核,而且对确定病灶部位、范围、性质,了解其演变过程及考核治疗效果都具有重要价值。胸部CT检查能发现微小或隐蔽性病变,有助于了解病变范围及组成,为早期诊断提供依据。

3.结核分枝杆菌素(简称“结素”)试验

旧结素是结核分枝杆菌的代谢产物,主要成分为结核蛋白,因抗原不纯可引起非特异性反应。目前多采用结核分枝杆菌素纯蛋白衍生物(纯结素,PPD),通常取1∶2 000结素稀释液0.1 mL(5 U)在前臂掌侧做皮内注射,注射后48～72小时测皮肤硬结直径,如小于5 mm为阴性(－),5～9 mm为弱阳性(＋),10～19 mm为阳性(＋＋),20 mm以上或局部有水泡、坏死为强阳性(＋＋＋)。结素试验主要用于流行病学调查。我国城市中成年居民结核分枝杆菌感染率高,用5 U结素进行试验,阳性仅表示有结核分枝杆菌感染;但如果用1 U结素试验呈强阳性,则常提示体内有活动性结核病灶。结素试验对婴幼儿的诊断价值比成人高,因年龄越小,自然感染率越低。结素试验阴性除表明机体尚未感染结核分枝杆菌外,还可见于以下情况。①结核分枝杆菌感染不足4～8周。②应用糖皮质激素、免疫抑制剂、营养不良及年老体弱者。③严重结核病和危重患者。

4.其他检查

慢性重症肺结核的外周血象可有继发性贫血,活动性肺结核血沉增快,胸腔积液检查呈渗出性改变,必要时还可采用纤维支气管镜和浅表淋巴结活检做鉴别诊断。

(四)心理-社会评估

肺结核临床上多呈慢性经过,病程较长,同时因具有传染性,活动期需隔离治疗,导致患者较长时间不能与家人、朋友密切接触,情感交流受到影响,加上疾病带来的痛苦,因此患者常感到孤独、抑郁。因担心疾病传染给家人、同事,或害怕因自己感染肺结核遭受家人和同事嫌弃,多数患者在患病期间十分关注亲友、同事对其的态度,人际交往时有自卑、紧张、恐惧心理。当出现咯血或大咯血时,患者会因此感到心情焦虑、紧张、恐惧,无所适从,从而导致出血的加重。恢复期,由于症状改善、情况好转,患者有时会对自己的疾病掉以轻心,不注意休息、不遵守医嘱,从而引起疾病反复,变成慢性或加重病情。本病住院及抗结核化疗时间均较长、医疗费用较高,加上病后需休养较长的时间,需要一定的营养支持,这给家庭带来一定的经济负担。

八、护理措施

(一)合理安排患者的休息和活动

(1)制订合理的休息与活动计划。护理人员应向患者及家属解释导致乏力的原因、休息的重要性,以取得患者的合作,并根据患者的具体情况与患者及家属共同制订休息和活动计划。

(2)督促患者严格执行休息与活动计划,并根据患者体能恢复情况及时加以调整。活动性肺结核患者或患者有咯血时,以卧床休息为主,可适当离床活动;大咯血患者应取患侧卧位,绝对卧床;恢复期可适当增加户外活动,如散步、打太极拳、做保健操等,加强体质锻炼,提高机体耐力和抗病能力。轻症患者在坚持化疗的同时,可进行正常工作和学习,但应避免劳累和重体力劳动。

(3)提供安静、整洁、舒适的病室环境,以利于患者的休息。了解患者的生活习惯,提供良好的生活护理,协助患者进餐、沐浴、如厕等。长期卧床患者应鼓励其在床上缓慢活动肢体,以保持肌张力。

(二)制订合理的饮食计划,保证足够的营养

(1)评估患者全身营养状况和进食情况,制订较全面的饮食营养摄入计划。向患者及家属解释宣传饮食营养与人体健康及疾病康复的关系,以取得患者和家属的合作。

(2)肺结核是一种慢性消耗性疾病,体内分解代谢加速及抗结核药的毒副反应,常使患者食欲减退、胃肠吸收功能紊乱,最终导致机体营养代谢的失衡和抵抗力的下降。饮食计划首先要保证蛋白质的摄入,适当增加鱼、肉、蛋、牛奶、豆制品等优质动植物食品,成人每天蛋白质总量为 90～120 g,以增加机体的抗病能力及修复能力。同时,每天要摄入一定量的新鲜蔬菜和水果,满足机体对维生素和矿物质的需要。注意食物的合理搭配,保证色、香、味俱全,以增加进食的兴趣和促进消化液的分泌。

(3)发热、盗汗导致机体代谢增加、体内水分消耗过多,应鼓励患者多饮水,成人每天不少于1 500～2 000 mL。提供足够量的水分,既能保证机体代谢的需要,又有利于体内毒素的排泄。

(4)提供安静、整洁、舒适的就餐环境。每周测体重 1 次,评估患者营养改善状况和进食情况,及时调整饮食营养摄入计划。

(三)保持呼吸道通畅

1.密切观察病情,及时发现咯血先兆

定时监测患者的生命体征,密切观察患者的病情变化,如发现患者出现面色苍白、心悸、气急、大汗淋漓、烦躁不安等咯血先兆症状,应立即通知医生,并做好抢救准备。

2.心理护理

患者一旦出现咯血先兆,要做好心理护理,消除患者紧张情绪。少量咯血经静卧休息、有效处理后大多能自行停止。必要时遵医嘱使用小剂量镇静剂、止咳剂。但年老体弱、肺功能不全者要慎用强止咳药,以免抑制咳嗽反射和呼吸中枢,使血块不能咳出而发生窒息。向患者解释咯血时绝对不能屏气,以免诱发喉头痉挛、血液引流不畅形成血块,导致窒息。

3.大咯血的护理

(1)评估患者咯血的量、颜色、性质及出血的速度。

(2)嘱患者绝对卧床休息,协助患者取平卧位,头偏向一侧,尽量将血轻轻咳出,或取患侧卧位,以减少患侧活动度,防止病灶向健侧扩散,同时有利于健侧肺的通气功能。

(3)大咯血时暂禁食,咯血停止后宜进少量凉或温的流汁饮食,多饮水,多食含纤维素的食物,以保持大便通畅,避免排便时腹压增大而引起再度咯血。

(4)遵医嘱使用止血药物,密切观察止血效果和药物不良反应。可用垂体后叶素5 U加入50%葡萄糖40 mL中,在15～20分钟缓慢静脉注射,或将垂体后叶素10 U加入5%葡萄糖500 mL中,静脉点滴。垂体后叶素的作用机制为收缩小动脉和毛细血管,降低肺循环血压,使肺血流减少而促进止血,但由于该药能同时收缩冠状动脉及子宫、肠道平滑肌,故高血压病、冠心病及哺乳期妇女禁用此药。如滴速过快会出现头痛、恶心、心悸、面色苍白、便意等不良反应,应加以注意。

(5)根据医嘱酌情给予输血,补充血容量,但速度不宜过快,以免肺循环压力增高,再次引起血管破裂而咯血。

4.窒息的抢救配合

如患者有窒息征象,应立即置患者于头低脚高位,轻拍背部,以便血块排出,并尽快用吸引器吸出或用手指裹上纱布清除口、咽、鼻部血块。气管血块清除后,若患者自主呼吸仍未恢复,应立即进行人工呼吸,给予高流量吸氧或按医嘱应用呼吸中枢兴奋剂。

(四)用药护理

1.患者必须每天按时、按量有规律服药

不管患者有无症状或体征,社区护士都要督促患者严格按化疗方案用药,不遗漏、不中断,直至全程结束。加强访视宣传,取得患者合作。不规律服药是肺结核治疗失败的主要原因。只有全程治疗才能尽可能杀灭顽固的结核分枝杆菌群,防止复发。

2.用药剂量要适当

患者不能盲目加大药量,否则不但造成浪费,且使毒副作用增加,因为抗结核药物对肝、肾、胃肠道都有一定的毒副作用,有的还会引起皮肤变态反应。

3.注意不良反应

服药期间应向患者说明用药过程中可能出现的不良反应,如发现巩膜黄染、肝区疼痛及胃肠道反应等异常情况要及时报告医生。

4.服药期间

(1)每月做1次痰液涂片(有条件的医院可在第2、4个月加痰液培养)至6个月治疗结束。

(2)服药后每月做1次肝功能、血象及尿常规化验,以掌握药物的毒副作用。

(3)治疗后每两个月拍1次胸片,以观察病灶变化情况,停药后半年、1年均需拍片复查。

(五)健康指导

根据患者及家属对结核病知识认识程度及接受知识的能力,进行卫生宣传教育,帮助患者及其家属获得他们必须具备和了解的与肺结核有关的知识。

要做好肺结核以下四点预防工作。

(1)早期发现患者并进行登记管理,及时给予合理化疗和良好护理,以控制传染源。

(2)指导患者及家属采取有效的消毒、隔离措施。①患者咳嗽、打喷嚏时要用手绢捂住口鼻,不大声喧哗,以免细菌扩散;有条件的患者在家中可单居一室,或用布帘隔开分床睡眠;饮食用具、衣服、卧具、手绢等要分开独用。②患者的痰要吐在专用有盖的能煮沸的容器内,可使用比痰量多一倍的消毒液浸泡至少两小时后再倒掉;痰量不多时,也可吐在纸内,将有痰的纸放在塑料袋内焚烧；食具要单独使用、单独洗刷消毒；日用品能煮沸的煮沸消毒，不能煮沸的可用日光暴晒，每次两小时以上，连晒2～5天，并要经常翻动；室内保持良好通风，每天用紫外线照射消毒，或用1%过氧乙酸1～2 mL加入空气清洁剂内做空气喷雾消毒。

(3)接触者的检测预防。①家庭成员的检测及预防：肺结核病的家庭成员都应检查，儿童、少年是重点。15岁以下儿童都要做结核分枝杆菌素试验，强阳性者需服抗结核药物预防；15岁以上少年及成人做X线透视或拍片检查，以期早期发现患者。如果肺结核患者长期不愈、持续痰菌阳性，其家庭成员应每半年至1年做1次胸部透视，以便及时发现、早期治疗。②学校、幼儿园等集体机构如发现有结核患者，应在患者班内或年级内对全体学生做结素试验，对强阳性者也要用药物预防。

(4)对未受结核分枝杆菌感染的新生儿、儿童及青少年及时接种卡介苗(BCG)，使人体对结核分枝杆菌产生获得性免疫力。我国规定新生儿出生3个月内接种BCG，每隔5年左右对结素反应转阴者补种，直至15岁。对边远结核低发地区进入高发地区的学生和新兵等结素阴性者必须接种BCG。已感染肺结核或急性传染病痊愈未满1个月者，禁止接种。

第八节　甲型 H_1N_1 流感

一、疾病概述

(一)概念

2009年3月，墨西哥暴发“人感染猪流感”疫情，造成人员死亡。随后，全球范围内暴发此疫情。普通猪流感是一种人畜共患传染性疾病，指发生于猪群的流感，通常人很少感染，患者大多数与病猪有直接接触史。研究发现，此次疫情是由新型猪源性甲型 H_1N_1 流感病毒引起的一种急性呼吸道传染病，其病原为变异后的新型甲型 H_1N_1 流感病毒，该毒株包含猪流感、禽流感和人流感3种流感病毒的基因片段，主要通过直接或间接接触、呼吸道等途径在人与人之间传播。临床主要表现为流感样症状，多数患者临床表现较轻，少数患者病情重，进展迅速，可出现病毒性肺炎，合并呼吸衰竭、多脏器功能损伤，严重者可以导致死亡。人群普遍对该病毒没有天然免疫力，导致2009年甲型 H_1N_1 流感在全球范围内传播。2009年4月30日，中华人民共和国卫生部(现卫健委)宣布将“甲型 H_1N_1 流感”纳入《中华人民共和国传染病防治法》规定的乙类传染病，依照甲类传染病采取预防、控制措施。

(二)病原学

引起流行性感冒的主要病原体是流感病毒，属于正黏病毒科，流感病毒属。流感病毒具有包膜和分节段的单股负链RNA，自外而内分为包膜、基质蛋白及核心三部分。根据基质蛋白抗原、基因特性和病毒颗粒核蛋白的不同，分为甲(A)、乙(B)、丙(C)三型。甲型流感可导致部分地区季节性流行，甚至能引起世界性暴发性大流行。

甲型 H_1N_1 流感病毒属正黏病毒科甲型流感病毒属的单链RNA病毒，根据病毒表面的糖蛋白血凝素(hemagglutinin，HA)和神经氨酸酶(neuraminidase，NA)的不同抗原特性可将甲型流感病毒分为多个亚型。HA的作用像一把钥匙，帮助病毒打开宿主细胞的大门；NA的作用是破坏细胞的受体，使病毒在宿主体内自由传播。这两种酶有高度的变异性，迄今为止已确定的甲型流感病毒都是根据16种HA(H1～16)和9种NA(N1～9)的排列组合从而命名各种亚型的，如H_1N_1、H_1N_2、H_5N_1等。其中，HA1～3型能够导致人类流感的大流行。大多数H_1N_1病毒株普遍存在于猪这种宿主体内，因此疾病暴发前期曾一度被世界卫生组织命名为“猪流感”。

甲型流感病毒表面H抗原具有高度易变性，因此人类无法对该流感获得持久免疫力。流感病毒抗原性变异有抗原转变、抗原漂移两种形式，前者只在甲型流感病毒中发生。不同种属动物甲型流感病毒或不同亚型甲型流感病毒的核酸序列发生基因重排，形成重排病毒，即出现新毒株。由于病毒的抗原发生转变，人群对该病毒普遍缺乏免疫力，导致流感暴发或大流行。

典型的甲型H_1N_1流感病毒颗粒呈球状，直径为80～120 nm，有囊膜。脂质囊膜上有许多放射状排列的突起糖蛋白(刺突)，刺突分别是红细胞血凝素、神经氨酸酶和基质蛋白M2，长度为10～14 nm。基质蛋白(M1)位于病毒包膜内部。病毒颗粒内为核衣壳，呈螺旋状对称，直径为10 nm，包含RNA片段、聚合酶蛋白(PB1、PB2、PA)，一些酶(包括糖蛋白血凝素、神经氨酸酶、离子通道蛋白M2及聚合酶蛋白)在病毒的整个生命周期中起着至关重要的作用。

甲型H_1N_1流感病毒为单股负链RNA病毒，基因组约为13.6 kb，由大小不等的8个独立RNA片段组成，分别编码10种蛋白：NA、HA、PA(RNA聚合酶亚基PA)、PB1(RNA聚合酶亚基PB1)、PB2(RNA聚合酶亚基PB2)、M(基质蛋白，包括M1和M2，由同一RNA片段编码)、NS(非结构蛋白，包括N1和N2，由同一RNA片段编码)、NP(核蛋白)。甲型H_1N_1流感病毒由猪流感、禽流感和人流感3种流感病毒的基因片段组成，是猪流感病毒的一种新型变异株。

甲型H_1N_1流感病毒对热敏感，56 ℃条件下30分钟可灭活。对紫外线敏感，但用紫外线灭活猪流感病毒能引起病毒的多重复活。猪流感病毒为有囊膜病毒，对乙醇、碘伏、碘酊氯仿、丙酮等有机溶剂均敏感。

(三)流行病学

1.概述

全球历史上曾有多次流感大流行，发病率高，人群普遍对其易感，全球人群感染率为5%～20%，病死率0.1%。20世纪共发生5次流感大流行，分别是在1900年、1918年、1957年、1968年和1977年，其中以1918年西班牙大流感最严重，全球约5亿人感染，病死率为2.5%。尽管在2010年8月份，世界卫生组织宣布甲型H_1N_1流感大流行期已经结束，但甲型H_1N_1流感在世界各地均存在随时卷土重来之势。

甲型H_1N_1流感的传播方式主要为呼吸道传播，其传播途径多、速度快，容易在人员密集、空气不流通的场所生存和传播，并随着人员的流动把流感病毒传播到四面八方而造成流行。当一种新的流感病毒在人类引起大规模流行后，感染过或注射过疫苗的人就对这种病毒有了一定的抵抗力，再次流行时传播和感染强度会大大减弱。同样，甲型H_1N_1流感已逐渐转变为季节性流感，并成为流感主导毒株。其流行特点是流行强度和流行范围较小，重症病例发生率较低。

2.传染源

传染源主要为甲型 H_1N_1 流感患者和无症状感染者。虽然猪体内已发现甲型 H_1N_1 流感病毒,但目前尚无证据表明动物为传染源。

甲型 H_1N_1 流感患者的传染期是出现症状前 1 天至发病后 7 天,或至症状消失后 24 小时(以两者之间较长者为准)。年幼儿童、免疫力低下者或者重患者的传染期可能更长。部分人虽携带病毒而自身可不发病,但仍可传染他人。

3.传播途径

甲型 H_1N_1 流感病毒主要通过感染者打喷嚏或咳嗽等飞沫或气溶胶经呼吸道传播,也可通过口腔、鼻腔、眼睛等处黏膜直接或间接接触传播。接触患者的呼吸道分泌物、体液和被病毒污染的物品亦可能造成传播。此外,要考虑到粪口传播,因为许多患者有腹泻症状,可能存在粪便排毒。人类不会通过接触猪肉类或者食用猪肉类产品感染甲型 H_1N_1 流感。

4.易感人群

人群普遍易感,无特异免疫力,9～19 岁年龄发病率高,短期内学校可发生聚集性病例。以下人群为感染甲型 H_1N_1 流感病毒的高危患者。①妊娠期妇女。②肥胖者(体重指数大于等于 40 危险度高,体重指数在 30～39 可能是高危因素)。③年龄小于 5 岁的儿童(年龄小于两岁更易发生严重并发症)。④年龄大于 65 岁的老年人。⑤伴有以下疾病或状况者:慢性呼吸系统疾病、心血管系统疾病(高血压除外)、肾病、肝病、血液系统疾病、神经系统及神经肌肉疾病、代谢及内分泌系统疾病、免疫功能抑制(包括应用免疫抑制剂或 HIV 感染等致免疫功能低下)、19 岁以下长期服用阿司匹林。以上人群如出现流感相关症状,较易发展为重症病例,应当给予高度重视,尽早进行甲型 H_1N_1 流感病毒核酸检测及其他必要检查。

(四)发病机制与相关病理生理

甲型 H_1N_1 流感是一种流感病毒急性感染,发病机制既与病毒复制并直接造成细胞损伤和死亡有关,也与机体和病毒的免疫作用有关。病理发现主要来自尸体解剖,主要的病例改变为支气管和肺泡上皮细胞损伤,肺泡腔渗出、水肿,肺泡积血,中性粒细胞、淋巴细胞及单核样细胞浸润,部分肺组织形成以中性粒细胞浸润为主的脓肿灶。其他病理改变包括肺血栓形成和嗜血现象。

(五)临床特点

甲型 H_1N_1 流感是一种自限性的呼吸系统疾病,临床表现与季节性流感相似。大部分患者临床表现比较轻微,但具有高危因素的患者容易发展为重症甚至死亡。潜伏期一般为 1～7 天,多为 1～3 天,比普通流感、禽流感潜伏期长。

大多数病例有典型的流感样症状,表现为发热、咳嗽、咽痛和流鼻涕。8%～32%的病例不发热。全身症状多见,如乏力、肌肉酸痛、头痛。恶心、呕吐和腹泻等消化道症状比季节性流感多见。严重症状包括气短、呼吸困难、长时间发热、神志改变、咯血、脱水症状、呼吸道症状缓解后再次加重。重症病毒性肺炎急性进展很常见,多出现起病后 4～5 天,可导致严重低氧血症、急性呼吸窘迫综合征、休克、急性肾衰竭。合并 ARDS 的重症患者可以出现肺栓塞。14%～15%甲型 H_1N_1 流感表现为 COPD 或哮喘急性加重,或其他基础病急性加重。少见的临床综合征包括病毒性脑炎或脑病，出现意识不清、癫痫、躁动等神经系统症状，以及急性病毒性心肌炎。新生儿和婴儿典型流感样症状少见，但可表现为呼吸暂停、低热、呼吸急促、发绀、嗜睡、喂养困难和脱水。儿童病例易出现喘息，部分儿童病例出现中枢神经系统损害。妊娠中晚期妇女感染甲型 H_1N_1 流感后较多表现为气促，易发生肺炎、呼吸衰竭等。妊娠期妇女感染甲型 H_1N_1 流感后可导致流产、早产、胎儿宫内窘迫、胎死宫内等不良妊娠结局。

(六)辅助检查

1.血常规检查

白细胞总数一般正常，重症病例可表现为淋巴细胞降低。部分儿童重症病例可出现白细胞总数升高。

2.血生化检查

部分病例出现低钾血症，少数病例肌酸激酶、天冬氨酸转氨酶、丙氨酸氨基转移酶、乳酸脱氢酶升高。

3.病原学检查

(1)病毒核酸检测：以 RT-PCR(最好采用 real-time RT-PCR)法检测呼吸道标本(咽拭子、鼻拭子、鼻咽或气管抽取物、痰)中的甲型 H_1N_1 流感病毒核酸，结果可呈阳性。

(2)病毒分离：呼吸道标本中可分离出甲型 H_1N_1 流感病毒。

(3)血清抗体检查：动态检测双份血清甲型 H_1N_1 流感病毒特异性抗体水平呈 4 倍或 4 倍以上升高。

4.胸部影像学检查

甲型 H_1N_1 流感肺炎在 X 线胸片和 CT 的基本影像表现为肺内片状影，为肺实变或磨玻璃密度，可合并网、线状和小结节影。片状影为局限性或多发性、弥漫性分布，病变在双侧肺较多见。可合并胸腔积液。发生急性呼吸窘迫综合征时病变进展迅速，双肺有弥漫分布的片状影像。儿童病例肺炎出现较早，病变多为多发及弥漫分布，动态变化快，合并胸腔积液较多见。

(七)诊断

甲型 H_1N_1 流感的临床表现与季节性流感相同，因此除流感病毒外，多种细菌、病毒、支原体、衣原体等亦可引起类似症状，包括呼吸道合胞病毒、副流感病毒、鼻病毒、腺病毒、冠状病毒、嗜肺军团菌感染等。临床表现均为不同程度的发热、咳嗽、咳痰、胸闷、气促、乏力、头痛和肌痛等，统称为流感样疾病。甲型 H_1N_1 流感病毒虽然是一种新型病毒，但是患者感染这种病毒后的症状表现却与上述疾病从临床表现上无法进行区分，很难从症状上判断是否感染了甲型 H_1N_1 流感。因此，最终确诊需要依据特异性的实验室检查，如血清学检查、核酸检测和病原体分离。

根据中华人民共和国卫生部(现卫健委)《甲型 H_1N_1 流感诊疗方案(2009 年第三版)》，本病的诊断主要结合流行病学史、临床表现和病原学检查，早发现、早诊断是防控与治疗的关键。

1.疑似病例

符合下列情况之一即可诊断为疑似病例。符合下述 3 种情况，在条件允许的情况下，可安排甲型 H_1N_1 流感病原学检查。

(1)发病前 7 天内与传染期的甲型 H_1N_1 流感疑似或确诊病例有密切接触，并出现流感样临床表现。密切接触是指在无有效防护的条件下照顾感染期甲型 H_1N_1 流感患者;与患者共同生活,暴露于同一环境;或直接接触过患者的气道分泌物、体液等。

(2)发病前7天内曾到过甲型 H_1N_1 流感流行(出现病毒的持续人与人之间传播和基于社区水平的流行和暴发)的国家或地区,出现流感样临床表现。

(3)出现流感样临床表现,甲型 H_1N_1 流感病毒检测阳性,但未进一步排除既往已存在的亚型。

2.临床诊断病例

仅限于以下情况做出临床诊断:在同一起甲型 H_1N_1 流感暴发疫情中,未经实验室确诊的流感样症状病例,在排除其他致流感样症状疾病后,可诊断为临床诊断病例。在条件允许的情况下,临床诊断病例可安排病原学检查。

甲型 H_1N_1 流感暴发是指一个地区或单位短时间内出现异常增多的流感样病例,经实验室检测确认为甲型 H_1N_1 流感疫情。

3.确诊病例

出现流感样临床表现,同时有以下一种或几种实验室检测结果即可确诊。

(1)甲型 H_1N_1 流感病毒核酸检测阳性(可采用 real-time RT-PCR 和 RT-PCR 方法)。

(2)血清甲型 H_1N_1 流感病毒的特异性中和抗体水平呈4倍或4倍以上升高。

(3)分离到甲型 H_1N_1 流感病毒。

4.重症与危重病例诊断

(1)重症病例:出现以下情况之一者为重症病例。①持续高热超过3天,伴有剧烈咳嗽,咳脓痰、血痰,胸痛。②呼吸频率快,呼吸困难,口唇发绀。③神志改变,反应迟钝、嗜睡、躁动、惊厥等。④严重呕吐、腹泻,出现脱水表现。⑤影像学检查有肺炎征象。⑥肌酸激酶(CK)、肌酸激酶M同工酶(CK-MB)等心肌酶水平迅速增高。⑦原有基础疾病明显加重。

(2)危重病例:出现以下情况之一者为危重病例。①呼吸衰竭。②感染中毒性休克。③多脏器功能不全。④出现其他需进行监护治疗的严重临床情况。

(八)治疗原则

1.一般治疗

嘱患者休息、多饮水,密切观察其病情变化;对高热病例可给予退热治疗。

2.抗病毒治疗

此种甲型 H_1N_1 流感病毒目前对神经氨酸酶抑制剂奥司他韦、扎那米韦敏感,对金刚烷胺和金刚乙胺耐药。①奥司他韦。成人用量为75 mg,每天两次,疗程为5天。对于危重或重症病例,奥司他韦剂量可酌情加至150 mg,每天两次。对于病情迁延病例,可适当延长用药时间。1岁及以上年龄的儿童患者应根据体重给药:体重不足15 kg者,予30 mg,每天两次;体重15~23 kg者,予45 mg,每天两次;体重24~40 kg者,予60 mg,每天两次;体重大于40 kg者,予75 mg,每天两次。对于儿童危重症病例,奥司他韦剂量可酌情加量。②扎那米韦。用于成人及5岁以上儿童。成人用量为10 mg吸入,每天两次,疗程为5天。5岁及以上儿童用法同成人。

对于临床症状较轻且无合并症的甲型 H_1N_1 流感病例,无须积极应用神经氨酸酶抑制剂。感染甲型 H_1N_1 流感的高危人群应及时给予神经氨酸酶抑制剂进行抗病毒治疗。开始给药时间应尽可能在发病 48 小时以内(以 36 小时内为最佳),不一定等待病毒核酸检测结果,即可开始抗病毒治疗。孕妇在出现流感样症状之后,宜尽早给予神经氨酸酶抑制剂治疗。对于就诊时即病情严重、病情呈进行性加重的病例,需及时用药,即使发病已超过 48 小时,亦应使用。

3.其他治疗

(1)如出现低氧血症或呼吸衰竭,应及时给予相应的治疗措施,包括氧疗或机械通气等。

(2)合并休克时给予相应抗休克治疗。

(3)出现其他脏器功能损害时,给予相应支持治疗。

(4)出现继发感染时,给予相应抗感染治疗。

(5)妊娠期的甲型 H_1N_1 流感危重病例,应结合患者的病情严重程度、并发症和合并症发生情况、妊娠周数及患者和家属的意愿等因素,考虑终止妊娠的时机和分娩方式。

(6)对危重病例,也可以考虑使用甲型 H_1N_1 流感近期康复者恢复期血浆或疫苗接种者免疫血浆进行治疗。对发病 1 周内的危重病例,在保证医疗安全的前提下,宜早期使用。推荐用法:一般成人100～200 mL,儿童酌情减量,静脉输入。必要时可重复使用。使用过程中,注意变态反应。

(九)预防

目前,中国甲型 H_1N_1 流感虽处于低发期,但国外有些国家仍然处在高发状态,形势依然严峻,不能掉以轻心。控制人感染甲型 H_1N_1 流感病毒,其关键在于预防。

1.控制传染源

积极监测疫情变化。一旦监测发现甲型 H_1N_1 流感患者,立即按照有关规定对疫源地彻底消毒。对确诊病例、疑似病例进行住院观察、预防隔离治疗。对与患者有密切接触者进行登记,给予为期 7 天的医学观察和随访,并限制活动范围,做到早发现、早报告、早诊断、早治疗。

2.切断传播途径

消毒是切断传播途径、控制甲型 H_1N_1 流感病毒感染的重要措施之一。

(1)彻底消毒感染者工作及居住环境,对病死者的废弃物应立即就地销毁或深埋。

(2)收治患者的门诊和病房按禽流感、SARS 标准做好隔离消毒。①医务人员要增强自我防护意识,进行标准防护。首先要勤洗手,养成良好的个人卫生习惯,用快速手消毒液消毒。进入污染区要穿隔离衣,戴口罩、帽子、手套,必要时戴目镜,学会正确穿、脱隔离衣。②用过的体温计用 75%的酒精浸泡 15 分钟,干燥保存;血压器、听诊器每次使用前后用 75%的酒精擦拭消毒;隔离衣、压舌板使用一次性用品,避免交叉感染。③保持室内空气清新流通,对诊室、病房、教室、宿舍等公共场合进行空气消毒,采用循环紫外线空气消毒器,用乳酸 2～4 mL/100 m^2 或者过氧乙酸 2～4 g/m^3 熏蒸,或用 1%～2%漂白粉或含氯消毒液喷洒。④防止患者排泄物及血液污染院内环境、医疗用品,一旦污染需用 0.2%～0.4%的 84 消毒液擦拭消毒,清洗干净,干燥保管。⑤所用抹布、拖布的清洁区、污染区分开使用,及时更换,经常用 0.2%的84 消毒液擦拭桌子表面、门把手等物体表面,感染性垃圾用黄色塑料袋分装,专人焚烧处理。

(3)患者的标本按照不明原因肺炎病例要求进行运送和处理。

3.保护健康人群

(1)保持室内空气流通,每天开窗通风两次,每次30分钟。注意家庭环境卫生,保持室内及周围环境清洁。

(2)避免接触生猪或前往有猪的场所;避免到人多拥挤或通风不良的公共场所,以免接触流感样症状(发热、咳嗽、流涕)或肺炎等呼吸道患者。特别是儿童、老年人、体弱者和慢性病患者更要注意以上两点。

(3)养成良好的个人卫生习惯,经常使用肥皂和清水洗手,尤其在咳嗽或打喷嚏时,应用使纸巾、手帕遮住口鼻,然后将纸巾丢进垃圾桶;打喷嚏、咳嗽和擦鼻子后要洗手,必要时应用乙醇类洗手液;接触呼吸道感染者及其呼吸道分泌物后要立即洗手,接触确诊或疑似患者时要戴口罩。

(4)保持良好的饮食习惯,注意多喝水,摄入营养充分,不吸烟,不酗酒。保证充足睡眠,勤于锻炼,减少压力。

(5)如出现流感样症状(发热、咳嗽、流涕等),应及时到医院检查治疗,并向当地卫生机构和检验部门说明,不要擅自购买和服用药物。确诊为流感者应主动与健康人隔离,尽量不要去公共场所,防止传染他人。

(6)对健康人群进行甲型H_1N_1流感疫苗预防接种。疫苗能增加人群的免疫力和降低病毒的复制能力,减慢感染扩散,降低流行峰值的高度,是个人预防的重要措施。儿童免疫接种达到70%的覆盖率即能有效减轻流感在儿童中的流行,并能降低与其接触的社区人群的感染率。灭活流感疫苗(TIV)和减毒活疫苗(LAIV)是目前批准使用的甲型H_1N_1流感疫苗。美国推荐用常规TIV预防接种6～59个月的儿童,鼻喷剂LAIV只推荐在5岁以上儿童中使用。人群大规模接种流感疫苗可能会发生严重不良反应,必须引起高度重视。

二、护理评估

(一)流行病学评估

1.可能的传播途径

甲型H_1N_1流感病毒可通过感染者咳嗽和打喷嚏等传播,也可通过接触受感染的生猪、接触被人感染甲型H_1N_1流感病毒污染的环境、与感染甲型H_1N_1流感病毒的人发生接触传播。

2.传染源

甲型H_1N_1流感患者为主要传染源。虽然猪体内已发现甲型H_1N_1流感病毒,但目前尚无证据表明动物为传染源。

3.易感人群

老人和儿童、从疫区归来人员、甲型H_1N_1流感病毒实验室研究人员、体弱多病者易感。

(二)健康史评估

(1)了解患者的年龄、性别、身高、体重、营养状况等。

(2)询问患者起病的时间,起病急缓程度,有无发热、咳嗽、喉痛、头痛等全身症状,有无腹泻、呕吐、肌肉痛等;询问患者既往治疗史,效果如何,服用过何种药物,服药的时间、剂量、疗效如何,有无不良反应。

(3)询问患者是否与甲型 H_1N_1 流感患者有过密切接触。

(三)身体评估

(1)评估患者的体温、血压、脉搏;监测并记录体温的变化;评估患者的全身状况,有无身体疼痛、头痛、疼痛持续时间、头痛的性质,有无呕吐、腹泻,眼睛是否发红;进行体格检查。

(2)评估患者有无潜在并发症,如严重肺炎、急性呼吸窘迫综合征、肺出血、胸腔积液、全血细胞减少、肾衰竭、败血症、休克及瑞氏(Reye)综合征等。

(四)心理-社会评估

患者由于对疾病缺乏认识,对隔离制度的不理解,容易产生恐惧、焦虑的心理。评估患者的精神状态、心理状况;评估其家庭支持系统对患者的关心和态度,对消毒隔离的认识。

(五)辅助检查结果评估

1.外周血象

白细胞总数一般不高或降低。

2.病原学检查

(1)病毒核酸检测:以 RT-PCR 法检测呼吸道标本中的甲型 H_1N_1 流感病毒核酸,结果可呈阳性。

(2)病毒分离:呼吸道标本中可分离出甲型 H_1N_1 流感病毒。合并病毒性肺炎时,肺组织中亦可分离出该病毒。

3.血清学检查

动态检测血清甲型 H_1N_1 流感病毒特异性中和抗体水平呈 4 倍或 4 倍以上升高。

4.影像学检查

可根据病情行胸部影像学等检查。合并肺炎时,肺内可见斑片状炎性浸润影。

三、护理诊断/问题

(一)体温过高

体温过高与病毒血症有关。

(二)焦虑

焦虑与知识缺乏、隔离治疗等有关。

(三)潜在并发症

潜在并发症如肺炎、急性呼吸窘迫综合征、肺出血、胸腔积液等。

(四)有传播感染的危险

传播感染与病原体播散有关。

四、护理措施

(一)隔离要求

1.疑似病例

疑似病例应安排单间病室隔离观察,不可多人同室。

2.确诊病例

确诊病例应由定点医院收治。收入甲型 H_1N_1 流感病房,可多人同室。

3.孕产期妇女感染甲型 H_1N_1 流感

孕妇感染甲型 H_1N_1 流感进展较快，较易发展为重症病例，应密切监测病情，必要时住院诊治，由包括产科专家在内的多学科专家组会诊，对孕产妇的全身状况及胎儿宫内安危状况进行综合评估，并进行相应的处理。如果孕妇在妇幼保健专科医院进行产前检查，建议转诊至综合医院处理。接受孕产期妇女甲型 H_1N_1 流感转诊病例的医院必须具备救治危重新生儿的能力。孕产期妇女辅助检查应根据孕产期情况进行产科常规项目检查。孕妇行胸部影像学检查时注意做好对胎儿的防护。

(1)待产期的甲型 H_1N_1 流感病例应在通风良好的房间单独隔离。

(2)分娩期的甲型 H_1N_1 流感病例应戴口罩，防止新生儿感染甲型 H_1N_1 流感。分娩过程中加强监护，并使患者保持乐观情绪。与患者有接触的医务人员和其他人员均应戴防护面罩和手套，穿隔离衣。使用隔离分娩室或专用手术间，术后终末消毒。在产后立即隔离患甲型 H_1N_1 流感的产妇和新生儿，可降低新生儿感染的风险。新生儿应立即转移至距离产妇两米外的辐射台上，体温稳定后立即洗澡。

(3)患甲型 H_1N_1 流感的产妇产后应与新生儿暂时隔离，直至满足以下全部条件。①服用抗病毒药物 48 小时后。②在不使用退烧药的情况下 24 小时没有发热症状。③无咳嗽、咳痰。满足上述条件的产妇，可直接进行母乳喂养。在哺乳前应先戴口罩，用清水和肥皂洗手，并采取其他防止飞沫传播的措施。在发病后 7 天内，或症状好转 24 小时内都应采取上述措施。鼓励产后母乳喂养，母乳中的保护性抗体可帮助婴儿抵抗感染。为避免母乳喂养过程中母婴的密切接触，隔离期间可将母乳吸出，由他人代为喂养。

(4)甲型 H_1N_1 流感的患者分娩的新生儿属于高暴露人群，按高危儿处理，注意观察有无感染征象，并与其他新生儿隔离。

(5)曾患甲型 H_1N_1 流感的产妇出院时，应告知产妇、亲属和其他看护人预防甲型 H_1N_1 流感和其他病毒感染的方法，并指导如何监测产妇及婴儿的症状和体征。出院后加强产后访视和新生儿访视，鼓励产妇继续母乳喂养。

(二)常规护理

实行严密隔离制度，嘱患者多卧床休息，多饮水，进食清淡、易消化、富含营养的食物。

(三)病情观察

严密监测患者的生命体征，记录患者体温、血压、心率的变化，记录出入量；评估患者的精神状态、意识情况；观察患者有无呼吸困难、少尿等症状，若有则提示有并发症的发生，应及时通知医生，配合治疗。

(四)用药护理

人类已研制出的所有流感疫苗对于猪流感都无效，但人感染猪流感是可防、可控、可治的。及早应用抗病毒药物，在进行常规抗病毒治疗的过程中，观察药物的疗效及不良反应，鼓励患者坚持治疗。为防止细菌感染的发生，可应用抗生素。

(五)心理护理

由于患者对甲型流感的认识不足，对隔离制度的不理解，容易产生焦虑、恐惧、孤独感；护理工作人员应热心地与患者交流，回答患者提出的问题，向患者及家属讲解此病的传播途径、隔离的意义,鼓励患者配合治疗,树立与疾病做斗争的信心,争取早日康复。

(六)健康教育

(1)勤洗手,养成良好的个人卫生习惯。

(2)睡眠充足,多喝水,保持身体健康。

(3)应保持室内通风,少去人多不通风的场所。

(4)做饭时生、熟分开很重要,猪肉烹饪至 71 ℃以上,以完全杀死猪流感病毒。

(5)避免接触生猪或前往有猪的场所。

(6)咳嗽或打喷嚏时用纸巾遮住口鼻,如无纸巾不宜用手,而是用肘部遮住口鼻。

(7)常备治疗感冒的药物,一旦出现流感样症状(发热、咳嗽、流涕等),应尽早服药对症治疗,并尽快就医,不要上班或上学,尽量减少与他人接触的机会。

(8)避免接触出现流感样症状的患者。

(七)出院标准

根据卫生部(现卫健委)《甲型 H_1N_1 流感诊疗方案(2009 年第三版)》,达到以下标准可以出院。

(1)体温正常 3 天,其他流感样症状基本消失,临床情况稳定,可以出院。

(2)因基础疾病或合并症较重,需较长时间住院治疗的甲型 H_1N_1 流感病例,在咽拭子甲型 H_1N_1 流感病毒核酸检测转为阴性后,可从隔离病房转至相应病房做进一步治疗。

五、护理效果评估

(1)患者体温逐渐恢复正常。

(2)患者能自我调节情绪,焦虑减轻。

(3)患者遵守隔离制度,坚持合理用药。

(4)患者无并发症的发生。

(5)住院期间没有新的感染病例。

第九节　传染性非典型肺炎

一、疾病概述

(一)概念和特点

传染性非典型肺炎又称严重急性呼吸综合征(severe acute respiratory syndrome, SARS),是一种因感染 SARS 相关冠状病毒而导致的急性传染病。以发热、干咳、胸闷为主要症状,严重者出现快速进展的呼吸功能衰竭。

SARS 相关冠状病毒在干燥塑料表面最长存活 4 天,腹泻患者的粪便中至少存活 4 天,在 0 ℃时可长期存活。对热敏感,56 ℃加热 90 分钟、75 ℃加热 30 分钟或紫外线照射 60 分钟可被灭活,暴露于常用消毒剂即失去感染性。

现症患者是重要的传染源。近距离飞沫传播是本病最主要的传播途径。人群普遍易感。发病季节为冬、春季。

(二)发病机制与相关病理生理

病毒在侵入机体后,早期可出现病毒血症,引起机体细胞免疫受损,出现异常免疫反应,造成肺部损害。肺部的病理改变以弥漫性肺泡损伤、间质性肺炎病变为主,有肺水肿及透明膜形成。病程3周后有肺泡内机化及肺间质纤维化,造成肺泡纤维闭塞,出现急性呼吸窘迫综合征。

(三)临床特点

按病情的轻重分为普通型、轻型和重型。典型病例起病急、变化快。通常以发热为首发症状,体温常超过38 ℃,热程为1～2周;可伴有畏寒、头痛、食欲不振、身体不适、皮疹和腹泻等感染中毒性症状。呼吸道症状表现为起病3天后出现频繁干咳、气短或呼吸急促、呼吸困难;常无流涕、咽痛等上呼吸道卡他症状。痰少,偶有痰中带血丝。轻型病例临床症状轻、病程短。多见于儿童或接触时间较短的病例。重型病例病情重、进展快,易出现急性呼吸窘迫综合征。

(四)辅助检查

1.实验室检查

血常规早期白细胞计数正常或降低,中性粒细胞可增多。并发细菌性感染时,白细胞计数可升高。多数重症患者白细胞计数减少,$CD4^+$和$CD8^+$ T淋巴细胞均明显减少。

2.血气分析

部分患者出现低氧血症和呼吸性碱中毒改变,重者出现Ⅰ型呼吸衰竭。

3.X线检查

胸部X线、CT检查见肺部以间质性肺炎为主要特征。肺部阴影与症状体征可不一致,临床症状还不严重时,X线胸片中已显示肺部有絮状阴影,并呈快速发展趋势。

4.病原学检查

对患者呼吸道分泌物、排泄物、血液等标本,进行病毒分离,阳性可明确诊断。

5.血清学检查

双份血清抗体有4倍或4倍以上升高,可作为确诊的依据。阴性不能排除本病。

6.分子生物学检测

PCR方法敏感度较高、特异性较强,可用于检查痰液、鼻咽分泌物、血液、活检标本等。单份或多份标本两次以上为阳性者可明确诊断。阴性者不能排除本病的诊断。

(五)治疗原则

(1)早发现、早诊断、及时治疗有助于控制病情发展。以对症支持治疗和针对并发症的治疗为主。

(2)在疗效不明确的情况下,应尽量避免多种抗生素、抗病毒药、免疫调节剂、糖皮质激素等长期、大剂量地联合应用。

(3)高热者可使用解热镇痛药。

(4)咳嗽、咳痰者给予镇咳、祛痰药。

(5)腹泻患者注意补液及纠正水、电解质失衡。

(6)并发或继发细菌感染,可选用大环内酯类、氟喹诺酮类等抗生素。

(7)有严重中毒症状可应用糖皮质激素治疗。

(8)抗病毒可试用蛋白酶抑制剂类药物,如洛匹那韦、利托那韦等。

(9)重症患者可使用免疫增强药物,如胸腺肽和免疫球蛋白治疗。

二、护理评估

(一)流行病学史评估

评估患者发病前两周是否有同类患者接触史;是否生活在流行区或发病前两周到过流行区;是否发生在冬春季。

(二)一般评估

1.生命体征

患者大多有发热、心率加快、呼吸急促等症状,非典重症患者呼吸频率大于30次/分,多器官功能衰竭者血压可下降。

2.患者主诉

患者主诉咳嗽、气促、呼吸困难、腹泻等。

(三)身体评估

1.头颈部

观察有无急性面容,有无呼吸急促、呼吸窘迫、口唇发绀,有无出汗。

2.胸部

肺炎体征表现为语音震颤增强,可闻及肺部湿啰音,严重者胸部叩诊呈实音。

(四)心理-社会评估

患者在疾病治疗过程中有无出现焦虑、抑郁、恐惧等不良情绪,监护病房隔离产生的孤独感,以及预后的社会支持。

(五)辅助检查结果评估

1.胸部X线

胸部X线早期呈斑片状或网状改变,部分患者进展迅速可呈大片阴影。

2.胸部CT检查

胸部CT检查可见局灶性实变、毛玻璃样改变。

(六)常用药物治疗效果的评估

(1)糖皮质激素可引起不良反应,如上消化道出血、骨质疏松、继发性感染、低钾血症、低钙血症、高血糖、高血压等。

(2)干扰素等生物制品可引起发热、皮疹等变态反应。

三、护理诊断/问题

(一)体温过高

体温过高与病毒感染有关。

(二)气体交换受损

气体交换受损与肺部病变有关。

(三)焦虑/恐惧

焦虑或恐惧与隔离、担心疾病的预后有关。

(四)营养失调

低于机体需要量与发热、纳差、摄入减少、腹泻有关。

四、护理措施

(一)隔离要求

按呼吸道传染病隔离。疑似病例与确诊病例分开收治,应住单人房间。避免使用中央空调。工作人员进入隔离病室必须做好个人防护,需戴 N95 口罩,戴好帽子、防护眼罩、手套、鞋套等,穿好隔离衣。

(二)休息与活动

卧床休息,协助做好患者的生活护理,减少患者机体的耗氧量,防止肺部症状的加重。

(三)饮食护理

给予高热量、高蛋白、高维生素、易消化饮食。不能进食者或高热者应静脉补充营养,注意维持水、电解质平衡。

(四)病情观察

密切监测患者体温、呼吸频率、有无呼吸困难;了解血气分析、血常规,以及心、肝、肾功能等情况;记录 24 小时出入量;定期复查胸片。

(五)对症护理

(1)及时吸氧,保持呼吸道通畅。

(2)痰液黏稠者给予祛痰剂,鼓励患者咳出痰液,必要时给予雾化吸入。

(3)呼吸困难者应根据患者的病情及耐受情况,选择氧疗和无创伤正压机械通气。必要时予以气管插管或切开,呼吸机给氧,但应注意医护人员的防护。

(六)心理护理

由于患者被严密隔离,往往有孤独无助感,对病情的恐惧可出现焦虑、抑郁、烦躁不安的心理。对此,医护人员应及时与患者沟通,关心安慰患者,了解其真实的思想动态,并鼓励其面对现实,树立战胜疾病的信心和勇气。

(七)健康教育

(1)患者出院后应定期检查肺、心、肝、肾及关节等功能,若发现异常,应及时治疗。出院后应注意均衡饮食,补充足够的营养素。患有抑郁症者应及时进行心理治疗。

(2)流行期间减少大型群众性集会或活动,避免去人多或相对密闭的地方;不随地吐痰,避免在人前打喷嚏、咳嗽,清洁鼻子后应洗手;勤洗手;保持公共场所空气流通;需外出时,应注意戴口罩;保持乐观稳定的心态、均衡饮食、充足睡眠、适量的运动等,避免疲劳,均有助于提高人体对传染性非典型肺炎的抵抗能力。

(3)告诉患者如果出现下列任何一种情况,请速到医院就诊。①发热。②频繁咳嗽、胸闷、呼吸急促。

五、护理效果评估

(1)患者呼吸困难减轻,无发绀,血氧饱和度正常。

(2)患者体温下降。

(3)患者食欲增加,大便形态正常。

第十节　细菌性痢疾

细菌性痢疾简称“菌痢”,是由志贺菌属(痢疾杆菌)引起的急性肠道传染病,又称志贺菌病。主要表现为腹痛、腹泻、里急后重和黏液脓血便,伴有发热及全身毒血症状。严重者可有感染性休克和(或)中毒性脑病,预后凶险。

一、病原学

痢疾杆菌属肠杆菌科志贺菌属,革兰染色阴性,无鞭毛及荚膜,有菌毛,可产生内毒素,是引起全身毒血症的主要因素。痢疾杆菌产生的外毒素(志贺毒素),具有神经毒、选择性细胞毒和肠毒样作用,引起更严重的临床表现。本菌存在于患者及带菌者的粪便中,在体外生存力较强,温度越低保存时间越长,但对理化因素的抵抗力较低,日光直接照射30分钟,56～60 ℃的环境中10分钟,煮沸两分钟即被杀死。对各种化学消毒剂很敏感。

二、流行病学

(1)传染源:为急、慢性患者及带菌者。非典型和慢性患者及带菌者流行病学意义重大。

(2)传播途径:经消化道传播。病原菌污染食物、水、生活用品,经口感染;亦可通过苍蝇污染食物而传播。集体食堂食物或水源被污染可引起食物型暴发流行或水型暴发流行。

(3)人群易感性:人群普遍易感。学龄前儿童和青壮年多见。病后可获得一定免疫力,但短暂而不稳定,易复发和重复感染。

(4)流行特征:夏、秋季节及卫生条件较差地区多发病,儿童发病率高。

三、发病机制

痢疾杆菌进入消化道,大部分被胃酸杀死,少量未被杀死的细菌侵入肠黏膜上皮细胞和固有层中繁殖,引起肠黏膜的炎症反应和固有层小血管循环障碍,从而使上皮细胞变性、坏死,坏死的上皮细胞脱落形成浅表溃疡,分泌黏液和脓性分泌物。痢疾杆菌外毒素引起肠黏膜细胞坏死,可能与病初的水样腹泻及神经系统症状有关;而内毒素可增高肠壁通透性,增加毒素吸收,引起发热和毒血症状。中毒性痢疾的发病与内毒素的作用导致各种血管活性物质释放,引起急性微循环障碍有关。内毒素损伤血管壁使DIC及血栓形成,加重微循环障碍,引起重要内脏器官功能衰竭、感染性休克、脑组织病变。

四、临床表现

潜伏期1～2天,根据病程长短和临床表现分为急性和慢性两型。

(一)急性菌痢

根据毒血症状及肠道症状轻重分为3型。

1.普通型(典型)

起病急,高热伴畏寒、寒战,伴头痛、乏力、食欲缺乏等全身不适。继之出现阵发性腹痛、腹泻和里急后重。大便次数增多,每天十数次至数十次,量少,失水不多见,大便开始为稀便,可迅速转变为黏液脓血便。有左下腹压痛及肠鸣音亢进。发热一般于两天后自退。腹泻常持续1～2周缓解或自愈,少数患者转为慢性。

2.轻型(非典型)

全身毒血症状和肠道症状较轻,不发热或低热,腹痛轻微,每天腹泻数次,糊状或稀便,有黏液但无脓血,无明显里急后重。3～7天可痊愈,亦可转为慢性。

3.中毒型

多见于2～7岁体质较好的儿童。起病急骤,病势凶险,突发高热,体温在40℃以上,有严重的全身毒血症状,精神萎靡、频发惊厥或抽搐,迅速发生循环和呼吸衰竭。肠道症状较轻,可无腹泻和脓血便。如做生理盐水灌肠或直肠拭子取标本镜检,可发现大量脓细胞和红细胞。病死率曾在20%以上。根据其主要临床表现可分为3型。

(1)休克型(周围循环衰竭型):较多见,以感染性休克为主要表现,患者面色苍白、皮肤发花、四肢厥冷、发绀、血压下降、尿量减少等。

(2)脑型(呼吸衰竭型):最为严重,病死率高。主要表现为脑水肿、颅内压增高,甚至导致脑疝,并出现中枢性呼吸衰竭。大多数此型患儿无肠道症状而突然发病,初期可有剧烈头痛、频繁喷射状呕吐;面色苍白、口唇发灰;频繁或持续性惊厥、昏迷;瞳孔大小不等,对光反应迟钝或消失。呼吸节律不齐,严重者可出现呼吸停止。

(3)混合型:预后最为凶险,如未能及时抢救则迅速发展为呼吸衰竭和循环衰竭。

(二)慢性菌痢

病程反复发作或迁延不愈在两个月以上,即为慢性菌痢。主要表现为长期反复出现的腹痛、腹泻,大便混有黏液、脓血,伴有乏力、营养不良和贫血等症状。大便培养可检出志贺菌,乙状结肠镜检查可有异常。

(三)并发症

主要有痢疾杆菌败血症、感染性休克、溶血性尿毒症综合征等。主要死亡原因是感染性休克及溶血性尿毒症综合征。

五、辅助检查

(一)血液检查

急性菌痢外周血白细胞总数可轻至中度增高,以中性粒细胞升高为主。慢性菌痢可有贫血。

(二)粪便检查

外观多为黏液脓血便,量少,无粪质。镜检可见大量脓细胞、白细胞、红细胞,如有巨噬细胞更有助于诊断。

(三)病原学检查

确诊依据为粪便培养出痢疾杆菌。早期、连续多次、抗菌治疗前、采新鲜粪便的脓血部分、选择适当培养基可提高培养阳性率。

六、诊断要点

根据进食不洁食物史、接触史等流行病学资料,发热、腹痛、腹泻、黏液脓血便、里急后重等典型临床表现,粪便培养发现痢疾杆菌即可确诊。

七、治疗要点

(一)急性菌痢

1.一般治疗

执行消化道隔离措施,至临床症状消失、粪便培养连续两次阴性方可解除隔离。注意饮食,补充水分,维持水、电解质及酸碱平衡。

2.病原治疗

(1)喹诺酮类是目前成人痢疾首选用药。常用诺氟沙星,成人每次 0.2～0.4 g,每天 4 次,疗程5～7 天。因影响骨骺发育,故孕妇、儿童及哺乳期妇女慎用。

(2)复方磺胺甲噁唑(SMZ-TMP)。成人 2 片/次,每天两次。

(3)其他:也可用甲硝唑、庆大霉素、阿米卡星等。

3.对症治疗

高热可用退热药及物理降温,腹痛剧烈可用解痉药如阿托品等。毒血症状严重者,可酌情小剂量应用肾上腺糖皮质激素。

(二)慢性菌痢

根据细菌培养及药敏试验合理选择有效抗菌药物。可联合应用两种不同类型的抗菌药物,疗程延长为 10～14 天,重复 1～3 个疗程。亦可应用药物保留灌肠疗法,灌肠液内加用小量肾上腺糖皮质激素,以增加其渗透作用从而提高疗效。

(三)中毒性菌痢

1.病原治疗

应用有效的抗菌药物静脉滴注,如选用环丙沙星或氧氟沙星,或选用第三代头孢菌素如头孢噻肟。亦可两类药物联合应用。病情好转后改口服用药。

2.对症治疗

(1)对高热伴躁动不安及反复惊厥者,可用亚冬眠疗法。

(2)休克型:应积极扩充血容量、纠正酸中毒和维持水与电解质平衡,解除微血管痉挛、改善重要脏器的血液灌注,注意保护重要脏器功能。

(3)脑型:可用 20%甘露醇治疗脑水肿,及时应用血管扩张药以改善脑血管痉挛,积极防治呼吸衰竭。

八、护理评估

(1)健康史:重点评估患者有无不洁食物的摄入史或与痢疾患者的接触史。

(2)身体状况:重点评估患者有无腹痛、腹泻、里急后重、黏液脓血便等,腹泻的次数、量、性状,以及腹痛的部位、程度、性质等。观察患者的一般状态,监测体温、血压、意识状态。

(3)心理及社会因素:重点评估发病导致患者产生的紧张、焦虑、依赖等心理反应。

(4)辅助检查:重点评估粪便检查结果及药物敏感试验。

九、护理目标

(1)排便正常,腹泻、脓血便消失。

(2)组织灌注良好,血压正常,脉搏有力。

(3)呼吸平稳,血氧饱和度恢复正常。

十、护理措施

(一)腹泻的护理

1.隔离措施

严格执行消化道隔离。

2.卧床休息

急性期患者应卧床休息,减轻烦躁、焦虑等不良情绪。频繁腹泻伴发热、疲乏无力、严重脱水者应协助患者床边排便,以免体力消耗增加。

3.病情监测

密切观察排便次数、量、性状及伴随症状,严密监测生命体征、脱水征、出入量,及时发现循环衰竭和呼吸衰竭的征兆,注意饮食情况、体重、治疗效果。

4.保持水、电解质平衡

根据每天出入量情况及血液生化检查结果准确补充水及电解质,以免发生脱水及电解质紊乱。轻者可口服补液,严重者静脉补液。

5.饮食护理

严重腹泻伴呕吐者可暂禁食,静脉补充所需营养,使肠道得到充分休息。能进食者,给予高热量、高蛋白、高维生素、少渣、少纤维素、易消化清淡流质或半流饮食,避免生冷、多渣、油腻或刺激性食物。少食多餐。病情好转逐渐过渡至正常饮食。

6.皮肤护理

每次排便后清洗肛门部或肛周,并涂以润滑剂,预防刺激。每天用温水或 1∶5 000 高锰酸钾溶液坐浴,防止感染。排便后应彻底洗手,防止经手传播。伴明显里急后重者,嘱患者排便时不要过度用力,以免脱肛。发生脱肛时可戴橡胶手套助其回纳。

7.用药护理

遵医嘱使用有效抗菌药物,如诺氟沙星、复方磺胺甲噁唑等。注意观察胃肠道反应、肾毒性、变态反应、粒细胞减少等不良反应。早期禁用止泻药,促进毒素排出。

8.标本采集

采集含有脓血、黏液部分的新鲜粪便,及时送检,以提高阳性率。

(二)纠正微循环障碍

1.病情监测

每 0.5~1 小时测量患者生命体征,观察神志、尿量、皮肤黏膜变化,及时发现休克征象,通知医师,配合抢救。

2.休息及体位

患者应绝对卧床休息,取平卧或休克体位(头部和下肢均抬高 30°),小儿去枕平卧,头偏向一侧。

3.保暖

调高室温,对患者减少暴露,给患者加盖棉被、放置热水袋、喝热饮。

4.保持呼吸道通畅

通畅呼吸道,吸氧,持续监测血氧饱和度。

5.抗休克治疗的护理

迅速建立静脉通路,必要时开放两条通路。记录24小时出入量,有利于判断病情和调整补液速度。遵医嘱予扩容、纠正酸中毒等抗休克治疗。扩容时,应根据血压、尿量随时调整输液速度。在快速扩容阶段,应观察脉率、呼吸次数,注意有无呼吸困难、吐泡沫痰及肺底湿啰音,防止肺水肿发生。应用血管活性药物,维持适当的浓度和速度。注意观察药物的疗效和不良反应。特别应注意区分阿托品化和阿托品中毒。

抗休克治疗有效的指征:患者面色转红、发绀消失、肢端转暖、血压渐上升,收缩压维持在10.7 kPa(80 mmHg)以上、脉压大于4.0 kPa(30 mmHg),脉搏小于100/min,充盈有力;尿量大于30 mL/h。

(三)纠正呼吸衰竭

通畅呼吸道,给氧,具体措施参见“流行性乙型脑炎”的护理。

十一、护理评价

(1)排便是否正常,伴随症状有无消失。

(2)血压、脉搏、尿量是否恢复正常。

(3)呼吸是否平稳,血氧饱和度是否正常。

十二、健康指导

指导患者和家属掌握消化道隔离的知识和隔离要点。恢复期患者注意休息,调整饮食、饮水卫生,不进食生、冷、硬、不洁和不易消化食物,遵医嘱按时按量、按疗程坚持服药,争取急性期彻底治愈,以防转变为慢性菌痢。慢性菌痢患者注意避免因进食生冷食物、暴饮暴食、过度紧张和劳累、受凉、情绪波动等诱发急性发作。养成良好的个人卫生习惯,餐前、便后洗手,保证良好的饮食、饮水卫生习惯。避免从事餐饮服务行业的工作。

第十二章　普外科患者的护理

第一节　甲状腺疾病患者的护理

一、单纯性甲状腺肿

单纯性甲状腺肿是指由非炎症和非肿瘤引起的不伴有临床甲状腺功能异常的甲状腺肿。甲状腺可呈弥漫性肿大或多结节肿大。本病可呈地方性分布，当人群单纯甲状腺肿的患病率超过10％时，称为地方性甲状腺肿；也可呈散发性分布，发病率约5％。女性发病率是男性的3～5倍。

(一)病因及发病机制

1.地方性甲状腺肿

引起该病的主要原因是碘缺乏，故又称碘缺乏性甲状腺肿，多见于山区和远离海洋的地区。由于土壤、水源、食物中含碘量很低，不能满足机体对碘的需要，以致甲状腺激素(TH)的合成不足，反馈性刺激垂体分泌过多的促甲状腺素(TSH)，刺激甲状腺增生肥大。

2.散发性甲状腺肿

引起散发性甲状腺肿的原因较为复杂，外源性因素包括致甲状腺肿物质、药物和摄碘过多。目前认为，患者体内产生的甲状腺生长免疫球蛋白仅能刺激甲状腺细胞生长，但不引起甲状素激素合成增加而出现单纯性甲状腺肿。内源性因素有先天性甲状腺激素合成障碍，从而引起甲状腺肿。

3.生理性甲状腺肿

在青春发育期、妊娠期、哺乳期，机体对甲状腺激素需要量增加，可因相对性缺碘而出现甲状腺肿。

(二)临床表现

患者一般无明显症状，查体可见甲状腺轻度、中度肿大，表面平滑，质软，无压痛。重度肿大的甲状腺可出现压迫症状，例如：压迫气管可出现咳嗽、呼吸困难；压迫食管可引起吞咽困难；压迫喉返神经引起声音嘶哑；胸骨后甲状腺肿压迫上腔静脉可出现面部青紫、水肿及颈部与胸部浅静脉扩张。

(三)护理

1.护理目标

身体外观逐渐恢复正常；没有并发症的发生或发生后及时得到处理。

2.护理措施

(1)一般护理：适当休息，劳逸结合。指导患者多进食海带、紫菜等含碘丰富的食物，避免过多食用花生、萝卜等抑制甲状腺激素合成的食物。

(2)病情观察:观察患者甲状腺肿大的程度、质地,有无结节及压痛,颈部增粗的进展情况及有无局部压迫的表现。

(3)用药护理。①补充碘剂:由碘缺乏所致者,应补充碘剂,WHO推荐的成年人每日碘摄入量为150 μg。在地方性甲状腺肿大流行地区可采用碘化食盐防治。成年人,特别是结节性甲状腺肿患者,应避免大剂量碘治疗,以免诱发碘甲亢。由摄入致甲状腺肿物质所致者,停用后甲状腺肿大一般可自行消失。碘剂补充应适量,以免碘过量引起自身免疫性甲状腺炎和甲状腺功能减退症。②甲状腺肿大的护理:甲状腺肿大明显的患者,可采用左甲状腺素($L\text{-}T_4$)或干甲状腺片口服。指导患者遵医嘱准确服药,不能随意增减量。观察甲状腺素治疗的效果和不良反应。如患者出现心动过速、呼吸急促、怕热多汗、食欲亢进、腹泻等甲状腺功能亢进症表现时,应及时通知医师并进行相应的处理。

(4)手术护理:有甲状腺肿大压迫症状时,应积极配合医师进行手术治疗。

(5)心理护理:患者可因颈部增粗而有自卑心理及挫折感;由于缺乏疾病相关知识,而怀疑是肿瘤或癌变产生焦虑、恐惧的心理。护理中应向患者阐明单纯性甲状腺肿大的病因和防治知识,与患者一起讨论引起甲状腺肿大的原因,使患者认识到经补碘等治疗后甲状腺肿大可逐渐缩小或消失,消除患者的自卑与挫折感,正确认识疾病;帮助患者进行恰当的修饰打扮,改善其自我形象,树立战胜疾病的信心;积极与患者家属沟通,使家属能够给予患者心理支持。

(6)健康指导。①饮食指导:指导患者摄取含碘丰富的食物,并适当使用碘盐,以预防缺碘所致地方性甲状腺肿大;避免摄入阻碍甲状腺激素合成的食物,如花生、菠菜、卷心菜、萝卜等。②用药指导:指导患者按医嘱服药,每日碘摄入量适当,必要时可用尿碘监测碘营养水平。当尿碘中位数(MUI)为100～200 μg/L时,是最适当的碘营养状态,当MUI大于300 μg/L为碘过量。对需长期使用甲状腺制剂患者,应告知其要坚持长期服药,以免停药后复发。教会患者观察药物疗效及不良反应。避免摄入阻碍甲状腺激素合成的药物,如碳酸锂、硫氰酸盐、保泰松等。③防治指导:在地方性甲状腺肿大流行地区,开展宣传教育工作,指导患者补充碘盐,这是预防缺碘性地方性甲状腺肿大最有效的措施。对青春发育期、妊娠期、哺乳期人群,应适当增加碘的摄入量。

3.护理评价

患者甲状腺肿大逐渐减轻,外观恢复正常;没有并发症的发生或发生后及时得到处理。

二、甲状腺功能亢进症

甲状腺功能亢进症简称“甲亢”,是指甲状腺腺体本身产生甲状腺激素过多而引起的甲状腺毒症。其病因包括弥漫性毒性甲状腺肿大(Graves病)、结节性毒性甲状腺肿大和甲状腺自主高功能腺瘤。下面重点阐述Graves病。

Graves病(简称“GD”,也称Basedow病、Parry病)是一种伴甲状腺激素分泌增多的器官特异性自身免疫病。GD是甲状腺功能亢进症最常见的病因,占全部甲亢的80%～85%。普通人群的患病率约1%,女性显著高发,男女比例为1∶(4～6),高发年龄为20～50岁。临床主要表现为甲状腺毒症、弥漫性甲状腺肿大、眼征和胫前黏液性水肿。

(一)病因及发病机制

目前公认本病的发生与自身免疫有关,属自身免疫性甲状腺病。

1.遗传因素

GD有明显的遗传倾向,目前发现它与人类白细胞抗原类型有关。

2.免疫因素

GD的发病与甲状腺兴奋性自身抗体的关系十分密切。最明显的体液免疫特征是在患者血清中存在针对甲状腺细胞 TSH 受体的特异性自身抗体,即 TSH 受体抗体(TRAb)。TRAb可与 TSH 受体结合,产生 TSH 的生物学效应,即甲状腺细胞增生、甲状腺激素合成及分泌增加。另外,在患者外周血及甲状腺内 T 淋巴细胞数量增多,功能发生改变。GD浸润性突眼主要与细胞免疫有关。

3.环境因素

细菌感染、精神刺激、性激素、应激和锂剂等因素都可能对本病的发生发展有重要影响。

(二)临床表现

1.一般表现

多数患者起病缓慢,少数在精神创伤或感染等应激后急性起病。

(1)甲状腺毒症表现。①高代谢综合征:甲状腺激素分泌增多导致交感神经兴奋性增高和新陈代谢加速,患者常有疲乏无力、怕热多汗、多食善饥、体重显著下降等。②精神、神经系统:多言好动、紧张焦虑、焦躁易怒、失眠不安、记忆力减退、注意力不集中,手、眼睑震颤等。③心血管系统:心悸气短、心动过速(在静息或睡眠时心率仍增快是本病的特征性表现之一)、心尖部第一心音亢进。收缩压增高、舒张压降低致脉压增大,可出现周围血管征。合并甲亢性心脏病时可出现心律失常、心脏增大、心力衰竭。心律失常以心房颤动常见。④消化系统:稀便、排便次数增加,重者可有肝大、肝功能异常,偶有黄疸。⑤肌肉骨骼系统:主要是甲亢性周期性瘫痪,多见于青年男性。诱因包括剧烈运动、高碳水化合物饮食、注射胰岛素等,病变主要累及下肢,有低钾血症。病程呈自限性,甲亢控制后可自愈。少数患者有甲亢性肌病,肌无力多累及近心端的肩脚和骨盆带肌群。⑥造血系统:周围血白细胞总数偏低,淋巴细胞比例增加、单核细胞增多等。⑦生殖系统:女性月经减少或闭经,男性有阳痿,偶有乳房发育。

(2)甲状腺肿:多呈弥漫性、对称性甲状腺肿大,随吞咽动作上下移动;质地不等、无压痛;甲状腺上下极可有震颤或血管杂音。

(3)眼征。①单纯性突眼:与甲状腺毒症所致的交感神经兴奋性增高有关。表现为轻度突眼、瞬目减少、上眼睑挛缩、睑裂增宽、眼球辐辏不良等。②浸润性突眼:眼球突出明显,突眼度超过 18 mm,与眶后组织的自身免疫炎症有关。患者常诉眼内异物感、复视、斜视、视力下降、视野缩小等;眼睑肿胀肥厚,结膜充血水肿;严重者眼球固定,角膜外露可形成溃疡或全眼球炎,甚至失明。

2.特殊临床表现及类型

(1)甲状腺危象是甲状腺毒症急性加重的一个综合征。①发病原因:可能与血液中 FT_3 水平增高,心脏和神经系统的儿茶酚胺激素受体数目增加、敏感性增强有关。②主要诱因:感染、手术、放射性碘治疗、严重的药物反应、严重精神创伤、过量服用 TH 制剂、严重躯体疾病等。③临床表现:早期表现为原有甲亢症状的加重,包括高热(体温大于 39 ℃)、心动过速(140～240 次/分)、伴心房颤动或心房扑动、烦躁不安、大汗淋漓、呼吸急促、厌食、恶心、呕吐、腹泻等，严重者导致虚脱、休克、嗜睡、谵妄或昏迷。

(2)淡漠型甲状腺功能亢进症多见于老年人。起病隐袭，高代谢综合征、眼征、甲状腺肿的表现均不明显。主要表现为明显消瘦、心悸、乏力、头晕、表情淡漠、腹泻、厌食等，常易发生误诊。

(3)亚临床甲状腺功能亢进症即血清 T_3、T_4 正常，但 TSH 降低。注意需在排除其他抑制 TSH 水平的疾病的前提下依赖实验室检查才能诊断，多为甲亢的早期或恢复期的表现。

(4)其他特殊类型：妊娠期甲状腺功能亢进症、三碘甲状腺原氨酸(T_3)型和甲状腺素(T_4)型甲状腺功能亢进症，以及甲状腺功能"正常"的 Graves 眼病。

(三)护理

1.护理目标

患者摄取的营养能够满足机体需要，体重增加；活动量逐步增加，活动时无明显不适；能正确认识疾病，主动、有效地控制焦虑紧张情绪；能采用正确的保护眼睛的方法，不发生角膜损伤；不发生甲状腺危象。

2.护理措施

(1)一般护理。①环境和休息：患者应被安置于安静、舒适、整洁的环境中，避免强光和噪声的刺激。轻症患者可照常工作和学习，但不宜紧张和劳累；病情重、心力衰竭或合并严重感染者应严格卧床休息。②饮食护理：为满足机体代谢亢进的需要，给予高热量、高蛋白、高维生素(尤其是复合维生素 B)及矿物质的饮食，增加瘦肉类、蛋类、奶类等优质蛋白以纠正体内的负氮平衡，两餐之间可加点心。每日饮水2 000～3 000 mL以补充出汗、腹泻、呼吸加快等丢失的水分，有心脏病患者避免大量饮水，以防发生水肿和心衰。避免进食辛辣刺激性的食物，禁用对中枢神经系统有兴奋作用的浓茶、咖啡等刺激性饮料。避免进食可增加肠蠕动及导致腹泻的高纤维类食物。避免食用含碘丰富的食物，如海带、紫菜等，以免甲状腺激素合成增加。

(2)病情观察：观察患者的生命体征，测量患者清晨心率和血压，注意基础代谢率的变化，以判断甲亢的严重程度。观察患者出汗、大便次数、精神神经症状、体重、突眼、甲状腺肿大等情况。监测各种激素的结果，观察不典型甲亢的表现，及时发现特殊类型的甲亢。注意观察有无甲状腺危象的发生，当患者出现原有症状加重、高热、心率增快、大汗淋漓、腹泻、严重乏力时，应立即与医师联系进行处理。

(3)眼部护理：由于高度突眼，球结膜和角膜暴露，易受外界刺激引起充血、水肿，继而感染，因此必须采取保护措施。①佩戴有色眼镜，以防光线刺激与灰尘、异物的侵害；复视者戴单侧眼罩。②经常用眼药水湿润眼睛，避免过度干燥；睡前涂抗生素眼膏，用无菌生理盐水纱布覆盖双眼，防治结膜炎和角膜炎。③睡眠或休息时，抬高头部，限制钠盐摄入，遵医嘱使用利尿剂，以减轻球后组织水肿。④指导患者在眼睛有异物感、刺痛或流泪时，勿用手直接揉搓眼睛。⑤按医嘱使用免疫抑制剂、左甲状腺素片等，以减轻浸润性突眼。⑥定期到眼科检查角膜，一旦发生角膜溃疡或全眼球炎时，应配合医师做相应处理。

(4)用药护理。①抗甲状腺药物(ATD)：护士应指导患者正确用药。抗甲状腺药物起效慢，一般用药 4 周左右才开始有效，且对已合成的甲状腺激素无作用，因此应告知患者，以免患者在用药后不见即时疗效而心生疑虑，加重心理负担。告知患者 ATD 应按初治期、减量期和维持期的不同剂量服用,总疗程在1.5～2年,患者不可自行减量或停药。ATD的主要不良反应有粒细胞减少和皮疹。粒细胞减少主要发生在治疗开始后的2～3个月,故开始时需每周检查血白细胞1次,以后每2～4周检查1次。服药过程中,如患者出现发热、咽痛等粒细胞减少的症状,白细胞低于3×10^9/L或中性粒细胞低于1.5×10^9/L,应立即停药并与医师联系处理。药疹亦较常见,可用抗组胺药控制,不必停药,如皮疹加重,应立即停药,以免发生剥脱性皮炎。此外,胆汁淤积性黄疸、血管神经性水肿、中毒性肝炎、急性关节痛等不良反应较为罕见,如发生应立即停药并与医师联系处理。②普萘洛尔:通过阻断β-受体和减少活性激素T_3的生成,起到迅速改善心悸、紧张、震颤等症状的作用。用药过程中要注意观察心率,以防心动过缓。有哮喘病史的患者禁用。③甲状腺片:用于在ATD治疗过程中,症状缓解但甲状腺反而增大或突眼加重的患者。通过稳定下丘脑-垂体-甲状腺轴的功能起作用,避免T_3、T_4减少后对TSH的反馈抑制减弱。用药从小剂量开始,尤其对冠心病患者应控制好剂量,防止剂量过大引起心绞痛。用药后注意观察患者的心率有无明显增快。

(5)放射碘治疗护理。①放射碘服用方法:指导患者在治疗前和治疗后1个月避免服用含碘的食物(如海带)和药物。应按医嘱空腹服用^{131}I,服药后两小时内不吃固体食物,以免引起呕吐造成^{131}I的丢失;服药后24小时内避免咳嗽、咳痰,以减少^{131}I的丢失;服药后的2～3日,饮水量应为每天2 000～3 000 mL,从而增加尿量;服药后第1周避免用手按压甲状腺。②排泄物及用物的处理:患者的衣服、被褥、用具、排泄物等需单独存放,待放射作用消失后再做清洁处理,以免污染环境,在处理患者的物品及排泄物时戴手套,以免造成自身伤害。③病情监测:密切观察病情,定期监测甲状腺功能,以尽早发现甲状腺功能减退、甲状腺危象、放射性甲状腺炎或浸润性突眼加重等并发症,如患者有高热、心动过速、大量出汗、神经过度兴奋等,需考虑有发生甲状腺危象的可能,及时与医师联系,并做好抢救准备。

(6)甲状腺危象的抢救配合:祛除诱因,积极治疗甲亢是预防甲状腺危象的关键,尤其是做好防治感染和充分的术前准备工作。①安置患者于安静、室温偏低的病室中,绝对卧床休息,避免一切不良刺激。对烦躁不安者,按医嘱给予镇静剂。呼吸困难时取半卧位,立即给氧。②给予高热量、高蛋白、高维生素饮食和足够的液体入量。对严重呕吐、腹泻和大量出汗患者应通过口服或静脉及时补充足量的液体,以维持体液平衡。③密切观察患者的生命体征、意识状态、心肾功能的变化,监测24小时液体出入量。④对躁动不安者使用床栏保护患者安全;对昏迷者加强皮肤、口腔护理,定时翻身,防止压疮、肺炎的发生。对高热者迅速采取物理降温措施,如降温效果不佳时,应尽快配合使用异丙嗪、哌替啶静脉滴注施行人工冬眠降温。避免使用乙酰水杨酸类药物。⑤甲状腺危象首选PTU抑制TH合成,护士应及时、准确按医嘱使用PTU和碘剂。注意碘剂变态反应。如出现口腔黏膜发炎、恶心、呕吐、腹泻、鼻出血等症状,应立即停药并通知医师处理。⑥上述治疗效果不满意时,可选用血液透析、腹膜透析或血浆置换等措施降低血TH浓度。

(7)心理护理:观察患者的精神情绪状态,如有无激动易怒、敏感多疑现象。关心体贴患者,与患者交流时态度和蔼,避免刺激性语言。鼓励患者表达出内心的感受,理解和同情患者,避免使其情绪不安;告诉患者突眼、甲状腺肿大等体态变化在疾病得到控制后会得到改善,以解除患者焦虑,使其积极配合治疗;了解患者的家庭与工作环境,与家人、同事之间的关系等,向患者家属、同事和同室病友解释患者紧张易怒的行为是暂时性的，会因有效治疗而改善。帮助患者建立舒畅愉快的生活氛围；设计简单的团体活动，鼓励患者参与，以免社交障碍产生焦虑。指导和帮助患者正确处理生活突发事件；患者焦虑严重时，可遵医嘱适当给予镇静药物如地西泮等来缓解患者焦虑的情绪。

(8)健康指导。①疾病宣教：告知患者有关甲亢的相关知识、眼睛的保护方法和饮食的选择，使患者学会自我护理。上衣领宜宽松，避免压迫甲状腺，严禁用手挤压甲状腺以免甲状腺激素分泌过多，从而加重病情。②生活指导：指导患者合理地安排工作和休息，保持身心愉快，避免过度劳累和精神刺激。鼓励家属与患者建立良好家庭关系，以减轻患者的精神压力。给予高热量、高蛋白、高维生素及矿物质的饮食，每日饮水量在2 000～3 000 mL。忌食含碘多的食物，不吸烟，不喝咖啡、浓茶等兴奋性饮料。③用药指导：患者应坚持长期服药，并按时按量服用，不可随意减量和停药。④定期复查：服用抗甲状腺药物者每周查血常规一次，每隔1～2个月做甲状腺功能测定，每日清晨卧床时自测脉搏，定期测量体重，脉搏减慢、体重增加是治疗有效的标志。若出现高热、恶心、呕吐、腹泻、突眼加重等警惕发生甲状腺危象的可能，应及时就诊。⑤妊娠期甲亢指导：告知患者积极避免对孕妇及胎儿造成影响的因素；应选择抗甲状腺药物控制甲亢，禁用^{131}I治疗，慎用普萘洛尔；产后如需继续服药者，则不宜哺乳。

3.护理评价

患者能合理饮食，高代谢状态缓解，体重恢复至正常范围；活动耐力较前增加，活动时无不适感；保持正常的人际交往，焦虑、紧张情绪缓解或消失；能主动保护自己的眼睛，无结膜炎、角膜炎或溃疡的发生；病情得到控制，未发生甲状腺危象。

三、甲状腺功能减退症

甲状腺功能减退症简称“甲减”，是由各种原因导致的低甲状腺激素血症或机体对甲状腺激素抵抗而引起的全身性低代谢综合征，其病理特征为黏液性水肿。甲减分类方法有两种：根据病变部位分为甲状腺病变引起的原发性甲减、垂体病变引起的继发性甲减和下丘脑病变引起的三发性甲减；根据病变原因分为药物性甲减、^{131}I治疗后甲减、手术后甲减和特发性甲减等。以下重点介绍成人原发性甲减。

(一)病因及发病机制

成人原发性甲减占成人甲减的90%～95%，病因包括自身免疫损伤引起自身免疫性甲状腺炎；手术、放射碘治疗引起甲状腺破坏；摄碘过量诱发和加重自身免疫性甲状腺炎；锂盐、硫脲类等抗甲状腺药物所致的甲减。

(二)临床表现

1.一般表现

患者易疲劳、怕冷、体重增加、记忆力减退、反应迟钝、嗜睡、精神抑郁等。体检可见表情淡漠，面色苍白，皮肤干燥、发凉、粗糙、脱屑，眼睑、颜面和手皮肤水肿，毛发稀疏，眉毛外1/3脱落。因高胡萝卜素血症，手足皮肤呈姜黄色。

2.肌肉与关节

患者肌肉软弱乏力，可有暂时性肌强直、痉挛、疼痛等，部分肌肉可出现进行性肌萎缩。

3.心血管系统

心血管系统表现为心动过缓、心排血量下降,易并发冠心病等。

4.消化系统

患者有厌食、腹胀、便秘等,严重者出现麻痹性肠梗阻或黏液水肿性巨结肠。

5.血液系统

患者可出现贫血,由甲状腺激素缺乏引起血红蛋白合成障碍,或铁、叶酸、维生素 B_{12} 吸收障碍导致。

6.内分泌系统

女性常月经过多或闭经,部分患者有溢乳。

7.黏液性水肿昏迷

黏液性水肿昏迷见于病情严重者。其诱因有寒冷、感染、手术、严重躯体疾病、中断甲状腺激素替代治疗和使用麻醉、镇静剂等。临床表现为嗜睡、低体温(体温小于 35 ℃)、呼吸减慢、心动过缓、血压下降、四肢肌肉松弛、反射减弱或消失,甚至昏迷、休克,心肾功能不全而危及患者生命。

(三)护理

1.护理目标

患者能够保持大便通畅,不发生便秘;体温恢复正常;皮肤能够保持完整性,无受损;能够进行正常的社交;无并发症的发生。

2.护理措施

(1)一般护理。①环境安排:室温在 22～23 ℃,加强保暖。避免病床靠窗,以免患者受凉。②饮食护理:给予高蛋白、高维生素、低钠、低脂肪饮食,细嚼慢咽,少食多餐,食物注重色、香、味,以增加患者的食欲。由桥本甲状腺炎所致甲状腺功能减退症者应避免摄取含碘食物和药物,以免诱发严重黏液性水肿。③保持大便通畅:指导患者每日定时排便,养成规律排便的习惯。为卧床患者创造良好的排便环境。指导患者促进便意的技巧,如适当按摩腹部,或以手指按摩肛门四周括约肌,以促进胃肠蠕动而促进排便。指导患者每日进行适度的运动,如散步、慢跑等。多进粗纤维食物,如蔬菜、水果等。必要时根据医嘱给予轻泻剂。④皮肤护理:皮肤干燥、粗糙时,可局部涂抹乳液和润肤油以保护皮肤。洗澡时避免使用肥皂。协助患者按摩受压部位,经常翻身或下床活动,避免血液循环不良而导致压疮。

(2)病情观察:①观察神志、体温、脉搏、呼吸、血压的变化,每日记录患者体重。患者若出现体温低于 35 ℃、呼吸浅慢、心动过缓、血压降低、嗜睡等表现,或出现口唇发绀、呼吸深长、喉头水肿等黏液性水肿昏迷的症状时,应迅速建立静脉通路,立即通知医师并积极配合抢救。②注意黏液性水肿变化,每日观察皮肤弹性与水肿情况及服药后改善情况。观察皮肤有无发绀、发红、起水疱或破损等。③观察大便的次数、性质、量的改变,观察有无腹胀、腹痛等麻痹性肠梗阻的表现。

(3)用药护理:本病一般不能治愈,需终身替代治疗。替代治疗首选左甲状腺素($L\text{-}T_4$)口服。遵医嘱从小剂量开始,逐渐增加至维持剂量,注意个体差异,避免剂量过大诱发和加重冠心病、引起骨质疏松。指导患者按时服用药物,观察药物疗效及服用过量的症状。如出现多食消瘦、发热、脉搏大于100次/分、出大汗、情绪激动等情况时，提示用药过量，应及时报告医师。替代治疗最佳的效果为血TSH恒定在正常范围内。长期替代者应每6～12个月检测一次。对有高血压、心脏病、肾炎患者，应特别注意剂量的调整，不能随意增减剂量。同时服用利尿剂时，需记录液体出入量。

(4)黏液性水肿昏迷的护理：积极配合医师做好如下处理。①立即补充甲状腺激素，首选L-T_3静脉注射，至患者症状改善、清醒后改为口服。②保温，给氧，保持呼吸道通畅，必要时行气管插管或气管切开。③氢化可的松持续静脉滴注，待患者清醒及血压稳定后逐渐减量。④遵医嘱根据需要补液，但入液量不宜过多。⑤控制感染，抢救休克、昏迷患者。

(5)心理护理。①心理评估：评估患者有无焦虑、抑郁等心理反应；患者参与社交活动的能力，家人对疾病的理解及接受程度。②建立良好的护患关系：安排安静及安全的环境，尽可能安排单人病房和固定的医护人员照顾患者，以减少环境的压力与刺激；多与患者沟通，关心患者；鼓励患者倾诉自己的想法，说出对自己外观及性格改变的感受，及时给予鼓励，使患者保持乐观的情况和受到重视；鼓励患者家属及亲友多与患者沟通，理解患者的行为，提供心理支持，使患者感到温暖和关怀，从而增强自信心。③活动安排：帮助患者制订活动计划，由简单活动开始，逐渐增加活动量或复杂的活动。鼓励患者做简单的家务事，给予较多的时间学习自我照顾的技巧。鼓励患者多参与社交活动，并多与患有相同疾病且病情已改善的病友交流，以降低社交障碍的危机。

(6)健康指导：①告知患者发病原因及注意事项，如药物引起者应调整剂量和停药；注意个人卫生，冬季要注意保暖，避免到公共场所，以预防感染和创伤。慎用镇静、安眠、麻醉、止痛类等药物。②对需终身替代治疗者，向其解释终身服药的重要性和必要性，不可随意停药或变更剂量。否则可能导致心血管疾病，如心肌缺血、梗死或心力衰竭。告知患者甲状腺激素服用过量的症状，指导其进行自我监测。③给患者讲解甲减发生的原因、表现及黏液性水肿发生的原因，使患者学会自我观察病情。若出现低血压、心动过缓、体温降低(体温小于35 ℃)等，应立即就诊。

3.护理评价

患者大便保持通畅，未发生便秘；体温恢复正常；皮肤保持完整，未发生受损；能够进行正常的社会交往；未发生黏液性水肿昏迷。

第二节　肠梗阻患者的护理

肠腔内容物不能正常运行或通过肠道发生障碍时，称为肠梗阻，是外科常见的急腹症之一。

一、疾病概要

(一)病因和分类

1.按梗阻发生的原因分类

(1)机械性肠梗阻：最常见，是由各种原因引起的肠腔变窄、肠内容物通过障碍。主要原因:①肠腔堵塞,如寄生虫、粪块、异物等。②肠管受压,如粘连带压迫、肠扭转、嵌顿性疝等。③肠壁病变,如先天性肠道闭锁、狭窄、肿瘤等。

(2)动力性肠梗阻:较机械性肠梗阻少见。肠管本身无病变,梗阻原因是神经反射和毒素刺激引起肠壁功能紊乱,致肠内容物不能正常运行。可分为:①麻痹性肠梗阻,常见于急性弥散性腹膜炎、腹部大手术、腹膜后血肿或感染等。②痉挛性肠梗阻,由肠壁肌肉异常收缩所致,常见于急性肠炎或慢性铅中毒。

(3)血运性肠梗阻:较少见。肠系膜血管栓塞或血栓形成,使肠管血运障碍,继而发生肠麻痹,肠内容物不能通过。

2.按肠管血运有无障碍分类

(1)单纯性肠梗阻:无肠管血运障碍。

(2)绞窄性肠梗阻:有肠管血运障碍。

3.按梗阻发生的部位分类

高位性肠梗阻(空肠上段)和低位性肠梗阻(回肠末段和结肠)。

4.按梗阻的程度分类

完全性肠梗阻(肠内容物完全不能通过)和不完全性肠梗阻(肠内容物部分可通过)。

5.按梗阻病情的缓急分类

急性肠梗阻和慢性肠梗阻。

(二)病理生理

1.肠管局部的病理生理变化

(1)肠蠕动增强:单纯性机械性肠梗阻,梗阻以上的肠蠕动增强,以克服肠内容物通过的障碍。

(2)肠管膨胀:由肠腔内积气、积液所致。

(3)肠壁充血水肿、血运障碍,严重时可导致坏死和穿孔。

2.全身性病理生理变化

(1)体液丢失和电解质、酸碱平衡失调。

(2)全身性感染和毒血症,甚至发生感染中毒性休克。

(3)呼吸和循环功能障碍。

(三)临床表现

1.症状

(1)腹痛:单纯性机械性肠梗阻的特点是阵发性腹部绞痛;绞窄性肠梗阻表现为持续性剧烈腹痛伴阵发性加剧;麻痹性肠梗阻呈持续性胀痛。

(2)呕吐:早期常为反射性呕吐胃内容物,随后因梗阻部位不同,呕吐的性质各异。高位肠梗阻呕吐出现早且频繁,呕吐物主要为胃液、十二指肠液、胆汁;低位肠梗阻呕吐出现晚,呕吐物常为粪样物;若呕吐物为血性或棕褐色,常提示肠管有血运障碍;麻痹性肠梗阻呕吐多为溢出性。

(3)腹胀:高位肠梗阻,腹胀不明显;低位肠梗阻及麻痹性肠梗阻则腹胀明显。

(4)停止肛门排气、排便:完全性肠梗阻时,患者多停止排气、排便,但在梗阻早期,梗阻以下肠管内尚存的气体或粪便仍可排出。

2.体征

(1)腹部:视诊,单纯性机械性肠梗阻可见腹胀、肠型和异常蠕动波,肠扭转时腹胀多不对称;触诊,单纯性肠梗阻可有轻度压痛但无腹膜刺激征,绞窄性肠梗阻可有固定压痛和腹膜刺激征;叩诊,绞窄性肠梗阻时腹腔有渗液,可有移动性浊音;听诊,机械性肠梗阻肠鸣音亢进,可闻及气过水声或金属音,麻痹性肠梗阻肠鸣音减弱或消失。

(2)全身:单纯性肠梗阻早期多无明显全身性改变,梗阻晚期可有口唇干燥、眼窝凹陷、皮肤弹性差、尿少等脱水征。严重脱水或绞窄性肠梗阻时,可出现脉搏细速、血压下降、面色苍白、四肢发冷等中毒和休克征象。

3.辅助检查

(1)实验室检查:肠梗阻晚期,血红蛋白和血细胞比容升高,并有水、电解质及酸碱平衡失调。绞窄性肠梗阻时,白细胞计数和中性粒细胞比例明显升高。

(2)X线检查:一般在肠梗阻发生4小时后,立位或侧卧位X线平片可见肠胀气及多个液气平面。

(四)治疗原则

1.一般治疗

(1)禁食。

(2)胃肠减压:治疗肠梗阻的重要措施之一。通过胃肠减压,吸出胃肠道内的气体和液体,从而减轻腹胀,降低肠腔内压力,改善肠壁血运,减少肠腔内的细菌和毒素。

(3)纠正水、电解质及酸碱平衡失调。

(4)防治感染和中毒。

(5)其他:对症治疗。

2.解除梗阻

解除梗阻分为非手术治疗和手术治疗两大类。

(五)常见几种肠梗阻

1.粘连性肠梗阻

粘连性肠梗阻是肠粘连或肠管被粘连带压迫所致的肠梗阻,较为常见。主要由腹部手术、炎症、创伤、出血、异物等所致。以小肠梗阻为多见,多为单纯性不完全性梗阻。粘连性肠梗阻多采取非手术治疗,如无效或发生绞窄性肠梗阻时应及时手术治疗。

2.肠扭转

肠扭转指一段肠管沿其系膜长轴旋转而形成的闭襻性肠梗阻,常发生于小肠,其次是乙状结肠。①小肠扭转:多见于青壮年,常在饱餐后立即进行剧烈活动时发病。表现为突发腹部绞痛,呈持续性伴阵发性加剧,呕吐频繁,腹胀不明显。②乙状结肠扭转:多见于老年人,常有便秘习惯,表现为腹部绞痛,明显腹胀,呕吐不明显。肠扭转是较严重的机械性肠梗阻,可在短时间内发生肠绞窄、坏死,一经诊断,应急症手术治疗。

3.肠套叠

肠套叠指一段肠管套入与其相连的肠管内,以回结肠型(回肠末端套入结肠)最多见。

肠套叠多见于两岁以下婴幼儿。典型表现为阵发性腹痛、果酱样血便和腊肠样肿块(多位于右上腹),右下腹触诊有空虚感。X线空气或钡剂灌肠显示空气或钡剂在结肠内受阻,梗阻端的钡剂影像呈“杯口状”或“弹簧状”阴影。早期肠套叠可试行空气灌肠复位,无效者或病期超过48小时,怀疑有肠坏死或肠穿孔者,应行手术治疗。

4.蛔虫性肠梗阻

蛔虫聚集成团并刺激肠管痉挛致肠腔堵塞,多见于2～10岁儿童,驱虫不当常为诱因。主要表现为阵发性脐部周围腹痛,伴呕吐,腹胀不明显。部分患者腹部可触及变形、变位的条索状团块。少数患者可并发肠扭转或肠壁坏死穿孔,蛔虫进入腹腔引起腹膜炎。单纯性蛔虫堵塞多采用非手术治疗,包括解痉止痛、禁食、酌情胃肠减压、输液、口服植物油驱虫等,若无效或并发肠扭转、腹膜炎时,应行手术取虫。

二、肠梗阻患者的护理

(一)护理诊断/问题

1.疼痛

疼痛与肠内容物不能正常运行或通过障碍有关。

2.体液不足

体液不足与呕吐、禁食、胃肠减压、肠腔积液有关。

3.潜在并发症

潜在并发症如肠坏死、腹腔感染、休克。

(二)护理措施

1.非手术治疗的护理

(1)饮食:禁食,梗阻缓解12小时后可进少量流质饮食,忌甜食和牛奶;48小时后可进半流食。

(2)胃肠减压,做好相关护理。

(3)体位:生命体征稳定者可取半卧位。

(4)解痉挛、止痛:若无肠绞窄或肠麻痹,可用阿托品解除痉挛、缓解疼痛,禁用吗啡类止痛药,以免掩盖病情。

(5)输液:纠正水、电解质和酸碱失衡,记录24小时出入量。

(6)防治感染和中毒:遵照医嘱应用抗生素。

(7)严密观察病情变化:出现下列情况时应考虑有绞窄性肠梗阻的可能,应及早采取手术治疗。①腹痛发作急骤,为持续性剧烈疼痛,或在阵发性加重之间仍有持续性腹痛,肠鸣音可不亢进。②早期出现休克。③呕吐早、剧烈且频繁。④腹胀不对称,腹部有局部隆起或触及有压痛的包块。⑤明显的腹膜刺激征,体温升高、脉快、白细胞计数和中性粒细胞比例增高。⑥呕吐物、胃肠减压抽出液、肛门排出物为血性或腹腔穿刺抽出血性液。⑦腹部X线检查可见孤立、固定的肠襻。⑧经积极非手术治疗后症状、体征无明显改善者。

2.手术前后的护理

(1)术前准备:除上述非手术护理措施外,按腹部外科常规行术前准备。

(2)术后护理:①病情观察,观察患者生命体征、腹部症状和体征的变化,伤口敷料及引流情况，及早发现术后并发症。②卧位，麻醉清醒、血压平稳后取半卧位。③禁食、胃肠减压，待排气后，逐步恢复饮食。④防止感染，遵照医嘱应用抗生素。⑤鼓励患者早期活动。

第三节　急性阑尾炎患者的护理

一、疾病概述

（一）概念

急性阑尾炎是阑尾的急性化脓性感染，是外科急腹症中最常见的疾病，居各种急腹症的首位，可在各个年龄段发病，以20～30岁的青壮年发病率最高，且男性发病率高于女性。大多数患者能获得良好的治疗效果。但是因阑尾的解剖位置变异较多，病情变化复杂，有时诊断相当困难。

（二）相关病理生理

根据急性阑尾炎发病过程的病理解剖学变化，可分为4种病理类型。

1.急性单纯性阑尾炎

急性单纯性阑尾炎为阑尾病变的早期，病变以阑尾黏膜或黏膜下层较重。阑尾外观轻度肿胀，浆膜面充血并失去正常光泽，表面有少量纤维素性渗出物。

2.急性化脓性阑尾炎

急性化脓性阑尾炎又称急性蜂窝织炎性阑尾炎，常由急性单纯阑尾炎发展而来。阑尾显著肿胀，浆膜高度充血，表面覆以脓性渗出物。阑尾周围的腹腔内有稀薄脓液，形成局限性腹膜炎。

3.坏疽性及穿孔性阑尾炎

坏疽性及穿孔性阑尾炎是一种重型的阑尾炎。阑尾病变进一步加剧，阑尾管壁坏死或部分坏死，呈暗紫色或黑色。由于管腔梗阻或积脓，压力升高，加重管壁血运障碍，严重者发生穿孔。若穿孔后局部未能被大网膜包裹，感染扩散，可引起急性弥漫性腹膜炎。

4.阑尾周围脓肿

急性阑尾炎化脓、坏疽或穿孔时，大网膜和邻近的肠管将阑尾包裹并形成粘连，即形成炎性肿块或阑尾周围脓肿。

急性阑尾炎的转归可有以下几种。①炎症消退：部分单纯性阑尾炎经及时药物治疗后，炎症消退，大部分将转为慢性阑尾炎。②炎症局限：部分化脓、坏疽或穿孔性阑尾炎被大网膜和邻近肠管包裹粘连后，炎症局限，形成阑尾周围脓肿。③炎症扩散：阑尾炎症较重、发展快，未及时手术切除，又未能被大网膜包裹局限，炎症扩散，发展为弥漫性腹膜炎、门静脉炎或感染性休克等。

（三）病因与诱因

1.基本病因

阑尾管腔梗阻后并发感染是急性阑尾炎的基本病因。

(1)阑尾管腔阻塞：急性阑尾炎的最常见病因。导致阑尾管腔阻塞的原因如下。①淋巴滤泡明显增生,约占60%,多见于年轻人;②肠石阻塞,约占35%;③异物、炎性狭窄、食物残渣、蛔虫、肿瘤等,较少见;④阑尾的管腔细,开口狭小,系膜短,使阑尾卷曲呈弧形。

(2)细菌入侵:阑尾管腔阻塞后,细菌繁殖并分泌内毒素和外毒素,损伤黏膜上皮,形成溃疡,细菌经溃疡面进入阑尾肌层引起急性炎症。

2.诱因

饮食生冷和不洁食物、便秘、急速奔走、精神紧张,导致肠功能紊乱,妨碍阑尾的血液循环和排空,为细菌感染创造了条件。另外饮食习惯、生活方式也与阑尾炎发病有关。

(四)临床表现

1.症状

典型表现为转移性右下腹痛,疼痛多开始于中上腹或脐周,数小时(6~8小时)后腹痛转移并固定于右下腹,呈持续性。70%~80%的患者具有此典型的腹痛特点,部分患者也可在发病初即表现为右下腹痛,并伴有轻度厌食、恶心、呕吐、便秘、腹泻等胃肠道反应。早期有乏力、头痛,炎症加重时有发热、心率增快等中毒症状。

2.体征

右下腹压痛是急性阑尾炎的最常见的重要体征。压痛点通常位于麦氏点,可随阑尾位置变异而改变,但压痛点始终在一个固定位置上。伴有腹肌紧张、反跳痛、肠鸣音减弱或消失等腹膜刺激征象。阑尾周围脓肿时,右下腹可扪及压痛性包块。其他可协助诊断的体征有结肠充气试验、腰大肌试验、闭孔内肌试验和直肠指诊。

(五)辅助检查

1.实验室检查

多数急性阑尾炎患者血液中白细胞计数和中性粒细胞比例增高。

2.影像学检查

腹部X线平片可见盲肠扩张和液气平面。B超检查有时可发现肿大的阑尾或脓肿。CT扫描可获得与B超相似的结果,对阑尾周围脓肿更有帮助。

(六)治疗原则

一旦确诊,绝大多数急性阑尾炎应早期手术治疗。但对于早期单纯性阑尾炎、阑尾周围脓肿已局限、病程超过72小时、病情趋于好转、严重器质性疾病、手术禁忌者,可采用非手术治疗。

1.非手术治疗

非手术治疗包括用抗菌药物控制感染、严密观察病情变化、休息、禁食及输液等全身支持疗法。一般24~48小时炎症可逐渐消退,如治疗效果不明显或病情加重,应及时改行手术治疗。

2.手术治疗

根据急性阑尾炎的临床类型,选择不同手术方法。

(1)急性单纯性阑尾炎:行阑尾切除术,切口一期缝合。有条件时也可采用腹腔镜进行阑尾切除术。

(2)急性化脓性或坏疽性阑尾炎:行阑尾切除术,若腹腔已有脓液,可清除脓液后关闭腹腔,留置引流管。

(3)阑尾周围脓肿:先行非手术治疗,如肿块缩小、体温正常者,3 个月后再行手术切除阑尾。非手术治疗过程中,如无局限趋势,应行脓肿切开引流术,伤口愈合 3 个月后再行阑尾切除术。

二、护理评估

(一)一般评估

1.生命体征(T、P、R、BP)

一般只有低热,无寒战;炎症重时出现中毒症状,可表现心率增快,体温升高可为 38 ℃左右;阑尾穿孔形成腹膜炎者,出现寒战、体温明显升高(39 ℃或 40 ℃)。

2.患者主诉

是否有转移性右下腹痛;是否伴恶心、呕吐等。

3.相关记录

饮食习惯,如有无进食不洁食物史;有无经常进食高脂肪、高糖、少纤维食物等;发作前有无剧烈活动史;腹痛的特点、部位、程度、性质、疼痛持续的时间,以及腹痛的诱因、有无缓解和加重的因素等。

(二)身体评估

1.视诊

视诊无特殊。

2.触诊

腹部压痛的部位;麦氏点有无固定压痛;有无腹肌紧张、压痛、反跳痛等腹膜刺激征;右下腹有无扪及压痛性包块。

3.叩诊

叩诊无特殊。

4.听诊

肠鸣音有无减弱或消失。

(三)心理-社会评估

急性阑尾炎常常突然发作,腹痛明显,且需急诊手术治疗,患者可因毫无心理准备而产生焦虑和恐惧。术前应了解患者的心理状况及对疾病与手术治疗有关知识的了解程度。同时,评估其家庭经济情况及手术治疗的经济承受能力。

(四)辅助检查阳性结果评估

评估血白细胞计数和中性粒细胞比例是否增高;了解腹部立位 X 线检查是否提示盲肠扩张,CT 或B 超是否提示阑尾肿大或脓肿形成等。

(五)治疗效果的评估

1.非手术治疗评估要点

观察患者体温、脉搏、呼吸和血压有无变化;观察患者腹部症状和体征的变化,尤其注意腹痛的变化。如出现右下腹痛加剧、发热,血白细胞计数和中性粒细胞比例上升,应做好急诊手术的准备。

2.手术治疗评估要点

观察患者体温、脉搏、呼吸和血压有无变化;注意倾听患者的主诉;观察患者腹部体征有无变化;引流管是否妥善固定,引流是否通畅;切口局部是否有胀痛或跳痛、红肿、压痛,甚至出现波动等。

三、主要护理诊断(问题)

(一)疼痛

疼痛与阑尾炎症刺激壁腹膜或手术创伤有关。

(二)潜在并发症

(1)切口感染:与手术污染、存留异物和血肿、引流不畅等有关。

(2)腹腔感染或脓肿:与阑尾残端结扎不牢、缝线脱落、全身抵抗力弱等有关。

(3)出血:与阑尾系膜的结扎线脱落有关。

(4)粘连性肠梗阻:与局部炎性渗出、手术损伤和术后长期卧床有关。

四、主要护理措施

(一)休息和活动

全麻术后清醒或硬膜外麻醉平卧6小时后,血压、脉搏平稳者,改为半卧位,以降低腹壁张力,减轻切口疼痛,有利于呼吸和引流,并可预防膈下脓肿形成。鼓励患者术后早期在床上翻身、活动肢体,待麻醉反应消失后即下床活动,以促进肠蠕动恢复,减少肠粘连发生。

(二)饮食

肠蠕动恢复前暂禁食,予静脉补液。肛门排气后,逐步恢复经口进食。开始勿进食过多甜食和牛奶,以免引起腹胀,逐渐恢复正常饮食。

(三)用药护理

遵医嘱及时应用有效抗生素,控制感染,防止并发症的发生。

(四)术后并发症的观察和护理

1.切口感染

阑尾切除术后最常见的并发症,多见于化脓性或穿孔性阑尾炎。表现为术后2～3天体温升高,切口局部胀痛或跳痛、红肿、压痛,甚至出现波动等。感染伤口先行试穿抽出脓液,或在波动处拆除缝线敞开引流,排出脓液,定期换药。

2.腹腔感染或脓肿

腹腔感染或脓肿常发生在化脓性或坏疽性阑尾炎术后,特别是阑尾穿孔并发阑尾炎的患者。常发生于术后5～7天,表现为体温升高或下降后又升高,并有腹痛、腹胀、腹肌紧张、腹部压痛、腹部包块及直肠膀胱刺激症状等,全身中毒症状加剧。其护理同急性腹膜炎患者的护理。

3.出血

出血常发生在术后24～48小时。表现为腹痛、腹胀、出血性休克。一旦发现出血征象,需立即输血补液,纠正休克,紧急再次手术止血。

4.粘连性肠梗阻

粘连性肠梗阻也是阑尾切除术后较常见的并发症。不完全梗阻者行胃肠减压,完全性肠梗阻者则应手术治疗。

(五)健康教育

1.经非手术治疗痊愈的患者

患者应合理饮食，增加食物中纤维素含量，避免饮食不洁和餐后剧烈运动，注意劳逸结合，适当锻炼身体，增强体质，提高机体抵抗力，遵医嘱继续服药，以免疾病复发。

2.经手术治疗的患者

出院后注意适当休息，逐渐增加活动量，3 个月内不宜参加重体力劳动或过量活动。

3.出院后自我监测

如果出现腹痛、腹胀、高热、伤口红肿热痛等不适，应及时就诊。阑尾周围脓肿未切除阑尾者，出院时告知患者 3 个月后再行阑尾切除术。

五、护理效果评估

(1)患者自述疼痛减轻或缓解，舒适感增加。

(2)患者未发生并发症，或并发症得到及时发现和处理。

第四节　直肠肛管良性疾病患者的护理

一、痔

痔是最常见的肛门良性疾病，人群发生率高。痔的发生主要有肛垫下移学说和静脉曲张学说。久坐久站、用力排便、妊娠、长期饮酒、进食大量刺激性食物及肛门部感染等均为诱因。据痔发生部位，可分为内痔、外痔及混合痔。内痔的主要表现为便血及痔块脱出；外痔的主要表现是肛门不适、潮湿、黏液分泌物排出及瘙痒，发生血栓性外痔时可有剧烈疼痛；混合痔兼有内痔及外痔表现。常用检查有直肠指诊和肛门镜检查。处理原则：无症状者不需治疗；有症状者以减轻和消除症状为主；首选保守治疗（坐浴、注射疗法、胶圈套扎疗法、红外线凝固疗法等），必要时才考虑手术治疗，如痔切除术、吻合器痔上黏膜环行切除术。

(一)护理评估

1.术前评估

(1)健康史。①个人情况：患者的性别、年龄、职业、生活习惯、饮食特点、排便习惯、生育史等。②既往史：患者既往有无痔发作史；有无反复便秘；是否妊娠；有无腹腔积液、盆腔肿物、前列腺肥大及营养不良等。

(2)身体状况：①有无便血，便血的程度、特点（内痔为无痛性便血、便后出鲜血）；②是否存在痔块脱出或其脱出情况，是否可还纳；③有无疼痛或疼痛的程度、性质；④有无肛周皮肤瘙痒，肛周局部有无湿疹或感染；⑤痔块有无充血、水肿甚至坏死；⑥有无贫血或血红蛋白下降，白细胞数目是否增高等。

(3)心理-社会状况：①患者及家属对痔及其治疗的了解程度；②患者是否知晓痔的预防方法。

2.术后评估

(1)麻醉、手术方式及术中情况。

(2)患者切口出血状况、排便状况、饮食情况及疼痛状况等。

(3)有无切口出血、感染及肛门狭窄等并发症发生。

(二)常见护理诊断/问题

1.疼痛

疼痛与痔块脱出嵌顿、发生血栓性外痔及术后创伤等有关。

2.排便不畅

排便不畅与便秘、痔块脱出疼痛等有关。

3.潜在并发症

潜在并发症如切口出血、感染及肛门狭窄等。

(三)护理目标

(1)患者自觉疼痛得到有效缓解,不适感减轻。

(2)患者自述排便顺利,未出现排便困难。

(3)患者未发生并发症,或并发症被及时发现与处理。

(四)护理措施

1.非手术治疗的护理

(1)温水坐浴,保持清洁舒适。①温水坐浴:目的是改善局部血液循环,缓解疼痛,有效预防并发症。方法:采用温水 3 000 mL 坐浴,必要时可选用 1∶5 000 的高锰酸钾溶液坐浴,控制温度为43～46 ℃;每日 2～3 次,每次 20～30 分钟。注意:使用消毒的盆具,防止烫伤。②排便后及时清洗肛门和周围皮肤。

(2)药物使用:急性或病情较轻的痔,可于肛门内使用抗菌药物油膏或栓剂,可达到润滑、抗感染及收敛作用。

(3)血栓性外痔的护理:局部热敷,外敷消炎药,疼痛多可缓解而不需手术。

(4)嵌顿痔的护理:应尽早手法复位,脱出痔块要及时还纳。注意动作轻柔,避免损伤。

2.手术治疗的护理

(1)术前准备。①协助做好术前检查、术前常规准备,开塞露塞肛。塞肛方法:将 12 号细硅胶尿管插入肛门内,剪去开塞露前端并与尿管连接,然后将开塞露挤入肛门内,保留 5～10 分钟。有贫血者,及时纠正。②心理护理:多给予患者关心和鼓励,以增强其治疗信心,减轻焦虑和紧张情绪。

(2)术后护理。①疼痛护理:由于敷料堵塞较多、排便刺激、肛门括约肌挛缩、肛周末梢神经丰富等原因,多数患者术后创面都感到剧烈疼痛。应及时找出疼痛原因,采取措施缓解疼痛,如去除多余敷料、遵医嘱用药等。②饮食护理:术后 1～2 日以无渣、少渣流质或半流质饮食为主,如面汤、粥、稀饭及藕粉等,以后逐渐过渡到正常饮食。③排便护理:嘱患者术后 3 日内严格按要求进食,以减少排便,促进伤口愈合;不可过度用力,以防伤口崩裂;便秘者口服缓泻剂。注意:术后便秘者,禁止使用开塞露或灌肠等。④坐浴:术后第 2 天开始,每日早晚及每次排便后用 1∶5 000 的高锰酸钾溶液温水坐浴,然后涂以抗菌药物软膏。⑤活动:患者术后 6

小时内可适当床上活动，如翻身、活动四肢等。术后第 1 天即可下床活动。

3.术后并发症的观察和护理

(1)切口出血。肛管术后容易因活动过早、排便用力过度致伤口裂开而发生切口出血。观察：注意观察患者有无面色苍白、出冷汗、心慌、恶心、呕吐或伴有肛门坠胀、强烈排便感等情况。护理：嘱患者循序渐进增加活动量，合理饮食，切忌用力排便；术后肛门填塞纱块保留 8～12 小时再取出。一旦患者发生切口出血，应安慰患者，及时通知医师并协助处理。

(2)切口感染。多发生在易受粪便、尿液污染的手术切口和营养状况较差的患者。观察：创面愈合是否顺利，疼痛是否加剧，有无发热等。护理：术前及时改善营养状况；术后两日内控制好排便，保持肛门周围清洁；便后使用 1∶5 000 的高锰酸钾坐浴；按时换药，手术部位充分引流，若出现感染，及时通知医师处理。

(3)肛门狭窄。①观察：注意询问患者有无排便困难和大便变细情况。②护理：尽早扩肛，以松弛肛周肌肉。③扩肛方法：右手示指戴指套并涂少量液体石蜡，先按摩肛门处，待肌肉松弛再缓慢伸入肛管，一般伸入长度为两个指节。然后，按前左后右顺序从四个方向分别扩张肛管，每日 1 次，每次 3 分钟，持续半个月到 1 个月。

(五)健康教育

(1)养成良好的饮食习惯：多饮水，多吃新鲜的水果和蔬菜，多吃粗粮；少吃或不吃辛辣刺激食物，减少或戒除饮酒。

(2)养成良好的生活习惯：定时排便，适当增加运动量，以促进肠道蠕动；避免久坐、久站、久蹲。

(3)保持肛门周围皮肤的清洁、干燥，必要时可使用温水坐浴，以改善局部血液循环。

(六)健康教育

(1)患者的疼痛是否减轻或缓解。

(2)患者的排便是否通畅，有无出现排便困难。

(3)患者有无并发症，或并发症是否被及时发现与处理。

二、肛瘘

肛瘘是指直肠肛管与肛门周围皮肤表面相通的肉芽肿性通道，由内口、瘘管、外口三部分组成，是常见的直肠肛管疾病之一，多见于青壮年男性。多为化脓性感染所致，外伤继发感染或直肠、肛管肿瘤破溃亦可形成肛瘘。经久不愈或间歇性反复发作是其重要特点。临床主要表现为瘘外口流出少量血性、脓性、黏液性分泌物，较大的高位肛瘘可表现为粪便或气体经瘘管排出。由于分泌物刺激，还出现肛门部潮湿、瘙痒等。当外口假性愈合形成脓肿，可出现疼痛、发热、寒战等全身感染表现。处理原则：肛瘘无法自愈，手术越早越好。手术治疗方式包括瘘管切开术、肛瘘切除术及挂线治疗。

(一)常见护理问题/诊断

1.疼痛

疼痛与肛门周围炎症、排泄物刺激及手术有关。

2.皮肤完整性受损

皮肤完整性受损与肛周瘘管形成、皮肤湿疹或破溃、手术治疗有关。

3.潜在并发症

潜在并发症如肛门狭窄或肛门失禁。

(二)护理措施

1.非手术治疗的护理

(1)皮肤护理:做好肛周皮肤护理,保持清洁、干燥。皮肤出现瘙痒时,不可抓挠,以防损伤导致感染。

(2)坐浴:用1∶5 000高锰酸钾溶液温水坐浴。

(3)保持排便顺畅:注意饮食,多摄入蔬菜和水果,多饮水,忌食辛辣等刺激性食物。

2.手术治疗的护理

(1)术前护理:协助做好术前检查,术前常规准备,做好肛周皮肤的清洁卫生。

(2)术后护理:肛周皮肤护理。①清洁:保持肛门周围皮肤干燥、清洁,出现瘙痒时忌用手搔抓,以避免感染和破溃。②坐浴:见本节痔的相关内容。③换药:创面按时换药,挂线治疗者应遵医嘱按时到医院收紧药线,并换药至挂线脱落后1周。

3.术后并发症的观察与护理

(1)肛门狭窄。见本节痔的相关内容。

(2)肛门失禁。①观察:术后注意询问患者的排便情况,如排便前有无便意,大便的量、性质及次数。②护理:术后3日起进行提肛运动,可促进肛门括约肌功能恢复。若患者完全无法控制排便,会阴部有排泄物污染,应及时告知医师处理,同时加强局部护理,保持皮肤清洁、干燥。

提肛运动。坐、卧和站立时均可进行。方法:收腹,缓慢呼气,同时有意识地向上提收肛门,屏气呼吸并保持收提肛门2～3秒,然后全身放松,平静呼吸2～3秒,再重复上述动作。每日1～2次,每次30下。

(三)健康教育

1.挂线治疗

一般情况下,每5～7天到医院门诊将药线收紧,直到药线自行脱落。药线脱落后,局部可涂抹抗菌药物软膏,以预防感染,促进愈合。

2.饮食指导

多饮水,进食清淡、易消化食物,多吃新鲜蔬菜、水果及富含粗纤维的食物,禁止饮酒及进食辛辣刺激性食物。

三、直肠肛管周围脓肿

直肠肛管周围脓肿是指直肠肛管周围间隙内或其周围软组织内的急性化脓性感染形成的脓肿。多由肛腺感染,逐渐形成脓肿,并蔓延到直肠肛管周围间隙。常表现为局部疼痛、肿胀和局部压痛;严重者可有肛门持续性跳痛、排尿困难、里急后重,可伴畏寒、发热、乏力等全身表现。直肠指诊时患侧有深压痛,甚至波动感,局部穿刺抽出脓液最有确诊价值,直肠B超、MRI检查可协助诊断。处理原则:脓肿形成前,应用抗菌药物控制感染,温水坐浴,局部理疗等；脓肿形成后及早行脓肿切开引流。

(一)常见护理问题/诊断

1.疼痛

疼痛与脓肿或手术治疗有关。

2.排便异常：便秘

便秘与排便时剧烈疼痛有关。

3.体温过高

体温过高与脓肿或全身性感染有关。

(二)护理措施

1.非手术治疗的护理

(1)用药护理：直肠肛管周围脓肿保守治疗过程中会应用抗菌药物，嘱患者严格按照医嘱用药，以保证治疗效果。

(2)温水坐浴：见本节痔的相关内容。

(3)局部理疗护理：严格按照医嘱要求设置治疗时间和照射剂量，依据仪器说明调整照射距离。

(4)促进排便：可口服缓泻剂或液体石蜡以减轻排便痛苦。

2.手术治疗的护理

(1)术前准备：协助做好术前检查、术前常规准备，发热者遵医嘱实施物理降温或给予药物降温。

(2)术后护理。①病情观察：密切观察引流液的颜色、性质及量，及时记录。②体位：采取合适体位，利于引流，避免局部受压使疼痛加剧。③切口护理：规范换药，预防感染。④冲洗：遵医嘱冲洗脓腔，当引流液性质变稀、引流量少于 50 mL/d 时，可拔除引流管。

(三)健康教育

(1)饮食及肛周护理指导：多饮水，进食清淡、易消化食物，多吃新鲜蔬菜、水果及富含粗纤维的食物，禁止饮酒及进食辛辣刺激性食物，保持肛周皮肤清洁。

(2)带引流管或引流纱条出院者，遵医嘱口服抗菌药物，按要求来院换药或拔除引流管。

四、肛裂

肛裂是指齿状线以下肛管皮肤层裂伤后形成的缺血性溃疡，是常见的肛管疾病，多发生于中青年。外伤、感染、长期便秘造成粪便干结或用力排便等都易导致肛管皮肤损伤，形成肛裂。病理特点："前哨痔"、肛裂与肛乳头肥大同时存在，合称为肛裂"三联症"。临床表现为疼痛、便秘及出血，疼痛常呈现"排便—疼痛—便后缓解—疼痛—缓解"的周期规律。处理原则：软化粪便，保持排便顺畅；解除肛门括约肌痉挛，使疼痛得到缓解，从而促进创面愈合。可采用非手术治疗(如服用通便药物、温水坐浴等)或手术方式进行治疗。

(一)常见护理问题/诊断

1.疼痛

疼痛与便秘粪便干结刺激创面、括约肌痉挛等有关。

2.排便异常:便秘

便秘与长期便秘或患者排便剧烈疼痛有关。

3.潜在并发症

潜在并发症如肛门失禁等。

(二)护理措施

(1)基本护理措施与本节痔的围术期护理相同。

(2)术后肛门失禁的观察和护理,与本节肛瘘的相关内容相同。

(三)健康教育

1.生活指导

鼓励患者养成定时排便的习惯,增加活动量,以促进肠道蠕动。

2.饮食指导

多饮水,进食清淡、易消化食物,多吃新鲜蔬菜、水果及富含粗纤维的食物,禁止饮酒及进食辛辣刺激性食物。

3.保持排便通畅

为促进排便顺畅,可饮用蜂蜜水或用番泻叶泡水代茶饮用,必要时遵医嘱使用缓泻剂,以保持大便通畅。

第五节 小肠破裂患者的护理

一、概述

小肠是消化管中最长的一段肌性管道,也是消化与吸收营养物质的重要场所。人类小肠全长3～9 m,平均5～7 m,个体差异很大。其分为十二指肠、空肠和回肠三部分,十二指肠属上消化道,空肠及其以下肠段属下消化道。

各种外力作用所致的小肠穿孔称为小肠破裂。小肠破裂在战时和平时均较常见,多见于交通事故、工矿事故、生活事故如坠落、挤压、刀伤和火器伤。小肠可由穿透性与闭合性损伤造成肠管破裂或肠系膜撕裂。小肠占满整个腹部,又无骨骼保护,因此易受到损伤。由于小肠壁厚、血运丰富,故无论是穿孔修补或肠段切除吻合术,其成功率均较高,发生肠瘘的机会少。

二、护理评估

(一)健康史

了解患者腹部损伤的时间、地点、致伤源、伤情、就诊前的急救措施、受伤至就诊之间的病情变化,如果患者神志不清,应询问目击人员。

(二)临床表现

小肠破裂后在早期即产生明显的腹膜炎的体征,这是由肠管破裂肠内容物溢出至腹腔所致。症状以腹痛为主,程度不同,可伴有恶心及呕吐,腹部检查肠鸣音消失,腹膜刺激征明显。

小肠损伤初期一般均有轻重不等的休克症状,休克的深度除与损伤程度有关外,主要取决于内出血的多少,表现为面色苍白、烦躁不安、脉搏细速、血压下降、皮肤发冷等。若为多发性小肠损伤或肠系膜撕裂大出血，可迅速发生休克并进行性恶化。

（三）辅助检查

（1）实验室检查：白细胞计数升高说明腹腔炎症；血红蛋白含量取决于内出血的程度，内出血少时变化不大。

（2）X线检查：X线透视或摄片，检查有无气腹与肠麻痹的征象，因为一般情况下小肠内气体很少，且损伤后伤口很快被封闭，所以不但膈下游离气体少见，且一部分患者早期症状隐匿。因此，阳性气腹有诊断价值，但阴性结果也不能排除小肠破裂。

（3）腹部B超检查：对小肠及肠系膜血肿、腹腔积液均有重要的诊断价值。

（4）CT或磁共振成像检查：对小肠损伤有一定诊断价值，而且可对其他脏器进行检查，有时可能发现一些未曾预料的损伤，有助于减少漏诊。

（5）腹腔穿刺：有混浊的液体或胆汁色的液体，说明肠破裂，穿刺液中白细胞、淀粉酶含量均升高。

（四）治疗原则

小肠破裂一旦确诊，应立即进行手术治疗。手术方式以简单修补为主。肠管损伤严重时，则应做部分小肠切除吻合术。

（五）心理-社会因素

小肠损伤大多在意外情况下突然发生，加之伤口、出血及内脏脱出的视觉刺激和对预后的担忧，患者多表现为紧张、焦虑、恐惧。应了解其患病后的心理反应，对本病的认知程度和心理承受能力，家属及亲友对其支持情况、经济承受能力等。

三、护理问题

（一）有体液不足的危险

体液不足与创伤致腹腔内出血、体液过量丢失、渗出及呕吐有关。

（二）焦虑、恐惧

焦虑、恐惧与意外创伤的刺激、疼痛、出血、内脏脱出的视觉刺激及担心疾病的预后等有关。

（三）体温过高

体温过高与腹腔内感染毒素吸收和伤口感染等因素有关。

（四）疼痛

疼痛与小肠破裂或手术有关。

（五）潜在并发症

潜在并发症如腹腔感染、肠瘘、失血性休克。

（六）营养失调，低于机体需要量

营养失调，低于机体需要量与消化道的吸收面积减少有关。

四、护理目标

（1）患者体液平衡得到维持，生命体征稳定。

（2）患者情绪稳定，焦虑或恐惧减轻，主动配合医护工作。

（3）患者体温维持正常。

(4)患者主诉疼痛有所缓解。

(5)护士应密切观察病情变化,如发现异常,及时报告医师,并配合处理。

(6)患者体重不下降。

五、护理措施

(一)一般护理

(1)伤口处理:对开放性腹部损伤员,应妥善处理伤口,及时止血和包扎固定。若有肠管脱出,可用消毒或清洁器皿覆盖保护后再包扎,以免肠管受压、缺血而坏死。

(2)病情观察:密切观察生命体征的变化,每15分钟测定脉搏、呼吸、血压一次。重视患者的主诉,若主诉心慌、脉快、出冷汗等,及时报告医师。不注射止痛药(诊断明确者除外),以免掩盖伤情。不随意搬动伤员,以免加重病情。

(3)腹部检查:每30分钟检查一次腹部体征,注意腹膜刺激征的程度和范围变化。

(4)禁食和灌肠:禁食和灌肠可避免肠内容物进一步溢出,造成腹腔感染或加重病情。

(5)补充液体和营养:注意纠正水、电解质及酸碱平衡失调,保证输液通畅,对伴有休克或重症腹膜炎的患者可进行中心静脉补液,这不仅可以保证及时、大量的液体输入,而且有利于中心静脉压的监测,根据患者具体情况,适量补给全血、血浆或人血清蛋白,尽可能补给足够的热量和蛋白质、氨基酸及维生素等。

(二)心理护理

关心患者,加强交流,讲解相关病情、治疗方式及预后,使患者了解自己的病情,消除患者的焦虑和恐惧,保持良好的心理状态,并与其一起制定合适的应对机制,鼓励患者,增加治疗的信心。

(三)术后护理

(1)妥善安置患者:麻醉清醒后取半卧位,有利于腹腔炎症的局限,改善呼吸状态。了解手术的过程,查看手术的部位,对引流管、输液管、胃管及氧气管等进行妥善固定,做好护理记录。

(2)监测病情:观察患者血压、脉搏、呼吸、体温的变化。注意腹部体征的变化。适当应用止痛药,减轻患者的不适。若切口疼痛明显,应检查切口,排除感染。

(3)引流管的护理:腹腔引流管保持通畅,准确记录引流液的性状及量。腹腔引流液应为少量血性液,若为绿色或褐色渣样物,应警惕腹腔内感染或肠瘘的发生。

(4)饮食:继续禁食、胃肠减压,待肠功能逐渐恢复、肛门排气后,方可拔除胃肠减压管。拔除胃管当日可进清流食,第2日进流质饮食,第3日进半流食,逐渐过渡到普食。

(5)营养支持:维持水、电解质和酸碱平衡,增加营养。维生素主要是在小肠被吸收,小肠部分切除后,要及时补充维生素C、D、K和复合维生素B等维生素及微量元素钙、镁等,可经静脉、肌内注射或口服进行补充,预防贫血,促进伤口愈合。

(四)健康教育

(1)注意饮食卫生,避免暴饮暴食,进易消化食物,少食刺激性食物,避免腹部受凉和饭后剧烈活动,保持排便通畅。

(2)注意适当休息,加强锻炼,增加营养,特别是回肠切除的患者要长期定时补充维生素B_{12}等营养素。

(3)定期门诊随访。若有腹痛、腹胀、停止排便,以及伤口红、肿、热、痛等不适,应及时就诊。

(4)加强社会宣传,增进劳动保护、安全生产、安全行车、交通规则等知识,避免损伤等意外的发生。

(5)普及各种急救知识,在发生意外损伤时,能进行简单的自救或急救。

(6)无论腹部损伤的轻重,都应经专业医务人员检查,以免贻误诊治。

第六节　脾破裂患者的护理

一、概述

脾脏是一个血供丰富而质脆的实质性器官,脾脏是腹部脏器中最容易受损伤的器官,发生率占各种腹部损伤的40%左右。它被与其包膜相连的诸韧带固定在左上腹的后方,尽管有下胸壁、腹壁和膈肌的保护,但外伤暴力很容易使其破裂引起内出血,以真性破裂多见,约占85%。根据不同的病因,脾破裂分成两大类:①外伤性破裂,占绝大多数,有明确的外伤史,裂伤部位以脾脏的外侧凸面为多,也可在内侧脾门处,主要取决于暴力作用的方向和部位;②自发性破裂,极少见,且主要发生在病理性肿大(门静脉高压症、血吸虫病、淋巴瘤等)的脾脏。如仔细追询病史,多数仍有一定的诱因,如剧烈咳嗽、打喷嚏或突然改变体位等。

二、护理评估

(一)健康史

了解患者腹部损伤的时间、地点、致伤源、伤情、就诊前的急救措施、受伤至就诊之间的病情变化,如果患者神志不清,应询问目击人员。患者一般有上腹火器伤、锐器伤,或交通事故、工伤等外伤史,或病理性(门静脉高压症、血吸虫病、淋巴瘤等)的脾脏肿大病史。

(二)临床表现

脾破裂的临床表现以内出血及腹膜刺激征为特征,并常与出血量和出血速度密切相关。出血量大且速度快者很快就出现低血容量性休克,伤情十分危急;出血量少且慢者症状轻微,除左上腹轻度疼痛外,无其他明显体征,不易诊断,随着时间的推移,出血量越来越大,才出现休克前期的表现,继而发生休克。由于血液对腹膜的刺激而有腹痛,起始在左上腹,慢慢涉及全腹,但仍以左上腹最为明显,同时有腹部压痛、反跳痛和腹肌紧张。

(三)诊断及辅助检查

创伤性脾破裂的诊断主要依赖:①损伤病史或病理性脾脏肿大病史。②临床有内出血的表现。③腹腔诊断性穿刺抽出不凝固血液。④对诊断确有困难、伤情允许的病例,采用腹腔灌洗、B型超声、核素扫描、CT或选择性腹腔动脉造影等帮助明确诊断。B型超声是一种常用检查,可明确脾脏破裂程度。⑤实验室检查发现红细胞、血红蛋白和血细胞比容进行性降低,提示有内出血。

(四)治疗原则

随着对脾功能认识的深化,在坚持“抢救生命第一,保留脾脏第二”的原则下,尽量保留脾脏的原则已被绝大多数外科医师接受。彻底查明伤情后尽可能保留脾脏,方法有生物胶黏合止血、物理凝固止血、单纯缝合修补、部分脾切除等,必要时行全脾切除术。

(五)心理-社会因素

导致脾破裂的原因均是意外,患者痛苦大、病情重,且在创伤、失血后处于紧张状态,患者常有恐惧、急躁、焦虑甚至绝望心理,又因担心手术能否成功,对手术产生恐惧心理。

三、护理问题

(一)体液不足

体液不足与损伤致腹腔内出血、失血关系。

(二)组织灌注量减少

组织灌注量减少与导致休克的因素依然存在关系。

(三)疼痛

疼痛与脾部分破裂、腹腔内积血有关。

(四)焦虑或恐惧

焦虑或恐惧与意外创伤的刺激、出血及担心预后有关。

(五)潜在并发症

潜在并发症如出血。

四、护理目标

(1)患者体液平衡能得到维持,不发生失血性休克。

(2)患者神志清楚,四肢温暖、红润,生命体征平稳。

(3)患者腹痛缓解。

(4)患者焦虑或恐惧程度缓解。

(5)护士要密切观察病情变化,如发现异常,及时报告医师并配合处理。

五、护理措施

(一)一般护理

(1)严密观察监护伤员病情变化:把患者的脉率、血压、神志、氧饱和度及腹部体征作为常规监测项目,建立治疗时的数据,为动态监测患者生命体征提供依据。

(2)补充血容量:建立两条静脉通路,快速输入平衡盐液及血浆或代用品,扩充血容量,维持水、电解质及酸碱平衡,改善休克状态。

(3)保持呼吸道通畅:及时吸氧,改善失血导致的机体缺氧状态,改善有效通气量,并注意清除口腔中的异物、假牙,防止误吸,保持呼吸道通畅。

(4)密切观察患者尿量变化:怀疑脾破裂患者应常规留置导尿管,观察单位时间的尿量,如尿量大于 30 mL/h,说明患者休克已纠正或处于代偿期。如尿量小于 30 mL/h,甚至无尿,则提示患者已进入休克或肾衰竭期。

(5)术前准备:观察中如发现继续出血(48 小时内输血超过 1 200 mL)或有其他脏器损伤,应立即做好药物皮试、备血、腹部常规备皮等术前准备。

(二)心理护理

对患者要耐心做好心理安抚,让患者知道手术的目的、意义及手术效果,消除紧张、恐惧心理,还要尽快通知其家属并取得同意和配合,使患者和家属都有充分的思想准备,积极主动配合抢救和治疗。

(三)术后护理

(1)体位:术后应去枕平卧,头偏向一侧,防止呕吐物吸入气管,如清醒后血压平稳,病情允许可采取半卧位,以利于腹腔引流。患者不得过早起床活动。一般需卧床休息10～14天。以B超或CT检查为依据,观察脾脏愈合程度,确定能否起床活动。

(2)密切观察生命体征变化:按时测血压、脉搏、呼吸、体温,观察再出血倾向。部分脾切除患者,体温持续在38～40 ℃ 2～3周,化验检查白细胞计数不高,称为"脾热"。对"脾热"的患者,按高热护理及时给予物理降温,并补充水和电解质。

(3)管道护理:保持大静脉留置管输液通畅,保持无菌,定期消毒。保持胃管、导尿管及腹腔引流管通畅,妥善固定,防止脱落,注意引流物的量及性状的变化。若引流管引流出大量的新鲜血性液体,提示活动性出血,及时报告医师处理。

(4)改善机体状况,给予营养支持:术后保证患者有足够的休息和睡眠,禁食期间补充水、电解质,避免酸碱平衡失调,肠功能恢复后方可进食。应给予高热量、高蛋白、高维生素饮食,静脉滴注复方氨基酸、血浆等,保证机体需要,促进伤口愈合,减少并发症。

(四)健康教育

(1)患者住院两周后出院,出院时复查CT或B超,嘱患者每月复查1次,直至脾损伤愈合,脾脏恢复原形态。

(2)嘱患者若出现头晕、口干、腹痛等不适,均应停止活动并平卧,及时到医院检查治疗。

(3)继续注意休息,脾损伤未愈合前避免体力劳动,避免剧烈运动,如弯腰、下蹲、骑摩托车等。注意保护腹部,避免外力冲撞。

(4)避免增加腹压,保持排便通畅,避免剧烈咳嗽。

(5)脾切除术后,患者免疫力低下,注意保暖,预防感冒,避免进入拥挤的公共场所。坚持锻炼身体,提高机体免疫力。

第七节　大肠癌患者的护理

一、疾病概述

(一)概念

大肠癌是消化道常见的恶性肿瘤之一,包括结肠癌及直肠癌。结肠癌在41～50岁人群发病率最高,近年来结肠癌在世界范围内的发病率呈明显上升且有多于直肠癌的趋势,而直肠癌的发病率基本稳定。大肠癌的发病率随年龄的增加而逐步上升,尤其以60岁以后大肠癌的发病率及病死率均显著增加。在我国,直肠癌比结肠癌发病率略高,比例为(1.2∶1)～(1.5∶1);中低位直肠癌所占直肠癌比例高,约为70%;青年人(小于30岁)比例较高,占12%～15%。

(二)相关病理生理

1.大体分型

(1)隆起型:肿瘤主体向肠腔内突出,呈结节状、菜花状或息肉状隆起,大的肿块表面易发生溃疡。此型恶性程度较低,预后最好。

(2)溃疡型:最为常见。肿瘤中央形成较深的溃疡,溃疡底部深达或超过肌层。此型转移早,恶性程度高。

(3)浸润型:肿瘤沿肠壁各层呈浸润生长,易引起肠腔狭窄、梗阻。此型转移早,预后最差。

2.组织学分型

组织学分型主要有腺癌、黏液癌、未分化癌。其中,腺癌最多见,未分化癌预后最差。

3.转移途径

大肠癌可通过直接浸润、淋巴转移、血行转移和种植转移 4 种途径扩散和转移。其中,淋巴转移是大肠癌最常见的转移途径。

4.临床病理分期

目前,常用的是国际抗癌联盟(UICC)和美国肿瘤联合会(AJCC)于 2003 年修改的 TNM 分期及我国 1984 年提出的 Dukes 改良分期,后者更为简化,应用方便。Dukes 改良分期法如下。

(1)A:癌肿局限于肠壁,三个分期,即 A1(癌肿侵及黏膜或黏膜下层)、A2(癌肿侵及肠壁浅肌层)、A3(癌肿侵及肠壁深肌层)。

(2)B:癌肿穿透肠壁或侵及肠壁外组织,尚能整块切除,无淋巴转移。

(3)C:癌肿侵及肠壁任何一层,但有淋巴转移。

(4)D:有远处转移或腹腔转移或广泛浸润,侵及邻近脏器。

(三)病因与诱因

大肠癌的确切病因尚不清楚,根据流行病学调查和临床观察发现与下列因素有关。

1.饮食习惯

大肠癌的发生与高脂肪、高蛋白和低纤维饮食有一定相关性。此外,过多摄入腌制及油煎炸食品可增加肠道中致癌物质,诱发大肠癌,而维生素、微量元素及矿物质的缺乏均可能增加大肠癌的发病概率。

2.遗传因素

10%～15%的大肠癌患者为遗传性结直肠肿瘤,常见的有家族性腺瘤性息肉病及遗传性非息肉病性结肠癌,在散发性大肠癌患者家族成员中,大肠癌的发病率高于一般人群。

3.癌前病变

多数大肠癌来自腺瘤癌变,其中以绒毛状腺瘤及家族性肠息肉病癌变率最高,而近年来大肠的某些慢性炎症改变,如溃疡性结肠炎、克罗恩病及血吸虫性肉芽肿也已被列为癌前病变。

(四)临床表现

早期多无症状或症状不明显,随病程的发展与病灶的增大,至中晚期可出现一系列症状。

1.结肠癌

(1)排便习惯和粪便性状改变:结肠癌最早出现的症状,多表现为排便次数增加,腹泻、便秘交替出现，粪便中带血、脓或黏液。

(2)腹痛：早期症状之一，常为定位不确切的持续性隐痛，或仅为腹部不适、腹胀感。出现肠梗阻时腹痛加重或为阵发性绞痛。

(3)腹部包块：以右半结肠癌多见，位于横结肠或乙状结肠的癌肿可有一定的活动度。若癌肿穿透肠壁并发感染，可表现为固定压痛的肿块。

(4)肠梗阻：一般属晚期症状。多表现为腹胀、便秘、腹部胀痛或阵发性绞痛等慢性不完全性肠梗阻征象，当发生完全性肠梗阻时，症状加剧。

(5)全身症状：贫血、消瘦、乏力和低热等。晚期可有肝大、黄疸、水肿、腹水、锁骨上淋巴结肿大及恶病质等。

由于癌肿的病理分型和生长部位不同，左侧结肠癌和右侧结肠癌的临床表现存在差异。①左半结肠：由于肠腔较小，肿瘤多呈浸润生长，易使肠腔狭窄，加之粪便在肠腔已经成形，故主要是肠梗阻症状。当肿瘤破溃时，粪便表面可染有鲜血或黏液。由于症状出现较早，患者往往就诊早，没有出现明显的贫血、消瘦等。②右半结肠：肠腔较大，肿瘤多突出于肠腔，呈肿块型；粪便稀薄，患者可有腹胀、便秘交替出现，排便不困难，有便血，肉眼不易看出。因症状不明显，右半结肠癌不易被早期发现，患者往往有明显贫血、乏力、消瘦、腹部肿块时才就诊。

2.直肠癌

(1)直肠刺激症状：癌肿刺激直肠产生频繁便意，引起排便习惯改变，里急后重，有排便不尽感，晚期可有下腹痛。

(2)黏液血便：直肠癌最常见的早期症状。80%～90%患者可发现便血，癌肿破溃感染时，大便表面带血及黏液，甚至脓血便。

(3)肠腔狭窄症状：随癌肿增大，肠腔变窄，出现大便变形、变细。癌肿造成肠管部分梗阻时，出现腹胀、腹痛、排便困难等梗阻征象。

(4)转移症状：癌肿侵犯前列腺、膀胱，可发生尿频、尿痛；侵犯骶前神经则出现骶尾部疼痛；肝转移出现腹水、肝大、黄疸、贫血、消瘦、水肿等恶病质表现。

(五)辅助检查

1.直肠指检

直肠指检是诊断直肠癌最简便且又最重要的检查方法。约75%以上的直肠癌为低位，能在直肠指检时触及，可了解癌肿的部位、大小、范围、固定程度、与周围组织的关系。

2.大便潜血试验

大便潜血试验可作为高危人群的初筛方法及普及手段。持续阳性者应行进一步检查。

3.内镜检查

内镜检查包括直肠镜、乙状结肠镜或纤维结肠镜检查，是诊断大肠癌最有效、可靠的方法。可在直视下肉眼做出诊断并可取活组织进行病理检查。

4.X线钡剂灌肠或气钡双重对比造影检查

X线钡剂灌肠或气钡双重对比造影检查是诊断结肠癌的重要方法，可明确癌肿范围，了解结肠其他部位有无病变，但对直肠癌的诊断意义不大。

5.血清癌胚抗原(CEA)测定

诊断特异性不高,主要用于监测大肠癌的预后、疗效和复发。

6.B 超、CT 检查

可帮助了解癌肿浸润肠壁的深度、周围淋巴结肿大情况,以及有无肝内转移、侵犯邻近脏器等。

7.其他

女性患者应做直肠阴道双合诊检查。男患者有泌尿系统症状时,应做膀胱镜检查,有利于了解癌肿浸润范围。

(六)治疗原则

手术切除是大肠癌的主要治疗方法,同时配合化疗、放疗等综合治疗可在一定程度上提高疗效。

1.非手术治疗

(1)放疗:作为手术切除的辅助疗法有提高疗效的作用。术前放疗可提高手术切除率,降低术后复发率。术后放疗,可杀灭残留微小病灶,适用于晚期患者或局部复发者。

(2)化疗:作为根治性手术的辅助治疗可提高 5 年生存率。给药途径有区域动脉灌注、门静脉给药、静脉给药、术后腹腔置管灌注、肠腔内化疗给药等。化疗方案包括以氟尿嘧啶为基础的联合用药。大量文献显示,Ⅲ、Ⅳ期大肠癌患者应用新辅助化疗和术后辅助化疗疗效显著。

(3)中医中药治疗:利用中药补益气血、调理脏腑,配合手术后或化疗后治疗,以减轻毒副作用。

(4)局部治疗:对于不能手术切除且发生肠管缩窄的大肠癌患者,可局部放置金属支架扩张肠管;对直肠癌患者亦可用电灼、液氮冷冻和激光烧灼等治疗,以改善症状。

(5)其他:有基因治疗、分子靶向治疗、生物免疫治疗、干细胞研究等,但尚处于摸索阶段,疗效尚待评价。

2.手术治疗

(1)结肠癌根治性手术:手术切除范围应包括癌肿在内的足够的两端肠段,一般要求距肿瘤边缘10 cm,还包括所属系膜和区域淋巴结。①右半结肠切除术:适用于盲肠、升结肠、结肠肝曲癌。②横结肠切除术:适用于横结肠肿瘤。③左半结肠切除术:适用于横结肠脾曲、降结肠、乙状结肠癌肿。④乙状结肠切除术:根据肿瘤的位置调整切除范围。

(2)直肠癌根治性手术:手术切除范围包括癌肿、足够的两端肠段、受累器官的全部或部分、周围可能被浸润的组织及全直肠系膜。直肠癌根据其部位、大小、活动度、细胞分化程度等,手术方式各异。①局部切除术:适用于早期癌体小、局限于黏膜或黏膜下层、分化程度高的直肠癌。②腹会阴联合直肠癌根治术(Miles 手术):适用于腹膜反折以下的直肠癌。乙状结肠近端在左下腹做永久性人工肛门。③经腹腔直肠癌切除术(Dixon 手术):适用于癌肿下缘距肛缘 5 cm 以上的直肠癌,切除乙状结肠和直肠大部,做直肠和乙状结肠端端吻合,保留正常肛门。④经腹直肠癌切除、近端造口、远端封闭术(Hartmann 手术):适用于一般情况差,不能耐受 Miles 手术或因急性肠梗阻不宜行 Dixon 手术的患者。

(3)大肠癌腹腔镜根治术:可减少创伤,减轻患者痛苦,减少术后并发症,加快愈合,且经远期随访研究认为其具备与传统手术相同的局部复发率及5年生存率,已逐步在临床推广使用,但对手术者要求较高。

(4)姑息性手术:对癌症晚期、有远处转移但局部肿瘤尚能切除者,可做癌肿所在肠段局部切除与肠吻合术。局部不能切除时,为解除梗阻,做梗阻近端与远端肠管端-侧或侧-侧吻合,或于梗阻近端做结肠造口术。

二、护理评估

(一)一般评估

1.生命体征(T、P、R、BP)

癌肿晚期患者可有低热表现。

2.患者主诉

是否有排便习惯的改变;是否有腹泻、便秘、腹痛、腹胀、肛门停止排气、排便等肠梗阻症状;是否有腹部包块;是否有直肠刺激症状;有无大便表面带血、黏液和脓液的情况;是否有大便变形、变细;有无食欲减退、消瘦、贫血、乏力;有无淋巴结肿大、肿块大小、活动度和压痛程度。

3.相关记录

体重、饮食习惯、营养情况,有无吸烟、饮酒、饮茶等嗜好,以及排便习惯、家族史、既往史等。

(二)身体评估

(1)视诊:无特殊。

(2)触诊:有无扪及肿块,以及肿块大小、部位、硬度、活动度、有无局部压痛等;有无淋巴结肿大、肿块大小、活动及压痛程度。

(3)叩诊:无特殊。

(4)听诊:无特殊。

(5)直肠指诊:直肠癌癌肿与肛缘的距离、大小、硬度、形态及其与周围组织的关系。

(三)心理-社会评估

了解患者和家属对疾病的认识,患者是否接受手术的方式及理解手术可能导致的并发症;对结肠造口带来的生活不便和生理功能改变的心理承受能力;是否产生焦虑、恐惧、悲观和绝望心理;了解家庭对患者手术及进一步治疗的经济承受能力和支持程度等。

(四)辅助检查阳性结果评估

直肠指检、癌胚抗原测定、粪便隐血试验、影像学和内镜检查有无异常发现;有无重要器官功能检查结果异常及肿瘤转移情况等。

(五)治疗效果的评估

1.非手术治疗评估要点

非手术治疗是大肠癌综合治疗的一部分,有助于改善症状、提高手术切除率、控制转移和提高生存率。非手术治疗时要注意评估患者是否出现化疗药物和放疗的毒副作用。

2.手术治疗评估要点

观察患者体温、脉搏、呼吸和血压有无变化;患者的营养状况是否能到维持或改善;观察患者腹部体征有无变化;引流管是否妥善固定,引流是否通畅,引流液的颜色、性质、量;切口的愈合情况等;术后有无发生切口感染、吻合口瘘、造口缺血性坏死或狭窄及造口周围皮炎等并发症。

三、主要护理诊断(问题)

(一)焦虑、恐惧或预感性悲哀

焦虑、恐惧或预感性悲哀与担心或害怕癌症、手术、化疗、结肠造口等影响生活、工作等有关。

(二)营养失调:低于机体需要量

营养失调与癌肿慢性消耗、手术创伤、放化疗反应有关。

(三)自我形象紊乱

自我形象紊乱与行肠造口后排便方式改变有关。

(四)知识缺乏

知识缺乏与缺乏手术有关的知识及肠造口术后的护理知识有关。

(五)潜在并发症

(1)切口感染:与手术污染、存留异物和血肿、引流不畅等有关。

(2)吻合口瘘:与术中误伤、吻合口缝合过紧影响血供、术前肠道准备不充分、患者营养状况不良、术后护理不当等有关。

(3)造口缺血性坏死:与造口血运不良、张力过大等有关。

(4)造口狭窄:与术后瘢痕挛缩有关。

(5)造口周围粪水性皮炎:与造口位置差难贴造口袋、底板开口剪裁过大导致粪水长时间刺激皮肤有关。

四、主要护理措施

(一)休息与活动

病情平稳后,可改半坐卧位,以利腹腔引流。术后早期,可鼓励患者在床上多翻身、活动四肢;术后2～3天患者情况许可时,协助患者下床活动,以促进肠蠕动恢复,减轻腹胀,避免肠粘连。活动时注意保护伤口,避免牵拉。

(二)饮食

留置胃管期间应禁食,由静脉输液补充营养,并准确记录24小时出入量,避免水和电解质紊乱。术后48～72小时肛门排气或开放造口后,若无腹胀、恶心、呕吐等不良反应,即可拔除胃管,经口进流质饮食,但早期切忌进食易引起胀气的食物,如牛奶等;术后1周进少渣半流质饮食,逐步过渡到软食,两周左右可以进普食,注意补充高热量、高蛋白、低脂、维生素丰富的食品,如豆制品、蛋、鱼类等。目前大量研究表明,术后早期(约6小时)开始应用肠内全营养制剂可促进肠功能的恢复,维持并修复肠黏膜屏障,改善患者营养状况,减少术后并发症。

(三)用药护理

遵医嘱及时应用有效抗生素,控制感染,防止并发症的发生。

(四)造口护理

(1)造口开放前,用凡士林纱条外敷结肠造口,外层敷料浸湿后应及时更换,防止感染。一般术后3日拆除凡士林纱条。

(2)结肠造口一般于术后2～3天肠功能恢复后开放,开放时宜取左侧卧位,并预先用塑料薄膜将腹部切口与造口隔开,以防流出的粪便污染切口。

(3)术后早期根据患者肠造口的类型、造口的大小、造口的位置等选择一件式或两件式无碳片的白色透明的开口造口袋,以便于观察造口的血运、肠蠕动功能的恢复和排泄物的颜色。

(4)指导患者正确使用造口袋,基本步骤包括备物、除袋、清洗、度量造口大小和剪裁造口袋、粘贴,扣好造口尾部袋夹等。造口袋内充满三分之一排泄物时,需及时更换。

(5)注意饮食卫生,避免进食产气或刺激性食物,以免腹胀或腹泻;少进食产生异味的食物,以免散发不良气味;适量进食粗纤维食物,多饮水,防止便秘。

(五)心理护理

了解患者的实际心理承受力,有技巧地与家属共同做好安慰、解释工作,增加患者积极配合治疗和护理的信心及勇气。对于造口患者来说,应对造口手术带来的各种问题是一项巨大的挑战,无论是身体的康复还是心理上对造口的接受都需要较长的时间,有研究显示,大部分患者至少需要半年才能适应有造口的生活。术后早期,这些患者经常感到焦虑无助和虚弱无力,因而也就更依赖医护人员的帮助和照顾。造口护士在术后早期注意提高患者造口自我护理能力,以及增强患者自我护理造口的信心,有助于提高其对造口的适应水平,早日恢复正常生活。

(六)造口及其周围并发症的观察和护理

1.造口缺血性坏死

肠造口黏膜正常外观为牛肉红色或粉红色,若黏膜呈暗紫色或黑色,则说明造口肠管血运有障碍,应首先为患者去除或避免一切可能加重造口缺血性坏死的因素,最好选用一件式透明造口袋。评估造口活力并通知医师。

2.造口狭窄

小指不能通过肠造口时为造口狭窄。程度较轻者,每天两次用小指扩张肠造口开口处,每次10分钟以上,需长期进行。情况严重者需外科手术治疗。

3.造口回缩

肠造口高度最好能突出皮肤水平1～2.5 cm。当肠造口过于平坦时,常易引起渗漏,导致造口周围皮肤损伤。轻度回缩使用凸面猪油膏底板,乙状结肠造口而皮肤有持续损伤员,可考虑采用结肠灌洗法,肥胖患者宜减轻体重。如果肠造口断端已回缩至腹腔,产生腹膜炎征象,应立即手术治疗。

4.粪水性皮炎

造口周围皮肤糜烂,患者主诉皮肤烧灼样疼痛。检查刺激原因并及时去除;指导患者重新选择合适的造口用品,并指导患者正确的造口底板剪裁技术;指导患者掌握需要更换造口袋的指征,如有渗漏要随时更换。

(七)健康教育

(1)提高大众的防癌意识,尤其对有家族史、有癌前期病变及其他相关疾病者,养成定期体检的习惯,及时发现早期病变。

(2)促进健康的生活方式,注意调整饮食,进低脂、适当蛋白质及纤维素的食物,保持排便通畅,避免体重增加。

(3)参加适量体育锻炼,生活规律,保持心情舒畅,尽快回归术前的生活方式。有条件的造口患者可参加造口患者联谊会,交流经验和体会,找回自信。

(4)指导患者做好造口自我护理,出院后每周扩肛 1 次,用示指戴上指套涂上润滑剂后轻轻插入造口至第 2 指关节处,停留 5～10 分钟。若发现造口狭窄、排便困难应及时到医院就诊。

(5)指导患者定期复查,一般从出院后两周开始每 3～6 个月定期门诊复查。行化疗、放疗的患者,应定期检查血常规,出现白细胞和血小板计数明显减少时,遵医嘱及时暂停化疗和放疗。

五、护理效果评估

(1)患者是否情绪稳定,食欲、睡眠有无受影响。

(2)患者的营养状况是否得以维持或改善。

(3)造口患者是否能正视造口,对今后的生活、工作是否充满信心,情绪是否稳定。

(4)患者是否掌握了疾病和造口的有关护理知识,是否积极主动配合治疗护理工作。

(5)未发生术后并发症和造口并发症,或并发症得到及时发现和处理。

第八节　急性化脓性腹膜炎患者的护理

一、疾病概述

(一)概念

腹膜炎是发生于腹腔脏腹膜和壁腹膜的炎症,可由细菌感染、化学性(胃液、胆汁、血液)或物理性损伤等引起。急性化脓性腹膜炎是指由化脓性细菌包括需氧菌和厌氧菌或两者混合引起的腹膜急性炎症,累及整个腹腔时称为急性弥漫性腹膜炎。按发病机制分为原发性腹膜炎和继发性腹膜炎。原发性腹膜炎,又称为自发性腹膜炎,腹腔内无原发性病灶,致病菌多为溶血性链球菌、肺炎双球菌或大肠杆菌。继发性腹膜炎多由腹腔内空腔脏器穿孔、破裂,或腹腔内脏器缺血、炎症扩散引起。临床所称急性腹膜炎多指继发性的化脓性腹膜炎,是一种常见的外科急腹症。

(二)相关病理生理

腹膜受到刺激后立即发生充血、水肿等炎症反应,随后大量浆液渗出,可以稀释腹腔内的毒素,并逐渐出现大量中性粒细胞和吞噬细胞,可吞噬细菌及微细颗粒,加上坏死组织、细菌和凝固的纤维蛋白,使渗出液变为浑浊而成为脓液。大肠杆菌感染的脓液呈黄绿色、稠厚,并有粪臭味,在诊断上有着重要意义。

腹膜炎的转归取决于患者全身和腹膜局部的防御能力和污染细菌的性质、数量及时间。当患者身体抵抗力较弱、细菌数量多、毒力强时，炎症趋于恶化。这时细菌及其内毒素刺激机体的防御系统，激活多种炎性介质后，可导致全身炎症反应；毒素吸收可导致感染性休克；腹膜严重充血水肿并渗出大量液体可引起水、电解质紊乱及蛋白丢失、贫血；腹腔内脏器浸泡在脓液中，肠管扩张、麻痹，膈肌上抬影响心肺功能加重休克。患者年轻体壮、抗病能力强，可使病菌毒力减弱，使炎症局限和消散。当腹膜炎治愈后，腹腔内多有不同程度的粘连，部分肠管粘连扭曲可造成粘连性肠梗阻。

(三)病因与诱因

原发性腹膜炎多由血行播散、上行性感染、直接扩散、透壁性感染引起。

继发性腹膜炎多由腹内脏器穿孔、炎症、损伤、破裂或手术污染引起。其主要的原因是急性阑尾炎，其次是胃和十二指肠溃疡穿孔。病原菌以大肠杆菌最多见，其次为厌氧类杆菌、肠球菌、链球菌、变形杆菌等，一般多为细菌性混合感染，毒性强。

临床表现：早期表现为腹膜刺激症状，如腹痛、压痛、腹肌紧张和反跳痛等；后期由于感染和毒素吸收，主要表现为全身感染中毒症状。

(1)腹痛是最主要的症状，其程度随炎症的程度而异，但一般都很剧烈，不能忍受，且呈持续性。深呼吸、咳嗽、转动身体时都可加剧疼痛，故患者不愿意变动体位。疼痛多自原发灶开始，炎症扩散后蔓延至全腹，但仍以原发病变部位较为显著。

(2)恶心、呕吐等消化道症状为早期出现的常见症状。开始时腹膜受刺激引起反射性的恶心、呕吐，呕吐物为胃内容物；后期出现麻痹性肠梗阻时，呕吐物转为黄绿色内含胆汁液，甚至为棕褐色粪样肠内容物。由于呕吐频繁，可呈现严重脱水和电解质紊乱。

(3)发热：开始时体温正常，之后逐渐升高。老年衰弱的患者，体温不一定随病情加重而升高。脉搏通常随体温的升高而加快。如果脉搏增快而体温反而下降，多为病情恶化的征象，必须及早采取有效措施。

(4)感染中毒症状：当腹膜炎进入严重阶段时，常出现高热、出大汗、口干、脉快、呼吸浅促等全身中毒表现。后期由于大量毒素吸收，患者表现为表情淡漠、面容憔悴、眼窝凹陷、口唇发绀、肢体冰冷、舌黄干裂、皮肤干燥、呼吸急促、脉搏细速、体温剧升或下降、血压下降、休克、酸中毒。若病情继续恶化，终因肝、肾功能衰弱及呼吸循环衰竭而死亡。

(5)腹部体征：腹式呼吸减弱或消失，并伴有明显腹胀。腹胀加重常是判断病情发展的一个重要标志。肌紧张、压痛、反跳痛是腹膜炎的重要体征，始终存在，通常遍及全腹且以原发病灶部位最为显著。腹肌紧张程度则随病因和患者全身状况的不同而轻重不一。腹部叩诊可因胃肠胀气而呈鼓音。胃肠道穿孔时，叩诊常发现心肝浊音界缩小或消失。腹腔内积液过多时，可以叩出移动性浊音。听诊常发现肠鸣音减弱或消失。直肠指诊时，如直肠前窝饱满及触痛，则表示有盆腔感染存在。

(四)辅助检查

1.实验室检查

血常规检查提示白细胞计数和中性粒细胞比例增多，或有中毒颗粒。病情危重或机体反应能力低下者，白细胞计数可不升高。

2.X 线检查

腹部立卧位平片可见小肠普遍胀气,并有多个小液平面的肠麻痹征象;胃肠穿孔时多数可见膈下游离气体。

3.B 超检查

B 超检查可显示腹内有积液。

4.诊断性腹腔穿刺或腹腔灌洗

行叩诊或 B 超定位穿刺,根据穿刺液性状、气味、浑浊度、涂片镜检、细菌培养及淀粉酶测定等可判断病因。例如:胃和十二指肠溃疡穿孔时穿刺液呈黄色、浑浊、无臭味,有时可抽出食物残渣;急性重症胰腺炎时抽出液为血性,胰淀粉酶含量高。如果腹腔穿刺抽出不凝固血液,说明有腹腔内实质脏器损伤。腹腔内液体少于 100 mL 时,腹腔穿刺往往抽不出液体,注入一定量的生理盐水后再行抽液检查。

(五)治疗原则

积极消除原发病因,改善全身状况,促进腹腔炎症局限、吸收,或通过引流使炎症消除。

1.非手术治疗

以下情况可采取非手术治疗:病情较轻或病情已经超过 24 小时,且腹部体征已经减轻;原发性腹膜炎;伴有严重心肺等脏器疾病不能耐受手术;伴有休克、严重营养不良、电解质紊乱等需术前纠正。主要治疗措施包括半卧位、禁食、持续胃肠减压、输液、输血、应用抗生素、镇静、给氧等。

2.手术治疗

手术治疗适应证:①腹腔内原发病灶严重,如由腹内脏器损伤破裂、绞窄性肠梗阻、炎症引起肠坏死、肠穿孔、胆囊坏疽穿孔、术后胃肠吻合口瘘所致的腹膜炎。②弥漫性腹膜炎较重而无局限趋势。③患者一般情况差,腹腔积液多,肠麻痹严重,或中毒症状明显,尤其是有休克者。④经非手术治疗 6~8 小时(一般不超过 12 小时),如腹膜炎症状与体征均不见缓解,或反而加重。⑤原发病必须手术解决的,如阑尾炎穿孔、胃和十二指肠穿孔等。

具体措施包括处理原发病因、清理腹腔、充分引流。

二、护理评估

(一)一般评估

1.生命体征(T、P、R、BP)

每 15~30 分钟测定一次呼吸、脉率和血压。

2.患者主诉

腹痛发生的时间、部位、性质、程度、范围及伴随症状。如有呕吐,了解呕吐物性状。了解患者健康史,包括了解患者年龄、性别、职业等一般资料。了解既往病史,有无胃和十二指肠溃疡或阑尾炎、胆囊炎发作史;有无腹部手术、外伤史。近期有无呼吸系统、泌尿系统感染病史或营养不良等其他导致抵抗力下降的情况。

(二)身体评估

1.腹部情况

腹式呼吸是否减弱或消失;有无腹部压痛、反跳痛、腹肌紧张及其部位、程度、范围;有无肝浊音界缩小或消失，或移动性浊音；肠鸣音是否减弱或消失；直肠指诊时，如直肠前窝饱满及触痛，则表示有盆腔感染存在。

2.全身情况

患者精神状态、生命体征是否稳定，饮食活动情况；有无寒战、高热、呼吸浅快、面色苍白等感染性中毒表现；有无水、电解质、酸碱失衡表现；有无口干、肢端发冷、血压下降、神志恍惚等休克表现。

（三）心理-社会评估

了解患者及家属的心理反应和心理承受能力，有无焦虑、恐惧表现；了解其对本病的认识程度、治疗合作情况；了解家属态度、家庭经济及社会支持情况。

（四）辅助检查阳性结果评估

(1)实验室检查血常规检查提示白细胞计数和中性粒细胞比例增多，或有中毒颗粒。病情危重或机体反应能力低下者，白细胞计数可不升高。

(2)X线检查小肠普遍胀气，并有多个小液平面的肠麻痹征象；胃肠穿孔时多数可见膈下游离气体。

(3)B超检查可显示腹内有积液，有助于原发病的诊断。

(4)诊断性腹腔穿刺或腹腔灌洗腹腔穿刺可判断原发病变，明确病因。例如：胃和十二指肠溃疡穿孔时穿刺液呈黄色、浑浊、无臭味，有时可抽出食物残渣；急性重症胰腺炎时抽出液为血性，胰淀粉酶含量高。如果腹腔穿刺抽出不凝固血液，说明有腹腔内实质脏器损伤。腹腔内液体少于100 mL时，腹腔穿刺往往抽不出液体，注入一定量的生理盐水后再行抽液检查。

（五）治疗效果评估

1.非手术治疗评估要点

患者主诉腹痛及恶心、呕吐情况是否好转；腹部压痛、反跳痛是否好转；生命体征是否平稳且趋于正常；水、电解质失衡是否纠正；患者精神状况是否好转。

2.手术治疗评估要点

麻醉方式、手术类型，腹腔引流管放置的位置、引流的情况，切口愈合的情况。

三、主要护理诊断（问题）

（一）腹痛、腹胀

腹痛、腹胀与腹壁膜受炎症刺激有关。

（二）体温过高

体温过高与腹膜炎毒素吸收有关。

（三）体液不足

体液不足与腹腔内大量渗出、高热或体液丢失过多有关。

（四）焦虑、恐惧

焦虑、恐惧与病情严重、躯体不适、担心术后康复及预后有关。

（五）潜在并发症

潜在并发症如腹腔脓肿、切口感染。

四、主要护理措施

(一)休息

休克患者采取平卧位,或头、躯干、下肢抬高20°,尽量减少搬动,以减轻疼痛。全麻术后头偏向一侧,平卧位6小时,待清醒后改为半坐卧位。半坐卧位可促进腹腔内渗出液流向盆腔,有利于局限炎症和引流;可促使腹内器官下移,减轻对呼吸和循环的影响;也可减轻由腹肌紧张引起的腹胀等不适。鼓励患者进行脚背、脚趾的勾、绷活动,或自下而上按摩下肢以预防下肢静脉血栓。

(二)饮食

胃肠穿孔患者必须禁食,并留置胃管持续胃肠减压,以抽出胃肠道内容物和积液、积气,减少消化道内容物继续流入腹腔,改善胃壁血运,以利于炎症的局限和吸收,促进胃肠道恢复蠕动。手术后等肠功能恢复后,才可以从流质开始逐步过渡到半流质—软食—普食,而且宜循序渐进、少食多餐,可进食富含蛋白、热量和维生素的饮食,以促进机体康复和伤口愈合。

(三)用药护理

用药护理主要为维持体液平衡和有效循环血量,保持生命体征稳定,控制感染和营养支持治疗。迅速建立静脉输液通道,遵医嘱补充液体及电解质,病情严重者,必要时输入血浆或全血等以纠正低蛋白血症和贫血,根据情况使用激素,减轻中毒症状,或使用血管活性药,以维持生命体征稳定。根据患者丢失的液体量和生理需要量计算总补液量,安排好各类液体的输注顺序,并根据患者临床表现和补液监测指标及时调整输液的成分和速度。遵医嘱合理应用抗生素,根据细菌培养及药敏结果合理选择抗生素。急性腹膜炎患者的代谢率约为正常人的140%,分解代谢增强,因此在补充热量的同时应该补充蛋白、氨基酸等。对于长期不能进食的患者应尽早实施肠外营养支持,提高机体防御和修复能力。

(四)心理护理

做好患者及家属的沟通解释工作,稳定其情绪,减轻其焦虑、恐惧心理;鼓励、帮助患者面对和接受疾病带来的变化,尽快适应患者角色,增强战胜疾病的信心和勇气。

(五)健康教育

根据患者需要介绍有关腹膜炎的基本知识,以及检查、治疗、手术、康复等方面的知识,如禁食、胃肠减压、半卧位的重要性,制订合理的健康教育计划,提高其认识和配合治疗。

五、护理效果评估

(1)患者体温、脉搏、血压、呼吸等生命体征是否稳定。

(2)患者体液、电解质是否平衡,有无脱水、休克表现。

(3)患者腹痛、腹胀有无减轻或缓解,炎症是否得到控制。

(4)患者情绪是否稳定,焦虑程度有无减轻,是否配合治疗和护理。

(5)患者是否掌握了腹膜炎的相关知识。

(6)患者未发生腹腔脓肿或切口感染,或如果发生能够得到积极有效的处理。

第九节　腹部损伤患者的护理

一、疾病概述

(一)概念

腹部损伤是由各种原因所导致的腹壁和(或)腹腔内脏器官损伤。平时多见于交通事故、空中坠落、工业劳动意外,以及打架斗殴中的刀伤、枪伤等,发病率占0.4%～1.8%,战时损伤可高达50%。

多数腹部损伤伴有严重的内脏损伤。如果伴有脾、肝、胰腺等腹腔实质脏器破裂或大血管损伤,可发生大出血而导致死亡;如果伴有胃、十二指肠、小肠、结肠、直肠等空腔脏器受损伤,可发生严重的腹腔感染而威胁生命。早期正确的诊断和及时、合理的处理,是降低腹部损伤导致死亡的关键。

(二)相关病理生理

腹部损伤可分为开放性和闭合性两大类。在开放性损伤中,有腹膜破损者为穿透伤(多伴内脏损伤),无腹膜破损者为非穿透伤(有时伴内脏损伤)。有入口、出口者为贯通伤,有入口无出口者为盲管伤。

腹部损伤的严重程度,以及是否涉及内脏、涉及什么内脏多取决于暴力的强度、速度、着力部位和方向等。而且其与身体解剖特点、内脏原有的病理情况和功能状态等内在因素有关。一般来说,肝、脾组织结构脆弱,血供丰富,位置固定,受到暴力打击容易发生破裂。上腹受压可使胃、十二指肠、胰腺等破裂。

常见开放性损伤容易受损的内脏依次是肝、小肠、胃、结肠、大血管;闭合性损伤容易受损的内脏依次是脾、肾、小肠、肝、肠系膜。

(三)病因与诱因

开放性损伤常由刀刺、枪弹、弹片等锐器或火药伤引起。闭合性损伤常是由坠落、碰撞、冲击、挤压等钝性暴力所致。

(四)临床表现

由于致伤原因、受伤的器官及损伤的严重程度不同,腹部损伤的临床表现差异很大。轻微的腹部损伤,临床上可无明显症状和体征;而严重者可出现重度休克,甚至处于濒死状态。

肝、脾、胰、肾等实质性器官或大血管损伤时主要临床表现为腹腔内(或腹膜后)出血。包括:面色苍白,脉搏加快、细弱,脉压变小,严重时血压不稳甚至休克;腹痛呈持续性,一般不会很剧烈,腹膜刺激征也并不严重。但当肝破裂伴有较大肝内或肝外胆管断裂时,可发生胆汁性腹膜炎;胰腺损伤伴有胰管断裂,胰液溢入腹腔可出现明显腹痛和腹膜刺激征。体征最明显处常是损伤所在的部位。右肩部放射痛,提示可能有肝损伤;左肩部放射痛则提示有脾损伤。肝、脾破裂出血量较多者可有明显腹胀和移动性浊音。肝、脾包膜下破裂或系膜、网膜内出血有时可表现为腹部包块,泌尿系脏器损伤时可出现血尿。

胃肠道、胆管、膀胱等空腔脏器破裂的主要临床表现是弥漫性腹膜炎。除胃肠道症状及稍后出现的全身性感染表现外,最突出的是腹膜刺激征,通常胃液、胆液、胰液刺激最强,肠液次之,血液最轻。伤员可有气腹征,之后可因肠麻痹出现腹胀,严重时可发生感染性休克。腹膜后十二指肠破裂的患者有时可出现睾丸疼痛、阴囊血肿和阴茎异常勃起等症状和体征。如果实质性脏器和空腔脏器两类器官同时破裂,则出血和腹膜炎两种临床表现可以同时出现。

(五)辅助检查

1.实验室检查

实验室检查包括血、尿常规检查,血、尿淀粉酶及生化检查。

2.B型超声检查

B超检查在腹部损伤的诊断中备受重视。可发现直径1~2 cm的实质内血肿,并可发现脏器包膜连续性中断和实质破裂等情况。超声检查对腹腔积液的发现率很高,并可根据B超检查估计出腹腔积液的量,即每1 cm液平段,腹腔积液约有500 mL。由于气体对超声的反射强烈,其在声像图上表现为亮区。因此,B超检查也可发现腹腔内的积气,有助于空腔脏器破裂或穿孔的诊断。

3.X线检查

有选择的X线检查对腹部损伤的诊断是有价值的。常用的有胸片、平卧位及左侧卧位腹部平片。立位腹部平片虽然更有意义,但不适用于重伤员。根据需要拍骨盆正、侧位片。

4.CT检查

CT对软组织和实质性器官的分辨力较高。CT能清晰地显示肝、脾、肾的包膜是否完整,大小及形态结构是否正常,对实质性脏器损伤的诊断有价值。

5.诊断性腹腔穿刺术和腹腔灌洗术

抽到液体后观察其性状,推断受损器官种类,必要时行显微镜和涂片检查。严重腹内胀气、大月份妊娠、腹腔内广泛粘连和躁动不能合作者则禁做穿刺检查。

(六)治疗原则

1.非手术治疗

非手术治疗适用于暂时不能确定有无腹腔内器官损伤;血流动力学稳定,收缩压大于90 mmHg(11.9 kPa);心律小于100次/分;无腹膜炎体征;未发现其他内脏的合并伤;已证实为轻度实质性脏器损伤,生命体征稳定者。

非手术治疗期间应严密观察病情变化,包括:①每15~30分钟测定一次呼吸、脉率和血压;②腹部体征检查,每半小时进行一次,注意有无腹膜炎的体征及其程度和范围的改变;③每30~60分钟检查一次血常规,了解红细胞数、血红蛋白、血细胞比容和白细胞计数的变化;④每30~60分钟做一次B超检查;⑤必要时可重复进行诊断性腹腔穿刺术或灌洗术,或进行CT、血管造影等检查。

观察期间需要特别注意的是:①不要随便搬动伤员,以免加重伤情;②不注射止痛剂(诊断明确者例外)，以免掩盖伤情。

非手术治疗措施包括：①输血补液，防治休克；②应用广谱抗生素，预防或治疗可能存在的腹内感染；③禁食，疑有空腔脏器破裂或有明显腹胀时应行胃肠减压；④营养支持。

2.手术治疗

已确定腹腔内脏器破裂者，应及时进行手术治疗。对于非手术治疗者，经观察仍不能排除腹内脏器损伤，或在观察期间出现以下情况时，应终止观察，进行剖腹探查手术。①腹痛和腹膜刺激征有进行性加重或范围扩大；②肠蠕动音逐渐减少、消失或出现明显腹胀；③全身情况有恶化趋势，出现口渴、烦躁、脉率增快或体温及白细胞计数上升；④膈下有游离气体表现；⑤红细胞计数进行性下降；⑥血压由稳定转为不稳定甚至休克者，或在积极救治休克过程中，情况不见好转反而继续恶化者；⑦腹腔穿刺吸出气体、不凝血液、胆汁或胃肠内容物；⑧胃肠出血不易控制。

一旦决定手术，就应尽快完成术前准备：建立通畅的输液通道、交叉配血、放置鼻胃管及尿管。如有休克，应快速输入平衡液补充血容量。由于腹部创伤患者往往处于休克状态，因此一般选择气管内麻醉，既能保证麻醉效果，又能根据需要供氧。手术原则上是先处理出血性损伤，后处理穿破性损伤；对于穿破性损伤，应先处理污染重(如下消化道)的损伤，后处理污染轻的损伤。腹腔内损伤处理完后，彻底清除腹内残留的异物(如遗留的纱布等)、组织碎块、食物残渣或粪便等。用大量生理盐水冲洗腹腔。根据需要放置引流管或双腔引流管。腹壁切口污染不重，可予分层缝合；污染较重者，皮下应留置引流物。

二、护理评估

(一)一般评估

1.生命体征(T、P、R、BP)

腹部损伤如果伴有严重的内脏损伤或大血管损伤，患者可出现大出血而引起血压和脉搏的变化；如果伴有胃、十二指肠、小肠、结肠、直肠等空腔脏器受损伤，可发生严重的腹腔感染引起体温升高。因此，应每15～30分钟监测一次生命体征，出现异常应及时告知主管医师。

2.患者主诉

向患者或护送人员详细了解受伤时间、地点、部位、姿势、伤情、致伤源性质、方向、强度，受伤后的病情变化、急救措施及效果。了解患者受伤后有无腹痛及腹痛的特点、部位、持续时间，有无伴随恶心、呕吐等症状。

(二)身体评估

1.视诊

观察患者有无面色苍白、出冷汗等失血表现，腹部有无外伤、淤血、瘀斑、包块及其部位与大小，有无脏器自腹壁伤口脱出。

2.触诊

脉搏是否加快、细弱，腹部有无包块，有无肌紧张、压痛、反跳痛，以及疼痛程度范围。

3.叩诊

肝浊音界是否缩小或消失，有无移动性浊音等内出血表现。

4.听诊

肠鸣音是否减弱或消失。

(三)心理-社会评估

评估患者和家属对突发的腹部损伤,以及伤口、出血、内脏脱出这些视觉刺激的心理承受能力;评估其对预后的担心程度;评估其经济承受能力和家庭、社会支持情况;评估其在疾病治疗过程中的其他心理反应;评估其对本次损伤相关知识的了解程度及需求。

(四)辅助检查阳性结果评估

1.实验室检查

血常规检查中红细胞、血红蛋白、血细胞比容等数值明显下降,白细胞计数可略有增高提示腹内有实质性脏器破裂而出血。白细胞计数明显上升提示空腔脏器破裂。血、尿淀粉酶值升高提示可能有胰腺损伤、胃或十二指肠损伤。尿常规检查发现血尿提示有泌尿器官的损伤。

2.B型超声检查

B超检查腹腔有无血肿、实质脏器是否破裂、包膜是否完整,以及腹腔积液情况。

3.X线检查

胸片、平卧位及左侧卧位腹部平片检查有无气液平面等空腔脏器损害征象。

4.CT检查

CT显示肝、脾、肾的包膜是否完整,大小及形态结构是否正常。

5.诊断性腹腔穿刺术和腹腔灌洗术

如果抽到不凝血性液,可能提示脏器破裂。

三、主要护理诊断(问题)

(一)有体液不足的危险

体液不足与腹腔内出血、呕吐、禁饮食有关。

(二)疼痛

疼痛与腹腔内器官破裂、消化液刺激腹膜有关。

(三)恐惧

恐惧与意外损伤和担心预后有关。

(四)潜在并发症

潜在并发症如器官损伤、腹腔感染。

四、主要护理措施

(一)休息

术前患者应绝对卧床休息,禁止随意搬动患者;全麻未清醒者平卧位,头偏向一侧;全麻清醒或硬膜外麻醉者平卧6小时后,血压平稳改为半卧位,以利于腹腔引流、减轻腹痛、改善呼吸循环功能。

(二)饮食

留置胃肠减压,绝对禁饮、禁食、禁灌肠。

(三)用药护理

根据医嘱迅速补充血容量;使用抗感染治疗;诊断未明确者绝对不能使用止痛剂。

(四)心理护理

加强病情观察,耐心对患者解释病情和治疗过程。

(五)健康教育

加强宣传,避免意外损伤;了解和掌握简单急救知识;发生腹部损伤,及时就医;出院后若有不适及时就诊。

五、护理效果评估

(1)患者体温、脉搏、血压、呼吸等生命体征是否稳定。

(2)患者体液、电解质是否平衡,有无脱水现象。

(3)患者腹痛有无减轻或缓解。

(4)患者有无继续发生内脏出血、腹腔感染情况,或是否得到及时发现和处理。

参考文献

[1]高静. 临床护理技术[M]. 2版. 长春：吉林科学技术出版社，2019.
[2]王金红，姚飞，李建萍. 现代临床护理思维[M]. 北京：科学技术文献出版社，2019.
[3]彭瑛. 全科护理[M]. 昆明：云南科技出版社，2018.
[4]刘丽娜. 临床护理管理与操作[M]. 2版. 长春：吉林科学技术出版社，2019.
[5]张纯英. 现代临床护理及护理管理[M]. 2版. 长春：吉林科学技术出版社，2019.
[6]孙小晶. 护理技术操作规范[M]. 天津：天津科学技术出版社，2019.
[7]穆欣. 中西医常用护理技术[M]. 北京：中国中医药出版社，2018.
[8]曾谷清，廖力. 实用急诊急救护理技术[M]. 北京：科学技术文献出版社，2018.
[9]黄英，王媛，刘雪莲. 急诊医学科护理工作指引[M]. 沈阳：辽宁科学技术出版社，2018.
[10]张宏. 现代内科临床护理[M]. 天津：天津科学技术出版社，2018.
[11]黄雪冰. 现代手术室护理技术与手术室管理[M]. 汕头：汕头大学出版社，2019.
[12]宋美茹. 最新内科护理精要[M]. 天津：天津科学技术出版社，2018.
[13]中华护理学会手术室护理专业委员会. 手术室护理实践指南[M]. 北京：人民卫生出版社，2019.
[14]刘丽琴. 现代内科护理精粹[M]. 西安：西安交通大学出版社，2018.
[15]徐友岚，黄幼平，邓红艳，等. 护理管理与临床实践[M]. 北京：科学技术文献出版社，2019.
[16]席明霞. 内科疾病护理常规[M]. 北京：科学技术文献出版社，2018.
[17]梁启斌，麻尔光. 内科护理实训指导[M]. 西安：西安交通大学出版社，2018.
[18]郭华丽，平萍，李娜. 内科临床治疗及护理技术[M]. 武汉：湖北科学技术出版社，2017.
[19]胡雪. 实用临床内科护理实践[M]. 天津：天津科学技术出版社，2018.
[20]郭树明，丁文君，张保东. 中西医结合内科急救与护理[M]. 兰州：甘肃文化出版社，2018.
[21]韩成珺，马友龙，孙志德. 外科临床治疗与护理[M]. 武汉：湖北科学技术出版社，2017.
[22]蒋红，顾妙娟，赵琦. 临床实用护理技术操作规范[M]. 上海：上海科学技术出版社，2019.
[23]王佳. 外科护理与疼痛管理[M]. 长春：吉林科学技术出版社，2017.
[24]李冬梅. 神经外科临床护理手册[M]. 天津：天津科技翻译出版有限公司，2017.
[25]黄杰，郑福昌，董艳，等. 普通外科疾病临床诊疗与护理[M]. 长春：吉林科学技术出版社，2017.